Oswald Schmiedeberg

Grundriss der Pharmakologie in Bezug auf Arzneimittellehre und Toxikologie

Verlag
der
Wissenschaften

Oswald Schmiedeberg

Grundriss der Pharmakologie in Bezug auf Arzneimittellehre und Toxikologie

ISBN/EAN: 9783957004000

Auflage: 1

Erscheinungsjahr: 2015

Erscheinungsort: Norderstedt, Deutschland

Hergestellt in Europa, USA, Kanada, Australien, Japan
Verlag der Wissenschaften in Hansebooks GmbH, Norderstedt

Cover: Sandro Botticelli "Die Verleumdung des Apelles" (1495)

GRUNDRISS

DER

PHARMAKOLOGIE

IN BEZUG AUF

ARZNEIMITTELLEHRE UND TOXIKOLOGIE.

VON

O. SCHMIEDEBERG,

PHARMAKOLOGIE UND DIRECTOR DES PHARMAKOLOGISCHEN INSTITUTS
AN DER KAISER-WILHELMS-UNIVERSITÄT STRASSBURG.

ZUGLEICH ALS 4. AUFLAGE DES
GRUNDRISSES DER ARZNEIMITTELLEHRE.

LEIPZIG,
VERLAG VON F. C. W. VOGEL.
1902.

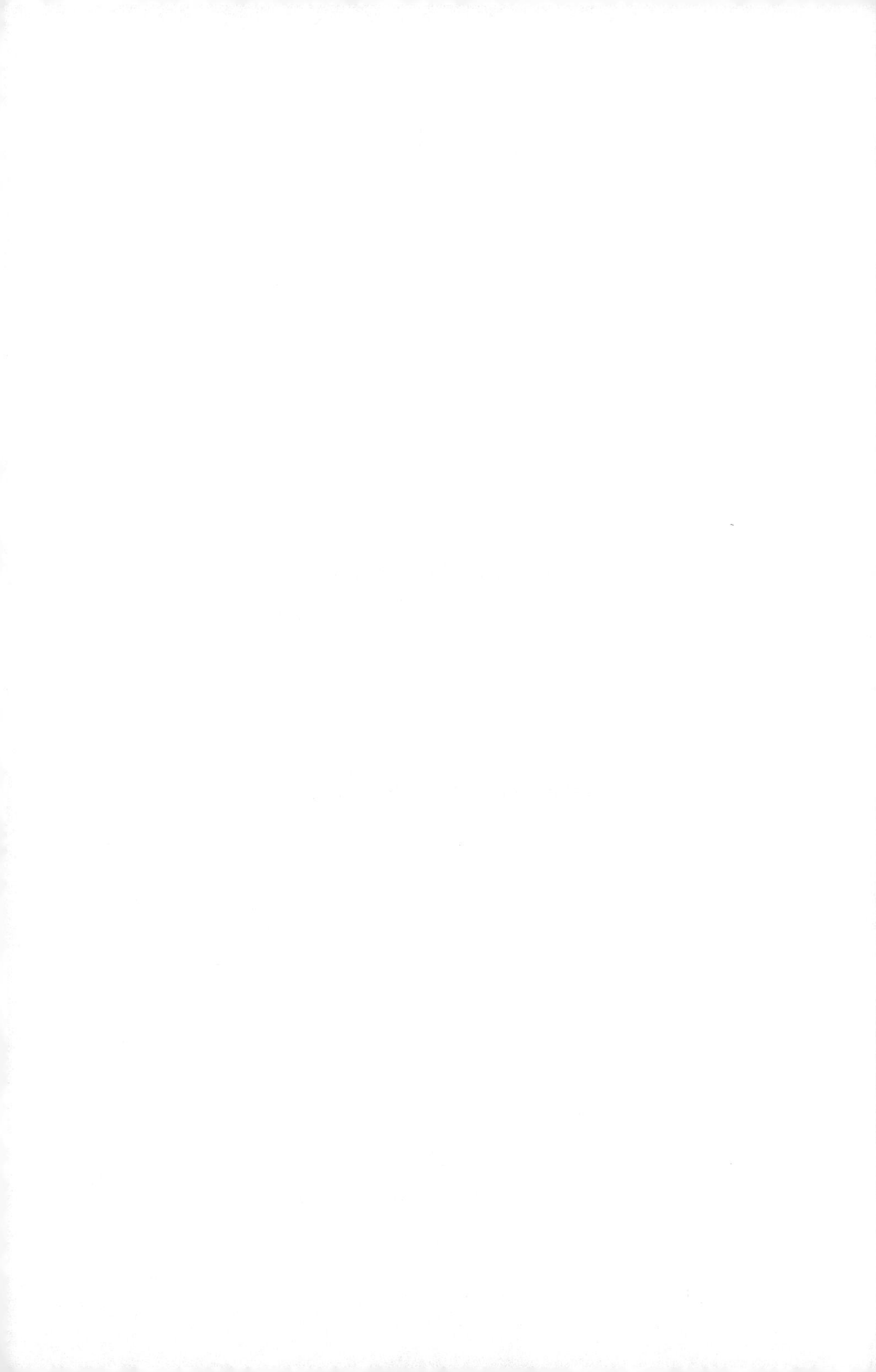

Vorwort.

Der vorliegende Grundriss der Pharmakologie bildet zugleich
die 4. Auflage des im J. 1883 in erster Auflage erschienenen
Grundrisses der Arzneimittellehre. Der jetzige Titel wäre schon
für die früheren Auflagen ein zutreffender gewesen, und die Veränderung braucht deshalb nicht besonders begründet zu werden.
Es genügt darauf hinzuweisen, dass die Toxikologie eine etwas
grössere Berücksichtigung gefunden hat, und dass den blossen
Autorennamen und Jahreszahlen eine Anzahl Literaturnachweise
beigefügt ist, deren Auswahl thunlichst so getroffen wurde, dass
von ihnen aus leicht eine weitere, eingehendere Uebersicht über
die Arbeiten, insbesondere auch der ausländischen Autoren, gewonnen werden kann.

Das Buch ist dazu bestimmt, dem studirenden Mediciner die
Erlangung pharmakologischer Kenntnisse zu erleichtern und dem
pharmakologisch vorgebildeten Arzt die neueren Errungenschaften
auf diesem Gebiete des Wissens zugänglich zu machen. Es soll
aber nicht dem Lernenden die Vorlesungen über Pharmakologie
ersetzen. Das vermag ein Buch auf diesem Gebiete ebensowenig,
wie bei der Erlangung chemischer, physikalischer, physiologischer
und anderer Kenntnisse. Ein Lehrbuch im Sinne autodidak-
tischen Unterrichts kann es also nicht sein.

So scharf einerseits der Weg vorgeschrieben ist, den die
streng wissenschaftliche pharmakologische Forschung einzu-
schlagen hat, um ihr Ziel zu erreichen, so schwierig gestaltet
sich andererseits die Aufgabe, die Erlangung pharmakologischer
Kenntnisse für praktische Zwecke zu vermitteln. Diese Schwierigkeit tritt uns Pharmakologen schon im Hörsaal bei der Auswahl

des so reichen und vielgestaltigen Stoffes, bei seiner Gliederung und der Veranschaulichung der Thatsachen durch Demonstrationen und Experimente entgegen. Noch schwieriger ist die Abfassung eines Buches über Pharmakologie.

Wer sich bloss darüber zu unterrichten wünscht, welche Arzneimittel gegenwärtig besonders beliebt sind, welche Vorstellungen sich die Praktiker von den Wirkungen derselben und den Erfolgen ihrer Anwendung machen und welche Recepte am häufigsten empfohlen und verschrieben werden, dem steht für diesen Zweck eine grössere Anzahl vom klinischen Standpunkt verfasster Lehrbücher zur Verfügung.

Anders liegen die Verhältnisse, wenn es sich um eine kurze, zusammenfassende, auch dem Nichtfachmann verständliche Darstellung der pharmakologischen Thatsachen handelt. Hier liegen die Schwierigkeiten auf verschiedenen Seiten, theils in der Sache selbst, theils in besonderen, die Ausbildung der Aerzte betreffenden Verhältnissen.

Das Interesse für die Bearbeitung pharmakologischer Fragen hat allmälig einen ungeahnten Aufschwung genommen. Angehende Physiologen, Hygieniker, jüngere Kliniker und praktische Aerzte entnehmen mit Vorliebe die Themata zu ihren experimentellen Erstlingsarbeiten diesem Gebiete. Auch Pharmaceuten, Drogenhändler und Fabrikanten chemischer Producte äussern sich nicht selten in ihren geschäftlichen Circularen über die Wirkungen und die therapeutische Bedeutung der von ihnen hergestellten und in den Handel gebrachten Präparate. Zuweilen ist zwischen dem Inhalt solcher Circulare und gewisser therapeutischer Abhandlungen kaum ein merklicher Unterschied wahrzunehmen.

In Folge dieser zahlreichen Betheiligung ist die Menge der Veröffentlichungen auf diesem Gebiete eine fast unübersehbare geworden. Noch schwieriger indessen als die Bewältigung dieses Materials nach seinem Umfange ist die Sichtung desselben und die Sonderung des Brauchbaren von dem gänzlich Werthlosen. Denn die wenigsten dieser Arbeiten entsprechen den Anforderungen, die man an pharmakologische Untersuchungen zu stellen berechtigt ist. Da nicht alle Experimentatoren auf diesem Gebiete Fachmänner, sondern im besten Falle Autodidakten sind oder in anderen Fällen die Ausführung von Untersuchungen unternehmen, ohne sich vorher überhaupt mit Pharmakologie beschäftigt zu haben und daher die bekannten Thatsachen weder völlig zu übersehen noch genügend zu beherrschen und zu verwerthen vermögen, so ist es leicht erklärlich, dass nicht immer nach streng wissenschaftlichen Regeln und Grundsätzen verfahren wird, sondern dass jeder nach seiner Art experimentirt und argumentirt. Vor allen Dingen vermisst man in den Arbeiten solcher Autoren eine sachverständige Kritik der Thatsachen. Wesentliches und Nebensächliches, Feststehendes und Zweifelhaftes werden nicht oder nicht ausreichend auseinandergehalten. Dinge, die dem Fachmann als selbstverständlich erscheinen oder an sich ganz bedeutungslos und gleichgültig sind, sucht man durch zahlreiche Experimente und breite Schilderungen und Discussionen noch besonders zu erweisen. Sehr beliebt sind die Nachprüfungen bereits bekannter und feststehender Thatsachen. Dabei pflegen die geringfügigsten Abweichungen von den Ergebnissen der Originalarbeiten scharf in den Vordergrund gerückt zu werden und imponiren daher dem Unkundigen häufig als wichtige Berichtigungen oder sogar als neue, alles vorher Bekannte in Frage stellende Entdeckungen. Führt aber eine solche Nachprüfung auch dem Wesen der Sache nach zu ganz anderen Ergebnissen als die früheren Arbeiten, so ist man in der Regel geneigt, solche neuesten Angaben auch für die richtigsten anzusehen, was keineswegs zutreffend zu sein braucht, weil gerade mit Nachprüfungen sich gerne Ungeübte befassen.

Nicht weniger als mit der mangelhaften Fragestellung und anderen im Vorstehenden berührten Uebelständen hat man bei pharmakologischen Arbeiten mit der ungenügenden Ausführung der Versuche zu kämpfen. Die Anwendung von Extracten und anderen Gemengen hat in letzter Zeit fast aufgehört. Dagegen wird das Versuchsthier, namentlich der Frosch, mit den zu prüfenden Substanzen in vielen Fällen förmlich überschwemmt und alles, was darnach folgt und wahrzunehmen ist, ohne Weiteres als eigenartige Giftwirkung beschrieben.

Einige sehr werthvolle Thatsachen haben in den letzten Jahrzehnten die in Kliniken und Krankenhäusern mit Arzneimitteln an Menschen angestellten Versuche geliefert. Doch ist die Anzahl solcher Thatsachen gering im Verhältniss zu den vielen Tausenden von Kranken, an denen solche Versuche angestellt werden, während in den wenigen Instituten für experimentelle Pharmakologie die für diesen Zweck zur Verfügung stehenden Hilfsmittel sehr beschränkte sind.

In zahlreichen Veröffentlichungen über Arzneimittel, in denen
der klinische Zweck vorwaltet, werden nicht selten ein günstiger
Verlauf und Ausgang der Krankheit ohne Grund auf Rechnung
eines oft nur versuchsweise angewandten Arzneimittels gebracht
und dem letzteren wegen dieses angeblichen Heilerfolges Wirkungen zugeschrieben, die zuweilen gradezu unmöglich sind.

Derartig ist ein grosser Theil des Materials beschaffen, das
der Pharmakologe kennen lernen, sichten, sondern und kritisch
verarbeiten muss, wenn er ein möglichst klares und getreues
Bild von dem jeweiligen Stande des pharmakologischen Wissens
entwerfen will. Die Schwierigkeiten einer solchen Arbeit, für
die der Autor wie für jede andere Originalarbeit die Verantwort-
lichkeit übernimmt, sind gegenwärtig nicht annähernd in voll-
kommener Weise zu überwinden. Sie können zum Theil umgangen werden, wenn man sich darauf beschränkt, die Unmasse
von Angaben, Beobachtungen, Untersuchungsresultaten, Ansichten,
Meinungen und Urtheilen aus den betreffenden Abhandlungen zu
excerpiren und dann in Form eines Hand- oder Lehrbuchs einfach aufzuzählen. Derartige mit Literaturangaben versehene
Werke bilden oft werthvolle Hilfsmittel zur Orientirung über
einzelne Fragen und Untersuchungen. Ein Nachschlagebuch
solcher Art ist ein Grundriss nicht, und diesem Umstande ist
bei der Benutzung desselben Rechnung zu tragen.

Die Pharmakologie soll dem Arzt eine Waffe bieten, nicht
nur zur Bekämpfung von Krankheiten und Vergiftungen, sondern
auch zur Abwehr gegen Kurpfuscherei. Da der Arzt an Kranken
für Heilzwecke durch Arzneimittel pharmakologische Wirkungen
hervorruft und bei Vergiftungen mit solchen zu thun hat, so
erscheint es selbstverständlich, dass er einige pharmakologische
Kenntnisse besitzen muss. Das ist auch in der neuen Prüfungs-
ordnung für Aerzte mehr als bisher anerkannt, obgleich solche
Kenntnisse immer noch recht gering geschätzt werden, was sich
dadurch documentirt, dass die pharmakologische Prüfung einen
blossen, ziffermässig sehr gering bewertheten Anhang zu dem
Prüfungsabschnitt für innere Medicin bildet und nicht von einem
Sachverständigen, d. h. von einem Pharmakologen von Fach, ab-
gehalten zu werden braucht.

Die Kurpfuscherei kann nur seitens der Aerzte selbst mit
Erfolg bekämpft werden. Es handelt sich bei derselben nicht
um Vorurtheile, die durch Bildung und Aufklärung bekämpft

werden können, denn unter den Personen, die regelmässig oder gelegentlich bei Kurpfuschern Hilfe suchen, sind alle Bevölkerungskreise, alle Stände und alle Bildungsgrade vertreten. Wenn aber Bildung und Aufklärung nicht im Stande sind, vor der Zuwendung zur Kurpfuscherei zu schützen, so folgt daraus, dass es nur von der natürlichen Intelligenz abhängt, ob Jemand sich an einen Arzt oder Kurpfuscher wendet. Ja es kann dieses Verhalten gradezu als Massstab für die Beurtheilung der Intelligenz eines Menschen dienen. Diese Umstände machen den Kampf gegen die Kurpfuscherei zu einem besonders schwierigen. Die letztere hat zu allen Zeiten gerade in der Anwendung der Arzneimittel mit den Aerzten zu wetteifern gesucht und beruft sich dabei immer wieder auf die sogenannte Erfahrung und Erprobung. Wenn der Arzt sich nicht in vollem Umfange auf die wissenschaftlichen Grundlagen stützt, sondern ebenfalls auf seine eigenen, Erfahrung genannten, subjectiven Ueberzeugungen das Hauptgewicht legt, so verwischt sich leicht die Grenze zwischen wissenschaftlicher Arzneimittellehre und pfuschermässiger Anwendung meist ganz unwirksamer oder schädlicher Substanzen.

Fast täglich werden neue, als Arzneimittel empfohlene chemische Verbindungen auf den Markt gebracht. Ohne die Hilfe der Pharmakologie steht der Arzt denselben rathlos gegenüber. Auf Grund einer eingehenden, sachverständigen pharmakologischen Untersuchung lässt sich in den meisten Fällen mit genügender Sicherheit erkennen, ob eine Substanz günstige Erfolge als Arzneimittel verspricht und ob sie überhaupt bei Menschen angewendet werden darf. Die Anwendung an Kranken kann dann von jedem, auf diesem Gebiete geübten Arzt vorgenommen werden, ohne dass dazu eine Centralstelle erforderlich ist, die nur hemmend auf die Bereicherung des Arzneischatzes wirken würde, ohne im mindesten eine grössere Bürgschaft für die Zuverlässigkeit der Beobachtungen zu bieten, als z. B. die in einem gut geleiteten Krankenhaus ausgeführten Untersuchungen dieser Art.

In der vorstehend angedeuteten Weise gestaltet sich die Stellung der Pharmakologie zur praktischen Medicin, wenn die letztere die Hilfe der ersteren in Anspruch nehmen will. Die pharmakologische Forschung aber verfolgt, wie jede andere

Wissenschaft, unabhängig von jedem unmittelbaren praktischen Nutzen rein wissenschaftliche Ziele.

Manche der im Folgenden entwickelten Anschauungen und Begründungen stützen sich auf Thatsachen, die unter Leitung des Verfassers seit mehr als drei Decennien von einer grösseren Anzahl jüngerer Mitarbeiter aus allen Zonen gewonnen sind. Ihnen allen sei auch hier wieder in freundlicher Erinnerung der Dank für die getreue Mithilfe ausgesprochen.

Inhaltsverzeichniss.

Einleitung.

1. Begriff, Inhalt und Umfang der Pharmakologie.

Pharmakologie ist die Lehre von den im lebenden
thierischen Organismus durch chemisch wirkende Substanzen,
mit Ausnahme der assimilirbaren Nährstoffe, hervorgebrachten
Veränderungen, die man im wahren Sinne des Wortes als physiologische Reactionen bezeichnen kann.

Die chemischen Agentien, mit denen es die Pharmakologie
zu thun hat, können schlechtweg Gifte genannt werden. Der
populäre Begriff dieses Wortes, der die Schädlichkeit mit umfasst, wird durch eine derartige Erweiterung nicht beeinträchtigt,
da es wenige wirksame Substanzen giebt, die nicht gelegentlich
für den Menschen schädlich werden könnten.

Das Wort Pharmaka, welches ursprünglich Zaubermittel und später
heilsame Kräuter bedeutete, könnte ganz zweckmässig zur Bezeichnung der
im pharmakologischen Sinne wirksamen Substanzen dienen. Doch klingt
es für unsere moderne Terminologie zu schwerfällig.

Die im lebenden Organismus durch die Gifte hervorgerufenen
Veränderungen lassen sich als pharmakologische Wirkungen
oder auch kurz als Giftwirkungen bezeichnen. Es sind darunter die von der Norm abweichende Beschaffenheit der morphologischen, chemischen und molecularen Zusammensetzung und
die davon abhängigen Functionsstörungen der betroffenen Organe
zu verstehen. Was man physiologische, therapeutische
und toxikologische Wirkungen nennt, sind nur die Folgen
solcher Veränderungen. Diese letzteren bleiben sich gleich im
physiologischen wie im pathologischen Zustande des Organismus,
wenn nur die Organgebilde noch vorhanden sind, auf welche das
Gift wirkt. Die Folgen dagegen verhalten sich allerdings unter
veränderten Bedingungen verschieden; sie können gleichgültige,
heilsame und schädliche sein; sich anders im normalen als im
pathologischen Zustande des Organismus gestalten.

Das Digitalin z. B. verursacht durch seine Wirkung auf das Herz eine stärkere Füllung der Arterien und dadurch eine Steigerung des arteriellen Blutdrucks. Diese Veränderungen kommen sowohl an gesunden wie an kranken Individuen zu Stande. Bei ersteren sind die geringeren Grade dieser Wirkung meist ohne greifbaren Einfluss auf die Function anderer Organe und auf das Allgemeinbefinden. Ist dagegen, wie in gewissen Herzkrankheiten, der Druck in den Arterien ein abnorm geringer und veranlasst derselbe eine Beeinträchtigung der Harnsecretion und das Auftreten von Wassersuchten, so gelingt es nicht selten durch die stärkere Füllung der Arterien, die man durch die Wirkung der Digitalisbestandtheile auf das Herz herbeiführen kann, die Harnsecretion zu verstärken und die Wassersucht zum Schwinden zu bringen. Die Folgen können sich dann weiter auf andere Organe und auf das Allgemeinbefinden erstrecken.

Die Pharmakologie bildet mit der Physiologie und Pathologie eine besondere Gruppe der biologischen Wissenschaften. Die letzteren zerfallen in zwei Hauptgruppen, von denen die eine alle praktischen Fächer, also die eigentliche Medicin, umfasst, die andere die reinen biologischen Disciplinen enthält. Diese theilen sich wieder in descriptive und exacte Wissenschaften. Zu den ersteren gehören die Anatomie und alle ihre Abzweigungen, zu den letzteren die Physiologie, Pharmakologie und die pathologische Physiologie.

Die Thierphysiologie hat es mit dem Leben unter gewöhnlichen, daher normalen Verhältnissen, die pathologische Physiologie mit solchen Lebenserscheinungen zu thun, die unter aussergewöhnlichen oder abnormen Bedingungen der verschiedensten Art, nach der heutigen Lehre insbesondere unter dem Einfluss von giftigen Mikroorganismen, auftreten. Die Pharmakologie vermittelt die Kenntniss von der Gestaltung und dem Ablauf der Lebensvorgänge unter dem Einfluss der Gifte. Es handelt sich bei dieser Eintheilung, wie bei der verwandter Wissenszweige überhaupt, im Grunde nur um eine Arbeitstheilung. Für das Endresultat ist es gleichgültig, ob schliesslich die Pathologie in die Pharmakologie aufgeht oder umgekehrt und ob dann beide mit der Physiologie zu einer einheitlichen Lebenslehre zusammenfliessen.

2. Die Natur der pharmakologischen Wirkungen.

Die Veränderungen, welche die lebenden Organelemente unter dem Einfluss der pharmakologischen Agentien erleiden, sind chemischer Natur und bestehen oft nur darin, dass die Bestandtheile des Körpers die gleichen Umwandlungen, Spaltungen und Umsetzungen erfahren, denen sie unter ähnlichen Bedingungen bei der Einwirkung desselben Agens nach ihrem Absterben unterworfen sind. Die concentrirte Schwefelsäure wirkt nicht anders auf die Bestandtheile lebender Organe ein als auf die todter. In beiden Fällen hat man es mit der gleichen Zerstörung zu thun, nur kommen bei einem lebenden Individuum vor allen Dingen die Folgen für den Gesammtorganismus in Betracht.

Diesen zerstörenden Wirkungen stehen solche gegenüber, in denen sich die Natur der chemischen Veränderung, namentlich an den Nerven und Muskeln, nicht näher feststellen lässt. Zuweilen gelingt es allerdings, das Vorhandensein von Abweichungen in der Beschaffenheit derartiger Gebilde wenigstens im Allgemeinen nachzuweisen, z. B. in Form von Gerinnungen des Muskelfaser- und Zelleninhalts. Meist ist auch das nicht möglich, und die vergiftete Zelle bleibt scheinbar unverändert. Dass eine Veränderung dennoch eingetreten ist, schliessen wir aus den Abweichungen in der Functionsfähigkeit der betroffenen Gebilde.

Die Integrität der chemischen Zusammensetzung der Organe ist die nothwendige Bedingung für die normale Beschaffenheit ihrer Function. Jede Störung der letzteren lässt daher auf chemische Veränderungen jener schliessen.

Man darf aber den Begriff „chemisch" in diesem Falle nicht zu eng fassen und nicht bloss die gewöhnlichen chemischen Reactionen dahin rechnen, sondern hat vor allen Dingen auch solche Vorgänge zu berücksichtigen, welche in das Gebiet der physikalischen Chemie fallen. Eine Nerven- oder Muskelzelle enthält Eiweissstoffe, Lecithin, Salze, Wasser und andere chemische Verbindungen. Sie selbst kann als eine physikalisch-chemische Verbindung angesehen werden, in welcher zusammenhängende Molecülgruppen, durch Lösungsmittel von einander getrennte Molecüle und ihre Dissociationsproducte sich in einem physikalisch-chemischen Gleichgewichtszustand befinden, welcher die Grundbedingung für die Lebensfähigkeit solcher Gebilde ist.

Die eigentlichen oder aktiven Lebensvorgänge, z. B. Nerven- und Muskelthätigkeit, Entwickelung und Wachsthum, sind aber an das Protoplasmaeiweiss gebunden, von dem wir nur wissen, dass es ungemein leicht veränderlich und deshalb der Untersuchung im lebenden Zustande bisher unzugänglich geblieben ist.

Diese normale physikalisch-chemische Constitution der Elementarorgane kann schon durch geringfügige Eingriffe erhebliche Störungen erleiden, von denen dann die Abweichungen der Thätigkeitsäusserungen abhängig sind.

Diese Anschauung wird durch die Beobachtung gestützt, dass derartige Elementargebilde durch einen geringen Wasserverlust in Folge Verdunstung bei gelinder Temperatur oder durch Quellung und Entziehung von Salzen bei der Behandlung mit reinem Wasser nicht nur in ihrer Function beeinträchtigt, sondern sogar leicht zum Absterben gebracht werden.

Das destillirte Wasser wirkt als Getränk bloss deshalb nicht giftig, weil es sofort nach seiner Resorption durch Mischung mit den im Blute und den Gewebsflüssigkeiten vorhandenen gelösten Stoffen in eine unschädliche Form übergeführt wird.

Es kann die normale Constitution der Elementarorgane auch dadurch eine Störung erleiden, dass besondere, dem Organismus fremdartige Substanzen von aussen her durch Resorption in das Innere jener Gebilde gelangen und den normalen molecularen Gleichgewichtszustand in Unordnung bringen, gleichsam wie ein Stein, welcher in das Getriebe einer complicirten Maschine geräth. Solche Vorgänge können wir freilich vorläufig und vielleicht auch in fernerer Zukunft weder graphisch uns vorführen, noch durch eine mathematische oder chemische Formel ausdrücken.

Diese Art der pharmakologischen Wirkungen hängt von der Beschaffenheit der Molecüle oder der Dissociationsproducte der giftigen Substanz ab. Wir wissen zwar nicht, warum das Strychninmolecül nach seiner Aufnahme in die Nervenzellen des Rückenmarks jene erhöhte Reflexerregbarkeit hervorbringt, die zum Tetanus führt, während zahlreiche andere, scheinbar ganz ähnliche Stoffe entweder gar nicht oder in entgegengesetzter Weise wirksam sind, wir gelangen aber durch die Vergleichung aller Gifte unter einander zu dem Schluss, dass weder die Grösse eines Molecüls, d. h. die Anzahl der in ihm enthaltenen Atome, noch die Anwesenheit eines bestimmten Elementes für die Wirksamkeit massgebend sind. Denn kleine Molecüle, wie die der Blausäure, können sehr giftig, sehr grosse unwirksam sein und umgekehrt. Auch ist kein Element in allen seinen Verbindungen ein Gift.

Wahrscheinlich ist für die „specifische“ Giftigkeit eines Molecüls nicht seine chemische Constitution, sondern die von der stereochemischen Configuration abhängige Gestalt massgebend. Da man aber diese nicht kennt, so hat man es seitens der Sachverständigen zunächst aufgegeben, sich mit den Fragen über den Zusammenhang zwischen chemischer Constitution und pharmakologischer Wirkung zu beschäftigen. Es wird schwerer sein, diesen Zusammenhang festzustellen, als den Grund zu erforschen, warum der eine Körper rothes, der andere grünes Licht zurückstrahlt.

Die Annahme einer derartigen molecularen Wirkung, namentlich der Nerven- und Muskelgifte, gewinnt auch eine Stütze durch die Thatsache, dass die Organelemente dabei nicht zerstört werden, sondern nach der Ausscheidung des Giftes wieder in der normalen Weise functioniren. Wäre das nicht, so dürfte z. B. an das Chloroformiren nicht gedacht werden. Die der Pupillenerweiterung zu Grunde liegende Atropinwirkung kann sogar wochen- und monatelang unterhalten werden, ohne dass die betheiligten Elementarorgane darunter dauernd zu leiden haben.

Stoffe, durch welche die Körperbestandtheile zerstört werden, gelangen während des Lebens gar nicht in das Innere einer Nervenzelle, weil sie schon auf dem Wege dahin durch die Wechselwirkung mit jenen als wirksame Verbindungen zu existiren aufhören. Concentrirte Schwefelsäure, Chlor, Zinkchlorid und ähnliche Aetzmittel verändern als solche nur die nächste Umgebung der Applicationsstelle, während die Moleculargifte an dieser oft ganz unwirksam bleiben und erst nach ihrer Verbreitung im Blute und in den Geweben ihren Einfluss auf bestimmte Organe oder häufig nur auf eng begrenzte Gebiete des Nervensystems geltend machen.

Die durch moleculare Vorgänge bedingten Functionsstörungen der einzelnen Organe bilden dann das Gesammtbild der Wirkung solcher Gifte. Bis vor nicht langer Zeit begnügte man sich damit, die dabei zu Tage tretenden Erscheinungen einfach zu beschreiben. Es kommt aber vor allen Dingen darauf an, die Organe und Organtheile aufzusuchen, welche von der Wirkung betroffen sind, also die letztere zu localisiren und sie nach Qualität und Quantität zu charakterisiren. Dies ist eine wichtige, aber verhältnissmässig leichte Aufgabe der experimentellen Pharmakologie. Weit schwieriger sind die Veränderungen zu erforschen, welche die chemische Zusammensetzung des Organismus, seine Ernährung und die Stoffwechselvorgänge erfahren. Die letzteren lassen sich im Wesentlichen auf hydrolytische Spaltungen, Oxydationen und Synthesen zurückführen, welche unter der Einwirkung von ungeformten Fermenten oder Enzymen zu Stande kommen. Da alle diese Vorgänge in einander greifen, so folgt daraus nothwendig, dass sie zur Erhaltung des normalen Zustandes des Organismus hinsichtlich ihrer Intensität in einem bestimmten Verhältniss zu einander stehen müssen. Ueberwiegt z. B. die Spaltung im Vergleich zur Oxydation, so ist ein veränderter Stoffumsatz und ein veränderter Ernährungszustand die Folge davon. Das kann durch quantitative Veränderungen der einzelnen Enzyme oder durch eine verstärkte oder verminderte Widerstandsfähigkeit der Gewebsbestandtheile gegen jene herbeigeführt werden. Zu den wichtigsten, bisher

kaum in Angriff genommenen Aufgaben der Pharmakologie gehört die Erforschung des Verhaltens der Gewebsbestandtheile
gegen diese Enzyme und umgekehrt der letzteren gegen die
ersteren, wenn diese oder jene unter dem Einfluss von pharmakologischen Agentien stehen.

3. Ueber das Verhältniss der Arzneimittellehre, Toxikologie und Genussmitteldiätetik zur Pharmakologie.

Von den allgemeiner bekannten pharmakologischen Agentien haben viele als Arzneimittel, Gifte und als Bestandtheile
von Genussmitteln eine praktische Bedeutung. Von einer geson-
derten wissenschaftlichen Behandlung dieser lediglich durch die
praktische Bedeutung von einander verschiedene Kategorien von
wirksamen Stoffen kann natürlich nicht die Rede sein.

Die Toxikologie fällt fast mit der Pharmakologie zusammen, denn alles in dieser Beziehung praktisch Wichtige folgt
im Wesentlichen unmittelbar aus den pharmakologischen Thatsachen, namentlich lassen sich die an Menschen beobachteten
Vergiftungssymptome, wenn das Gift pharmakologisch genügend
erforscht ist, in der Regel ohne Weiteres auf die Wirkungen
zurückführen, und die früher so beliebten, ausführlichen und
dabei doch unklaren symptomatologischen Beschreibungen, die
sog. „Vergiftungsbilder“, haben ihre Bedeutung verloren. Darin
ist die Toxikologie der Nosologie weit überlegen, welche Wirkungen
und Folgen oft nicht zu unterscheiden vermag, weil die pathologischen Gifte einer pharmakologischen Untersuchung bisher
noch so gut wie unzugänglich geblieben sind. Toxikologie
und Pharmakologie haben im Wesentlichen den gleichen Inhalt, da es wohl nur wenige pharmakologisch wirksame Substanzen giebt, die keinerlei toxikologische Bedeutung haben.

An Zahl beschränkt, aber ungemein verbreitet in der Anwendung sind die pharmakologischen Agentien, welche Bestandtheile der alkoholischen Getränke, des Thees, Kaffees, der Chokolade
sowie der Gewürze und des Tabaks bilden. Die Aufgabe der Pharmakologie diesen Genussmitteln gegenüber ergiebt sich von
selbst. Die nackte Erfahrung hat ihre Bedeutung nicht aufzuklären
vermocht. Erst die Erforschung der pharmakologischen Wirkung
der massgebenden Bestandtheile hat uns das Verständniss dafür

eröffnet, und wird dieses auch mit Sicherheit immer mehr erweitern und nach Möglichkeit zu einem Abschluss bringen.

Auch das Verhältniss der Arzneimittellehre zur Pharmakologie ist ein selbstverständliches, wenn die erstere sich auf wissenschaftlicher Grundlage aufbaut. Dies ist aber bei weitem noch nicht der Fall. Es herrscht hier vielmehr noch in vollem Umfange eine alterthümliche, durch keinerlei wissenschaftliche Schranken eingeengte Empirie. So erklärt sich die auf den ersten Blick paradoxe Erscheinung, wie sie auf keinem anderen Gebiete in gleicher Weise vorkommt, dass bei den Aerzten häufig die eigene persönliche „Erfahrung" mehr gilt, als alles, was die Wissenschaft mühsam errungen hat. Oft sind die Grenzen zwischen dieser Arzneimittellehre und jener, auf welcher Kurpfuscher fussen, schwer zu unterscheiden. Die Fälle, in denen das Urtheil über ein seit langer Zeit bekanntes und gebrauchtes Arzneimittel bloss mit der Redensart: „nach meinen Erfahrungen" begründet wird, kommen hier nicht in Betracht. Wirkliche Erfahrungen, die auf diesem Gebiete einen so hohen Werth haben, werden von denen, die sie gemacht haben, sicherlich auch veröffentlicht und begründet werden.

Die Abhängigkeit der Arzneimittellehre von der Pharmakologie ergiebt sich schon daraus, dass ihr Inhalt ein sehr veränderlicher ist. Viele Mittel verschwinden oft schon nach kurzem Gebrauch wieder vom Schauplatz, andere treten an ihre Stelle, und auch sie trifft früher oder später vielleicht das gleiche Schicksal. In einzelnen Ländern sind Arzneimittel im Gebrauch, die man in anderen kaum dem Namen nach kennt. Ja im Grunde hat jeder Arzt seinen eigenen Arzneischatz. Daraus folgt, dass die Arzneimittellehre eine selbständige Disciplin nicht sein kann, demnach, soweit sie auf Wissenschaftlichkeit Anspruch macht, angewandte Pharmakologie sein muss.

Der gegenwärtige Zustand der Arzneimittellehre erklärt sich aus der Art ihrer Entstehung und aus den Quellen, aus denen sie geschöpft hat. Dieser traditionellen Arzneimittellehre steht die rationelle gegenüber.

4. Die Quellen der Arzneimittellehre.

Die Quellen, aus welchen die Arzneimittellehre im Laufe der Zeiten geschöpft hat, flossen oft genug recht trübe.

Auf der allerniedersten Stufe menschlicher Entwickelung mochte die Anwendung heilsamer Kräuter eine ganz unbewusste, instinctive sein, in ähnlicher Weise, wie man es in einzelnen Fällen an Thieren zu beobachten Gelegenheit hat.

So sieht man Hunde häufig Grashalme verschlingen. Die letzteren bewirken in Folge der Reizung des Rachens und Gaumens Würgen und Erbrechen, wodurch aus dem Magen Schleim entfernt wird, der den Thieren unangenehme Empfindungen verursacht und sie zum Verschlingen der Grashalme veranlasst hatte.

In historischer Zeit geschieht die Auswahl der Heilmittel nicht mehr instinctiv, sondern mit mehr oder weniger Ueberlegung nach bestimmten Grundsätzen. Aber diese letzteren sind wiederum sehr verschieden.

Sehr einfach waren die Anfänge der wirklichen Beobachtung und Erfahrung. Wenn man kranke Thiere nach dem Genusse eines Krautes genesen sah, so schrieb man diesem heilsame Kräfte zu und wandte es auch bei Menschen an, und zwar zunächst bei allen Krankheiten ohne Ausnahme; dann nur in solchen Fällen, in denen man eine Aehnlichkeit mit den an Thieren geheilten Krankheiten annehmen zu können glaubte. Auf diese Weise werden, wie es nicht selten noch heute der Fall ist, Hirten die Heilkundigen.

Wo der Mensch die Auswahl der heilsamen Agentien nicht selbst zu treffen verstand, da musste die unfehlbare Gottheit dies übernehmen und entweder durch Zeichen und Träume oder durch den Mund ihrer Priester offenbaren. In Folge dessen werden die letzteren zugleich Aerzte.

Die Betheiligung einer höheren Macht bei der Heilung der Krankheiten macht es dann weiter erklärlich, dass bald nicht allein materielle, von den Göttern bloss angerathene Mittel in Anwendung kommen, um durch materielle Kräfte die Macht der Krankheit zu überwinden, sondern dass man die Götter aufforderte, selbst den Kampf gegen die Krankheit, die man als ein selbstständiges Wesen zu betrachten anfing, zu übernehmen oder doch wenigstens den Heilkräften der Arzneimittel zu Hilfe zu kommen und sie zu verstärken.

Sei es nun, um die heilsamen und gelegentlich auch wohl die todbringenden Kräfte der Naturkörper, namentlich der Pflanzen, zu erkennen oder mit Hilfe der Götter zu verstärken und richtig zu leiten, oder sei es, um die letzteren oder auch wohl gewisse Dämonen direct zur Vernichtung der Krankheit aufzurufen, wandte man wiederum verschiedene Mittel an, die aber symbolischer Natur sind.

So verband sich die Heilkunde, insbesondere die Arzneimittellehre, schon in den frühesten Zeiten mit der Wahrsagerei, Zauberei und Mystik und behält bei einem Theile der Menschheit noch heute diesen Zusammenhang. Denn wie bei vielen Naturvölkern Zauberei und Heilkunst regelrecht Hand in Hand gehen, so verschmäht es unter den Culturvölkern der ungebildete Mann aller Länder und man könnte fast sagen aller Stände nicht, zu mystischen, häufig unter religiöser Form ausgeführten Handlungen, wie Besprechungen, Handauflegen u. dergl., seine Zuflucht zu nehmen, um natürliche oder übernatürliche Kräfte zur Heilung seines Leidens zu entfesseln.

Im Laufe der Zeit lernte man auch eigentliche Wirkungen der Arzneien kennen und ihre Bedeutung als heilsames Moment begreifen. Dahin gehören z. B. die durch Abführmittel hervorgerufenen Darmentleerungen. Derartig waren die ersten wissenschaftlichen Erfahrungen, die lange Zeit hindurch auch die einzigen geblieben sind.

Als das menschliche Denken soweit erstarkt war, dass es, mit einer festgeschulten Logik ausgerüstet, sich vermass, in die tiefsten Geheimnisse der Natur und in den Ursprung aller Dinge einzudringen, ohne die Beobachtung für nöthig zu halten, weil das Gedachte für Thatsächliches genommen wurde, und als ein anderes Wissen als dieses philosophische noch nicht existirte, da ging auch die Medicin und der Haupttheil derselben, die Arzneimittellehre, aus den Händen der Priester in die der Philosophen über.

In den Schulen von Rhodos, Knidos und Kos trat zuerst der rein ärztliche Charakter des medicinischen Wissens hervor, bis aus der letztgenannten Schule der grösste Arzt des Alterthums und vielleicht aller Zeiten, der rationellste aller Empiriker, Hippokrates, wenigstens indirect auch für die Arzneimittellehre eine rein naturalistische Betrachtungsweise schuf. Aber leicht war dieser Standpunkt nicht zu erobern. Denn von jener Zeit datirt zugleich der Jahrhunderte lang dauernde Kampf zwischen Wissen und Glauben, zwischen Erfahrung und Speculation. der selbst in unserer Zeit nicht völlig zum Austrag gekommen ist.

Ueberblicken wir die lange Reihe der Jahrhunderte, so entrollt sich vor uns ein trostloses Bild. Wir sehen, wie die Suche nach den sogenannten Specifica für die einzelnen Krankheiten beginnt, und wie die Empfehlung seitens eines Heilkünstlers genügt, um einer Arznei den grössten Credit zu verschaffen.

Wir finden, dass es schon als ein grosses Verdienst anzuerkennen ist, wenn man sich in der Zeit der Verflachung und Versumpfung der Wissenschaften auf die Reproduction der galenischen Lehren und die Anwendung der galenischen Arzneipräparate beschränkt, gegenüber dem Bestreben, in methodischer Weise durch die Kabbalah und den Stein der Weisen die geheimen Kräfte der Natur auch zur Heilung von Krankheiten aufzudecken. Wir sehen dann, wie um die Zeit des Aufblühens der Künste und Wissenschaften Paracelsus sich bei der Erkenntniss der Arzneiwirkungen durch Zeichen und Träume leiten lässt oder es wenigstens zu thun empfiehlt und durch Wiederbelebung des arabischen Dynamismus den Grund zur späteren Entstehung der Homöopathie legt.

Diesen Erscheinungen ist wenig Erfreuliches gegenüberzustellen. Die Einführung zahlreicher neuer Arzneimittel aus dem fernen Osten Asiens durch die Araber, sowie die Verpflanzung der bei den Eingeborenen Amerikas gebräuchlichen Mittel nach Europa sind als die grössten Errungenschaften dieser langen Zeitperiode zu betrachten.

Es muss daher als ein grosser Fortschritt angesehen werden, als in der zweiten Hälfte des achtzehnten Jahrhunderts namentlich englische Aerzte an die Stelle phantastischer Speculationen, die in Deutschland auf dem Boden der Naturphilosophie weiter wucherten, die methodische Beobachtung am Krankenbett setzten. Diese Richtung hat sich jetzt überall den Boden erobert. Indessen sind auch hier Abwege nicht vermieden worden; namentlich wird zuweilen die subjective Ueberzeugung mit der objectiven Erfahrung verwechselt. Oft genug beherrscht die „eigene Erfahrung" allzu ausschliesslich das therapeutische Handeln des Arztes.

Aus allen im Vorstehenden berührten Quellen hat die Arzneimittellehre geschöpft und lässt noch gegenwärtig deutlich genug den Stempel dieses Ursprungs erkennen; auch die Spuren der galenischen Herrschaft sind nichts weniger als verwischt.

5. Die Auswahl der Arzneimittel nach rationellen Grundsätzen.

Die Vorgänge im Organismus, die man im populären Sinne als Krankheit bezeichnet, weisen bestimmte Erscheinungen und einen gewissen Verlauf und Ausgang auf, welche von äusseren Bedingungen abhängig sind. Da wir die letzteren innerhalb gewisser Grenzen zu verändern im Stande sind, so ist die Möglichkeit gegeben, willkürlich einen Einfluss auf den Verlauf und den Ausgang der Krankheit auszuüben. Ob der Einfluss eines künstlichen Eingriffs ein günstiger ist, muss die Erfahrung lehren. Die letztere kann aber nur dann gemacht werden, wenn es genau bekannt ist, wie der Verlauf und der Ausgang der Krankheit sich ohne einen derartigen Eingriff gestalten. Diese Voraussetzung trifft aber nur in seltenen Fällen zu. Denn, ob eine Krankheit, die mit Genesung enden kann, aber nicht mit derselben enden muss, diesen oder jenen Verlauf nehmen wird, lässt sich sehr selten mit Sicherheit, sondern meist nur mit einer gewissen Wahrscheinlichkeit voraussehen. Daher wird man auch über den Erfolg eines bestimmten Eingriffs, z. B. über die Wirkung eines Arzneimittels, häufig genug mehr oder weniger im Unklaren bleiben.

Die Erfahrung wird auf diesem Gebiete in der Regel in der Weise gewonnen, dass der Beobachter sich auf Grund vorhandener Angaben oder eigener Anschauung zunächst eine Vorstellung von dem weiteren Verlauf des Krankheitsfalles bildet und darnach die ihm zweckmässig erscheinende Behandlungsweise einleitet. Durch Vergleichung des nach der letzteren eingetretenen Verlaufs mit dem ursprünglich gedachten wird sodann der Erfolg der angewandten Mittel abgeschätzt. Da aber jene Voraussetzung über den Verlauf der Krankheit keineswegs eine zutreffende zu sein braucht, so ist es verständlich, dass es mehr oder weniger von der subjectiven Auffassung abhängt, welchen Erfolg der Beobachter dem angewandten Mittel zuschreiben und in welchem Umfange er die eingetretene Heilung von der Behandlung abhängig machen will. Daher sind die durch diese Schätzungsmethode gewonnenen subjectiven Erfahrungen sehr unsicher, gegen die der eine mit kritischen Bemühungen zu

Felde zieht, während ein anderer darauf fusst und mit Stolz von seiner positiven Richtung spricht.

Solche durch Schätzung gewonnenen Sätze können sich allerdings im Laufe der Zeiten derartig vervielfältigen und nach derselben Seite summiren, dass sie zuweilen den Werth von Thatsachen erlangen. Indess ist auch in diesen Fällen eine Täuschung nicht ausgeschlossen, wie es sich gegenwärtig für die so allgemein und so lange gerühmten Erfolge der Behandlung der Blutarmuth mit den gewöhnlichen Eisenmitteln ergeben hat.

Eine grössere Sicherheit wird von der statistischen Methode erwartet.

Wenn wir wissen, wie sich eine Krankheit im Durchschnitt einer grösseren Reihe von Fällen gestaltet, und dieser Reihe eine andere, nicht weniger grosse gegenüberstellen, in der alle einzelnen Fälle der gleichen Behandlungsweise unterworfen waren, so wird sich der durchschnittliche Einfluss der letzteren mit einer Sicherheit beurtheilen lassen, die im Allgemeinen mit der Zahl der beobachteten Fälle wächst.

Jedoch stehen der Ausführung dieser Methode fast unüberwindliche Schwierigkeiten entgegen. Es müssen nicht nur die Krankheitsfälle in beiden Reihen möglichst gleichartige sein, sondern es darf auch der Eingriff, z. B. das angewandte Arzneimittel, dessen Einfluss auf den Verlauf der Krankheit geprüft werden soll, nach Charakter und Stärke keinen zu grossen Schwankungen unterliegen, namentlich auch nicht mit anderen veränderlichen Eingriffen zugleich zur Anwendung kommen. Aber selbst wenn es gelingt, diese Schwierigkeiten zu überwinden und zu möglichst sicheren Resultaten zu gelangen, so können diese doch immer nur eine ganz allgemeine Bedeutung beanspruchen und dürfen nicht auf den einzelnen Fall übertragen werden, weil dieser seinen eigenen im Voraus nicht zu bestimmenden Verlauf und Ausgang hat.

Diese rein empirischen Methoden gewähren uns keinen Einblick in die Vorgänge, die sich bei der Behandlung einer Krankheit mit Arzneimitteln abspielen. Die rationelle Methode geht darauf aus, den durch die Krankheit bewirkten Veränderungen in den einzelnen Organen andere, künstlich herbeigeführte entgegenzusetzen, die entweder den Ablauf der ersteren in günstigem Sinne beeinflussen oder die für den Gesammtorganismus schädlichen und für das Individuum lästigen Erscheinungen beseitigen.

Die functionellen krankhaften Veränderungen der Organe können nur quantitativer Natur sein. Die Gefahren für den Gesammtorganismus werden dadurch bedingt, dass die Function das eine Mal im Uebermass, das andere Mal mit zu geringer Intensität auftritt. Die Aufgabe der rationellen Therapie besteht bei solchen Zuständen darin, die gesteigerte Thätigkeit herabzusetzen und die verminderte anzuregen. — Falls die Function der erkrankten Organe in Absonderungs- oder Ernährungsvorgängen besteht, deren Abnormitäten das Wesen der Krankheit bedingen, so kann die letztere in der Weise bekämpft werden, dass man jene Vorgänge, also wiederum die Function, zu verstärken oder zu mässigen sucht. Ist ein derartiges Eingreifen nicht möglich, so muss man sich damit begnügen, die Folgen der Functionsstörungen möglichst unschädlich zu machen.

Wenn man in dieser Weise eine Krankheit mit Arzneimitteln behandeln will, so setzt das zunächst eine genaue Kenntniss ihres Wesens voraus. Es muss der Sitz der pathologischen Veränderungen und ihr Einfluss auf die verschiedenen Organgebiete bekannt sein und die Abhängigkeit der einzelnen Krankheitserscheinungen untereinander und von der pathologischen Läsion klar zu Tage treten. Endlich ist für die Behandlungsweise eine eingehende Bekanntschaft nicht nur mit den Wirkungen der gebräuchlichen Arzneimittel, sondern auch mit denen der pharmakologischen Agentien im Allgemeinen erforderlich.

Der Pharmakologe erforscht diese Wirkungen auf dem einzig möglichen Wege, durch das Experiment. Der klinische Praktiker kann sie in geeigneter Weise für seine Zwecke verwenden. Da es aber nicht nur auf die Wirkung, sondern auch auf ihren geeigneten Grad, die nöthige Dauer und Wiederholung und zuweilen auf eine zweckmässige Combination verschiedener Wirkungen ankommt, die oft gegeneinander ebenfalls abgestuft sein müssen, so tritt diesen Verhältnissen gegenüber die praktische Erfahrung und Uebung als ärztliche Kunst in ihr volles Recht. Wissenschaft und Praxis gehen dabei Hand in Hand. Von einem Gegensatz beider kann nur dann die Rede sein, wenn die letztere auf der niedersten Stufe der Empirie stehen bleibt, von der oben die Rede war.

6. Die Eintheilung der pharmakologischen Agentien und der Arzneimittel.

Die zahllosen Substanzen, mit denen es die Pharmakologie schon gegenwärtig zu thun hat, noch mehr aber in Zukunft zu thun haben wird, erfordern eine systematische Eintheilung. durch welche eine leichte Uebersicht gewonnen und ein planmässiges Handeln beim Erforschen ihrer Wirkungen ermöglicht wird.

Die Eintheilung nach rein chemischen Grundsätzen ist zu verwerfen, weil dabei häufig nur solche chemische Eigenschaften in den Vordergrund gestellt werden, die entweder unter vielen vorhandenen willkürlich herausgegriffen sind oder in gar keinem Zusammenhang mit der pharmakologischen Natur der Substanzen stehen. Ein chemisches System ist nicht zugleich ein pharmakologisches.

Die Eintheilung nach der Wirkung der Substanzen auf einzelne wichtige Organe berücksichtigt ebenfalls nur in einseitiger Weise besondere, auffällige Merkmale. Selten wirkt ein Gift bloss auf ein Organ, meist werden mehrere zugleich ergriffen. Die Bezeichnung Gehirn-, Rückenmarks-, Herzgifte deutet weder auf die Natur der Wirkung hin, noch umfasst sie das Verhalten der betreffenden Stoffe gegen die übrigen Organe.

Man muss daher bei der Aufstellung eines pharmakologischen Systems in derselben Weise verfahren, wie der Botaniker bei der Bildung der natürlichen Pflanzenfamilien, und dem entsprechend alle Merkmale der wirksamen Agentien berücksichtigen, die in pharmakologischer Hinsicht von Wichtigkeit sind. Die Stoffe, deren Eigenschaften und Wirkungen am meisten miteinander übereinstimmen, werden nach dem Vorgange Buchheim's zu pharmakologischen Gruppen vereinigt und jede derselben nach einer der bekanntesten unter den zugehörigen Substanzen benannt.

Die Gruppe des Strychnins umfasst nach dieser Eintheilung alle Gifte, die in Bezug auf ihre Wirkungen und ihr ganzes Verhalten im Organismus jenem Alkaloid möglichst nahe stehen. Zur Gruppe des Glaubersalzes gehören alle chemischen Verbindungen, welche ohne bemerkenswerthe andere Wirkungen in geeigneten Gaben dadurch flüssige Stuhlentleerungen hervorbringen, dass sie im Darm schwer resorbirt werden. Durch die gleichen Eigenschaften wirkt der Mannit abführend und gehört deshalb ebenfalls zu dieser Gruppe, obgleich er chemisch dem Glaubersalz so fern wie möglich steht.

In dieser Weise gelangte Buchheim zu einem natürlichen System, welches vor allen Dingen der Anforderung entspricht, dass es mit fortschreitender Entwickelung der pharmakologischen Erkenntniss auf gleichbleibender Grundlage immer mehr vervollkommuet werden kann. Die einzelnen Gruppen lassen sich dabei allmälig schärfer gegeneinander abgrenzen, neu gebildete den alten anreihen und alle, wenn nöthig, umgestalten, ohne dass das System selbst aufgegeben und durch ein anderes ersetzt zu werden braucht, wie es bei einem künstlichen unvermeidlich ist. Untersuchungen, die ohne Berücksichtigung einer solchen Systematik ausgeführt sind, haben schon gegenwärtig kaum noch einen Werth.

Die Unvollkommenheiten des Buchheim'schen Systems hängen nur davon ab, dass von vielen Droguen und Rohstoffen nicht einmal die wirksamen Bestandtheile, geschweige denn die Wirkungen der letzteren und ihr Verhalten im Organismus bekannt sind. Nicht selten sind die betreffenden Untersuchungen mit so geringer Sachkenntniss ausgeführt, dass sie keinen Schluss über die pharmakologische Natur der untersuchten Substanzen und über ihre Stellung im System zulassen. Jede exotische Pflanze, die in ihrer Heimath bei den Naturvölkern als Arznei im Gebrauch ist, wird auch auf den europäischen Markt gebracht und zu Versuchen insbesondere an kranken Menschen verwendet. Auch mit diesem Material ist in wissenschaftlicher Hinsicht nicht viel anzufangen.

Was die Classificirung und die Reihenfolge der Gruppen betrifft, so kann man dabei von verschiedenen Gesichtspunkten ausgehen. Aus didaktischen Gründen ist es vortheilhaft, solche Gruppen voranzustellen, welche Substanzen von möglichst einheitlicher Wirkung umfassen, und dann andere folgen zu lassen, in denen verschiedene Wirkungstypen combinirt sind, z. B. die Gruppe des Coffeïns nach der des Strychnins, weil die einheitliche typische Wirkung, die das letztere hervorbringt, mit einer eigenartigen Muskelveränderung combinirt auch beim Coffeïn vorkommt und deshalb bei diesem nicht näher betrachtet zu werden braucht.

Allein wichtiger als diese didaktischen Zwecke sind die Rücksichten auf die chemische Zusammensetzung und Constitution der pharmakologischen Agentien. Bei den unorganischen Verbindungen ergeben sich diese Rücksichten in den meisten Fällen von selbst. Von den in den Pflanzen enthaltenen giftigen organischen Bestandtheilen ist die Constitution meist unbekannt und kann deshalb wenig in Betracht kommen. Je mehr aber neben diesen die künstlich dargestellten Kohlenstoffverbindungen eine pharmakologische Bedeutung erlangen, desto weniger darf ihre chemische Constitution bei der Gruppirung und Classificirung vernachlässigt werden.

Daher sind im Nachstehenden die Gruppen soweit thunlich nach den chemischen Reihen geordnet. Eine consequente Durchführung dieser Ordnung ist vorläufig allerdings nicht möglich, am wenigsten für die Arzneimittellehre. Für diese, die es nur mit der Verwerthung gewisser Wirkungen einzelner Agentien zu thun hat, lässt sich zwar kein eigenes System schaffen; doch ist man berechtigt, mit Zugrundelegung der pharmakologischen Gruppirung, die Arzneistoffe nach den Wirkungen zusammenzustellen, die bei der Heilung von Krankheiten ausschliesslich oder hauptsächlich in Betracht kommen. Es ist daher statthaft von Abführmitteln zu reden, man darf aber die zu verschiedenen Gruppen gehörenden, z. B. das Glaubersalz und die Senna, nicht zusammenwerfen, denn die Gruppeneigenthümlichkeiten bedingen häufig auch eine besondere Indication für die Anwendung.

I. Die Nerven- und Muskelgifte.

Viele Stoffe verursachen nach ihrer Aufnahme in das Blut und die Gewebe functionelle Störungen in verschiedenen Gebieten des Nervensystems und der Muskeln.

Gleichzeitige Wirkungen an den Applicationsstellen sind zwar nicht ausgeschlossen, treten aber jenen gegenüber mehr oder weniger in den Hintergrund. Der Alkohol z. B. erzeugt im concentrirten Zustande eine entzündliche Reizung, die bei seiner Verdünnung mit Wasser entsprechend dem Grade der letzteren abgeschwächt wird, während die Wirkung auf das Nervensystem unabhängig von der Concentration und dem Verhalten an den Applicationsstellen stets in der gleichen Weise sich geltend macht, falls genügende Mengen resorbirt werden.

Die Veränderungen der Nervenfunctionen können nur quantitativer Natur sein. Die Gifte verursachen daher entweder eine Verminderung oder eine Steigerung der normalen Erregbarkeit, oder eine directe Erregung gewisser Theile des Nervensystems. Die Abnahme oder Vernichtung der Erregbarkeit und die dadurch bedingte Abschwächung oder Unterdrückung der Functionen der betroffenen Nerven- und Muskelgebiete bezeichnet man als Lähmung. Doch versteht man darunter auch die Bewegungslosigkeit ganzer Organe, z. B. des Herzens und der Gliedmassen, sowie des gesammten Individuums.

Die Erhöhung der Function kann zweierlei Ursachen haben.
Entweder ist die Erregbarkeit gewachsen bei gleichbleibender
Stärke der Reize, oder die letzteren haben zugenommen, während
die erstere auf der früheren Stufe verharrt. In beiden Fällen, die
sich auch combiniren können, ist der Effect derselbe, es tritt eine
stärkere Erregung und eine grössere Functionsleistung
ein. In praxi hat man es oft nur mit der letzteren zu thun,
ohne ihre Ursache auf den einen oder den anderen der beiden
Vorgänge zurückführen zu können.

Unter den Nervenelementen werden nur die centralen und
peripheren Endapparate von den Giftwirkungen betroffen. Die
leitenden Fasern dagegen bleiben bis zum Tode des Gesammtorganismus intact; wenigstens ist kein Fall einer Giftwirkung
mit Sicherheit bekannt, in welchem die Fortleitung der Erregung
in den markhaltigen Nervenfasern während des Lebens unterbrochen wird. Diese sind im Allgemeinen sehr widerstandsfähig.
Während einer $1\frac{1}{2}$—4 Stunden dauernden elektrischen Reizung
des Nervus ischiadicus an einer curarisirten Katze blieben die
motorischen Fasern erregbar, so dass die Muskeln nach dem
Aufhören der Lähmung der Nervenendigungen sogleich zu zucken
anfingen (Bowditch [1])).

Wenn von der Wirkung der Gifte auf bestimmte Centren im Gehirn
und in anderen Theilen des Nervensystems die Rede ist, so sind darunter
nur die Functionscentren ohne Rücksicht auf ihre anatomische Lage und
Anordnung zu verstehen. Es giebt sicher z. B. Centra der Empfindung,
wenn sie auch nicht herdweise bestimmte Regionen der Grosshirnrinde
einnehmen.

Nicht so einfach sind die Veränderungen, welche die
Muskeln unter dem Einfluss der Gifte erfahren, denn
bei ihnen kommen ausser der Erregbarkeit auch die Arbeitsleistung und die Elasticitätszustände in Betracht. Diese Verhältnisse aber lassen sich nicht in einer auf die Muskeln des lebenden
Gesammtorganismus übertragbaren Weise untersuchen, weil es
zwar eine Physiologie tetanischer Zuckungen, aber keine eigentliche Muskelphysiologie giebt. Denn wir sind nicht im Stande,
die Muskeln durch unsere künstlichen Reize beliebig langsam oder
schnell, nur um weniges oder vollständig zur Contraction zu
bringen und in diesem Zustande bis zur Ermüdung zu erhalten

---

1) Journ. of Physiol. 6. 133. 1885; Arch. f. Anat. u. Physiol. Physiol.
Abth. 1890. 505.

oder die Wiederausdehnung willkürlich zu bewerkstelligen, wie es der Willensreiz thut. Nur die Functionen des Herzmuskels sind, unabhängig von künstlichen Reizen, solchen Untersuchungen zugänglich.

Gewisse Stoffe, namentlich Benzol- und Chinolinderivate, vermindern, häufig nach vorausgehender Erhöhung, mit mehr oder weniger grosser Energie den Stoffwechsel der Gewebsbestandtheile, ohne dass ein derartiger Einfluss auf jene vegetativen Vorgänge ausschliesslich von einer Wirkung dieser Substanzen auf die Circulation oder das Nervensystem abgeleitet werden könnte. Ueber das Zustandekommen dieses Einflusses vergl. oben S. 5. Es ist die gleiche Wirkung, welche in höheren Graden einfache Protoplasmagebilde, z. B. niedere Organismen, zum Absterben bringt und deshalb zur Desinfection verwandt wird. Solche Stoffwechselgifte sind zugleich auch Nervengifte; man kann sie daher bei der Classificirung von diesen nicht trennen.

A. Nerven- und Muskelgifte der Fettreihe.

1. Gruppe des Chloroforms und Alkohols.

Diese Gruppe kann auch ganz allgemein als Gruppe der narkotisch wirkenden Verbindungen der Fettreihe bezeichnet werden. Unter narkotischer Wirkung hat man in diesem Falle eine Verminderung der Functionen des Grosshirns zu verstehen.

Es gehören hierher zahllose Verbindungen der Fettreihe. Die Molecüle derselben wirken zwar als solche, im unveränderten Zustande, aber ihre charakteristische Wirkung hängt von einfach oder mehrfach in ihnen enthaltenen Kohlenwasserstoffen oder deren Halogenderivaten ab. Ersetzt man diese z. B. durch einen Kohlenwasserstoff der aromatischen Reihe, so hat die neue Verbindung nicht mehr die narkotische Wirkung.

Die gasförmigen und flüssigen Kohlenwasserstoffe, die einsäurigen Alkohole und ihre Aether, die neutralen Ester, die Ketone und Aldehyde und endlich die Halogenderivate aller dieser Verbindungen haben den gleichen Grundcharakter der Wirkung.

Ob auch der einfachste Kohlenwasserstoff der Fettreihe, das Grubengas oder Methan, CH_4, wirksam ist, lässt sich auf Grund der bisherigen Angaben nicht mit Sicherheit entscheiden. In den Versuchen von Richardson (1871) zeigten sich die ersten Symptome bei einem Methangehalt der eingeathmeten Luft von 35%, während L. Hermann[1] angiebt, dass ein Gemenge von 4 Vol. Grubengas und 1 Vol. Sauerstoff beliebig lange ohne Schaden eingeathmet werden konnte.

Das Acetylen verursacht direct Narkose, ohne einen Einfluss auf das Blut auszuüben (Rosemann[2]).

Die Chlorkohlenstoffe, Perchlormethan (CCl_4) und Perchloräthylen (C_2Cl_4) rufen neben der Narkose durch directe Erregung der „Krampfcentren" Convulsionen hervor. Das krystallinische Perchloräthan (C_2Cl_6) ist seiner Unlöslichkeit wegen unwirksam.[3]

Der Schwefelsäuredimethylester (Dimethylsulfat) ist sehr giftig. Er verursacht heftige locale Aetzung, auch in den Lungen beim Einathmen der Dämpfe, nach der Resorption Convulsionen und allgemeine Lähmung. Bei seiner Handhabung in der Industrie ist daher grosse Vorsicht geboten, wie tödtlich verlaufene Vergiftungsfälle beweisen.[4]

Die Wirksamkeit der Kohlenwasserstoffgruppen kann durch ihre Verbindung mit anderartigen Atomen und Atomgruppen abgeschwächt oder aufgehoben werden, wie dies bei den Ammoniakbasen, z. B. dem Trimethylamin, den Säureamiden, den substituirten Harnstoffen, den mehrsäurigen Alkoholen, z. B. dem Glycerin und den Zuckerarten, und bei den Säuren der Fall ist.

Indessen zeigen auch die Säuren und Amidosäuren in Form ihrer Natriumsalze deutliche narkotische Wirkungen, so namentlich die Buttersäure (Binz und Mayer, 1886), das Glykocoll und Alanin (Gaglio, 1887), die gechlorten (Frese, 1889; Bodländer, 1885) und gebromten (Pohl, 1888) Essigsäuren, während die β-Oxybuttersäure unwirksam zu sein scheint (Sternberg 1898)[5].

Die nichtpolymerisirten Aldehyde, auch das Furfurol oder Brenzschleimsäurealdehyd (Cohn, 1890) verursachen neben der Narkose starke locale Reizung. Dies thut auch der Allylalkohol und ruft, wie sich nach den Untersuchungen von Miessner (1891) schliessen lässt, mehr Collaps als Narkose und ausserdem Convulsionen hervor.

---

1) Pflüger's Arch. 5. 565. 1872. Anmerk.

2) Arch. f. exp. Path. u. Pharmak. 36. 179. 1895.

3) Vergl. v. Ley, Beitr. z. pharmakol. Kenntn. d. narkot. wirkenden Verbind. der Fettreihe. Diss. Strassburg 1889; Heymans u. Debuck. Arch. de Pharmacodynamie. Vol. 1. Fasc. 1. 1894.

4) Vergl. S. Weber, Arch. f. exp. Path. u. Pharmak. 47. 113. 1901.

5) Vergl. auch Magnus-Levy, Arch. f. exp. Path. u. Pharmak. 42. 158. 1899.

Die Krämpfe dagegen, welche nach Einathmung von Petroleum-
dämpfen an Menschen beobachtet sind, hängen anscheinend von der
Gegenwart von Kohlenwasserstoffen der aromatischen Reihe ab, wie sie im
russischen Petroleum vorkommen, das stark krampferregend wirkt. Dies
thut nach Lewin[1] auch das canadische, nicht aber das gewöhnliche amerikanische Petroleum (Ottolenghi, 1897).

Wenn in einem Aether oder Ester ausser dem Kohlenwasserstoff der
Fettreihe eine Atomgruppe vorkommt, die in irgend einer Weise ein besonderes Verhalten im Organismus aufweist, so tritt dieses auch bei den
betreffenden Aethern und Estern zu Tage, und es kann dabei die narkotische Wirkung mehr oder weniger in den Hintergrund gedrängt oder unterdrückt werden. Das Phenetol z. B. (C_2H_5—O—C_6H_5) gehört pharmakologisch
nicht dieser Gruppe, sondern vollständig der aromatischen Reihe an. Unter
den hier besonders in Betracht kommenden Verbindungen ist vor allem der
Salpetrigsäure-Amylester, das sogenannte Amylnitrit, hervorzuheben, bei
welchem die Wirkungen der salpetrigen Säure mit denen der Amylgruppe
combinirt sind. Daher ist es zweckmässig, diesen Ester einer besonderen
Gruppe zuzuweisen.[2]

Alle oben genannten Verbindungen sind nur dann wirksam,
wenn sie nach der Aufnahme in den Organismus von den Flüssigkeiten desselben gelöst oder in Dampfform absorbirt werden.
Die Resorption erfolgt leicht, wenn die Substanzen in Wasser
löslich oder bei gewöhnlicher Temperatur in erheblichem Masse
flüchtig sind. Daher sind z. B. die flüchtigen Kohlenwasserstoffe
des Petroleums sehr wirksam, während die flüssigen, in Wasser
ganz unlöslichen und der Verdunstung unfähigen Paraffinöle und
vollends die festen Paraffine sich vollkommen indifferent verhalten, obgleich das unter dem Namen Vaselin bekannte Gemenge beider von der Haut aus in reichlichen Mengen in den
Organismus aufgenommen wird.

Die localen Wirkungen dieser Stoffe, die von denen auf
das Centralnervensystem scharf zu unterscheiden sind, werden
von sehr verschiedenartigen Eigenschaften bedingt.

Der concentrirte Alkohol entzieht den Geweben Wasser,
bringt dadurch die Eiweissstoffe zum Gerinnen und verursacht
heftige Reizung und Entzündung. Aber auch der verdünntere

---

1) Virch. Arch. **112.** 35. 1888. Literatur über Petroleumvergiftungen.
2) Vergl. Arch. f. exp. Path. u. Pharmak. **20.** 203. 1885. — Ueber die
Fetttheorien der Alkohol- und Chloroformnarkose vergl. Percy (1839);
Bibra und Harless (1847); L. Hermann (1866); Hans Meyer, Arch. f.
exp. Path. u. Pharmak. **42.** 109. 1899; Baum, ibid. **42.** 119; Rost, Fortschr.
d. Medic. **17.** 541. 1899; Overton, Studien über die Narkose. Jena 1901.

Alkohol wirkt reizend. Deshalb entstehen nach übermässigem Genuss alkoholischer Getränke in Folge der Reizung der Magenschleimhaut häufig acute und chronische Magenkatarrhe, besonders leicht bei Branntweintrinkern wegen der grösseren Concentration des Alkohols in dem benutzten Getränk. Biertrinker dagegen bleiben in der Regel von solchen Leiden verschont. wenigstens soweit der Alkoholgehalt des Bieres in Betracht kommt, und erfreuen sich deshalb im Gegensatz zu jenen meist einer guten Ernährung.

Das Chloroform fällt namentlich die Globulinsubstanzen und bringt, wie es scheint, das Myosin zum Gerinnen, denn bei der Einspritzung in die Arterien einer Extremität erzeugt es Muskelstarre. Wenn das Thier lange genug lebt, so kann die Starre sich theilweise oder vollständig wieder lösen (Kussmaul, 1858). Der Aether coagulirt Eieralbumin. Das Verhalten des Paraldehyds und der übrigen hierher gehörenden Stoffe ist noch unbekannt.

Die leicht flüchtigen Substanzen dringen rasch in die Gewebe ein und wirken in Folge dessen, gleichsam als Fremdkörper in molecularer Form, mehr oder weniger stark reizend. Darauf beruht die Anwendung der ätherischen und spirituösen Flüssigkeiten als Waschungen und Einreibungen zur Erzielung einer mässigen, aber nicht ganz oberflächlichen Hautreizung. Die flüchtigen Verbindungen mit höherem Moleculargewicht, z. B. Chloroform und Aethylenchlorid, bringen an der Haut eine kurz dauernde, aber intensive sensible Erregung hervor, auf welche eine Abstumpfung der Empfindlichkeit folgt, und finden deshalb in Form von Linimenten zu Einreibungen und als locale Anästhetica Anwendung. Nach subcutanen Injectionen von Aether an den Extremitäten hat man an letzteren circumscripte Lähmungen, z. B. Radialparalysen, beobachtet. Es handelt sich dabei um eine durch Aetzung verursachte Neuritis oder Degeneration und Nekrose der Nerven (Falkenheim, 1888). Rein sensible Lähmungen sind seltener als rein motorische (Samter, 1891).

Früher glaubte man, dass das Chloroform die peripheren sensiblen Nerven direct unempfindlich mache (Snow u. A.). Durch Verstäubung entsteht aber bloss eine Kälteanästhesie, zu deren Erzeugung gewöhnlich der Aether benutzt wird. Doch eignen sich für diesen Zweck besser solche leicht flüchtige Stoffe, welche ein geringeres Lösungsvermögen für Wasser haben als der Aether.

Denn eine Condensation atmosphärischen Wasserdampfes, durch welche viel Wärme in Freiheit gesetzt und die Abkühlung verhindert wird, erfolgt in um so höherem Masse, je mehr die verstäubte Flüssigkeit Wasser aufzunehmen im Stande ist. Deshalb ist in neuester Zeit an Stelle des Aethers zur Erzeugung einer solchen Kälteanästhesie namentlich bei Neuralgien und bei Einschnitten in entzündete Gewebe das bei $12,5^0$ siedende **Aethylchlorid** in Anwendung gekommen. Auch das bei Temperaturen bis -23^0 gasförmige, im verflüssigten Zustande in metallenen, mit einem Ausströmungshahn versehenen Cylindern in den Handel gebrachte **Methylchlorid** hat man für diesen Zweck empfohlen. Bei der Anwendung dieser Mittel ist darauf zu achten, dass kein Gefrieren der Gewebe eintritt.

Die heftig reizenden Wirkungen vieler **Allyläther**, z. B. des Senföls, sowie mancher **Aldehyde** (Acroleïn), werden von besonderen molecularen Eigenschaften dieser Verbindungen bedingt.

Im Munde und an der Nasenschleimhaut kommen ausser der sensiblen Nervenreizung auch die specifischen **Geschmacks- und Geruchsempfindungen** in Betracht.

Die **Blume** oder das **Bouquet** der Weine, das **Arom** der Obstarten und Früchte, der **Wohlgeruch** der als „Parfums" bezeichneten Essenzen hängen von meist noch unbekannten Aethern und Estern der Fettreihe ab. Der gewöhnliche Aethyläther wird als **Riechmittel** gebraucht und soll belebend und erfrischend wirken. Einen grossen populären Ruf geniesst in dieser Richtung die unter dem Namen **Hoffmann's Tropfen** bekannte Mischung von Weingeist und Aether, die man in derselben Absicht auch innerlich giebt.

Auch das Verhalten und die Schicksale dieser Verbindungen im Organismus sind nach der Natur der einzelnen Substanzen sehr verschieden. Im Ganzen ist aber nicht viel darüber bekannt.

Der **Alkohol** wird zum grössten Theil, ohne Auftreten von Aldehyd als Zwischenproduct (Masing [1]), zu Kohlensäure und Wasser verbrannt, nur $5-10\%$ werden unverändert mit dem Harn und durch die Lungen wieder ausgeschieden. [2] In die

---

1) De mutationibus spiritus vini in corpus ingesti. Diss. Dorpat 1854.

2) Bodländer, Pflüg. Arch. 32. 398. 1883; Strassmann, ibid. 49. 315. 1891; Benedicenti, Arch. f. Anat. u. Physiol. Physiol. Abthl. 1896. 255.

Milch scheint er nicht oder nur in sehr geringer Menge überzugehen (Klingemann [1])). Seine Vertheilung im Organismus nach
der Resorption ist nach den Untersuchungen von Schulinus [2])
im Wesentlichen eine gleichmässige. In der Regel enthält das
Blut grössere Mengen als die Organe, nur zuweilen tritt das
umgekehrte Verhältniss ein.

Methylalkohol und Formaldehyd werden im Organismus
zum Theil zu Ameisensäure oxydirt und diese mit dem Harn ausgeschieden (Pohl [3])).

Das Chloroform verlässt seiner Flüchtigkeit und geringen
Löslichkeit in Wasser wegen den Organismus. wahrscheinlich zum
allergrössten Theil unverändert, und zwar mit der Exspirationsluft. Eigenthümlich ist sein Verhalten zum defibrinirten Blut.
Es bewirkt bei Gegenwart von atmosphärischer Luft eine Auflösung der rothen Blutkörperchen (Böttcher, 1862), hemmt
ausserhalb des Organismus den Uebertritt des Sauerstoffs vom
Oxyhämoglobin auf leicht oxydirbare Substanzen (Bonwetsch [4])),
fällt den Blutfarbstoff bei etwas längerer Berührung aus seinen
Lösungen in Form einer lockeren, scharlachrothen Masse und
bildet dabei mit ihm eine eigenthümliche Verbindung [5]). Im
lebenden Organismus lassen sich diese Veränderungen des Blutes
nicht nachweisen. Im Blute chloroformirter Thiere findet sich
das Chloroform nach Pohl [6]) vorwiegend in den rothen Blutkörperchen.

Das Chloralhydrat wird im Blute nicht in Chloroform umgesetzt, sondern geht in geringer Menge unverändert in den
Harn über (L. Hermann und Tomaszewicz [7])) und erfährt
zum Theil eine Zersetzung unter Auftreten von Chloriden (Lieb-
reich, 1869). Anscheinend der grösste Theil findet sich im Harn
als Trichloräthylglykuronsäure. [8])

1) Virch. Arch. **126.** 72. 1891.
2) Arch. d. Heilk. **7.** 97. 1866.
3) Arch. f. exp. Path. u. Pharmak. **31.** 281. 1893.
4) Ueber den Einfluss verschiedener Stoffe auf die Umsetzung des Sauerstoffs im Blute. Diss. Dorpat 1869.
5) Vergl. Arch. d. Heilk. **8.** 273. 1867.
6) Arch. f. exp. Path. u. Pharmak. **28.** 239. 1891.
7) Pflüg. Arch. **9.** 35. 1874.
8) Külz, Pflüg. Arch. **28.** 506. 1882; **33.** 221. 1884; v. Mering,
Ztschr. f. physiol. Chem. **6.** 480. 1882.

Bei Vergiftungen mit Jodoform enthielt der Harn wenig an Alkali gebundenes Jod, dagegen reichliche Mengen organischer jodhaltiger Verbindungen (Harnack und Gründler[1]), welche nach Versuchen an Thieren aus gepaarten Glykuronsäuren zu bestehen scheinen.

Das Urethan geht weder unverändert in den Harn über, noch lassen sich im letzteren besondere Derivate desselben nachweisen, so dass seine Umwandlung im Organismus in Harnstoff, wie es von vorne herein erwartet werden durfte, unzweifelhaft erscheint (Baldi[2]).

Ueber die Schicksale des Sulfonals im Organismus ist man noch im Unklaren. Ob im Harn Sulfosäuren auftreten, wie Smith[3] vermuthet, ist noch zweifelhaft. Es scheint, dass Umwandlungsproducte des Sulfonals lange Zeit im Organismus zurückgehalten werden.

Der allgemeine Charakter der Wirkungen aller dieser **Stoffe auf das Centralnervensystem** besteht darin, dass von vorne herein ohne vorausgehende Erregung nach einander die Functionsfähigkeit des Gehirns, Rückenmarks und der Medulla oblongata erst vermindert und allmälig ganz vernichtet wird. Auch die Reflexerregbarkeit wird von vorne herein herabgesetzt und zuletzt ganz aufgehoben. Durch diese Wirkung unterscheidet sich die Alkoholgruppe sehr wesentlich von der des Morphins, welches in grösseren Gaben die Reflexerregbarkeit erhöht, in kleineren wenigstens nicht vermindert.

Die Reihenfolge, in der die einzelnen Functionsgebiete jener Organe ergriffen werden, ist nicht für alle Stoffe die gleiche. Im Allgemeinen wird zuerst die Empfindlichkeit gegen äussere Reize und Eindrücke, ausgenommen schmerzhafte Eingriffe, abgestumpft, dann geht die Herrschaft über die willkürlichen Bewegungen immer mehr verloren, und es gerathen die geistigen Thätigkeiten durch das Prävaliren ungeordneter Vorstellungen in Unordnung, ein Zustand, der sich äusserlich häufig als psychische Aufregung und auch durch heftige Bewegungen kundgiebt, jedoch mit einer directen Erregung irgend welcher Functionen nichts zu thun hat. Darauf vermindert sich der allgemeine Muskeltonus, der Körper erschlafft, die Sinnesempfindungen schwinden

<hr>

1) Harnack, Berl. klin. Wochenschr. 1885. Nr. 7.
2) Lo Sperimentale. Sept. 1887.
3) Ztschr. f. physiol. Chem. 17. 1. 1893.

und das Bewusstsein erlischt (Narkose), wobei traumartige Vorstellungen noch einige Zeit fortdauern und sich zuweilen an Menschen, aber auch an Hunden durch laute Aeusserungen kund geben. Zuletzt hören auch diese Reste psychischer Thätigkeit auf, und die Reflexe verlieren sich vollständig.

Bemerkenswerth ist, dass bei chloralisirten Kaninchen der Diabetesstich völlig unwirksam bleibt, während die Glykosurie nach Kohlenoxydvergiftung an Hunden auch in der Chloralnarkose zu Stande kommt (F. Eckhard[1]). Die Einathmung von Acetondämpfen während 2—4 Stunden bewirkt an Kaninchen, Hunden und Katzen das Auftreten von Zucker im Harn. Doch scheint es sich dabei nur um die Schädigung des Organismus durch stärkere Abkühlung und Dyspnoe zu handeln.[2]

Die Gefässe des Gesichts, der Haut und wahrscheinlich auch der Gehirnoberfläche beginnen in Folge verminderter Erregbarkeit der centralen Ursprünge ihrer Nerven schon sehr früh sich zu erweitern. Die Körperoberfläche, namentlich das Gesicht, erscheint daher im Anfang der typischen Alkohol- und Chloroformwirkung häufig turgescent und geröthet und behält dieses Aussehen bis in die höheren Grade der Narkose. Dann erschlaffen auch andere Gefässgebiete und zwar mehr oder weniger leicht, indem die einzelnen Stoffe in dieser Beziehung verschieden stark wirken. Auch die Stärke der Herzcontractionen erfährt eine Verminderung und zwar ebenfalls durch manche Stoffe im höherem Grade als durch andere.

Charakteristisch ist für die typische Wirkung der zur Alkohol- und Chloroformgruppe gehörenden Substanzen, dass unter den Theilen des Centralnervensystems das Respirationscentrum am spätesten ausser Thätigkeit gesetzt wird. Der Tod tritt regelrecht durch Stillstand der Athembewegungen ein. Die Unterschiede, welche die verschiedenen narkotisch wirkenden Verbindungen hinsichtlich ihrer Wirkung unter einander zeigen, sind im Wesentlichen quantitativer Natur, haben aber für die Praxis eine grosse Bedeutung. Man muss in dieser Richtung vor allen Dingen die Halogenverbindungen von den halogenfreien Substanzen unterscheiden.

In der regelrechten **tiefen Chloroformnarkose,** der vollständigen Anästhesie, wie sie an Menschen für praktische Zwecke,

---

1) Arch. f. exp. Path. u. Pharmak. 12. 276. 1880.
2) Ruschhaupt, Arch. f. exp. Path. u. Pharmak. 44. 127. 1900. F. Müller, ibid. 46. 61. 1901.

namentlich zur Unterdrückung der Schmerzempfindung bei chirurgischen Operationen durch Einathmen der Chloroformdämpfe
hervorgerufen wird und ohne Gefahr für das Leben selbst längere
Zeit unterhalten werden kann, sind schliesslich die Empfindungen,
das Bewusstsein, die willkürlichen und reflectorischen Bewegungen geschwunden, der ganze Körper ist durch den Verlust des
Muskeltonus erschlafft, die Pupillen enger, selbst am atropinisirten
Auge weniger weit, die Respirationsbewegungen verlangsamt, aber
regelmässig, die Zahl der Herzcontractionen geringer, diese selbst
aber bleiben längere Zeit hindurch noch kräftig. Snow (1848,
1858) war der erste, welcher Fälle beobachtet hat, in denen die
Pulsfrequenz auf 40—44 Schläge in der Minute herabging.

Sehr erheblich und beachtenswerth sind die Wirkungen des
Chloroforms auf das Gefässsystem. Bei Menschen macht
sich eine Erweiterung der kleinen arteriellen Gefässe zuerst
im Gesicht bemerkbar, wodurch dieses meist deutlich, oft sogar
sehr erheblich geröthet erscheint. An Kaninchen tritt schon zu
Anfang der Narkose genau wie nach Sympathicusdurchschneidung
eine hochgradige Füllung der Ohrgefässe und eine Steigerung
der Temperatur des Ohres ein. Bei elektrischer Reizung des
Halssympathicus während der Narkose werden die Gefässe wieder
eng, so dass es sich also nicht um eine periphere Wirkung
handeln kann (Scheinesson[1])). Allmälig verlieren auch andere
Gefässgebiete ihren Tonus, und in der tiefsten, länger andauernden
Narkose sind die Gefässwandungen vollständig erschlafft. Auch
diese Erschlaffung hängt von einer Lähmung der Gefässnervenursprünge im Centralnervensystem ab, ist also eine Theilerscheinung der Narkose. Indess ist dabei, wenigstens in den
höchsten Graden der Wirkung, wohl auch eine directe lähmende
Wirkung des Chloroforms auf die Muskulatur oder die Nervenendigungen in der Wandung der kleinsten Arterien mitbetheiligt.
Die Capillaren dagegen werden direct nicht beeinflusst, es entstehen deshalb beim Chloroformiren niemals Capillarhyperämien,
wie nach Arsenik und anderen Giften.

Wenn in der tiefen Narkose die allgemeine Gefässerweiterung
einen höheren Grad erreicht hat, so sammelt sich das Blut in
den inneren Organen an. Die Körperoberfläche erhält jetzt
weniger Blut, die Haut wird blass und kalt, die Wasserver-

<hr>

[1] Arch. d. Heilk. 10. 36. 1869.

dunstung und die Wärmeabgabe sind vermindert. Trotzdem sinkt die Körpertemperatur sehr stark, so dass also die Wärmebildung erheblich vermindert sein muss (Scheinesson).

Am Herzen erfahren in den höheren Graden der Chloroformwirkung die motorischen Ganglien, von welchen die normalen Pulsationen abhängen, eine Verminderung ihrer Functionsfähigkeit, also auch eine Art Narkose, und werden schliesslich vollständig gelähmt, eine Wirkung, die an Fröschen leicht zum diastolischen Herzstillstand führt, an Säugethieren und beim Menschen regelmässig zur Abschwächung, zuweilen aber auch zum Aufhören der Herzthätigkeit Veranlassung giebt.

In Folge dieser Herzschwäche und der Gefässerweiterung sinkt der Blutdruck in den Arterien während der Chloroformirung continuirlich. Doch ist er unmittelbar nach dem Erlöschen der Reflexe und namentlich des Cornealreflexes zwar niedriger als normal, aber doch noch so hoch, dass die Circulation nicht wesentlich beeinträchtigt wird.

Erst bei weiterer Inhalation der Chloroformdämpfe und nach längerer Dauer der tiefen Narkose erfolgt das Sinken des arteriellen Druckes in rascherem Tempo. Das Gesicht wird blass, die Haut kühl, weil weniger Blut an die Körperoberfläche gelangt. Dabei erscheint das Bild der Blutdruckcurve verschieden, je nachdem bei den einzelnen Individuen mehr die Gefässerschlaffung oder die Herzschwäche prävalirt. Ist die Gefässerweiterung eine sehr hochgradige, während das Herz noch verhältnissmässig kräftig arbeitet, wie man es bei Hunden meist beobachtet, so kann schliesslich der Arteriendruck auf einen so geringen Betrag herabgehen, dass die Manometercurve sich nur um ein Geringes über die Abscisse erhebt. Dabei aber erzeugt jede der stark verlangsamten Herzcontractionen eine hohe Pulselevation, weil die gänzlich erschlaffte Arterienwand durch die Blutwelle weit leichter und stärker ausgedehnt wird, als die gespannte Wandung bei hohem Druck. Im letzteren Falle wird statt der starken Ausdehnung der Gefässwand das rasche Abfliessen des Blutes nach den Venen begünstigt. Die pulsatorischen Druckschwankungen bei erschlaffter Gefässwand gleichen denen, welche A. Fick[1]) in der Aorta beobachtet hat und welche zwischen 80 und 160 mm Hg betragen.

Bei einer regelrechten, bis zum Tode fortgeführten Chloro-

———

1) Pflüg. Arch. 30. 597. 1883.

formnarkose werden die **Athemzüge** immer langsamer und lassen sich auf reflectorischem **Wege** kaum noch beeinflussen, bleiben aber auch nach dem Eintritt der tiefsten Narkose noch ganz regelmässig. Wenn mit der hochgradigen Erniedrigung des Blutdrucks Kreislaufsstörungen eintreten, so nimmt die Respirationsfrequenz, wie bei der Erstickung, wieder zu. Zum Schluss hat die **Athmung** einen agonischen Charakter und **kommt zum Stillstand**, bevor das Herz zu schlagen aufgehört hat.

Dieser regelmässige Verlauf der Narkose kann durch mancherlei Umstände verändert und unterbrochen werden, und seit der Einführung des Chloroforms in die Praxis hat seine Anwendung immer wieder **Todesfälle** herbeigeführt. **Die Ursache derselben** lässt sich nicht in allen Fällen sicher übersehen, und deshalb sind die Angaben und Meinungen darüber trotz der eingehendsten Untersuchungen und Verhandlungen auch gegenwärtig noch getheilt.

Es kommt vor, dass der Tod ganz plötzlich gleich beim Beginn der Chloroformeinathmung eintritt. Derselbe ist meist auf einen **Respirationsstillstand** zurückzuführen, der die Folge eines Reflexes ist, welcher durch die Reizung der Nasenschleimhaut und der Respirationswege seitens der Chloroformdämpfe ausgelöst wird. Ganz unfehlbar tritt dieser Stillstand bei Kaninchen ein, geht aber bei einiger Vorsicht von selbst vorüber und ist deshalb ungefährlich. Beim Menschen wird sein Eintritt durch den Willen beschränkt oder verhindert. Nur bei schwächlichen Individuen kann jener Reflex zugleich Respirationsstillstand und tödtliche Ohnmacht verursachen.

Die oben erwähnte Thatsache, dass bei einer regelrechten, bis zum Tode fortgeführten Chloroformirung zunächst die Respiration zum Stillstand kommt und darauf erst das Herz seine Schläge einstellt, ist durch zahlreiche **Versuche an Thieren** zuerst von einzelnen Autoren, dann von einer Commission in Paris (1855), ferner von einer englischen Commission (1864) und zuletzt an zahlreichen Thierarten, darunter auch Affen, von den beiden englischen Hyderabad Chloroform-Commissionen in Indien (1889 und 1890) auf das Sicherste festgestellt. An Thieren überdauerte in diesen Versuchen der Herzschlag die **Athmung** immer, in der Regel um 2—6, mitunter aber auch um 11—12 Minuten.[1] Dennoch kommt es sowohl an Menschen wie an Thieren vor,

---

1) Vergl. L. Brunton, An address on the experiments conducted at Hyderabad. Brit. med. Journ. Febr. 1890.

dass der Tod durch Herzstillstand herbeigeführt wird. Sibson hat (1848) zuerst auf diese Thatsache hingewiesen; ihm schlossen sich Snow (1848), Gosselin (1848), Robert (1853) u. A. an. Gegen diese Auffassung wurde besonders auf Grund der erwähnten Thierversuche von verschiedenen Seiten, namentlich von der Pariser Commission (1855) Widerspruch erhoben, und die Discussion darüber dauert zum Theil noch gegenwärtig fort.

Die Widersprüche in der Beantwortung der Frage, ob die Todesfälle in der Chloroformnarkose durch Athem- oder Herzlähmung bedingt seien, lassen sich meist wohl dadurch erklären, dass man die thatsächlichen Verhältnisse nicht genügend im Zusammenhang berücksichtigt hat. Es kann der Tod durch Circulationsstörungen herbeigeführt werden, ohne dass ein plötzlicher Herzstillstand eintritt. Eine in das Herz eingestochene Nadel kann noch ganz scharf das Vorhandensein von Herzbewegungen markiren, vermag aber nicht darüber Aufschluss zu geben, ob diese einen ausreichenden Kreislauf zu unterhalten im Stande sind.

Inzwischen war mit Hilfe des Kymographions an Thieren das Sinken des Blutdrucks beim Chloroformiren zuerst von Lenz (1853) beobachtet und dann von Brunner (1854), Gall und Vierordt (1856) und mittelst des Hämatodynamometers von einer Commission der chirurgischen Gesellschaft in London (1864) bestätigt worden. Lenz, Brunner und Gall constatirten auch eine Verlangsamung der Stromgeschwindigkeit. Das Sinken des Blutdrucks wurde von einer Abschwächung der Herzthätigkeit abhängig gemacht. Scheinesson (1868) zeigte dann zuerst, auf Grund von Beobachtungen am Kaninchenohr und nach Versuchen mit Halsmarkdurchschneidung und Aortenklemmung, dass an dem Zustandekommen der Blutdruckverminderung sowohl eine Abschwächung der Herzthätigkeit als auch eine Erweiterung der arteriellen Gefässe in Folge der Verminderung des centralen Gefässnerventonus betheiligt ist. Spätere, von verschiedenen Autoren ausgeführte Versuche über das Verhalten der Kreislaufsorgane unter dem Einfluss des Chloroforms und anderer dieser Gruppe angehörender Substanzen haben den angeführten Thatsachen nichts Wesentliches hinzugefügt, indem entweder die letzteren bloss bestätigt oder die selbstverständlichen Folgen jener Veränderungen durch besondere Versuche geprüft werden.

Die Wirkung des Chloroforms und Aethers auf das Froschherz hat zuerst Clemens[1]) untersucht. Er setzte das

---

1) Clemens, Unters. üb. d. Wirkung des Aethers und Chloroforms auf Menschen, Thiere und Pflanzen. Diss. Bern 1850.

ausgeschnittene Herz der Einwirkung von Chloroform- und
Aetherdämpfen aus und sah dann einen Stillstand desselben eintreten, der wieder aufhörte, wenn die Dämpfe entfernt wurden.
Man kann diese Wirkung in vollkommenster Weise beobachten
und auch als Vorlesungsversuch mittelst des Projectionsapparates
zur Anschauung bringen, wenn man das blossgelegte Herz eines
Frosches mit einer physiologischen Kochsalzlösung umspült,
welche eine Spur von Chloroform gelöst enthält. Es tritt ein
diastolischer Herzstillstand ein, der einige Minuten nach dem
Fortspülen der chloroformhaltigen Flüssigkeit aufhört, und bald
schlägt das Herz wieder wie ein normales. Es handelt sich
dabei um eine vorübergehende Lähmung derjenigen Herznerven,
von welchen die normalen Pulsationen abhängen, also um eine
wahre Herznarkose.

Bock[1]) wies diese Wirkung auch am isolirten Säugethierherzen direct nach. Er unterband nahe am Herzen alle Arterien
des grossen Kreislaufs und ersetzte den letzteren durch starre
Röhren, so dass also nur noch der kleine Kreislauf in der normalen Weise fortbestand. Beim Einblasen von Chloroformdämpfen in die Lunge sank der in der arteriellen Röhren-
abtheilung durch die Herzthätigkeit hervorgebrachte Blutdruck
in manchem Versuch um mehr als 75%, was unter diesen
Versuchsbedingungen nur durch eine Abschwächung der Herzthätigkeit bedingt sein kann.

Diese Wirkungen des Chloroforms auf Herz und Gefässe sind
es, welche an Menschen und Thieren oft ganz plötzlich den Tod
herbeiführen. Einen solchen Herzstillstand beobachtet man zuweilen an Hunden, wenn diese Thiere beim Chloroformiren sehr
ungeberdig sind, heftige Bewegungen machen, mit lauter Stimme
bellen und dabei selbst nach dem Eintritt der Betäubung forcirte
Athembewegungen ausführen, und wenn man in solchen Fällen,
um den Eintritt der Narkose zu beschleunigen, concentrirte Choro-
formdämpfe einathmen lässt. Aehnliche Erscheinungen der Aufregung mit verstärkter Respiration kommen auch an Menschen
vor. Sind in diesen Fällen die eingeathmeten Chloroformdämpfe
sehr concentrirt, so gelangen mit einem Mal grosse Mengen der
Substanz in das Lungenblut und von da in das linke Herz. Das
letztere stellt in Folge dessen zuweilen seine Thätigkeit plötzlich

<hr>

1) Arch. f. exp. Path. u. Pharmak. **41.** 158. 1898.

ein, bevor das Anästheticum weiter befördert und einen höheren Grad der Narkose hervorgebracht hat. In dieser Weise ist ein Theil der in der Literatur verzeichneten Todesfälle durch Chloroformiren zu Stande gekommen.

Steht das Herz einmal still, so vermag die künstliche Respiration allein die Asphyxie nicht zu beseitigen, weil wegen der mangelnden Circulation das Chloroform aus dem Herzen nicht fortgeschafft, die Causa nocens also nicht beseitigt werden kann. Ein längere Zeit fortgesetzter, rhythmisch ausgeübter Druck auf den Brustkorb, durch welchen eine abwechselnde Entleerung und Füllung des Herzens herbeigeführt wird, ist das wirksamste Mittel zur Wiederbelebung. Es muss aber beim Chloroformiren von vorne herein darauf geachtet werden, dass nur genügend mit Luft verdünnte Dämpfe eingeathmet werden, damit das Chloroform in kleinen Mengen das linke Herz passirt und Zeit findet, sich im Organismus gleichmässig zu verbreiten.

Aber auch bei der gewöhnlichen Art der Einathmung kann bei Menschen der Tod durch primären Stillstand des Herzens eintreten, wenn die Muskulatur des letzteren durch Verfettung, Dilatation oder andere Veränderungen geschwächt ist. Längere Chloroformirung verursacht an verschiedenen Thierarten auch, direct eine fettige Entartung innerer Organe namentlich der Leber und des Herzens.[1])

Die genannten und andere, die Circulation und Respiration beeinträchtigende Momente sind als eine verhältnissmässig häufige Veranlassung des Chloroformtodes anzusehen.

In Schwächezuständen und bei sehr lange fortgesetzter Narkose während schwerer operativer Eingriffe kann gleichzeitig die Erschlaffung der Gefässe und die Abschwächung der Herzthätigkeit und der Respiration so stark werden, dass der Tod einfach durch Collaps eintritt. Dabei zeigt die Respiration wenigstens an Thieren zuweilen die Erscheinungen des Cheyne-Stokes'schen Phänomens. Selbst wenn in diesen Fällen nach dem Aufhören der Respiration die Herzbewegungen noch fortdauern,

---

1) Ueber die tödtliche Nachwirkung der Chloroforminhalationen vergl. Ungar, Eulenberg's Vierteljahrsschr. f. gerichtl. Medic. u. öffentl. Sanitätswesen. 47. 1. 1887; Strassmann, Virch. Arch. 115. 1. 1889; Stommel, Zur Lehre von der fettigen Entartung nach Chloroformeinathmungen. Bonner Diss. 1889; Ostertag, Virch. Arch. 118. 250. 1889.

so sind sie doch so schwach, dass von einer nennenswerthen Circulation nicht mehr die Rede sein kann.

Noch zahlreiche andere, meist weniger gefährliche Vorkommnisse können den regelmässigen Verlauf der Chloroformnarkose unterbrechen. Dahin gehören Erbrechen und verstärkte Bronchialsecretion, die von einer localen Reizung der betreffenden Schleimhäute durch das mit dem Speichel verschluckte Chloroform und durch seine eingeathmeten Dämpfe abhängen. Die zuweilen beobachteten Contracturen und die Steifigkeit der Muskeln, die sich bis zu ausgebildeten Krämpfen steigern können (Pitha, 1848), sowie eine aussergewöhnliche Kälte und Blässe der Haut (Flourens, Sedillot, 1848) und endlich Albuminurie sind als zufällige Folgen der oben besprochenen Circulationsstörungen anzusehen.

Zahlreiche andere gechlorte Verbindungen, die den geeigneten Siedepunkt haben, sind an Stelle des Chloroforms zur Erzeugung einer tiefen Narkose in Anwendung gezogen worden, darunter besonders das Methylenchlorid, $CH_2 Cl_2$ (Siedep. 41 bis 42⁰), das Aethylenchlorid (Siedep. 85⁰) und Aethylidenchlorid (Siedep. 57,5⁰). Sie haben sich in der Praxis nicht eingebürgert, ohne dass sich dafür ein rationeller Grund angeben lässt, da sie eine sachverständige experimentelle Untersuchung noch nicht erfahren haben.

Das Aethylbromid, $C_2 H_5 Br$; (Siedep. 38—39⁰), welches schon von Robin (1851) gerühmt wurde und neuerdings in die deutsche Pharmakopöe aufgenommen ist, weicht in seinen Wirkungen von dem Chloroform derartig ab, dass die Abstumpfung gegen schmerzhafte Eingriffe früher als nach jenem, d. h. vor dem völligen Erlöschen des Bewusstseins, sich einstellt, und dass die Respiration fast gleichzeitig mit dem Erlöschen der Reflexe zum Stillstand kommt, während der Blutdruck bei dem gleichen Grad der Narkose weniger stark sinkt als nach Chloroform, weil es auf das Herz schwächer wirkt als das letztere [1]) und auch die Gefässe in geringerem Grade erschlafft. Die Bromäthylnarkose verläuft noch häufiger unregelmässig als die Chloroformnarkose. Sie muss daher mit grosser Vorsicht und in sachgemässer Weise gehandhabt werden, namentlich darf es nicht zu einem völligen Aufhören des Bewusstseins und der Reflexe kommen.

---

1) Bock, a. a. O. vergl. oben S. 30

Dreser[1]) beobachtete, dass mit Bromäthyl selbst schwach narkoti-sirte Ratten nach völliger Erholung von der Narkose in der folgen-den Nacht starben. Vielleicht betheiligt sich an der Wirkung des Bromäthyls in Folge einer Abspaltung auch der Bromcomponent in selbständiger Weise.

Von den übrigen Bromverbindungen ist das Bromäthylen ($C_2H_4Br_2$) bemerkenswerth, weil es sehr giftig ist und durch Ver-wechslung mit Bromäthyl Todesfälle herbeigeführt hat.[2])

Weit weniger als namentlich die gechlorten Substanzen, wirken die halogenfreien Verbindungen lähmend auf Herz und Gefässe und bedingen deshalb nicht so grosse Gefahren wie jene.

Von diesen kommt in praktischer Hinsicht fast ausschliess-lich der **Aethyläther** (Siedep. 35°) in Betracht und verdient in der That den Vorzug, den ihm die Amerikaner bei chirurgi-schen Operationen vor dem Chloroform stets eingeräumt haben. Der Blutdruck sinkt in der vollen Aethernarkose weit weniger stark als in der entsprechend tiefen Chloroformnarkose. Das hängt namentlich von der schwächeren Wirkung des Aethers auf das Herz ab. Wenn vom Chloroform 100 Molecüle gerade ausreichend sind, um in Folge der oben (S. 30) beschriebenen Narkose Stillstand des Froschherzens herbeizuführen, so sind für die gleiche Wirkung 3600 Molecüle Aether erforderlich.[3]) In den oben (S. 30) erwähnten Versuchen von Bock am isolirten Säuge-thierherzen sank der bloss vom Herzen abhängige Blutdruck selbst bei starker, während längerer Zeit fortgesetzter Aetherein-athmung nur um wenige Millimeter Hg. Deshalb schädigen mehrere Tage hindurch täglich stundenlang unterhaltene Aether-narkosen im Gegensatz zu länger dauernden Chloroformnarkosen das Befinden von Thieren nicht im mindesten, und auch die Organe erleiden keine degenerativen Veränderungen (Selbach[4])).

Auch der Aether erschlafft die Gefässe in Folge des Nachlasses des centralen Gefässnerventonus, eine Wirkung, die Hand in Hand mit der Narkose geht. Beim Eintritt der Gefäss-erweiterung arbeitet das Herz noch völlig kräftig. Da es aber von Seiten der erschlafften Gefässe einen geringeren Widerstand findet, so steigt die Frequenz seiner Schläge und das Pulsvolum,

---

1) Arch. f. exp. Path. u. Pharmak. 36. 285. 1895.
2) Vergl. Scherbatscheff, Arch. f. exp. Path. u. Pharmak. 47. 1. 1901.
3) Dieballa, Arch. f. exp. Path. u. Pharmak. 34. 137. 1894.
4) Arch. f. exp. Path. u. Pharmak. 34. 1. 1894.

d. h. die bei jedem Pulsschlag ausgetriebene Blutmenge, wird grösser, so dass auch in der tiefen Narkose bei nahezu unverändertem Blutdruck die Arterien bei jeder Systole stärker ausgedehnt werden, der Puls also voller und grösser erscheint. Diese Veränderungen des letzteren sind von den Praktikern von je unrichtig gedeutet und von einer Zunahme der Pulsstärke abhängig gemacht worden, so namentlich von der englischen Chloroformcommission von 1864 und zuletzt von Bruns und Holz[1]) auf Grund tachometrischer Versuche an Menschen mittelst des Aufzuckens der Gasflamme.

Der Aether verdient also als Narkosemittel überall da den unbedingten Vorzug vor dem Chloroform, wo eine Abschwächung der Herzthätigkeit und überhaupt eine Beeinträchtigung der Circulation vermieden werden soll. Eine solche Rücksicht muss namentlich auch beim Anästhesiren von Schwangeren beobachtet werden, weil bei einer zu starken Erniedrigung des mütterlichen Blutdrucks der Foetus zu Grunde gehen könnte, wie das von Runge[2]) in Versuchen an Thieren auf das unzweideutigste nachgewiesen ist. Eine einfache tiefe Chloroformnarkose brachte die Leibesfrüchte regelmässig zum Absterben, ohne dass das Mutterthier zu Grunde ging. Allerdings lässt sich auch durch Aether der Blutdruck sehr stark herabsetzen und ein Absterben der Früchte bewirken, allein dazu ist eine viel energischere Inhalation grosser Mengen von Aether erforderlich, während die ausreichend tiefe Narkose schon eintritt, bevor der Druck eine bedeutende Verminderung erfahren hat.

Diesen Vortheilen gegenüber hat der Aether auch seine Nachtheile, vor allen Dingen auch den, dass durch ihn die Narkose weit schwieriger zu Stande kommt, als durch das Chloroform, weil die eingeathmete Luft unter sonst gleichen Verhältnissen procentisch mehr als das·Doppelte an Aetherdampf als an Chloroformdampf enthalten muss.

Die Frage, bei welchem Gehalt der eingeathmeten Luft an Chloroform- und Aetherdämpfen die volle Narkose eintritt, ohne die Respiration zum Stillstand zu bringen oder die Circulation zu schädigen, ist praktisch von Wichtigkeit und hat deshalb schon in älterer Zeit, besonders aber in den letzten Jahren eine experimentelle Bearbeitung gefunden.

<hr>

1) Holz, Ueber das Verhalten der Pulswelle in der Aether- u. Chloroformnarkose. Beiträge zur klin. Chirurg. 7. Bd. 1. Heft. 1890.
2) Arch. f. exp. Path. u. Pharmak. 10. 324. 1879.

Snow (1848 und 1858) brachte Thiere unter eine Glasglocke und liess dann in der letzteren gewogene Mengen von **Chloroform** verdunsten. Aus den von Snow angegebenen Zahlen lässt sich berechnen, dass die Narkose eintrat, wenn die Luft in der Glocke 1,6 Vol. % Chloroformdampf enthielt.

Kronecker und Ratimoff[1]) narkotisirten Thiere in der Weise, dass sie ein mittelst eingestellter Hähne nach bestimmten Verhältnissen bereitetes Gemenge von reiner und mit Chloroformdämpfen gesättigter Luft in die Trachea einbliesen. Sie fanden, dass die Thiere, gleichmässig narkotisirt, viele Stunden lang lebten, wenn das Gemisch auf 100 Liter Luft 5—6 ccm oder 7,5—9,0 g Chloroform, entsprechend 1,4—1,7 Vol. % Chloroformdampf enthielt, also die gleiche Menge wie in den Versuchen von Snow. Bei einem höheren Gehalt trat Athemstillstand ein, bei einem niederen war die Narkose unvollständig.

In späteren Versuchen dagegen gelangten Kronecker und Cushny[2]) zu dem Resultat, dass schon 1,2—1,5 ccm oder 1,8—2,25 g Chloroform auf 100 Liter Luft, also 0,34—0,42 Vol. % Chloroformdampf genügten, um schliesslich die Athmung der Thiere zu lähmen. Sicherlich hat in dieser Versuchsreihe die Luft mehr Chloroform enthalten, als nach der Versuchsanordnung angenommen werden musste. Es scheint demnach, dass mittelst dieser Luftstrommethode nicht in allen Fällen der vorausberechnete Chloroformgehalt der Luft erhalten wird.

Um diese Unsicherheit zu vermeiden, verfuhr Rosenfeld[3]) in der Weise, dass er, wie Spenzer bei den Versuchen mit Aether, eine gewogene Menge Chloroform in ein grosses, mit Luft gefülltes Gasometer verdunsten liess und in einem bekannten Volum dieses Gemisches das Chloroform quantitativ bestimmte. Wenn die Luft 0,96—1,0 Vol. % Chloroformdampf enthielt, so trat volle Narkose ohne Respirations- und Herzstillstand ein.

Auch mit dem Aether hat Snow zuerst solche Bestimmungen ausgeführt. Aus seinen Zahlen ergiebt die Berechnung, dass 3,6 Vol. % Aetherdampf in der Luft der Glocke erforderlich waren, um die vollständige Narkose herbeizuführen.

Dreser[4]) untersuchte in verschiedenen Momenten der Aethernarkose an Menschen die Zusammensetzung der Luft in dem Raume zwischen einer Inhalationsmaske und dem Gesicht des Inhalirenden und fand in dieser Luft, abgesehen von zwei Minima, im Durchschnitt von 12 Bestimmungen 3,7 Vol. % Aetherdampf, also fast genau dieselbe Menge, wie sie aus den Versuchen von Snow berechnet wurde.

Spenzer[5]) verfuhr, wie bereits angedeutet ist, in der Weise, dass er eine gewogene Menge Aether in ein grosses, mit Luft gefülltes und nur wenig Sperrwasser enthaltendes Doppelcylinder-Gasometer verdunsten liess, ein bekanntes Volum dieses Gemisches durch ein Verbrennungsrohr

---

1) Arch. f. Anat. u. Physiol. Physiol. Abth. 1884. 576.
2) Ztschr. f. Biolog. **28.** 365. 1891.
3) Arch. f. exp. Path. u. Pharmak. **37.** 54. 1895.
4) Beitr. z. klin. Chir. **10.** 412. 1893.
5) Arch. f. exp. Path. u. Pharmak. **33.** 407. 1894.

leitete und aus der Menge der gebildeten Kohlensäure den Aethergehalt der Luft berechnete. Der letztere war stets weit geringer, als die Berechnung aus der zugesetzten Aethermenge verlangte.

Diese Versuche von Spenzer ergaben in Uebereinstimmung mit Snow und Dreser, dass die Narkose vollständig ist und viele Stunden lang ohne Gefahr für das Leben des Thieres unterhalten werden kann, wenn die eingeathmete Luft 3,2—3,6 Vol. % Aetherdampf enthält. Bei einem Gehalt von 4,5 Vol. % tritt die Narkose rascher ein, Herzschläge und Athmung sind verlangsamt; bei 6 Vol. % erfolgt in 8—10 Minuten Athemstillstand.

Aus den vorstehend mitgetheilten Untersuchungen ergiebt sich, dass die Art des Narkotisirens, bei welcher aus einem Gasometer ein Gemenge von Luft mit 1,0 Vol. % Chloroform- oder 3,4—3,6 Vol. % Aetherdampf eingeathmet wird, am Menschen die Unsicherheiten und Gefahren der Narkose beseitigen würde. Die Analysen von Spenzer haben aber ergeben, dass das Verdunsten einer bekannten Menge Aether in einen Luftraum von bekanntem Volum den berechneten Procentgehalt an Aetherdampf nicht ergiebt. Deshalb ist die Dosirung nach diesem Princip unzuverlässig. Doch wird sich wohl für die Praxis ein Verfahren finden lassen, welchem diese Unzuverlässigkeit nicht anhaftet. [1]

Bei der häufigeren Anwendung des Aethers an Stelle des Chloroforms in den letzten Jahren hat man in einigen Fällen das Auftreten von Pneumonien und Lungenödem während und nach der Narkose beobachtet. Bei Versuchen an Thieren kommt es zuweilen zu Lungenödem. Wahrscheinlich hängen diese Folgen von der Gegenwart des in altem, lange mit der Luft in Berührung gewesenem Aether enthaltenen, ozonartig wirkenden Superoxyds ab. Der „Aether pro narcosi“ der 4. Ausgabe der deutschen Pharmakopöe soll frei von dieser, starke locale Reizung verursachenden Verbindung sein.

Seit den Zeiten Fr. Hoffmann's (1732), dem zu Ehren der Aether den Namen Liquor anodynus Hoffmanni erhielt, wird er gewohnheitsgemäss auch gegenwärtig als „Excitans“ gegen Collapszustände, namentlich auch bei Herzschwäche gebraucht. Die oben (S. 33) beschriebenen Veränderungen des Pulses sowie rauschähnliche Zustände, die der Aether leicht hervorbringt, können in Schwächezuständen den Anschein einer belebenden Wirkung erwecken.

<hr>

[1] Ueber die Dosirung der „Inhalationsanästhetica“ mittelst der blossen Mischungsmethode vergl. auch Dreser, Arch. f. exp. Path. u. Pharmak. 37. 375. 1896 und Geppert, Deutsche med. Wochenschr. 1899. Nr. 27—29.

In Folge der lähmenden Wirkung auf die Reflexapparate werden in der tiefen, durch Chloroform oder andere Mittel herbeigeführten Narkose tetanische Krämpfe mehr oder weniger vollständig unterdrückt. Die praktische Anwendung des Chloroforms beim Strychnintetanus erfährt aber dadurch eine beachtenswerthe Einschränkung, dass das Strychnin neben dem Tetanus centrale Lähmung verursacht und dass durch den Tetanus das Gefässnervencentrum schliesslich gelähmt wird (Denys, 1885). Da das Chloroform letzteres in derselben Richtung beeinflusst, so kann es die von dieser Seite drohende Gefahr verstärken.

Von den halogenfreien Kohlenwasserstoffen wurde das aus dem Gährungsamylalkohol oder Fuselöl durch Einwirkung von Zinkchlorid dargestellte **Amylen** (Siedep. 36—38 ⁰ C.), welches in reinem Zustande Trimethyläthylen, $(CH_3)_2{=}C{=}CH{-}CH_3$, ist, zuerst von Snow im Herbst 1856 und dann in kurzer Zeit in zahlreichen Fällen angewandt und trotz zweier Todesfälle günstig beurteilt. Snow giebt an, dass die Unempfindlichkeit in 3—4 Minuten eintritt, wobei das Bewusstsein halb erhalten bleibt und der Cornealreflex fortbesteht. Das Erwachen erfolgt sehr rasch, rascher als nach der Aethernarkose. Doch beobachtete er auch krampfhafte Zuckungen in den Muskeln. Im Laufe des Jahres 1857 wurden mit dem Mittel zahlreiche Versuche an Menschen und Thieren angestellt. Doch entsprach es den Erwartungen so wenig, dass schon im Jahre 1858 von ihm kaum noch die Rede ist. Schuh (1857) giebt sogar an, dass er damit in keinem Falle die gewünschte Anästhesie erzielen konnte. Ausserdem hat es einen unangenehmen Geruch.

So gerieth das Amylen in Vergessenheit, bis es in neuerer Zeit in reinerer Form als **Pental** (Siedp. 38 ⁰), wie es aus Amylenhydrat dargestellt wird, wieder in Erinnerung gebracht wurde (v. Mering, 1887). In seiner Wirkung unterscheidet es sich nicht wesentlich von dem Amylen. Die Angabe von Holländer (1891), dass selbst bei grossen Dosen absolute Gefahrlosigkeit vorhanden zu sein scheint, hat sich nicht bestätigt. Eine gefahrlose tiefe Narkose kann durch das Mittel nicht herbeigeführt werden, weil Bewusstsein und Respirationsbewegungen fast gleichzeitig erlöschen und die Schmerzempfindlichkeit nicht viel früher aufhört. An Thieren lässt sich die Narkose nur bei Kaninchen durch reichliche Zufuhr von Pentaldämpfen wenigstens mitunter bis zur Aufhebung der Reflexe steigern, ohne dass zugleich die Athmung aufhört; bei Hunden und Katzen gelingt das aber nicht. (Elfstrand [1])).

---

1) Arch. f. exp. Path. u. Pharmak. **43.** 435. 1900.

Diese Resultate bestätigen die bei der praktischen Anwendung gemachten Erfahrungen.

Da sich eine gefahrlose tiefe Narkose durch das Mittel nicht herbeiführen lässt, so hat man an Menschen nur die leichteren Grade derselben, hauptsächlich bei Zahnextractionen angewandt. Es tritt dabei Betäubung und Schmerzlosigkeit ohne Schwinden der Reflexerregbarkeit, ja ohne Aufhören der Willensäusserungen ein. Ohnmachten und Pulslosigkeit kommen wie bei anderen Narkosen vor. Dagegen verursacht das Pental in eigenartiger Weise leicht krampfhafte Spannung einzelner Muskelgruppen, manchmal sogar förmliche tetanische Krämpfe (Weber, 1892), Opisthotonus oder Trismus, sowie Zittern der Arme und Beine, das sich bis zu klonischen Krämpfen steigern kann (Breuer und Lindner, 1892). Auch Todesfälle sind schon vorgekommen. An Thieren bewirkt das Pental starkes Sinken des Blutdrucks (Kossa und Neumann, 1892; Reysschoot, 1892).

Der Einfluss auf das Herz ist nach den in der oben S. 30 angegebenen Weise ausgeführten Versuchen von Bock ein geringer, das Sinken des Blutdrucks hängt daher im Wesentlichen von einer Gefässerweiterung ab. Auch die Athmung wird bei Thieren erheblich beeinflusst.

Alle diese Abweichungen von der typischen Gruppenwirkung scheinen den Verbindungen der Amylreihe eigenthümlich zu sein.

Den gleichen Grundcharakter, wie nach den bisher genannten Stoffen, hat auch die tiefe Narkose nach Alkohol, die lange anhält und in dieser Beziehung dem Koma gleicht. Nach Methylalkohol folgt an Thieren ein oft Tage lang andauerndes komatöses Stadium (Pohl, 1893), ähnlich wie es an Menschen nach Kohlenoxydvergiftung beobachtet wird.

Auch als **Hypnotica**, d. h. als **Mittel zur Herbeiführung von Schlaf** finden verschiedene Stoffe dieser Gruppe eine ausgedehnte Anwendung. In den schwächeren Graden der narkotischen Wirkung sind die Gehirnfunctionen nicht vernichtet, sondern bloss abgestumpft, und in Folge dessen die Empfänglichkeit für sensible Reize, die Aufmerksamkeit und das Interesse für die Dinge der Aussenwelt und für den Inhalt der eigenen Vorstellungen vermindert. Wenn in diesen Gebieten krankhafte Erregungszustände bestehen, so werden diese beseitigt, und hierdurch allgemeine Beruhigung, und, wenn das Bedürfniss dazu vorhanden ist, auch Schlaf erzielt. Da die Stoffe dieser Gruppe zugleich die

Reflexerregbarkeit vermindern, so eignen sie sich besonders in solchen Fällen als schlafmachende Mittel, in denen die Schlaflosigkeit nicht bloss von einer krankhaft gesteigerten Erregbarkeit der betreffenden Gehirntheile, sondern zugleich von einem Zustand erhöhter Reflexempfindlichkeit (Nervosität) abhängig ist. In dieser Richtung unterscheiden sie sich sehr wesentlich von dem Morphin, welches in grösseren Gaben die Reflexerregbarkeit steigert, in kleineren sie wenigstens nicht vermindert. Dagegen unterdrückt das letztere Schmerzempfindungen in weit erheblicherem Grade als jene.

Die tiefe Narkose lässt sich am sichersten durch Inhalation des Chloroforms und ähnlicher in Wasser unlöslicher, leicht flüchtiger Stoffe hervorrufen, reguliren und rasch wieder aufheben. Als Schlafmittel dagegen eignen sich Verbindungen von dieser Beschaffenheit nicht, weil sie wegen ihrer Flüchtigkeit bei der Application in den Magen zu stark reizen (vgl. S. 21) und nach der Resorption zu rasch ausgeschieden werden. Am vortheilhaftesten für diesen Zweck sind in Wasser lösliche Substanzen, welche sich im Mageninhalt gleichmässiger vertheilen und deshalb nur in verdünntem Zustande mit der Magenschleimhaut in Berührung kommen. Auch ist in Folge dessen die Resorption und die Wirkung eine gleichmässigere und anhaltendere.

Diesen Anforderungen entspricht wegen seiner grossen Wirksamkeit und äusserst leichten Löslichkeit in Wasser in hohem Masse das **Chloralhydrat** oder Trichloraldehydhydrat, $CCl_3{-}CH{\cdot}(OH)_2$, und darauf beruht seine grosse Bedeutung als schlafmachendes Mittel. Es wirkt genau wie das Chloroform, nur vergehen bis zum Erwachen aus der tiefen Narkose nicht Minuten, sondern oft viele Stunden, ja zuweilen sogar 2—3 Tage. Auch sein Einfluss auf das Herz und die Gefässe ist der gleiche, wie der des Chloroforms. Die grossen Pulsschwankungen bei sehr niederem Blutdruck, die für die tiefste Chloroformnarkose so charakteristisch sind, entstehen noch leichter unter der Einwirkung des Chloralhydrats, besonders bei der Einspritzung des letzteren in das Blut.

Bei der Anwendung der Schlafmittel dieser Gruppe kommt es sehr darauf an, den richtigen Grad der Wirkung zu treffen, also die dazu geeignete Gabe zu verabreichen. Die Wirkung muss so bemessen werden, dass die Abstumpfung der betreffenden Functionsgebiete des Gehirns gerade ausreichend ist, um das Einschlafen herbeizuführen. Ist letzteres erfolgt, so vertieft sich, wie unter gewöhnlichen Verhältnissen, der Schlaf meist von selbst und dauert dann noch fort, selbst wenn in Folge der Ausscheidung oder Umwandlung des angewandten Mittels die Narkose bereits vorüber ist. Zu grosse Gaben des Schlafmittels rufen leicht rauschähnliche Zustände hervor, die das Einschlafen verhindern oder die Fortdauer des Schlafes stören, besonders bei Personen, welche an rauschähnliche Zustände nicht gewöhnt sind.

Bei dem Chloralhydrat ist auch aus anderen Gründen auf den Grad der Wirkung zu achten. Wegen seines Einflusses auf die Circulationsorgane sowie auch auf die Respiration ist seine Anwendung in manchen Fällen mit Gefahren verbunden. Aehnliche Erscheinungen, wie die Vertiefung des Schlafes nach dem Einschlafen, zeigen sich auch an den Respirations- und Gefässnervencentren und den motorischen Herzganglien. Ihre Function wird während des Schlafes schon unter gewöhnlichen Verhältnissen abgeflacht, so dass Respiration und Circulation eine Abschwächung erfahren. Obgleich die Erregbarkeit der genannten Functionscentren durch eine schlafmachende Gabe von Chloralhydrat nur um ein geringes vermindert wird, so kann das doch hinreichend sein, um in einzelnen Fällen gefahrdrohende Störungen der Respiration und Circulation herbeizuführen, besonders in solchen Fällen, in denen die Energie der Respirations- und Circulationsorgane durch Krankheiten vermindert ist.

Harnack[1]) fand, dass das Chloralhydrat eine vermehrte Ausscheidung von organisch gebundenem Schwefel und von Stickstoff durch den Harn veranlasst, wahrscheinlich in Form peptonartiger Körper, weil weder die Harnstoff- noch die Ammoniakmenge erhöht ist. Doch könnte es sich auch um einen gesteigerten Gehalt des Harns an Uroprotsäure handeln.

In neuester Zeit sind verschiedene Chloralverbindungen als Ersatzmittel für das Chloralhydrat empfohlen und vielfach auch an Kranken versucht worden. Das aus wasserfreiem Chloral und Formamid dargestellte Chloralformamid hat die gleichen Nachtheile wie das Chloralhydrat, namentlich in Bezug auf Athmung und Circulation, ohne irgend einen Vortheil vor ihm voraus zu haben. Dennoch findet es sich auch noch in der letzten, 4. Ausgabe der deutschen Pharmakopöe, was dazu verleiten könnte, dem Mittel ein gewisses Vertrauen entgegen zu bringen. Nicht günstiger ist das in krystallinischem Zustande Ural, in Form der alkoholischen Lösung Somnal genannte Chloralurethan zu beurtheilen. Die von Heffter

---

1) Münch. med. Wochenschr. 1893. Nr. 32.

(1889) dargestellte Chloralglykose, welche von Hanriot und Richet (1893) Chloralose genannt wird, ist giftiger als das Chloralhydrat und bringt neben der typischen Gruppenwirkung eigenthümlicher Weise in kleinen Gaben Steigerung der Reflexerregbarkeit hervor (Heffter, 1893).

Auch in diesen leichteren, hypnotisirenden Graden ihrer Wirkung vermindern die halogenfreien Verbindungen weit weniger stark die Erregbarkeit der Respirationscentren, der Gefässnervenursprünge und der Herzganglien als das Chloralhydrat und andere chlorhaltige Substanzen. Sie können daher auch in solchen Krankheiten gebraucht werden, in denen die Anwendung des Chloralhydrats bedenklich erscheint. Von den hierher gehörenden Verbindungen findet der **Paraldehyd** seit den grundlegenden Untersuchungen von Cervello[1]) eine ausgedehntere Anwendung. Derselbe ist in Wasser genügend leicht löslich und wirkt ziemlich stark narkotisch, ohne die Respiration und Circulation zu beeinträchtigen. Selbst sehr grosse Gaben bringen keine Vergiftung hervor. Raimann (1899) theilt eine Beobachtung an zwei Geisteskranken mit, von welchen jeder aus Versehen 50 g Paraldehyd erhalten hatte. Schwere Vergiftungserscheinungen traten in keinem der beiden Fälle ein. Der Paraldehyd hat aber einen lange anhaltenden, unangenehmen Geruch, der manche Kranke noch nach dem Erwachen belästigt und sogar den Eintritt des Schlafes stören kann.

Das aus Fuselölamylen durch Einwirkung von concentrirter Schwefelsäure dargestellte **Amylenhydrat,** welches eine in acht Theilen Wasser lösliche klare Flüssigkeit bildet, wirkt zwar recht kräftig hypnotisirend, verursacht aber, wie der Alkohol, schon in schlafmachenden Gaben leicht einen rauschartigen Zustand mit Kopfweh und Uebelkeit und beeinflusst, wie andere Verbindungen der Amylreihe (vergl. oben S. 37 und 38), die Circulation und Athmung im Allgemeinen weit stärker als der Paraldehyd. Auch ruft es an Hunden und Katzen heftige Aufregung, Krampfzustände und überhaupt schwerere Intoxicationserscheinungen hervor (Harnack und Herm. Meyer[2])).

Das **Urethan,** der Carbaminsäure-Aethylester, NH_2-CO-O·C_2H_5, ist der Repräsentant der stickstoffhaltigen Narcotica der Fettreihe. Es löst sich in allen Verhältnissen in Wasser, Geruch und Geschmack beeinträchtigen seine Anwendung in keiner Weise, doch

---

1) Arch. f. exp. Path. u. Pharmak. 16. 265. 1882.
2) Ztschr. f. klin. Medic. 24. 3. u. 4. Heft. 1894.

wirkt es schwächer narkotisch als der Paraldehyd und unterscheidet sich von diesem und von anderen Hypnotica dieser Gruppe ausserdem sehr wesentlich dadurch, dass er vermöge seiner Amidgruppe (NH_2) auf die Respirationscentren nicht nur nicht lähmend, sondern im Gegentheil nach Art des Ammoniaks erregend wirkt. Nach den gewöhnlichen Gaben des Urethans tritt indess diese Wirkung wenig hervor. Sie könnte aber der Abflachung der Athemzüge im Schlaf entgegenwirken und in solchen Fällen von Nutzen sein, in denen diese Abflachung die Schlaflosigkeit mitbedingt. Daher ist es bei der Anwendung des Urethans ganz besonders geboten, die Indicationen so scharf wie möglich zu stellen. Die Herzthätigkeit wird selbst durch grosse Gaben nicht im mindesten beeinträchtigt.[1]

Seit einer Reihe von Jahren haben drei Sulfoverbindungen der Fettreihe, das **Sulfonal, Trional** und **Tetronal**, eine ausgedehnte Anwendung als Schlafmittel erlangt. Die Kohlenwasserstoffgruppen finden sich in diesen Substanzen in einer Bindung, die den letzteren eine sehr anhaltende schlafmachende Wirkung verleiht. Dabei werden Circulation und Athmung nicht stärker als durch die genannten halogenfreien Verbindungen beeinflusst, so dass sie in dieser Richtung vortreffliche Schlafmittel sind. Allein es war vorauszusehen, dass die unorganische Sulfogruppe, die im Sulfonal mehr als 50 % der ganzen Verbindung ausmacht, auf den Charakter der Wirkung und auf das Verhalten im Organismus von bedeutendem Einfluss sein werde. Dies haben die bisher mit dem Mittel gemachten Erfahrungen und Versuche hinlänglich erwiesen.

Die schlafmachende Wirkung tritt nach **Sulfonal**, $(CH_3)_2=C=(SOOC_2H_5)_2$, wegen seiner Schwerlöslichkeit in Wasser von gewöhnlicher Temperatur verhältnissmässig langsam ein, hält dann aber auch viel länger an, als nach anderen Schlafmitteln. Auch nach dem Erwachen am anderen Tage hinterbleibt zuweilen ein Zustand von Schläfrigkeit. Nach grösseren Gaben hat man sogar gefährliche Schlafsucht beobachtet, und an Thieren kann die Betäubung Tage lang fortbestehen. Wegen dieser anhaltenden Wirkung oder Nachwirkung werden in psychischen Krankheiten Depressionszustände zuweilen noch vertieft (C. M. Hay, 1889) und Lähmungserscheinungen verstärkt (Umpfenbach, 1890).

<hr>

[1] Arch. f. exp. Path. u. Pharmak. 20. 203. 1887.

Grössere Gaben von Sulfonal erzeugen, namentlich bei längerem Gebrauch, leicht Vergiftungserscheinungen, die in Schwindel, Kopfschmerz, Ohrensausen, Apathie, Sprachbehinderung, Sehstörungen, Somnolenz, taumelndem Gang mit Störungen des Coordinationsvermögens, Uebelkeit, Erbrechen, hartnäckiger Stuhlverstopfung und zuweilen Durchfällen bestehen; auch Hautexantheme hat man beobachtet. Bei schweren Vergiftungen stellen sich Rausch mit Hallucinationen und Delirien, Bewusstlosigkeit, zuweilen krampfhafte Zuckungen, Herz- und Respirationsschwäche ein, und in einer Reihe von Fällen war der Ausgang ein letaler.[1]) Besonders zu beachten ist die zuweilen vorkommende Nierenreizung, die von der Ausscheidung der unzerstörbaren Sulfogruppe abhängig gemacht werden muss. Es kann zu toxischer Nephritis mit ausgedehnter Nekrose der Epithelien der Harnkanälchen kommen (Stern, 1894). Die Harnmenge ist in solchen Fällen vermindert und im Harn kann Eiweiss auftreten.

Die Annahme, dass das Sulfonal wegen der Stuhlverstopfung, die es bewirkt, im Darm zurückgehalten und dann wieder plötzlich resorbirt werde, und dass davon die Vergiftungen abhängen, ist eine ganz willkürliche.

Sehr eigenthümlich ist das bei Vergiftungen mit Sulfonal nicht seltene, aber keineswegs regelmässige Auftreten eines rothen oder rothbraunen Farbstoffs im Harn, der den Reactionen nach als Hämatoporphyrin angesehen wird. Quincke (1892) beobachtete nach Sulfonalgebrauch einen dunkelrothen Harn und lässt es unentschieden, ob es sich in diesem Falle um eine Sulfonalvergiftung gehandelt habe. Die Ursache des Auftretens dieses Farbstoffs im Harn ist noch ganz unklar. Nach Taylor und Sailer ist der Farbstoff nicht in allen acuten Vergiftungsfällen vorhanden, mit ihm zugleich aber wurde unverändertes Sulfonal im Harn gefunden.

Hämatoporphyrinurie lässt sich an Hunden gar nicht, an Kaninchen nur ausnahmsweise experimentell erzeugen.

Um die genannten unangenehmen Folgen des Sulfonalgebrauchs möglichst zu vermeiden, empfiehlt Kast[2]), die Gabe von durchschnittlich 2 g für Männer und 1 g für Frauen, auf einmal oder getheilt genommen, nicht zu übersteigen, und bei länge-

---

1) Vergl. Taylor and Sailer, Contributions from the W. Pepper Laboratory. Philadelphia 1900. p. 120; 34 tödtlich verlaufene Vergiftungsfälle mit 10 Autopsien erwähnt.

2) Arch. f. exp. Path. u. Pharmak. 31. 69. 1893.

rem Gebrauch Pausen von ein bis mehreren Tagen in der Darreichung eintreten zu lassen. Bei dieser Art der Anwendung soll das Sulfonal ein ungefährliches Mittel sein.

Fast noch wirksamer als das Sulfonal sind das **Trional** und **Tetronal**, die sich von jenem in ihrer Zusammensetzung nur dadurch unterscheiden, dass am Kohlenstoffatom beim ersteren das eine, beim letzteren beide Methyle durch die Aethylgruppe ersetzt sind. Das Trional wird in der 4., neuesten Ausgabe der deutschen Pharmakopöe fälschlich als Methylsulfonal bezeichnet. Es wirkt rascher als das Sulfonal, und der Schlaf hinterlässt weit seltener unangenehme Nachwirkungen. Hinsichtlich der Vergiftungen mit Einschluss des Auftretens von Hämatoporphyrin im Harn verhält sich das Trional im Wesentlichen wie das Sulfonal.

Der gewöhnliche Alkohol, der bekanntlich auch schlaferzeugend wirkt, eignet sich nicht für die Anwendung als regelrechtes Schlafmittel, weil er einerseits die bekannten unangenehmen Nachwirkungen hat, die sogar Gesunden den Genuss der alkoholischen Getränke so oft verleiden, und andererseits neben der Abstumpfung der Empfindungen einen Rausch hervorbringt, dessen Charakter unter anderem darin besteht, dass die Vorstellungen in Unordnung gerathen und dann ihrerseits erregend und schlafvertreibend wirken. Deshalb macht eine leichte Alkoholnarkose den Schlaf absolut flacher (Kohlschütter[1])).

Der **Alkohol** hat in diätetischer, toxikologischer und therapeutischer Beziehung ein vielseitiges praktisches Interesse. Er dient in Form der alkoholischen Getränke als weitverbreitetes Genussmittel, giebt dabei zu acuten und noch häufiger zu den sog. chronischen Vergiftungen Veranlassung und findet eine ausgedehnte Anwendung am Krankenbett. Wegen dieses vielseitigen Interesses ist es verständlich, dass auch Dilettanten über seine Wirkungen mitreden, und dass deshalb über die Grade der letzteren, welche für die Bedeutung der alkoholischen Getränke als Genuss- und Arzneimittel in Betracht kommen, noch so viel unzutreffende Ansichten verbreitet sind.

Der Wein dient vielfach in erschöpfenden Krankheiten als Excitans und Analepticum im Sinne der alten Pathologen. Er soll die Herzthätigkeit kräftigen, die Functionen des Nervensystems steigern und beleben und die erschöpften Kräfte, insbesondere auch in der Reconvalescenz, heben.

[1] Ztschr. f. ration. Medic. 3. R. 17. 244. 1863.

Man geht dabei von gewissen Erfahrungssätzen aus, ohne die Art und Weise, wie der Erfolg zu Stande kommt, näher zu definiren. Es bleibt z. B. unentschieden, ob der Gebrauch des Weines in der Reconvalescenz die Restitution in gewissen Fällen überhaupt erst ermöglicht oder sie nur beschleunigt, oder ob es sich dabei lediglich um eine Besserung des subjectiven Befindens des Kranken handelt. Man spricht daher nur im Allgemeinen von erregenden, stärkenden und belebenden Wirkungen des Alkohols.

Auch die subjectiven und objectiven Zustände und Erscheinungen, um derenwillen die alkoholischen Getränke als Genussmittel so geschätzt werden, schreibt man gewöhnlich einer erregenden Wirkung des Alkohols zu. Man beruft sich dabei auf die Erscheinungen, die man unter solchen Umständen beobachtet, namentlich auf gewisse Exaltationszustände der psychischen Functionen, wie lautes und vieles Reden und lebhaftes Agiren, ferner auf die Vermehrung der Pulsfrequenz, die Turgescenz und Röthung der Körperoberfläche und des Gesichts sowie auf das erhöhte Wärmegefühl. Eine nähere Betrachtung dieser Erscheinungen lehrt indessen, dass sie nur Folgen einer beginnenden Lähmung gewisser Gehirntheile sind.

Seitdem in der ersten Auflage des vorliegenden Buches (1883) eine solche Betrachtung zuerst angestellt wurde, ist in pharmakologischen Kreisen von den Ansichten über die erregende Wirkung des Alkohols auf das Nervensystem nicht viel mehr übrig geblieben.

In der psychischen Sphäre gehen zunächst die feineren Grade der Aufmerksamkeit, des Urtheils, der Reflexion und nach Ach[1]) auch der Auffassungsfähigkeit verloren, während die übrigen geistigen Thätigkeiten sich noch im normalen Zustande erhalten. Dies genügt, um das oft eigenartige Gebahren von Personen zu erklären, die unter der Wirkung der alkoholischen Getränke stehen. Der Soldat wird muthiger, weil er die Gefahren weniger beachtet und weniger über sie reflectirt. Der Redner lässt sich nicht durch störende Nebenrücksichten auf das Publikum beängstigen und beeinflussen, er spricht deshalb freier und begeisterter. In hervorragendem Masse wird die Beurtheilung des eigenen Selbst beeinträchtigt. Mancher

---

1) Ueber die Beeinflussung der Auffassungsfähigkeit durch einige Arzneimittel. Würzb. philos. Diss. von Dr. med. Ach. Leigzig 1900.

erstaunt über die Leichtigkeit, mit der er seine Gedanken auszudrücken vermag, und über die Schärfe seines Urtheils in Dingen, die im völlig nüchternen Zustande seiner geistigen Sphäre nur schwer zugänglich sind, und ist dann später selbst über diese Täuschung beschämt. Das trunkene Individuum traut sich auch grosse Muskelkraft zu und erschöpft die letztere durch ungewöhnliche und oft unnütze Kraftäusserungen ohne Rücksicht darauf, dass ihm ein Schaden daraus erwachsen könnte, während der Nüchterne gerne seine Kräfte schont.

Einen charakteristischen Zug verleiht dem psychischen Bilde des Trunkenen die mangelhafte Beherrschung der Gemeingefühle. Dadurch entstehen bald Heiterkeit, bald unmotivirte Traurigkeit, bei dem einen Streitsucht, bei einem anderen ungewöhnliche Friedfertigkeit. Doch weiss der Mann von guter Erziehung sich auch in diesen Fällen mehr zu beherrschen, als der Ungebildete.

Die Untersuchungen über die Beeinflussung der einfachsten psychischen Vorgänge durch den Alkohol ergeben nicht unmittelbar, was Wirkung und was Folge der letzteren ist, und wie gewisse Functionen indirect durch die Veränderung anderer, z. B. durch den Fortfall von Hemmungen, beeinflusst werden. Wenn der Alkohol durch eine Erweiterung der arteriellen Gefässe eine Gehirncongestion verursacht, so treten dabei leicht Erregungen der psychischen Functionen auf, ohne dass es sich um eine erregende Wirkung des Alkohols handelt.

Zu den Folgen einer mässigen Alkoholwirkung, die auf den ersten Blick von einer Steigerung psychischer Functionen abhängig gemacht werden könnten, gehört die überraschende Erscheinung, dass das Vermögen, Gewichtsdifferenzen bei Hebung von Gewichten zu unterscheiden, ganz erheblich zunimmt. Dieses Unterscheidungsvermögen oder der Kraftsinn (E. H. Weber) beruht an sich darauf, dass nach den Untersuchungen von Jacobj[1]) zwischen dem Zeitpunkt, in welchem der Willensimpuls für die Hebung in Thätigkeit tritt, und dem Moment, in welchem das Gewicht sich von der Unterlage abzuheben beginnt, eine gewisse Zeit vergeht, und dass das gehobene Gewicht um so schwerer erscheint, je grösser diese Latenzzeit ist und umgekehrt. Wenn die Latenzzeit, die einem kleineren Gewichtszuwachs oder einer kleineren Gewichtsabnahme entspricht, unter einen gewissen Grenzwerth herabgeht, so hört die Unterscheidung, ob von zwei nacheinander gehobenen Gewichten das eine leichter oder schwerer ist als das andere, auf. Der Alkohol verlängert die Latenzzeiten durch Lähmung centraler Innervationsgebiete, also auch

1) Arch. f. exp. Path. u. Pharmak. 32. 49. 1893.

die Latenzzeit kleiner Gewichtsdifferenzen. Daher werden die letzteren unter seinem Einfluss anfangs besser unterschieden, als im normalen Zustande, und dadurch der Anschein einer erregenden Wirkung hervorgebracht. Wenn dann in den nächst höheren Graden der Alkoholwirkung nicht bloss die Fortleitung des Willensimpulses verzögert, sondern auch die psychischen Functionen stärker gehemmt sind, so nimmt das Unterscheidungsvermögen wieder ab und sinkt allmälig erheblich unter die Norm (Jacobj, 1894).

Der Einfluss im letzteren Sinne machte sich bei den von Dreser und Reis[1]) ausgeführten Augenmassprüfungen von vorne herein bemerkbar. Die Genauigkeit der Halbirung einer Linie durch das Augenmass erfuhr unter dem Einfluss des Alkohols in gleicher Weise wie durch Chloralhydrat, Urethan und Morphin eine mehr oder weniger grosse Herabsetzung.

Kraepelin[2]) schliesst aus seinen Untersuchungen, dass der Alkohol in kleineren Gaben die sensoriellen und intellectuellen Functionen sogleich herabsetzt, die motorischen dagegen erst erregt und dann lähmt. Grössere Gaben, von 30—45 g an, lähmen auch die motorischen Functionen ohne vorherige Erregung. Dagegen muss hervorgehoben werden, dass motorische Erregungen keineswegs in allen Fällen vorhanden sind und dass, wo sie vorkommen, zu ihrer Erklärung der Fortfall psychischer Hemmungen ausreichend ist. Dass die Beseitigung der Hemmung nicht in allen Fällen motorische Vorgänge veranlasst, hängt von individuellen Verhältnissen ab.

Noch weniger als in der psychischen Sphäre lässt sich an anderen Functionen eine directe Erregung durch den Alkohol nachweisen.

Die Zunahme der Pulsfrequenz, die eine häufige Erscheinung nach Alkoholgenuss ist, hängt gar nicht von der Alkoholwirkung ab, sondern wird durch die Situation herbeigeführt, in der die alkoholischen Getränke gewöhnlich consumirt werden. Sie ist Folge des lebhaften Gebahrens und bleibt nach den zuerst von Zimmerberg[3]) unter Ausschluss aller störenden Umstände ausgeführten Untersuchungen bei völliger Ruhe des

---

1) Reis, Ueber Augenmassprüfungen unter dem Einfluss pharmakologischer Agentien. Diss. Bonn 1895.

2) Kraepelin, Ueber die Beeinflussung einfacher psychischer Vorgänge durch einige Arzneimittel. Jena 1892.

3) Zimmerberg, Unters. üb. d. Einfluss des Alkohols auf die Thätigkeit des Herzens. Diss. Dorpat 1869.

Körpers aus. Genaue Messungen, die Vonder Mühll und Jaquet[1]) an 8 jungen, gesunden oder reconvalescenten Männern mittelst des Sphygmochronographen ausführten, haben dieses Resultat vollkommen bestätigt und ergaben, dass der Alkohol in Gaben von 30—100 ccm, in Form einer zwanzigprocentigen Mixtur genommen, wenn keine Zwischenfälle, wie Uebelkeit und Brechneigung, eintreten, so gut wie wirkungslos auf das Herz und den ganzen Kreislauf ist.

Die Turgescenz und Röthung des Gesichts wird, wie oben bereits angegeben, durch den Nachlass des Tonus jenes Theils der Gefässnervencentren bedingt, von welchem die Gefässe der Haut und des Gesichts innervirt werden. Der vermehrte Blutzufluss zur Körperoberfläche im Verein mit der Abstumpfung der Temperaturempfindung veranlassen ein Gefühl behaglicher Wärme, wenn in Folge niederer Aussentemperatur vorher eine Kälteempfindung lästig war. Also auch diese Wirkung des Alkohols, die von den Bewohnern kälterer Gegenden ganz besonders geschätzt wird und die der Laie am leichtesten als Folge einer Erregung aufzufassen geneigt ist, hängt nur von lähmungsartigen Zuständen der betreffenden Gebiete ab.

Das Verhalten der Respiration unter dem Einfluss des Alkohols ist in den letzten Jahren mehrfach der Gegenstand eingehender Untersuchungen gewesen.[2]) Es handelt sich dabei um die Frage, ob die an Menschen häufig nach dem Genuss alkoholischer Getränke vorkommende Steigerung der Respirationsfrequenz durch eine directe Erregung der Athemcentren bedingt wird oder von Nebenumständen abhängig ist. Zu den letzteren gehören namentlich reflectorische Einwirkungen, durch welche die Respiration bekanntlich sehr leicht beeinflusst wird. Der Alkohol verursacht wohl eine locale Reizung, nirgends aber eine specifische Erregung nervöser Functionsgebiete. Daher ist es von

---

1) Vonder Mühll und Jaquet, Zur pharmakol. Wirkung des Alkohols. Correspondenz-Blatt für schweiz. Aerzte. 21. 1891.

2) Vergl. Jaquet, Contribution à l'étude de l'action de l'alcool sur la respiration. Arch. de Pharmacodynamie. II. 107. 1895. Wilmanns, Die directe Erregung der Athemcentra durch den Weingeist. Diss. Bonn 1897. Singer, Ueber die Beziehungen des Alkohols zur Athmungsthätigkeit. Arch. internat. de Pharmacodynamie. VI. 493. 1899. Wendelstadt, Ueber die Wirkung des Weingeistes auf die Athmung des Menschen. Pflüger's Arch. 76. 223. 1899.

vorne herein unwahrscheinlich, dass er die Respirationscentren erregen soll. Wenn man bei den Versuchen an Thieren dennoch eine Steigerung der Respirationsfrequenz und eine Zunahme des Athemvolums beobachtet hat, so lässt sich das auf Reflexe zurückführen, die trotz aller Vorsicht bei der Einführung des Alkohols in den Magen oder bei der Injection unter die Haut so leicht entstehen. Auch bei der Einspritzung des Alkohols in das Blut kann in Folge der Veränderung des letzteren durch die alkoholische Flüssigkeit eine Steigerung der Athmung eintreten, ohne dass dabei eine specifische Erregung im Spiele zu sein braucht. Alle Umstände, auch das rasche Eintreten der Wirkung nach der Application des Alkohols, sowie die Inconstanz der Resultate, sprechen gegen eine specifische Erregung der Respirationscentren durch den Alkohol.

Nicht unzweideutig sind auch die Resultate der ergographischen und myographischen Versuche über den Einfluss des Alkohols auf die Muskelarbeit. Regelmässig wurde eine Abnahme der normalen Muskelleistung beobachtet, der meist eine geringe und kurzdauernde Steigerung vorausging. Diese blieb jedoch am curarisirten Froschmuskel aus.[1]) Nach den ergographischen Versuchen von Kraepelin[2]) wirkt der Alkohol auf schwere Muskelarbeit nicht erleichternd.

Aus den vorstehend mitgetheilten Thatsachen ergiebt sich, dass eine direct erregende Wirkung des Alkohols sich an keinem Organe nachweisen lässt, und dass man demnach auch seine Bedeutung als Genuss-, und Arzneimittel nicht von einer solchen abhängig machen darf.

Im Wein kommen neben den Wirkungen des Alkohols auch die der Bouquetstoffe in Betracht, und zwar des Antheils derselben, welcher bei der Gährung entsteht und den Fuselölen des Branntweins entspricht, seien diese nun an Geruch und Geschmack widerlich, wie im Kartoffelbranntwein, oder angenehm, wie im Cognac, Rum und Arac. Manche Weine bewirken wegen der besonderen Beschaffenheit ihrer Bouquetstoffe stärker als der Alkohol eine Erweiterung der Gefässe des Gesichts und wohl auch der Gehirnhäute, sie gehen, wie man zu sagen pflegt, in das

---

1) Literatur bei Scheffer, Arch. f. exp. Path. u. Pharmak. 44. 24. 1900.
2) Kraepelin, Neuere Untersuchungen über die psychischen Wirkungen des Alkohols. Münch. med. Wochenschr. Nr. 42. 1899.

Blut. Zu diesen Weinen gehören die bouquetreichen Nahe- und rheinhessischen Weine, z. B. der Scharlachberger, sowie die Frankenweine und manche Lagen der Rheinpfalz. Solche Weine verursachen leicht Gehirncongestionen, von denen das Kopfweh abhängt, welches ihrem unvorsichtigen Genuss zu folgen pflegt.

Abgesehen von diesen Veränderungen der Blutcirculation im Gehirn, die indirect Erregungszustände veranlassen können (vergl. oben S. 46), wirkt auch der Wein beruhigend auf das Centralnervensystem. Es handelt sich dabei um die schwächsten, mehr fühlbaren als sichtbaren Grade seiner Wirkung. Seine Bedeutung als Genussmittel besteht nicht, wie man früher geglaubt hat, darin, dass die Gehirnthätigkeiten Anregung und verstärkte Impulse empfangen, sondern beruht darauf, dass gesteigerte Empfindungen, wie sie bei nervösen Personen vorkommen, merklich herabgestimmt und die Empfänglichkeit für äussere Eindrücke und die Empfindlichkeit gegen die eigenen psychischen Zustände deutlich abgeschwächt werden. Schon mässige Mengen guten Weines vermögen deshalb Unlust, Verdruss und Sorgen zu mildern, trübe Stimmungen zu verscheuchen und das Gefühl von Ermüdung und Abspannung zu unterdrücken.

Auch die wohlthätigen Folgen der Anwendung des Weines bei Kranken und Reconvalescenten sind im Wesentlichen auf diese beruhigenden Wirkungen zurückzuführen. Von einer Anregung und Verstärkung der Empfindungen und einzelner psychischer Functionen bei Kranken wird wohl Niemand einen besonderen Nutzen erwarten. Man sucht im Gegentheil diese Gebiete, die sich gewöhnlich in einem Zustand erhöhter Empfindlichkeit befinden, vor jeder Erregung möglichst zu schützen, und hält daher auf das sorgfältigste alle stärkeren Reize der Aussenwelt vom Kranken fern. Diese Bemühungen werden durch die gelinde Narkose unterstützt, die der Weingenuss herbeiführt. Er besänftigt das durch die Krankheit empfindlich gewordene Nervensystem, lässt Krankheit und Schwäche weniger unangenehm empfinden und begünstigt dadurch die Bedingungen für die körperliche und geistige Ruhe, die belebend und erfrischend wirkt. Dabei ist aber zu beachten, dass diese wohlthätige Wirkung nicht lange dauert und deshalb immer wieder von neuem hervorgerufen werden muss. Wenn das zu oft und zu lange Zeit hindurch geschieht und wenn die Wirkung etwas zu stark ist, sich den rauschartigen Zuständen nähert, so kann nach ihrem Aufhören ein verstärkter Grad von „Nervosität" eintreten.

Endlich ist die Bedeutung des Weines als reines Genussmittel auch in Krankheiten nicht hoch genug anzuschlagen. Es erscheint sogar zweifelhaft, ob er in anderer Weise, z. B. subcutan beigebracht, in allen Fällen die gleiche oder überhaupt eine belebende Wirkung haben würde. Durch die Empfindungen, die der vom Geruch und Geschmack abhängige Genuss vermittelt, und durch jene allerleichtesten Grade der Narkose werden vermuthlich zahllose reflectorische Vorgänge der verschiedensten Art einerseits veranlasst und andererseits ausser Thätigkeit gesetzt, so dass dadurch allein in Folge der Summirung der Effecte ein gewaltiger Einfluss auf den Ablauf einer Krankheit ausgeübt werden muss.

Schwieriger ist die Frage zu beantworten, ob und wie der Wein bei Herzschwäche nützlich ist, weil man es im besten Falle lediglich mit empyrischen Sätzen zu thun hat, die, selbst wenn sie richtig sind, keinen Aufschluss über die Natur des Zustandes geben, der durch die Wirkung des Weines beseitigt werden soll.

Wenn die gesunkene Herzthätigkeit „gehoben" werden soll, so weiss man in der Regel nicht, welche krankhaften, der Herzschwäche zu Grunde liegenden Veränderungen den Angriffspunkt der Wein- oder Alkoholwirkung bilden. Es kann ein Gefässkrampf, welcher der Entleerung des Herzens einen grossen Widerstand entgegensetzt, durch die lähmende Wirkung der Weinbestandtheile auf die Gefässnerven beseitigt oder die Blutvertheilung im Allgemeinen in günstiger Weise verändert werden. In anderen Fällen handelt es sich vielleicht um‘ die Verminderung eines zu starken Tonus der Hemmungsnerven des Herzens oder um die Linderung eines Reizzustandes der motorischen Herzganglien, der, wie die elektrische Reizung, die Pulsationen frequent und oberflächlich macht. Eine directe Erregung des Herzmuskels durch den Alkohol hat sich bisher experimentell nicht nachweisen lassen (Maki, 1884).

Die Indication für die Anwendung des Weines als „belebendes, anregendes und stärkendes" Mittel ist eine ganz allgemeine. Wo man in acuten und chronischen Krankheiten eine stärkere Wirkung auf das Nervensystem wünscht, da wählt man die schwereren Südweine, welche in 100 ccm 14—18 g Alkohol enthalten. In solchen Fällen pflegt man auch subcutane Injectionen von Aethyläther zu machen. Soll der Wein mehr die Bedeutung eines Genussmittels haben, so sind die deutschen und französischen Roth-

und Weissweine mit einem Alkoholgehalt von 10—12%, d. h.
8,0—9,5 g in 100 ccm, vorzuziehen; von den letzteren die bouquet-
ärmeren namentlich in fieberhaften Krankheiten, die ersteren da.
wo chronisch-katarrhalische Zustände der Verdauungsorgane eine
gelinde adstringirende Wirkung erwünscht erscheinen lassen. In
jedem Falle aber müssen es gute Naturweine sein.[1]

Während früher der Gebrauch der alkoholischen Getränke,
selbst der des Weines, in acuten fieberhaften Entzündungs-
krankheiten für schädlich galt, wurde in neuerer Zeit der
Alkohol in Form des Branntweins und Cognacs von englischen
und französischen Aerzten bei der Behandlung von Lungen-
entzündungen und bei Gelenkrheumatismus empfohlen. Um ein
Fiebermittel handelt es sich dabei nicht, wie man öfters angenommen hat. Denn aus den zuerst von Duméril und Demarquay (1848), dann namentlich von Lallemand, Perrin und
Duroy (1860), von Perrin (1864), von Buchheim und Sul-
zynski (1865), S. Ringer und Rickards (1866) und später von
zahlreichen anderen Experimentatoren, wie Bouvier (1869, 1872),
Obernier (1869), Mainzer (1871), Daub (1874), an gesunden
und fiebernden Menschen und an Thieren ausgeführten Untersuchungen über den Einfluss des Alkohols auf die Körpertemperatur und die Wärmebildung lässt sich mit Sicherheit schliessen.
dass der Alkohol keine Wirkung auf die normale oder fieberhafte Körpertemperatur im Sinne eines Antipyreticums der Chinin-
oder Antipyringruppe ausübt. Nach grösseren Gaben, namentlich
wenn sie eine stärkere Narkose hervorbringen, sinkt zwar die
Körpertemperatur recht bedeutend, doch ist dies hauptsächlich
eine Folge der allgemeinen Narkose, in welcher auch das Vermögen der Wärmeregulation vermindert und schliesslich fast
aufgehoben wird. Schwer betrunkene Personen, die im Freien
liegen bleiben, können in Folge dessen bei wenig niederen Aussentemperaturen geradezu erfrieren, bei welchen normale Menschen
ohne Schaden, ja ohne von der Kälte überhaupt zu leiden.
schlafen dürfen. Wenn also der Alkohol auch kein Fiebermittel
ist, so kann doch ein Glas starken Branntweins, unmittelbar nach
schweren Verwundungen gereicht, durch die Abstumpfung des
Empfindungsvermögens und der Reflexempfindlichkeit gelegentlich

---

1) Vergl. Schmiedeberg, Ueber Naturwein und Kunstwein, eine
diätetische Studie. Leipzig 1900.

grossen Nutzen stiften und besonders auf das subjective Befinden der Kranken von wohlthuendem Einfluss sein.

Seit der Begründung der Methoden für quantitative Stoffwechseluntersuchungen hat man zahlreiche Untersuchungen an Menschen und Thieren über den Einfluss des Alkohols auf die Stickstoffausscheidung durch den Harn, die Kohlensäureabgabe und die Sauerstoffaufnahme durch die Lungen ausgeführt. Aber diese Versuche haben keine unter sich übereinstimmenden und auf eine einfache Gesetzmässigkeit zurückzuführenden Resultate ergeben. So z. B. fand die Mehrzahl der Experimentatoren, welche die Kohlensäureausscheidung untersuchten, eine Verminderung derselben, während die Mehrzahl derjenigen, welche die Sauerstoffaufnahme bestimmten, eine Steigerung der letzteren beobachteten. Fast übereinstimmend wird eine Verminderung der Harnstoffausscheidung angegeben. Sicher ist, dass dieser experimentell nachweisbare Einfluss des Alkohols auf den Stoffwechsel kein directer ist, sondern als Folge seiner Wirkungen auf das Nervensystem, die Respiration und Circulation und vielleicht auch auf die Verdauung aufgefasst werden muss.

Die nutritiven Veränderungen der Gewebe mit Einschluss der Verfettungen, sowie die functionellen Störungen des Nervensystems, welche allmälig bei Säufern sich ausbilden, hängen dagegen unzweifelhaft von einer directen Einwirkung des Alkohols auf die betreffenden Organe ab. Bei dieser sog. **chronischen Alkoholvergiftung** handelt es sich nicht um eine eigentliche Vergiftung, die nur so lange andauert, als das Gift fortwirkt, sondern um Krankheiten, die durch den Alkohol verursacht sind und nach seiner Ausscheidung aus dem Organismus nicht aufhören. Wie alle Stoffe, welche eine nutritive Reizung verursachen, ruft auch der Alkohol bei längerer Einwirkung Bindegewebswucherungen hervor, und zwar mit grosser Leichtigkeit.[1] So entstehen neben dem chronischen Katarrh die Verdickungen der Magenwandung. Nach der Resorption gelangt der Alkohol durch die Pfortader zunächst in die Leber und wird dann theilweise durch die Nieren ausgeschieden. Dadurch entstehen bei Säufern vorzugsweise an diesen Localitäten Bindegewebswucherungen, die das Wesen der Pylephlebitis, Cirrhose und Schrumpfniere bilden.

---

1) C. Schwalbe, Ueber die narbenbildende, Cirrhose, Sklerose erzeugende Eigenschaft des Alkohols. Virch. Arch. 85. 172. 1881.

Wenn ähnliches als Pachymeningitis auch an den Gehirnhäuten vorkommt, so kann man als Ursache das Stagniren alkobolhaltigen Blutes in den venösen Sinus ansehen. Auch die Erkrankungen des Centralnervensystems bei dem chronischen Alkoholismus, mit Einschluss der Psychosen, sind auf nutritive Störungen zurückzuführen. Bei Pferden und Hunden in tiefer Narkose fand Schulinus[1]) in der Leber in einzelnen Versuchen mehr als 0,6% Alkohol. Dies ist an sich eine geringe Menge, deren Effect sich durch lange Zeit summiren muss, um jene Veränderungen hervorzubringen. Mässige Mengen von Alkohol können täglich ein ganzes Leben hindurch genossen werden, ohne dass solche Erkrankungen als Folgen auftreten.

Von den verschiedenen Graden der **acuten Alkoholvergiftung** haben der Rausch und die Trunkenheit mehr ein ethisches als praktisch medicinisches Interesse. Selbst eine tiefe Narkose kann längere Zeit andauern, ohne gefährlich zu werden, weil der Alkohol auf die Circulationsorgane noch schwächer als der Aether wirkt. Wenn vom Aether 36 Molecüle erforderlich sind, um durch die narkotisirende Wirkung auf die motorischen Nervencentren gerade Herzstillstand hervorzurufen (vergl. oben S. 33), so bedarf es dazu vom Alkohol 192 Molecüle, also die fünffache moleculare Menge. An höheren Thieren beträgt die Abnahme des Blutdrucks nach dem vollständigen Verschwinden sämmtlicher Reflexe nicht mehr als 15% (Zimmerberg[2])). Auch dieses Sinken ist wohl mehr auf Rechnung der allgemeinen Muskelerschlaffung zu setzen, als von einer Herz- und Gefässwirkung abhängig zu machen.

Die Gefahr der acuten Alkoholvergiftung beginnt erst, wenn die Functionsgebiete des Mittelhirns und des verlängerten Marks mit Einschluss der blutdruckbeherrschenden Gefässnervencentren tiefer ergriffen werden, wenn also die Narkose in Collaps übergeht. Die Turgescenz und Röthung des Gesichts (vergl. oben S. 48) verschwinden, dieses und die Haut werden blass und kalt, die Respiration aussetzend und stossweise, die Herzschläge schwach, der Puls klein und leer. Die Gefahr ist in diesem Stadium eine sehr grosse, weil die Verbrennung und Ausscheidung des Alkohols unter diesen Umständen sicherlich mindestens sehr eingeschränkt sind.

---

1) a. a. O. oben S. 23.
2)   O. oben S. 47.

Auch auf Parasiten und Fäulnissorganismen üben die Stoffe dieser Gruppe eine energische Wirkung aus. Niedere, mit einem Nervensystem ausgerüstete Thiere, z. B. Insecten, werden narkotisirt, einfache Protoplasmagebilde getödtet. Man hat früher den Methylalkohol (Lippmann, 1834) und in neuerer Zeit das Chloroform gegen Bandwürmer empfohlen und angewendet. Doch können sie durch locale Reizung des Magens schaden und gelangen auch nicht tief genug in den Darm hinunter, um eine sichere Wirkung zu verbürgen.

Abgesehen von der auf Wasserentziehung beruhenden conservirenden Wirkung des concentrirten Alkohols sind die hierher gehörenden Stoffe auch direct starke Antiseptica. Fleisch, welches Augend (1851) in festverschlossenen Flaschen aufbewahrte, in die einige Tropfen Chloroform gegossen waren, widerstand der Fäulniss vollkommen. Tödtet man nach Clemens (1852) Thiere unter einer gut schliessenden Glasglocke mit Chloroformdampf und lässt sie unter der Glocke liegen, so tritt keine Fäulniss ein.

In neuerer Zeit hat namentlich das **Jodoform** bei der chirurgischen Wundbehandlung eine ausgedehnte Anwendung gefunden. Es erzeugt keine typische Narkose, sondern eine schwerere Form der Geistesstörung, deren Symptome in Unruhe, Beängstigung, Kopfschmerz, Zittern, Sprachstörungen, Verwirrtheit, Gedächtnissschwäche, Delirien, Hallucinationen, Melancholie und Tobsucht bestehen. An Thieren verursacht es nach innerlichen Gaben geringe allgemeine Anästhesie und Schlaf, krampfhafte Contracturen der Extremitäten und Tetanus. Nach grossen Gaben treten Erbrechen, dysenterische Stühle, Albuminurie und Hämaturie ein. Es wirkt auch stark lähmend auf das Herz, namentlich auf die motorischen Ganglien desselben, ähnlich wie nach Harnack und Witkowski[1]) der, Jodal genannte, Monojodaldehyd, dessen Verhalten am Froschherzen sie genauer untersucht haben.

Die antiseptischen Eigenschaften theilt das Jodoform mit den übrigen Halogenverbindungen dieser Gruppe. Doch wird vermuthlich die Wirkung durch abgespaltenes Jod in bedeutendem Masse verstärkt. Dieser Umstand, sowie die Schwerlöslichkeit und geringe Flüchtigkeit des Jodoform bedingen seine Bedeu-

———

1) Arch. f. exp. Path. u. Pharmak. **11.** 1. 1879.

tung als locales Antisepticum, das in Form von Streu-
pulvern in Mengen applicirt werden kann, die für einen längeren
Zeitraum zur Desinfection ausreichen. Von Wunden aus wird
es zwar langsam, aber bei übermässiger Anwendung an ausgedehnten Localitäten in genügenden Quantitäten resorbirt, um
die angegebenen schweren Vergiftungserscheinungen hervorzubringen. Diese hängen von dem Jodoform selbst ab, während
die zuweilen beobachteten Exantheme auf das abgespaltene und
im Blute in Form von Alkali- oder Albuminverbindungen enthaltene Jod zurückzuführen sind. Nach längerem Gebrauch von
Jodoform an Geschwürsflächen hat man das Auftreten von Blut,
Eiweiss und Fibrincylindern im Harn beobachtet.

Wegen der Vergiftungen, die das Jodoform bei seiner Anwendung an ausgedehnten Wundflächen hervorbringt, sowie auch
wegen seines unangenehmen Geruchs hat man sich vielfach
bemüht, es durch andere jodhaltige Substanzen zu ersetzen, allein
bisher ohne besonderen Erfolg. Die Jodsubstitutionsproducte
der aromatischen Reihe sind nicht wirksamer als die jodfreien
Verbindungen, wohl deshalb nicht, weil in ihnen das Jod sehr
fest gebunden ist. Von anderen Jodverbindungen hat man für
diesen Zweck das Tetrajodäthylen (Dijodoform), Dithymol-
dijodid (Aristol), das Tetrajodpyrrol oder Jodol, C_4HJ_4N,
das haltbarere Coffeïnjodol und manches andere ohne besseren
Erfolg angewendet. Auch hat man versucht den Geruch des
Jodoforms zu unterdrücken, indem man es mit anderen
Substanzen, z. B. mit Thymol, Paraformaldehyd, Hexamethylentetramin, vermischte und diesen Mischungen besondere Namen
gab (Anozol, Ekajodoform, Jodoformin). Dabei ist aber nicht
zu vergessen, dass der Geruch durch solche Zusätze nicht beseitigt, sondern nur verdeckt wird.

In neuester Zeit ist von den Stoffen der Alkohol- und Chloroformgruppe der Formaldehyd (HCHO) unter den Namen
Formal, Formol oder Formalin seiner stark antiseptischen
Wirkungen wegen in den Vordergrund getreten. Er ist in Form
einer wässrigen Lösung von 35 % in die Pharmakopöe aufgenommen. In einer Concentration von 0,1—0,2 % wirkt er völlig
sterilisirend auf Bakterien, auch auf Milzbrand- und Diphtherie-
bacillen. Zur Vernichtung der Sporen sind grössere Concentrationen erforderlich. Dagegen unterdrückt er die Entwicklung
von Bakterien noch in einer Verdünnung von 1:50000 (Wort-

mann, 1894)[1]). Bei wiederholter und andauernder Einwirkung sind wohl noch grössere Verdünnungen ausreichend. Deshalb ist die Empfehlung von Cervello[2]) sehr beachtenswerth, Kranke, die an Tuberkulose leiden, sich in Räumen aufhalten zu lassen, in welchen Formaldehyddämpfe in geeigneter Weise entwickelt werden.

1. Erfrischungsmittel, Analeptica der alten Pathologen.

1. **Alcohol absolutus,** absoluter Alkohol. Enthält ungefähr 0,5 $^0/_0$ Wasser.

2. **Spiritus,** Weingeist. Enthält 90—92 Vol. % oder in 100 ccm 71,1—73,7 g Aethylalkohol. Spec. Gew. 0,830—0,834.

3. **Spiritus dilutus,** verdünnter Weingeist. Enthält 68—69 Vol. $^0/_0$ oder in 100 ccm 53,7—54,5 g Alkohol. Spec. Gew. 0,892—0,896.

4. **Spiritus e Vino,** Franzbranntwein, Cognac. Destillationsproduct des Weines; wird aber wohl nur selten echt zu beschaffen sein. Enthält in 100 ccm 46—50 g Alkohol.

5. **Vinum,** Wein. Deutsche und ausländische, weisse und rothe, namentlich auch süsse Weine aus dem Safte der Traube.

6. **Spiritus aethereus,** Aetherweingeist, Hoffmannstropfen. Aether 1, Weingeist 3. Gaben innerlich 1,0—2,0; subcutan 0,5—1,0.

7. **Aether aceticus,** Essigäther. Siedep. 74—76⁰ C. In 10 Wasser löslich.

2. Schlafmittel, Hypnotica.

8. **Paraldehydum,** Paraldehyd. Farblose, eigenthümlich unangenehm riechende Flüssigkeit, welche sich in dem 8fachen Volum Wasser (12:100) löst und beim Erwärmen dieser Lösung sich zum Theil daraus wieder ausscheidet. Anwendung in Form der wässrigen Lösungen mit verschiedenen Geschmacks- und Geruchscorrigentien. Gaben als Schlafmittel 3—4 g—5.0!, täglich **10,0!** Wenn die kleineren Gaben nicht Schlaf herbeiführen, so thun es in der Regel auch die Maximalgaben der Pharmakopöe nicht.

9. **Amylennm hydratum,** Amylenhydrat, tertiärer Amylalkohol. Farblose, brennend schmeckende, in 8 Wasser (12:100) lösliche Flüssigkeit. Gaben 1,0—2,0—4,0!, täglich **8,0!**

*10. **Urethanum,** Urethan, Carbaminsäure-Aethylester. In Wasser in allen Verhältnissen lösliche, sich fettig anfühlende, schwach ätherisch riechende Krystalle. Gaben als Schlafmittel 1,0—3,0 g in wässriger Lösung. Grössere Mengen wirken in der Regel nicht stärker schlafmachend.

11. **Sulfonalum,** Sulfonal, $(CH_3)_2 \cdot C=(SOOC_2H_5)_2$. Farblose, geschmack- und geruchlose Krystalle, die sich in 500 kaltem und 15 heissem Wasser lösen. Gaben 1,0—2,0!, täglich **4,0!**

[1]) Ueber Desinfection durch Formaldehyd vergl. Hess, Der Formaldehyd. Marburg 1901.

[2]) Arch. di Farmacol. e Terap. 7. 209. 261. 1899.

12. **Trionalum**, Trional, $\frac{CH_3}{C_2H_5}{>}C{=}(SOO\,C_2H_5)_2$; in der Pharmakopöe fälschlich Methylsulfonal genannt. In 320 Wasser lösliche Krystalle. Gaben 1,0—**2,0**!, täglich **4,0**!

13. **Chloralum hydratum**, Chloralhydrat, Trichloraldehydhydrat. Bei 58⁰ schmelzende, in Wasser sehr leicht lösliche Krystalle. Gaben 1,0—**3,0**!, täglich **6,0**!

14. **Chloralum formamidatum**, Chloralformamid. Farblose, in 20 Wasser lösliche Krystalle. Gaben **4,0**!, täglich **8,0**!; überflüssig (vergl. S. 40).

3. Betäubungsmittel, Anästhetica.

15. **Aether**, Aether, Aethyläther (Schwefeläther). Siedep. 35⁰ C. Spec. Gew. 0,720. Entzündet sich ungemein leicht in der Nähe einer Flamme und explodirt, in Dampfform mit Luft gemischt. Gaben innerlich 0,1— 0,5—1,0; subcutan 0,5—1,0.

16. **Aether pro narcosi**, Aethyläther für die Narkose. Superoxyd- oder ozonfreier Aether, welcher die Respirationsorgane weniger reizt.

17. **Chloroformium**, Chloroform. Siedep. 60—62⁰ C. Spec. Gew. 1,485—1,489. Es darf beim Schütteln mit Wasser an dieses keine Salzsäure abgeben und concentrirte Schwefelsäure binnen einer Stunde nicht bräunen. Eine eigenartige, bei den jetzigen Präparaten selten vorkommende Zersetz- ung unter dem Einfluss des Lichtes ist leicht an dem Auftreten des er- stickend riechenden Chlorkohlenoxyds (CCl_2O) zu erkennen. Dieses Gas bildet sich auch neben Salzsäure regelmässig, wenn im geschlossenen Raume in der Nähe grösserer Flammen bedeutendere Mengen von Chloroform verdunsten, wie es z. B. das Operiren bei Gaslicht erfordert. Kunkel konnte es (1890) unter diesen Bedingungen nicht nachweisen. — Als Verunreinigungen kommen insbesondere die gechlorten Producte der Me- than- und Aethanreihe in Betracht. Doch wirken sie selber wie das Chloro- form. Nur das Tetrachlormethan (CCl_4) wäre nicht zu vernachlässigen, weil es stärker lähmend auf das Herz wirkt als das Chloroform (Simpson, 1866, u. A.). Sein Nachweis kann auf den Siedepunkt (77⁰), das specifische Gewicht (1,629) und die Unveränderlichkeit beim Behandeln mit Kalilauge gegründet werden.

Die Maximalgaben der Ph. Germ. IV., **0,5**! täglich 1,5!, sind über- flüssig, weil die innerliche Anwendung zwecklos ist, leicht schädlich wer- den könnte und deshalb geradezu als Kunstfehler betrachtet werden müsste (vergl. S. 21 u. 39).

18. **Bromoformium**, Bromoform, chloroformartige Flüssigkeit; Siedep. 148—150⁰ C. Es lässt sich damit keine therapeutische Indication in vernünf- tiger Weise erfüllen.

19. **Aether bromatus**, Aethylbromid. Farblose, ätherisch riechende, in Wasser unlösliche Flüssigkeit. Siedep. 38—40⁰ C.

4. Desinfectionsmittel, Antiseptica.

20. **Formaldehydum solutum, Formol, Formalin.** Stechend riechende Flüssigkeit, welche 35% des gasförmigen **Formaldehyds**, HCHO, in Wasser gelöst enthält. Auch das krystallinische, in Wasser fast unlösliche **Trioxymethylen** (HCHO)$_3$ wirkt stark antiseptisch.

21. **Jodoformium, Jodoform, CHJ$_3$.** Gelbe, in Wasser unlösliche, unangenehm riechende Krystallblättchen. Gaben innerlich bis **0,2!**, täglich **0,6!**

22. **Benzinum Petrolei, Petroleum depuratum.** Die zwischen 50—75° C. siedenden Bestandtheile des Petroleums.

2. Gruppe des Amylnitrits.

Zu dieser Gruppe gehören vor allem die Salpetrigsäure-Ester der Fettreihe, von denen der Aethylester in dem Spiritus Aetheris nitrosi enthalten ist. Die Wirkung dieser Verbindungen hängt im Wesentlichen von dem Salpetrigsäure-Componenten ab. Die von Kohlenwasserstoffgruppen bedingte Narkose tritt in den Hintergrund, während der lähmende Einfluss auf die kleineren arteriellen Gefässe, namentlich der Haut, ein ausserordentlich mächtiger ist.

Eine hervorragendere praktische Bedeutung hat gegenwärtig nur der Amylester, das sogenannte **Amylnitrit.** Das gebräuchliche käufliche Präparat besteht aus α- und β-Amylnitrit und enthält ausserdem Isobutylnitrit, welches stärker auf die Gefässe wirkt, als das reine, aus der α- und β-Verbindung bestehende Amylnitrit.[1])

In einer Menge von wenigen Tropfen eingeathmet, verursacht das käufliche Amylnitrit bei Menschen, besonders wenn sie dazu disponirt sind, eine flammende Röthe und ein lebhaftes Hitzegefühl im Gesicht. Die Röthung erstreckt sich auch auf die Ohren, dann auf den Hals und bei stärkerer Wirkung auf die Brust. Es sind Folgen eines verstärkten Blutzuflusses, und dieser hängt, wie bei den Stoffen der vorigen Gruppe, von einer durch Lähmung der betreffenden Gefässnervencentren be-

---

1) Vergl. Brunton and Bokenham, Note on the effect of Amylnitrit. Chemical Papers from the Research Laboratory. Pharmaceutical Society of Great Britain. Vol. I. p. 32. London 1892. Cash and Dunstan, The physiolog. Action of the Nitrites of the Paraffin Series considered in connection with their Chemical Constitution. ibid. Vol. I. p. 40.

dingten hochgradigen Gefässerweiterung ab. Eine Erregung gefässerweiternder Nerven als Ursache dieser Erscheinung anzunehmen, liegt kein Grund vor. Gleichzeitig mit denen des Gesichts sind auch die arteriellen Gefässe der Gehirnhäute (Schüller; Jolly und Schramm, 1874) und des Gehirns erweitert.[1]

Diese Gefässwirkung bleibt zunächst ohne Sinken des Blutdrucks auf die genannten Localitäten beschränkt und ist von einer starken Zunahme der Pulsfrequenz und einem Gefühl des Klopfens insbesondere in den Schläfenarterien begleitet. Es handelt sich bei der ersteren Erscheinung um eine lähmende Wirkung auf die centralen Ursprünge der herzhemmenden Vagusfasern (Filehne[2]; S. Mayer und Friedrich[3]), so dass der Effect ein ähnlicher ist, wie nach der Vagusdurchschneidung an Hunden: Zunahme der Pulsfrequenz und Steigerung des Blutdrucks. Bald beginnt indess bei der weiteren Zufuhr von Amylnitrit, wie Versuche an Thieren ergaben, der Blutdruck zu sinken, weil auch in anderen Gebieten die arteriellen Gefässe allmälig eine Erweiterung erfahren und schliesslich vollständig erschlaffen.

Brunton[4] konnte nach vorheriger Halsmarkdurchschneidung durch das Amylnitrit noch ein weiteres Sinken des Blutdrucks herbeiführen, so dass ausser der Lähmung der Gefässnervenursprünge auch eine directe Wirkung auf die Gefässwandungen zur Erschlaffung der letzteren beiträgt, während ein Einfluss auf das Herz als Ursache der Drucksenkung ausgeschlossen erschien. Bock[5] fand letzteres am isolirten Säugethierherzen bestätigt.

Eine Abnahme der Erregbarkeit der peripheren motorischen Nerven und Skelettmuskeln lässt sich an vergifteten Thieren nicht nachweisen. Dagegen werden die Muskeln sowohl bei directer Application des Amylnitrits (Wood, 1871), als auch bei Einwirkung seiner Dämpfe (Pick, 1874) gelähmt.

Die übrigen Vergiftungserscheinungen an Menschen bestehen in Schwindel, leichter Narkose, beschleunigter und erschwerter Respiration und Convulsionen.

---

1) Literatur auch der Nitrite bei Marshall, A contribution of the pharmacological action of the organic nitrates. Diss. Manchester 1899. S. 65 u. flgde.
2) Pflüg. Arch. 9. 470. 1874.
3) Arch. f. exp. Path. u. Pharmak. 5. 55. 1876.
4) Ber. d. k. sächs. Ges. d. Wissensch. zu Leipzig. 1869. 285.
5) a. a. O. oben S. 30.

Bei subcutaner Injection treten an Kaninchen reichliche Mengen von Zucker im Harn auf (F. A. Hoffmann[1]). Amylacetat dagegen bringt weder bei Inhalation noch bei subcutaner Injection Glykosurie hervor (Atkinson[2]).

Bei fortschreitender Vergiftung entwickeln sich nach Versuchen an Thieren tiefgreifende Veränderungen des Blutes, die davon abhängen, dass das Amylnitrit im Organismus unter Freiwerden von salpetriger Säure zersetzt wird, und dass letztere eine Umwandlung des Hämoglobins der Blutkörperchen in Methämoglobin verursacht. Der Tod wird in Folge dieser Blutveränderung herbeigeführt.

Das Blut nimmt eine chokoladebraune Färbung an, verliert die Fähigkeit, Sauerstoff einerseits zu binden und andererseits leicht abzugeben, und liefert braune Blutfarbstoffkrystalle, welche das Spectrum des Nitritblutes zeigen (Gamgee, 1868). Diese Veränderungen, die ohne Zerstörung der Blutkörperchen auftreten, beruhen auf einer durch die salpetrige Säure bedingten Bildung von Methämoglobin, welches bei schwächeren Vergiftungen nach einiger Zeit wieder in das Oxyhämoglobin zurückverwandelt wird (Giacosa, 1879). Auch jene braunen Krystalle bestehen vermuthlich aus Methämoglobin, das seitdem von Hüfner (1882) in reinem Zustande krystallisirt erhalten ist.

Die Methämoglobinbildung im Blute wird nicht nur durch oxydirende, sondern auch durch reducirende, sowie durch zahlreiche weder oxydirende noch reducirende Stoffe veranlasst und ist deshalb noch ganz räthselhaft. Am leichtesten tritt sie nach solchen Giften auf, welche auf den Blutfarbstoff einwirken, ohne das Stroma der Blutkörperchen zu verändern (Dittrich[3]).

Nach den unter Hüfner's Leitung ausgeführten Untersuchungen v. Zeynek's[4]) wird bei der Ueberführung von Oxyhämoglobin in Methämoglobin durch Ferricyankalium Sauerstoff frei. Es entsteht also aus dem ersteren unter dem Einfluss des Ferricyankaliums zunächst Hämoglobin, aus dem dann vielleicht durch Bildung von 2 OH-Gruppen Methämoglobin hervorgeht, während der Sauerstoff entweder entweicht oder zur Oxydation im Blute enthaltener Substanzen verwendet wird. Letzteres ist vielleicht bei Anwendung von Natriumnitrit der Fall, welches keine Entwickelung von Sauerstoff bewirkt.

Die Wirksamkeit der verschiedenen Salpetrigsäure-Ester der Fettreihe auf Blutdruck und Puls ist nicht bei allen die gleiche. Diese Verschiedenheit hängt nicht von der Kohlenwasserstoffgruppe ab, sondern von der Leichtigkeit, mit der die einzelnen Ester in

---

1) Arch. f. Anat. u. Physiol. Physiol. Abth. 1872. 746.
2) Journ. of Anat. and Physiol. 22. 362. 1897.
3) Arch. f. exp. Path. u. Pharmak. 29. 247. 1891.
4) Arch. f. Anat. u. Physiol. Physiol. Abth. 1899. 460.

salpetrige Säure und den betreffenden Alkohol zerfallen (Cash und Dunstan, 1892).

Nach dem Vorgange von Richardson (1865), Gamgee und Brunton hat man die energische gefässerweiternde **Wirkung des Amylnitrits in einer Anzahl von Krankheiten** zu verwerthen gesucht, die man mit einem Gefässkrampf in ursächlichen Zusammenhang zu bringen pflegt, darunter besonders Angina pectoris, nervöses Asthma, Hemikranie und Epilepsie. Die Anwendung erfolgt gewöhnlich in der Weise, dass 3—5 Tropfen auf ein Tuch geträufelt und vom Patienten inhalirt werden.

Was den Heilerfolg des Mittels in den genannten Krankheiten betrifft, so bleibt derselbe entweder völlig aus oder ist ein ganz unsicherer. Doch hat man Fälle von Angina pectoris beobachtet, in denen das Amylnitrit den quälenden Schmerz regelmässig zu stillen vermochte oder sein Auftreten verhinderte, wenn es vor dem Anfall inhalirt wurde. Dieser Erfolg blieb auch dann nicht aus, wenn die eingeathmeten Mengen so gering waren, dass sie keinerlei sichtbare Erscheinungen hervorriefen (Hay, 1883).

Nach übereinstimmenden Angaben verschiedener Beobachter wirken in derartigen Fällen von Angina pectoris **die salpetrigsauren Salze**, von denen meist das Natriumnitrit angewendet wird, ebenso günstig wie das Amylnitrit. In einem von Hay[1] längere Zeit hindurch beobachteten typischen Falle dieser Krankheit trat nach 0,25—0,3 käuflichem, entsprechend 0,080 bis 0,10 g reinem Natriumnitrit der günstige Erfolg, ohne jede merkliche andere Wirkung, noch sicherer ein und war anhaltender, als in demselben Falle bei Anwendung vom Amylnitrit. An dem Puls konnte Hay nach einer solchen Gabe weder an Kranken noch an sich selbst eine Veränderung wahrnehmen.

Auch wenn man von dieser Uebereinstimmung in therapeutischer Beziehung und von der Methämoglobinbildung absieht, zeigen die Wirkungen der salpetrigsauren Salze eine auffallende Aehnlichkeit mit denen des Amylnitrits und der Salpetrigsäure-Ester im Allgemeinen. Das salpetrigsaure Kalium verursachte an Menschen Zunahme der Pulsfrequenz, zuweilen leichte Fluxionen zum Gesicht und Wärmegefühl in demselben, Gefühl von Völle im Kopf und von Klopfen in den Schläfenarterien

---

1) Practitioner, March 1883. p. 179.

(W. Mitchell und Reichert, 1880). Warmblüter werden nach Natriumnitrit schlaff und schläfrig, liegen regungslos auf der Seite oder wanken taumelnd wie nach Aufnahme eines Narkoticums umher (Binz[1]). Gaben von 0,3—0,6 g Natriumnitrit erzeugten an Kranken schwere Vergiftungserscheinungen, die aber zum grossen Theil von der Umwandlung des Hämoglobins in Methämoglobin abhingen (S. Ringer und W. Murrel, 1883).

Richardson, der zuerst, wie oben erwähnt, das Amylnitrit bei Angina pectoris empfahl, schrieb die Wirksamkeit desselben dem Amylcomponenten zu. Die Angabe von Hay (1883), dass das Chloramyl in dieser Krankheit die gleiche günstige Wirkung hat, wie das Amylnitrit, macht es wahrscheinlich, dass die Wirkungen des letzteren von beiden Componenten, der salpetrigen Säure und dem Amyl, abhängen.

Unter den Salpetersäure-Estern hat der Dreifachsalpetersäure-Ester, das sogenannte **Nitroglycerin**, in toxikologischer und therapeutischer Beziehung eine grössere Bedeutung und ist am eingehendsten untersucht worden. Es bringt am Gefässsystem die gleichen Erscheinungen hervor, wie das Amylnitrit und verursacht Methämoglobinbildung, deren Folgen keinen sicheren Schluss über die directen Wirkungen zulassen. Zu den letzteren gehören die an Fröschen auftretenden, anscheinend mit Tetanus gemischten Convulsionen. Es wirkt in grossen Gaben auch auf den Herzmuskel (Cushny[2]) und erschlafft das durch Digitalin systolisch contrahirte Herz (Marshall[3]).

An Menschen hat man bei directen Versuchen mit Nitroglycerin und in Vergiftungsfällen mit Dynamitstaub Pulsbeschleunigung, das Gefühl von Klopfen in den Schläfenarterien und im Kopfe sowie Fluxionen zum Gesicht und Hitzegefühl in demselben, also die gleichen Erscheinungen wie nach Amylnitrit constatirt. Ein hervorstechendes Symptom selbst der leichteren Grade der Nitroglycerinvergiftung ist der Kopfschmerz, welcher gepaart mit Uebelkeit und bisweilen mit Kolikschmerzen öfters schon in Folge des Einathmens von Dynamitstaub oder der Resorption des Nitroglycerins von der Haut beim Hantiren mit diesem Sprengstoff eintritt.

Hay (1883) fand, dass im Organismus ein Theil der Salpetersäure des Nitroglycerins zu salpetriger Säure reducirt wird, und schreibt der letzteren die Wirkung auf die Gefässe und den Puls sowie die Bildung des Methämo-

---

1) Arch. f. exp. Path. u. Pharmak. 13. 133. 1880.
2) Brit. med. Journ. April 1898.
3) Journ. of Physiol. 22. Nr. 1 u. 2. Sept. 1897.

globins zu. Marshall[1]) erörtert ausführlich die Gründe, welche für und gegen diese Ansicht sprechen. Er führt dagegen namentlich an, dass das Nitroglycerin in kleineren Gaben stärker gefässerweiternd wirkt als das Natriumnitrit und Wirkungen hervorbringt, die mit dem letzteren nichts zu thun haben, wie die erwähnten Convulsionen an Fröschen. Doch sind die Gründe für die Nitritbildung überwiegend.

Bei Angina pectoris wurde das Nitroglycerin seiner Wirkung auf die Gefässe wegen von Murrel (1879) empfohlen und mit Erfolg angewandt. Ebenso wirksam erwies sich der Salpetersäure-Amylester (Hay), sowie das von Leech empfohlene Erythrol- oder Butylglycerintetranitrat, $C_4H_6(ONO_3)_4$ (Walsham, 1899).

Auch das **Hydroxylamin** ($NH_2.OH$) verursacht sehr leicht Methämoglobinbildung, indem aus ihm im Blute ebenfalls salpetrige Säure entsteht (Raimondi und Bertoni, 1882). Im Uebrigen wirkt es wie das Ammoniak; es ruft unabhängig von der Methämoglobinbildung erst krampfhafte Zustände und darauf Lähmung des Centralnervensystems hervor.

1. **Amylium nitrosum**, Amylnitrit, Salpetrigsäure-Amylester. Gelbliche, eigenartig erstickend riechende Flüssigkeit, die sich am Licht leicht unter Auftreten von salpetriger Säure zersetzt und daher zur Bindung der letzteren über einigen Krystallen von Kaliumtartrat aufbewahrt werden soll.

2. Spiritus Aetheris nitrosi, versüsster Salpetergeist. Kein einheitliches Präparat; überflüssig.

*3. Nitroglycerinum, Glycerintrinitrat, fälschlich Nitroglycerin genannt. Gelbliches, durch Stoss und Schlag heftig explodirendes Oel. Gaben: 0,5 mg, steigend bis 5 mg (0,005 g) alle 3—4 Stunden, in 1% alkoholischer Lösung, mit Wasser verdünnt.

3. Gruppe des Kohlenoxyds.

Das Kohlenoxyd ist ein farb- und geruchloses Gas, dessen Vorkommen im Leuchtgas und im Kohlendunst in toxikologischer Hinsicht von besonderer Wichtigkeit ist.[2])

Das Leuchtgas wird durch trockene Destillation von Steinkohlen, Harzen, Petroleum und Holz dargestellt, wobei sich das Kohlenoxyd auf Kosten des Sauerstoffs dieser Materialien bildet.

1) a. a. O. oben S. 60.
2) Die ausführliche Literatur bei Sachs, Die Kohlenoxyd-Vergiftung. Braunschweig 1900.

Je sauerstoffreicher diese sind, desto mehr Kohlenoxyd findet sich in dem aus ihnen bereiteten Leuchtgas. Daher enthält das Gas aus den besten Steinkohlen nur 5—7 %, aus Harzen und Petroleum 17—18 % und aus Holz nicht weniger wie 40—60 % Kohlenoxyd.

Der Geruch des Leuchtgases hängt von Kohlenwasserstoffen und theerartigen Producten ab und warnt vor dem Gas, wenn dieses in bewohnte Räume ausströmt, da er schon sehr stark empfunden wird, lange bevor so viel Gas ausgeströmt ist, um die Luft giftig zu machen. Wenn aber das Leuchtgas Bodenschichten zu durchdringen hat, bevor es in die Wohnräume gelangt, so verliert es seinen Geruch fast vollständig, und seine Gegenwart macht sich durch nichts bemerkbar. Solche Fälle haben wiederholt zu Vergiftungen Veranlassung gegeben und ereignen sich, wenn Brüche von Gasröhren in Strassen vorkommen, deren Pflaster durch Asphaltirung, durch eine Eisschicht oder durch andere Umstände so undurchlässig ist, dass das Gas nicht direct in die Atmosphäre entweichen kann, sondern gezwungen ist, sich in horizontaler Richtung zu verbreiten, und dabei unter die Fundamente der Häuser und von da in die Räume der letzteren gelangt. Für die Wohnräume ist die Gefahr besonders gross, wenn die Häuser nicht unterkellert sind.

In dem Kohlendunst, d. h. den Gasen, die aus Oefen und Kohlenpfannen den glühenden Kohlen entströmen, entsteht das Kohlenoxyd im Wesentlichen dadurch, dass die beim Zutritt des Luftsauerstoffs gebildete Kohlensäure beim Entweichen glühende Kohlenschichten zu durchdringen hat und dabei zu Kohlenoxyd reducirt wird. Die Menge des letzteren im Kohlendunst übersteigt selten 1 % ; in einzelnen Fällen hat man 2—3 % darin gefunden. Von dem Leuchtgas unterscheidet sich der Kohlendunst dadurch, dass ihm die leichten und schweren Kohlenwasserstoffe der Fettreihe, insbesondere Methan und Aethylen, fehlen, dass er dafür aber reichliche Mengen von Kohlensäure enthält.

Die Fragen über die Veranlassung zu Vergiftungen durch Ausströmen von Leuchtgas oder Kohlendunst in bewohnte Räume, sowie die Massnahmen zur Verhütung solcher Vorkommnisse durch geeignete Construction und zweckmässigen Betrieb von Gasanlagen und Heizvorrichtungen aller Art gehören in die Technik solcher Anlagen und Einrichtungen.

Das Kohlenoxyd findet sich ausserdem in allen Gasgemischen, die in ähnlicher Weise wie die vorstehend genannten entstehen, namentlich in den aus den Hochöfen entweichenden Gicht-gasen, in dem für technische Zwecke hergestellten Generatorgas sowie in den beim Sprengen mit Schiesspulver gebildeten Minengasen und in grosser Menge in dem sogenannten Luftgas und dem Wassergas, welches durch Einwirkung von Wasserdampf auf glühende Kohlen entsteht und der Hauptsache nach aus Wasserstoff, Kohlenoxyd und Kohlensäure besteht. Auch in dem Rauch und Dunst glimmender Kerzen- und Lampendochte sowie im Tabaksrauch finden sich kleine Mengen Kohlenoxyd. Letzteres entwickelt sich auch beim Erhitzen von Ameisensäure, Oxalsäure, Citronensäure, Weinsäure und einigen anderen Säuren mit concentrirter Schwefelsäure, was in manchen Fällen in der Technik in Betracht kommen kann.

Die Giftigkeit des Kohlenoxyds hängt von seiner Eigenschaft ab, sich mit dem Hämoglobin zu verbinden, und zwar dem Wesen nach in derselben Weise wie der Sauerstoff, d. h. in dem Kohlenoxydhämoglobin ist an die Stelle von 1 Molec. oder 1 Vol. O_2 des Oxyhämoglobins 1 Molec. oder 1 Vol. CO getreten. Die Verbindung des letzteren mit dem Hämoglobin ist aber eine weit festere, als die des Sauerstoffs. Wenn die Affinitätsgrösse zwischen Sauerstoff und Hämoglobin $= 1$ ist, so beträgt sie zwischen Kohlenoxyd und Hämoglobin nach Hüfner[1] $= 200$.

Die Farbe des kohlenoxydhaltigen Blutes ist eine andere als die des sauerstoffhaltigen. Letzteres ist in dünnen Schichten bei durchfallendem Lichte scharlachroth, ersteres dagegen ausgesprochen purpurroth und behält diese Farbe auch beim Schütteln mit Luft. Die Absorptionsspectren sind bei beiden Hämoglobin- oder Blutarten sehr ähnlich. Die Absorptionswerthe dagegen wesentlich verschieden. Werden in zwei Regionen des Absorptionsspectrums einer Lösung von Oxyhämoglobin oder sauerstoffhaltigem Blut die Lichtstärken bestimmt, so ist das Verhältniss der letzteren für alle Concentrationen jener Lösungen stets das gleiche. Diese Constanz gilt auch für das Kohlenoxydhämoglobin und das mit Kohlenoxyd gesättigte Blut, nur ist die Verhältnisszahl der Lichtstärken für die gleichen Spectralregionen eine andere als beim Oxyhämoglobin. Hüfner[2] bestimmte die Lichtstärken einerseits in dem hellen Raum zwischen den beiden

---

1) Vergl. Dreser, Arch. f. exp. Path. u. Pharmak. 29. 127. 1891.
2) Arch. f. Anat. u. Physiol. Physiol. Abthl. 1894. 137 und 141.

charakteristischen Absorptionsstreifen, speciell zwischen den Wellenlängen 554 und 565 $\mu\mu$ und andererseits in der dunkelsten Partie des breiteren Absorptionsbandes, speciell zwischen den Wellenlängen 531,5 und 542,5 $\mu\mu$[1]), und fand das Verhältniss dieser beiden Lichtstärken für das Oxyhämoglobin = 1,578 und für das Kohlenoxydhämoglobin = 1,095. Wenn man durch Bestimmung der Lichtstärken oder der Exstinctionscoefficienten in diesen beiden Regionen des Absorptionsspectrums einer Lösung kohlenoxydhaltigen Blutes eine Verhältnisszahl erhält, die zwischen jenen beiden Werthen liegt, so lassen sich daraus die in dem Blute enthaltenen relativen Mengen des Kohlenoxyd- und des Oxyhämoglobins berechnen oder aus den von Hüfner[2]) berechneten Tabellen ablesen.

Das Kohlenoxydblut vermag keinen Sauerstoff mehr aufzunehmen, und die Folge davon ist, dass die Gewebe, namentlich gewisse Gebiete des Centralnervensystems, aus Mangel an Sauerstoff absterben. Nach den Bestimmungen von Dreser[3]) an Kaninchen in der Chloralhydratnarkose tritt der Tod ein, wenn die respiratorische Capacität des Blutes auf 30 $^0/_0$ herabgegangen ist, d. h. wenn 70 $^0/_0$ der gesammten Hämoglobinmenge in Kohlenoxydhämoglobin umgewandelt sind. Wenn es an nicht narkotisirten Thieren während der Vergiftung zu Erstickungskrämpfen kommt, so können diese durch Erschöpfung den Eintritt des Todes schon bei einem geringeren Gehalt des Blutes an Kohlenoxydhämoglobin herbeiführen, während bei sehr langsamer Vergiftung in der Chloralhydratnarkose die Respiration erst zum Stillstand kommt, wenn nur noch 20 $^0/_0$ Oxyhämoglobin übrig geblieben sind.

Alle bisher bekannten Thatsachen sprechen dafür, dass das Kohlenoxyd keine selbständige giftige Wirkung hat, also kein directes Nervengift ist, sondern lediglich durch Vermittelung des Blutes schädlich ist. Ein, allerdings sehr kleiner Antheil des in das Blut gelangten Kohlenoxyds ist nicht an Hämoglobin gebunden, sondern findet sich in Folge von Dissociation im absorbirten Zustande im Blutplasma und in den Geweben, und dieser Antheil könnte, wie andere Gifte, eine specifische Wirkung

---

1) Vergl. die bildliche Darstellung bei Dreser, Arch. f. exp. Path. u. Pharmak. 29. 120. 1891.

2) Arch. f. Anat. u. Physiol. Physiol. Abthl. 1899. 48.

3) a. a. O.

haben. Dagegen sprechen aber sowohl die eben angeführte Thatsache, dass die Giftigkeit im directen Verhältniss zu dem Grad der Umwandlung des Blutes steht, als auch die Resultate der Versuche an niederen Thieren. Frösche sterben in einer Kohlenoxydatmosphäre nicht rascher ab, als in den Fällen, in denen ihr Blut durch eine indifferente Kochsalzlösung ersetzt wird. Wirbellosen, also hämoglobinfreien Thieren schadet das Kohlenoxyd gar nicht, falls gleichzeitig genügend Sauerstoff vorhanden ist.

Der Grad der Giftigkeit des Kohlenoxyds beim Einathmen wird naturgemäss nicht nach seiner absoluten Menge, wie bei anderen Giften, sondern nach seinem Partiardruck oder Procentgehalt in der Athmungsluft bemessen. Den Massstab dafür geben sowohl directe Versuche an Thieren und sogar an Menschen, als auch die von Hüfner[1]) ausgeführten Bestimmungen über das Verhältniss der Menge des Kohlenoxydhämoglobins zu dem Partiardruck des Kohlenoxyds in der Luft, mit der das Blut geschüttelt war. Die gefundenen Werthe sind folgende und gelten nach den neuesten Untersuchungen von Hüfner auch für Körpertemperatur, also beim Athmen in einer kohlenoxydhaltigen Atmosphäre.

CO-Gehalt der Athmungsluft.	Menge des CO-Hämoglobins im Blute.	
0,010 %	7,18	
0,025 „	16,21	
0,050 „	27,90	
0,100 „	43,65	
0,200	60,79	Procente der Gesammt-
0,300 „	69,95	menge des Oxyhämo-
0,400	75,66	globins.
0,500	79,53	
1,000 „	88,66	
2,000 „	94,04	
3,000 „	95,99	

Aus diesen Zahlen ergiebt sich, dass in den vorerwähnten Versuchen von Dreser die Umwandlung von 70—80 % des gesammten Oxyhämoglobins in Kohlenoxydhämoglobin, bei welcher der Tod der Kaninchen eintrat, einem Gehalt von 0,3 bis 0,5 % Kohlenoxyd in der Athmungsluft entspricht. Damit stimmen die Resultate der Vergiftungsversuche von Gruber[2]) vollkommen überein. Als er Kaninchen Luft einathmen liess, die 0,4 % und mehr Kohlenoxyd enthielt, starben die Thiere unter stürmischen

1) Journ. f. prakt. Chemie. 30. 68. 1884.
2) Arch. f. Hyg. 1. 145. 1883.

Erscheinungen in 30—60 Minuten, während 0,2—0,4 $^0/_0$ Kohlenoxyd, welche 60—75 $^0/_0$ Hämoglobin unbrauchbar machen, Athembeschwerden und Betäubung hervorbrachten, ohne innerhalb vieler Stunden den Tod herbeizuführen. Ein Gehalt von 0,1—0,2 $^0/_0$ Kohlenoxyd in der Athmungsluft, welcher nach der obigen Tabelle weniger als die Hälfte des Hämoglobins unverändert lässt, bewirkte schwere, bei fortgesetzter Einathmung 9—10 Stunden lang gleichmässig anhaltende Vergiftungserscheinungen.

Es fragt sich nun weiter, bei welchem Kohlenoxydgehalt der Athmungsluft, abgesehen von der unmittelbaren Vergiftung, die Schädlichkeit für Menschen beginnt. Diese Frage ist nicht leicht zu beantworten. Gruber selbst athmete in zwei Versuchen drei Stunden lang eine Luft ein, welche 0,021 und 0,024 $^0/_0$ Kohlenoxyd enthielt und verspürte dabei nicht die geringste unangenehme oder gar schädliche Wirkung, obgleich unter diesen Bedingungen bereits 16 $^0/_0$ seines Oxyhämoglobins in Kohlenoxydhämoglobin umgewandelt sein mussten. Aber die Resultate dieser Versuche schliessen nicht aus, dass dieser oder ein noch geringerer Kohlenoxydgehalt der Athmungsluft bei täglich wiederholtem längerem Aufenthalt in der letzteren schliesslich dennoch gesundheitsschädlich werden könnte. Jedenfalls muss eine solche Luft, z. B. in Fabrikräumen und Hüttenwerken, entschieden beanstandet werden, da es nicht gleichgültig sein kann, wenn 10—15 $^0/_0$ des Hämoglobins dauernd während eines grossen Theils des Tages ihrem Zweck entzogen bleiben.

Das Wesen der Kohlenoxydvergiftung besteht demnach in einer Art Erstickung durch Sauerstoffmangel, aber ohne Kohlensäureanhäufung. Dieser Zustand wird auch durch Athmung der indifferenten, aber irrespirablen Gase, Stickstoff und Wasserstoff, herbeigeführt. Ob aber die Erscheinungen und der Verlauf der Kohlenoxydvergiftung mit denen der Erstickung durch jene Gase völlig übereinstimmen, lässt sich vorläufig aus Mangel an vergleichbaren Untersuchungen nicht entscheiden.

Die Symptome der Kohlenoxydvergiftung gestalten sich verschieden, je nachdem die letztere bei Athmung grosser Mengen des Gases rasch eintritt und in kurzer Zeit ihr Ende erreicht oder in den mässigeren Graden der Blutveränderung langsamer verläuft.

Lässt man Hunde stark kohlenoxydhaltige Luft einathmen, so werden sofort die Respiration und die Herzschläge beschleunigt,

es zeigt sich grosse Unruhe, und plötzlich erfolgt unter starkem
Aufschreien des Thieres ein Zurückbiegen des Kopfes in den
Nacken und eine krampfhafte Streckung des Rumpfes und der
Extremitäten. Bei den ersten Anzeichen dieses Krampfzustandes
muss die Einathmung des Kohlenoxyds unterbrochen werden,
weil sonst der Tod durch Respirations- und Herzstillstand unmittelbar folgt. Wird dagegen die weitere Einathmung rechtzeitig unterbrochen, so bleibt das Thier nach dem Aufhören der
nur kurze Zeit dauernden krampfhaften Streckung einige Minuten
im bewusstlosen Zustande liegen und erholt sich dann in 10 bis
15 Minuten wieder vollständig. Man kann nach jeder Erholung
diese Art der Vergiftung bei der nöthigen Vorsicht viele Male
ohne dauernden Schaden für das Thier wiederholen. Die einzige
Folge solcher rasch aufeinander folgenden Vergiftungen ist das
Auftreten oft sehr reichlicher Mengen von Zucker im Harn.
Diese Glykosurie, die zuerst bei Menschen beobachtet und dann
von Senff[1]) beim Hunde experimentell erzeugt und untersucht
wurde, hält einige Stunden nach der letzten Vergiftung an und
unterscheidet sich von anderen Formen von Glykosurie dadurch,
dass ihr Auftreten und ihre Stärke unabhängig von der Aufnahme von Kohlehydraten sind, dass dagegen eine reichliche Ernährung mit Eiweissstoffen oder die Zufuhr gewisser Producte
der pankreatischen Verdauung derselben eine wesentliche Bedingung für das Zustandekommen der Zuckerausscheidung sind.[2])

Von der Vergiftung mit reinem Kohlenoxyd bei
Menschen sind auf Grund von Selbstversuchen nur die schwächeren Grade bekannt. Schon gleich zu Anfang der Einathmung
stellt sich Kopfweh ein, dann folgt, nachdem in manchen Fällen
convulsivische Erscheinungen vorausgegangen sind, meist ganz
plötzlich Bewusstlosigkeit, und nach dem Aufhören der Einathmung in ziemlich kurzer Zeit Erholung.

Ob die Vergiftungen mit Leuchtgas und mit Kohlendunst reine Kohlenoxydvergiftungen sind oder ob ihre Erscheinungen von den übrigen Bestandtheilen dieser Gase, namentlich den Kohlenwasserstoffen des erstgenannten und der Kohlensäure des letzteren, beeinflusst werden, lässt sich vorläufig nicht
mit einiger Sicherheit beurtheilen.

1) Ueber d. Diabetes nach der Kohlenoxydathmung. Diss. Dorpat 1869.
2) Vergl. Straub, Arch. f. exp. Path. u. Pharmak. 38. 139. 1896;
Rosenstein, ibid. 40. 363. 1898; Vámossy, ibid. 41. 273. 1898.

Man unterscheidet nach dem Vorgange von Eulenberg an Menschen drei Stadien oder Perioden der Vergiftung und ein Stadium der Nachkrankheiten.

Das erste Stadium dauert vom Beginn der Einathmung bis zum Eintreten der Betäubung. Der letzteren gehen bei langsamerem Verlauf mannigfache Symptome voraus: Kopfschmerz, Gefühl des Klopfens in den Schläfen, Ohrensausen, Schwindel, Angstgefühle, seltener Lustgefühle, erschwertes, unregelmässiges Athmen, Herzklopfen, Uebelkeit, Erbrechen, Röthung des Gesichts und der Schleimhäute. Die Bewusstlosigkeit kann plötzlich eintreten, die Kranken brechen ohnmächtig zusammen.

Die Convulsionen, welche das zweite Stadium kennzeichnen, sind sehr verschieden und fehlen zeitweilig ganz. Je plötzlicher die Vergiftung beim Einathmen kohlenoxydreicher Luft eintritt, desto stärker ausgebildet sind die Krampferscheinungen. Diese gehen allmälig vorüber, und es folgt

das dritte Stadium, in welchem eine allgemeine Lähmung vollständig ausgebildet ist. In den motorischen Gebieten sind auch Organe mit glatten Muskelfasern gelähmt, namentlich Mastdarm und Blase, und schwache Respirations- und Herzbewegungen sind die einzigen Zeichen des Lebens, bis auch sie erlöschen. In diesem Stadium, das ziemlich lange, stunden- ja selbst tagelang dauern kann, treten nicht selten Lungen- und Bronchialkrankheiten auf.

Wenn es zur Erholung aus dem letzteren Stadium kommt, so ist die Wiederherstellung in vielen Fällen eine rasche und vollständige, in anderen hinterbleiben längere Zeit andauernde Nachkrankheiten, insbesondere Lähmungen der Extremitäten, der Blase, des Mastdarms, Blindheit, Sprachstörungen und geistige Stumpfheit.

Das Kohlenoxyd wird im Organismus nicht verbrannt, sondern vollständig unverändert wieder ausgeschieden (Gaglio [1])), ein Vorgang, der auf der Dissociation des Kohlenoxydhämoglobins beruht. Die kleine Menge Kohlenoxyd, die, wie oben erwähnt, im dissociirten Zustande im Blutplasma sich findet, wird in den Lungen ausgeathmet, worauf sofort von neuem eine kleine Menge dissociirt und wieder ausgeathmet wird. Das geht so fort, bis alles Kohlenoxyd entfernt ist, was bei kräftiger Respiration sehr

---

1) Arch. f. exp. Path. u. Pharmak. 22. 235. 1887.

rasch erfolgt. In den erwähnten Vergiftungsversuchen an Hunden kommt es in 10—15 Minuten zu vollständiger Erholung. Es muss also in dieser Zeit die Ausscheidung des Kohlenoxyds im Wesentlichen beendet sein.

Bei Menschen dauern Bewusstlosigkeit und allgemeine Lähmung öfters noch längere Zeit an, nachdem das Kohlenoxyd bereits vollständig aus dem Blute verschwunden ist. Die Ursache des Fortbestehens dieser Zustände lässt sich noch nicht erklären. Es gelingt nicht, an Thieren experimentell durch Kohlenoxyd oder Kohlendunst länger dauernde Bewusstlosigkeit und Lähmung hervorzurufen. In dem Masse, als die Ausscheidung des Kohlenoxyds fortschreitet, erfolgt auch die Erholung.

4. Gruppe des Ammoniaks und der Ammoniakbasen der Fettreihe.

Diese Gruppe umfasst das Ammoniak, die Mono- und Diamine der Fettreihe und von den Ammoniumbasen dieser Reihe solche, welche, wie das Cholin, weder ausgesprochen curarin- noch muscarinartig wirken. Alkylenamine sind auch die meisten Fäulnissbasen, die sog. Ptomaïne. Auch das Hydrazin (NH_2—NH_2) gehört nach den Untersuchungen von Lazzaro[1] und von Baldi[2] hierher, soweit seine reducirenden Eigenschaften nicht in Betracht kommen.

Bei den Ammoniakbasen der Fettreihe, z. B. dem Trimethylamin, tritt die Bedeutung der Kohlenwasserstoffgruppen (vergl. S. 18 und 19) völlig zurück gegenüber einer Wirkung, die der des Ammoniaks, aus welchem diese Basen durch Substitution hervorgehen, in jeder Beziehung an die Seite zu stellen ist.

Das **Ammoniak** ist eine gasförmige, starke Base, die rasch in die Gewebe eindringt und deshalb an allen Applicationsstellen eine heftige entzündliche Reizung und Aetzung, an der Haut mit Blasenbildung, hervorbringt. Seine wässrigen Lösungen dienen in Form verschiedener Präparate als locale Reizmittel, von denen in einem besonderen Abschnitt die Rede sein wird.

Werden Chlorammonium, Ammoniumcarbonat und alle ähnlichen Ammoniaksalze sowie freies Ammoniak in Form ihrer

---

1) Arch. di Farmacol. e Terap. **1**. 168. 1893. 2) ibid. **1**. 230 und 263. 1893.

wässrigen Lösungen Säugethieren in das Blut eingespritzt, so
treten nach wirksamen Gaben zunächst heftige Erregungen verschiedener Functionsgebiete der Medulla oblongata und
des Rückenmarks ein. Momentaner Athemstillstand, dann mit
Tetanus gepaarte Convulsionen, in den Krampfpausen enorme Beschleunigung der Respiration sind die Hauptsymptome dieser Wirkungen, die nach mittleren Gaben bald vorübergehen, nach grösseren
durch Coma und nachfolgende Lähmung jener Gebiete zum Tode
führen. Der Blutdruck wird auch an curarisirten Thieren
stark erhöht, besonders unmittelbar nach der Injection in Folge
der directen Reizung des Herzens bei Berührung des letzteren mit
der eingespritzten Flüssigkeit, wobei gleichzeitig eine Steigerung
der Pulsfrequenz beobachtet wird. Dann folgt ein mässigerer Grad
der Drucksteigerung, die von einer durch Erregung der Gefässnervencentren bedingten Gefässcontraction bedingt wird, welche
sich auch am Kaninchenohr bemerkbar macht. Dabei ist die
Pulsfrequenz meistens verlangsamt.

An Fröschen verursacht das Ammoniak und seine Salze
Reflexschrei und grosse Aufregung, dann Convulsionen und
Tetanus und schliesslich allgemeine Lähmung.

Schon im 17. und 18. Jahrhundert wurden Einspritzungen von Ammoniumcarbonat (Zollikofer, 1682; Seybert, 1793) und von Salmiak
(Courteen, 1678; Sproegel, 1785) in das Blut von Thieren vorgenommen
und im 19. Jahrh. vielfach wiederholt, besonders als Frerichs (1851) die
Ansicht aussprach, dass die Ursache der Urämie in dem Auftreten von Ammoniak im Blute zu suchen sei. Auch an Menschen wagte man bei Collaps
Einspritzungen von Ammoniakflüssigkeit in die Venen. Fibbits (1872) sah
in einem Falle, in welchem er 40 Tropfen der officinellen Ammoniakflüssigkeit injicirte, einen epileptiformen Anfall, mit Nackenstarre und lautem
Schrei, auftreten. Die ersten Blutdruckversuche stellte Blake (1841) an.
Methodische Untersuchungen über die Wirkungen der Ammoniaksalze sind
von Boehm und Lange[1]) und der Ammoniakflüssigkeit von Funke und
Deahna[2]) ausgeführt.

Im Organismus wird das Ammoniak, wenn es nicht
an unorganische Säuren gebunden ist (vergl. Gruppe der Säuren),
unter Betheiligung von Kohlensäure bei Säugethieren und Fröschen
in Harnstoff, bei Vögeln und Schlangen in Harnsäure umgewandelt und zwar so rasch, dass das Carbonat bei der Resorption vom unversehrten Magen und Darmkanal sich im Blute nicht

---

1) Arch. f. exp. Path. u. Pharmak. 2. 364. 1874.
2) Pflüg. Arch. 9. 416. 1874.

in wirksamen Mengen anhäufen kann. Bei seinen Versuchen über die Beziehungen des Ammoniaks zur Harnstoffbildung gab Haller-vorden[1]) einem 11 kg schweren Hunde an zwei Tagen jedesmal 20 g Ammoniumcarbonat, mit einem Gehalt von 5,92 g NH_3, ohne dass im Mindesten eine Störung im Befinden des Thieres eintrat. Erst nach 40 g Carbonat, in 24 Stunden verabreicht, traten Erbrechen und Durchfälle, aber keine Wirkungen auf das Nervensystem ein. Ein Einfluss auf das letztere bei Menschen nach den üblichen arzneilichen Gaben der Ammoniaksalze erscheint daher völlig ausgeschlossen.

Auch die Vergiftungen mit Ammoniakflüssigkeit und Ammoniaksalzen werden bloss durch Aetzung bedingt und sind rein localer Natur. Bei der Einathmung des gasförmigen Ammoniaks kann durch Glottisödem und capilläre Bronchitis rasch der Tod herbeigeführt werden.

Nach den Versuchen von Petroff[2]) u. A. mit Injection von Ammo-niumcarbonat in das Blut von Hunden kann man annehmen, dass die Am-moniakmenge, welche gleichzeitig im Organismus enthalten sein darf, ohne Convulsionen zu verursachen, etwa 0,020 g für 1 kg des Körpergewichts be-trägt. Directe Versuche von Marfori[3]) ergaben, dass Hunden für 1 kg Körpergewicht bei continuirlicher Einspritzung in einer Stunde 0,030 g NH_3 in Form des Carbonats oder reichlich 0,060 g NH_3 als weinsaures oder milchsaures Salz in das Blut gebracht werden können, ohne dass Vergif-tungserscheinungen auftreten, weil diese Mengen in dem Masse, als sie zu-geführt werden, auch die Umwandlung in Harnstoff erfahren. Kaninchen vertragen unter denselben Verhältnissen nur 0,020 g NH_3 als Carbonat und kaum mehr als 0,030 g als Lactat oder Tartrat. Freies Ammoniak dagegen bewirkt, wenn es auf einmal in das Blut gelangt, bei Kaninchen schon in Gaben von 0,01—0,015 g Tetanus und Tod (Funke und Deahna, 1874).

Die Ammoniakpräparate, mit Einschluss des Chlorammoniums (Salmiaks), dienen bei innerlichem Gebrauch gegenwärtig nur noch als expectorirende Mittel. Wahrscheinlich veranlasst das in den Bronchien in kleiner Menge im freien Zustande oder als Carbonat ausgeschiedene Ammoniak eine Absonderung flüssigen Schleims, wodurch die Entfernung desselben durch Husten und Räuspern erleichtert wird. Nach der Injection von Ammonium-carbonat unter die Haut oder in das Blut von Kaninchen und Katzen finden sich in der Exspirationsluft allerdings nur zweifel-

<hr>

1) Arch. f. exp. Path. u. Pharmak. 10. 125. 1878.
2) Virch. Arch. 25. 91. 1862.
3) Arch. f. exp. Path. u. Pharmak. 33. 71. 1893.

hafte Spuren von Ammoniak (Schiffer, 1872; Boehm und Lange, 1874; Binet, 1893), doch enthält das Lungensecret vielleicht mehr davon.

Eine günstige Wirkung des Ammoniaks bei äusserlicher und innerlicher Anwendung gegen Schlangenbiss und Bienen- und Scorpionstiche ist durch keinerlei Thatsachen beglaubigt.

Das **Trimethylamin** wirkt schwächer als das Ammoniak. Während in Versuchen von Dujardin-Beaumetz (1873) 1 g Salmiak, Kaninchen subcutan injicirt, Convulsionen, Coma und Tod verursachte, blieben unter den gleichen Bedingungen 5 g salzsaures Trimethylamin ohne Wirkung. Bei der Einspritzung des letztgenannten Salzes in das Blut sah Gaehtgens (1873) starke Beschleunigung der Respiration, Pulsverlangsamung und Blutdrucksteigerung eintreten. Nach grösseren Gaben erfolgte Stillstand der Athembewegungen bei erschlafften Inspirationsmuskeln und Tod unter Erstickungskrämpfen.[1]

Das **Cholin**, $N(CH_3)_3(C_2H_4 \cdot OH) \cdot OH$, wurde früher auch Neurin genannt. Mit dem letzteren Namen bezeichnet man jetzt die gleichzeitig muscarin- und curarinartig wirkende Trimethylvinyl-ammoniumbase, $N(CH_3)_3(C_2H_3) OH$. Bei der Injection von 0,05—0.20 g salzsaurem Cholin in das Blut von Katzen, Hunden und Kaninchen sah Gaehtgens (1870) vollkommenen Stillstand der Athembewegungen bei erschlafften Inspirationsmuskeln und Tod unter Convulsionen eintreten. Eine Beschleunigung der Athemzüge vor dem Stillstand, wie nach Trimethylamin, wurde nicht beobachtet. Bei langsamer Vergiftung vom Magen aus kommt es nach den Untersuchungen von Boehm[2] zu allgemeiner Lähmung bei erhaltener Respiration, auch an Fröschen nach durchschnittlich 50 mg, wobei an diesen Thieren eine curarinartige Wirkung im Spiele zu sein scheint. Das von Cervello[3] angewendete Cholinpräparat enthielt auch die Vinylbase (Neurin) und wirkte daher stärker auf die Endigungen der motorischen Nerven als das reine Cholin.

1. **Liquor Ammonii caustici**, wässrige Ammoniaklösung; enthält $10^0/_0$ NH_3.

—

[1] Die Literatur bei Husemann u. Selige, Arch. f. exp. Path. u. Pharmak. 6. 55. 1876.

[2] Arch. f. exp. Path. u. Pharmak. 19. 87. 1885.

[3] Annali di Chimica medic. e farmac. 1. 7. 1885.

2. **Liquor Ammonii acetici**, Spiritus Mindereri; enthält 15% Ammoniumacetat. Gaben 2,0—10,0. täglich bis 50,0; besonders als Zusatz zu den schweisstreibenden Thees beliebt.

3. **Liquor Ammonii anisatus**, anishaltige Ammoniakflüssigkeit. Ammoniaklösung 5, Anethol (Anisöl), C_6H_4 (OCH_3) $(CH\!=\!CH\!-\!CH_3)$, 1, Weingeist 24; enthält 1,66% NH_3. Gaben 0,2—0,5 = 5—15 Tropfen, mehrmals täglich; als Expectorans bevorzugt.

4. **Ammonium carbonicum**, Ammoniumcarbonat. Weisse, krystallinische, nach Ammoniak riechende, in 5 Wasser lösliche Masse. Gaben 0,5—1,0 stündlich, in Pulvern oder Lösung; veraltetes Präparat.

5. **Elixir e succo Liquiritiae**, Brustelixir. Anishaltige Ammoniakflüssigkeit 1, Süssholzsaft 1, Fenchelwasser 3. Gaben theelöffelweise, als Expectorans.

5. Gruppe der Blausäure.

Unter Blausäure versteht man die wasserhelle Lösung des gasförmigen Cyanwasserstoffs in Wasser. Der letztere entsteht aus den Cyaniden durch Einwirkung von Säuren und aus dem Amygdalin, welches in den bitteren Mandeln sowie in den Fruchtkernen und anderen Theilen zahlreicher Arten der Gattungen Prunus und Pyrus, also auch der verschiedenen Obstarten, enthalten ist und bei Gegenwart von Wasser durch die Fermentwirkung des Emulsins in Blausäure, Bittermandelöl (Benzaldehyd) und Zucker gespalten wird. Im freien Zustande oder locker in Glykosidform gebunden findet sich die Blausäure in reichlichen Mengen in verschiedenen, in Niederländisch-Indien wachsenden, der Familie der Aroideen angehörenden Pflanzen, namentlich Lasia- und Pangium-Arten. Ein einziger Baum des Pangium edule enthielt nicht weniger als 350 g Cyanwasserstoff (Greshoff, 1890). —

In 100 g bitterer Mandeln oder Pfirsichkerne sind reichlich 2 g Amygdalin enthalten, welche 0,12 g Cyanwasserstoff (CNH) liefern, d. h. mehr als die doppelte tödtliche Gabe für Menschen, wenn die Resorption vom Magen aus nicht zu langsam erfolgt.

Die Blausäure ist zwar auch für die niedersten Organismen des Thier- und Pflanzenreichs ein Gift und hemmt und unterdrückt deshalb auch Gährungs- und Fäulnissvorgänge, wobei nur das Verhältniss zwischen Fermentmenge und Blausäuremenge. nicht aber die Concentration der Flüssigkeit an Blausäure für die Wirksamkeit der letzteren massgebend ist (Miescher und Fiechter, 1875), allein an höheren, namentlich warmblütigen

Thieren, führt sie den Tod lediglich durch Lähmung nervöser Functionsgebiete herbei.

Die erste toxikologische Untersuchung der Blausäure hat Fontana (1781) mit dem Kirschlorbeerwasser ausgeführt. Das Vorkommen von Blausäure in dem letzteren und im Bittermandelöl wiesen aber erst Boehm (1802), Schrader (1802) und Ittner[1] nach. Die grosse Giftigkeit der künstlichen Blausäure und den ungemein raschen Verlauf der Vergiftung stellte zuerst Ittner durch Versuche an Thieren fest. Er meint, dass eine grössere Gabe fast so schnell wie der Blitz tödten würde. In der That sind gegenwärtig Fälle bekannt, in denen bei Menschen nach dem Verschlucken grosser Mengen von Blausäure der Tod in 2—5 Minuten erfolgte.

An Säugethieren verursacht die Blausäure zunächst eine heftige Erregung und darauf eine rasch nachfolgende Lähmung verschiedener Functionsherde des verlängerten Marks, namentlich der Respirations- und sogenannten Krampfcentren, aber auch der centralen Ursprünge der herzhemmenden Fasern des Vagus und der Gefässnerven. Bei nicht zu raschem Verlauf der Vergiftung an Menschen und Thieren sind die Folgen dieser Wirkungen Zunahme der Zahl und Tiefe der Athemzüge bis zu den höchsten Graden, mit einzelnen Zuckungen beginnende heftige Convulsionen, dann allgemeine Lähmung mit Unempfindlichkeit, Bewusstlosigkeit und Muskelerschlaffung wie in der Narkose. In diesem Zustande sind die Athemzüge sehr verlangsamt, erfolgen oft nur in langen Pausen, und die Herzthätigkeit ist bedeutend abgeschwächt. Der Tod wird durch den Respirationsstillstand herbeigeführt; doch kann noch Erholung eintreten. Wie weit die allgemeine Lähmung von einer directen Wirkung der Blausäure oder von der Respirationsstörung und der Abschwächung der Herzthätigkeit abhängig ist, lässt sich nicht mit Sicherheit entscheiden.

Die Wirkung der Blausäure auf das Herz besteht in einer Lähmung der motorischen Nervenorgane, von welchen die normalen Herzcontractionen abhängen. Das isolirte Froschherz wird in einer halben Stunde im erschlafften Zustande zum Stillstand gebracht, wenn die Nährflüssigkeit auf 1 Liter 2,5 mg Cyanwasserstoff enthält. Bei 1 mg auf 1 Liter stellt sich der Stillstand erst nach vielen Stunden ein. Atropin hebt den Stillstand nicht auf, während mechanische und elektrische Reize kräftige Pulsationen hervorrufen, so dass es sich also weder

---

[1] v. Ittner, Beiträge zur Geschichte der Blausäure. Freiburg u. Konstanz 1809.

um eine Erregung der Hemmungsvorrichtungen noch um eine Lähmung der Herzmuskulatur handeln kann.[1]) Auch an Säugethieren spielen die mit dem Vagus im Zusammenhang stehenden Einrichtungen bei der Wirkung der Blausäure auf die Respiration und das Herz keine Rolle (Boehm und Knie[2])).

Bei sehr rasch verlaufender Blausäurevergiftung, bei welcher, wie oben erwähnt, die Menschen in wenigen Minuten todt zusammenbrechen, treten alle Wirkungen, insbesondere die Respirations- und Herzlähmung gleichzeitig in ihren höchsten Graden auf, zuweilen ohne Convulsionen und andere eigenartige Symptome. Bei langsamerem Verlauf kommt immer erst die Respiration zum Stillstand, während das Herz noch fortschlägt.[3])

Die Wirkung der Blausäure auf die Respiration lässt sich in ausgezeichneter Weise an Kaninchen in der Chloralnarkose veranschaulichen. Die Einathmung einer, äusserst geringe Mengen Cyanwasserstoff enthaltenden Luft bewirkt sofort eine hochgradige Verstärkung der Athemzüge und gleich darauf eine Abschwächung derselben bis zum völligen Stillstand.

An Kaninchen, Katzen und Hunden bringt 1 mg Cyanwasserstoff auf 1 kg Körpergewicht bei subcutaner Injection schwere Vergiftung bis zum Aufhören der Reflexerregbarkeit hervor; in das Blut eingespritzt, bewirkten 0,1 bis 0,2 mg beim Kaninchen von 1,5 kg Körpergewicht Dyspnoe, 0,3 mg krampfhafte Zuckungen, 0,4—0,5 mg Krampf und Athemstillstand (Geppert[4])). Nach Gróhant soll 0,1 mg bei der Einspritzung in das Blut tödtlich wirken.

Das Oxyhämoglobin bildet mit dem Cyanwasserstoff eine eigenartige Verbindung, die so beständig ist, dass die aus blausäurehaltigem Blut dargestellten, umkrystallisirten und getrockneten Oxyhämoglobinkrystalle ihren Blausäuregehalt behalten, der erst beim Destilliren der ersteren mit Wasser und etwas Schwefelsäure abgegeben wird (Hoppe-Seyler[5])). Das blausäurehaltige Hämoglobin des sauerstofffreien Blutes geht bei der Berührung mit Luft leicht in das Oxyhämoglobin über, aber selbst nach viele Stunden lang fortgesetztem Durchleiten von Wasserstoff zeigt das Blut noch die beiden Streifen des Sauerstoffhämoglobins

1) Vergl. Loewi, Arch. f. exp. Path. u. Pharmak. 38. 127. 1896.

2. Arch. f. exp. Path. u. Pharmak. 2. 129. 1874.

3) Eine Zusammenstellung von 15 tödtlich verlaufenen Vergiftungsfällen bei Preyer, Die Blausäure. 2. Thl. S. 101. Bonn 1870.

4) Geppert, Ueber das Wesen der Blausäurevergiftung. Berlin 1889. S. 32.

5) Hoppe-Seyler, „Cyanwasserstoffhämoglobinverbindungen" Medicin.-chem. Untersuchungen, herausgegeb. v. Hoppe-Seyler. 2. Heft. S. 206. Berlin 1867.

(Gaehtgens[1])), die auch nicht so leicht durch die bei der Fäulniss des Blutes im zugeschmolzenen Rohr entstehenden, leicht oxydirbaren Producte zum Schwinden gebracht werden (Hoppe-Seyler). Diese Verbindung entsteht wahrscheinlich nicht innerhalb der unversehrten Blutkörperchen, und es lässt sich daher die hellrothe, fast arterielle Farbe des Venenbluts mit Blausäure vergifteter Thiere (Cl Bernard[2])) damit nicht in Zusammenhang bringen. Diese Färbung ist nur während des Lebens der Thiere vorhanden. Gleich nach dem Tode der letzteren nimmt das Blut wieder ein dunkles Aussehen an (Preyer). Sicher ist, dass die Wirkung der Blausäure nicht von einer Veränderung des Blutes abhängt, denn sie kommt auch an hämoglobinfreien Thieren, Crustaceen, Mollusken (Coullon, 1819) und Insecten, obgleich weniger leicht als an Warmblütern, zu Stande.

Wenn man auf blausäurehaltiges Blut methämoglobinbildende Substanzen einwirken lässt, so entsteht anscheinend Cyanwasserstoff-Methämoglobin, welches eine schöne hellrothe Farbe hat (Kobert 1891).

Die Sauerstoffaufnahme ist zu Anfang der Blausäurevergiftung, vor dem Eintritt der Krämpfe, wenig verändert, meist etwas gesteigert, später erheblich vermindert. Die Kohlensäure wird zunächst in Folge der heftigen Respirationsbewegungen, wie bei der Apnoe, aus dem Blute ausgetrieben, und die Ausscheidung ist daher vermehrt; später sinkt sie entsprechend der verminderten Sauerstoffaufnahme (Gaehtgens; Geppert).

Blausäuremengen, die nicht stärkere Giftwirkungen herbeiführen, verhalten sich entweder ganz indifferent oder verursachen bloss Eingenommenheit des Kopfes, Schwindel, ein eigenartiges Gefühl auf der Brust und Kratzen im Halse. Ob die Wirkung, die diesen Erscheinungen zu Grunde liegt, therapeutisch in Betracht kommt, ist vorläufig nicht zu entscheiden. Für die Anwendung dieses Mittels fehlen gegenwärtig selbst die gewöhnlichen empirischen Indicationen. Das Bittermandelwasser, welches, abgesehen von den bitteren Mandeln, das einzige Blausäurepräparat der deutschen Pharmakopöe bildet, ist in allen Fällen seiner Anwendung mehr Geschmackscorrigens als Arzneimittel. Obgleich die Blausäure schon in den kleinsten Gaben

---

1) Gaehtgens, Zur Lehre der Blausäurevergiftung. Medicin.-chem. Untersuchungen, herausgegeb. v. Hoppe-Seyler. 3. Heft. S. 332. Berlin 1868.
2) Leçons sur les effets des substances toxiques. S. 193. Paris 1867.

eine sehr bedeutende Verstärkung der Respirationsbewegungen
verursacht, so kann sie doch in diesem Sinne nicht therapeutisch,
z. B. in Collapszuständen, verwendet werden, weil auch nach den
geringsten, erregend wirkenden Gaben auf die Erregung stets ein
lähmungsartiger Zustand folgt.

Das Amygdalin ist an sich völlig unschädlich. Wenn es aber in
den Darm gelangt, so wird ein kleiner Theil durch die hier stets vorhandenen Fäulnissorganismen unter Entwickelung von Blausäure gespalten,
und diese bedingt dann Vergiftungserscheinungen (Grisson und O. Nasse[1]).
Auch bei der in kürzeren Pausen wiederholten Injection von Amygdalin
in das Blut von Hunden tritt Blausäurevergiftung ein (Gréhant, 1890).

Das Cyankalium sowie die übrigen Cyanide der Alkali- und
Erdalkalimetalle wirken wie die Blausäure, und zwar quantitativ
ihrem Cyan- oder Cyanwasserstoffgehalt entsprechend. Die Doppel-
cyanide des Eisens, z. B. das Ferrocyankalium, sind ungiftig,
weil aus ihnen nur durch die Einwirkung concentrirterer Säuren
Blausäure frei gemacht wird. Das Cyangas stimmt in den
Wirkungen mit der Blausäure überein, nur vertheilen sich diese
auf einen längeren Zeitraum (B. Bunge[2]). Die Alkoholderivate
des Cyanwasserstoffs, die Nitrile und Isonitrile, gehören
nicht zur Blausäuregruppe. Sie sind auch nicht als Ester aufzufassen, da aus ihnen durch Verseifung die Blausäure nicht mehr
frei gemacht werden kann.

1. Aqua Amygdalarum amararum, Bittermandelwasser. Wässriges. mit Weingeist versetztes Destillat aus bitteren Mandeln, welches
0,1 % Cyanwasserstoff oder wasserfreie Blausäure. CNH, und etwas Benz
aldehyd enthält. Gaben 0,5—2,0!, täglich 6,0!

2. Amygdalae amarae, bittere Mandeln.

6. Gruppe des Coffeïns.

Diese Gruppe umfasst eine grössere Anzahl theils natürlich
im Thierkörper und im Pflanzenreich vorkommender, theils von
E. Fischer synthetisch dargestellter Purinderivate, von denen
in pharmakologischer Hinsicht das Coffeïn und Theobromin,
in physiologischer die Harnsäure am wichtigsten sind.

<hr>

1) Grisson. Ueber das Verhalten der Glykoside im Thierkörper
Rostocker Diss. Regensburg 1887.
2) Arch. f. exp. Path. n. Pharmak. 12. 41. 1879.

Das Purin hat die Zusammensetzung:

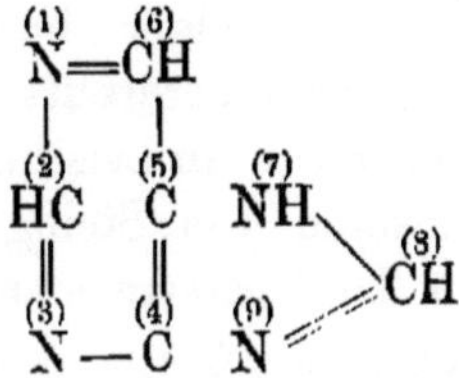

Die Derivate des Purins entstehen dadurch, dass an die von Fischer in der vorstehenden Weise numerirten Glieder desselben andere Atome oder Atomgruppen in verschiedener Anzahl und Combination theilweise durch Substitution sich anlagern, und zwar an die mit 2, 6 und 8 bezeichneten C-Atome hauptsächlich O, Oxyalkyl- oder Aminogruppen, an die 4 N-Atome Methyl oder andere Kohlenwasserstoffe.

Das Hypoxanthin enthält an dem C-Atom Nr. 6 ein Atom O, es ist daher nach der auf dieser Numerirung basirten Nomenclatur 6-Oxypurin, das Xanthin ist 2.6-Dioxypurin, das Theobromin 3.7-Dimethylxanthin oder 3.7-Dimethyl-2.6-dioxypurin, das Coffeïn 1.3.7-Trimethylxanthin. Die Harnsäure ist 2.6.8-Trioxypurin, das Guanin 2-Aminohypoxanthin, das Adenin 6-Aminopurin. Die halogen- und schwefelhaltigen Substitutionsproducte der Purinbasen sind noch nicht pharmakologisch untersucht.

Die Pflanzen, in denen das Coffeïn und Theobromin, diese zu den stickstoffhaltigen thierischen Stoffwechselproducten in so naher Beziehung stehenden Verbindungen, enthalten sind, liefern in allen Gegenden der Erde sehr geschätzte Genussmittel. Die getrockneten Blätter des Theestrauches, die Früchte des Cacao- und Kaffeebaumes beherrschen bekanntlich den Weltmarkt. Die von Cola acuminata stammenden, schon den alten arabischen Aerzten bekannten Gurru- oder Colanüsse werden von den Eingeborenen Binnenafrikas als werthvolles Genussmittel auf Handelswegen weit durch das Innere des Welttheils verbreitet (Schweinfurth). Amerika producirt den theobrominhaltigen Cacao, und neben diesem haben hier die unter dem Namen Yerba Maté oder Paraguaythee bekannten getrockneten Blätter der Ilex paraguayensis und die aus der Paulinia sorbilis bereitete Guaranapaste, in welcher zugleich Coffeïn und Theobromin vorkommen, eine grosse locale Bedeutung. Auch in dem nordamerikanischen Apalachen- und dem südafrikanischen Buschthee, von denen ersterer verschiedenen Ilex-, letzterer mehreren Cyclopiaarten entstammt, findet sich Coffeïn.

Die **Wirkungen des Coffeïns** sind am genauesten untersucht und können daher als Grundlage für die Beurtheilung der Wirkungen der übrigen Purinderivate dienen. Sie betreffen einerseits das Centralnervensystem, das in verschiedenen Gebieten eine mehr oder weniger hochgradige Steigerung seiner Erregbarkeit erfährt, und andererseits die quergestreiften Muskeln, die bei kleinen Gaben an Leistungsfähigkeit gewinnen, bei grossen in einen Zustand von Steifigkeit versetzt werden, der mit der Wärme- und Todtenstarre identisch zu sein scheint.

Die Steifigkeit der Muskeln mit Coffeïn vergifteter Frösche erwähnt zuerst Voit (1860), der diese Veränderung aber nicht von einer directen Muskelwirkung, sondern von einer Transsudation von Flüssigkeit in Folge von Gefässerweiterung ableitete. Pratt (1868) und unabhängig von diesem Johannsen (1869) erkannten zuerst die directe Wirkung des Coffeïns auf die Muskeln. Pratt scheint sie als eine Reizung der letzteren aufgefasst zu haben, während Johannsen ihren Charakter richtig erkannte und sie mit der Todtenstarre verglich.

An der Rana esculenta stellt sich nach Gaben von 15 bis 20 mg zunächst nur ein typischer Tetanus ohne andere Erscheinungen ein. Abgesehen von der längeren Dauer gleicht derselbe völlig dem Strychnintetanus und braucht deshalb hier nicht besonders beschrieben zu werden. Bei der R. temporaria tritt umgekehrt anfangs nur die Muskelveränderung ohne eine Spur erhöhter Reflexerregbarkeit auf.[1]) In den mässigen Graden der Vergiftung gleichen sich diese Unterschiede an beiden Froscharten nach einiger Zeit völlig aus. Die Muskelstarre ist dann weniger ausgeprägt, die Zuckungscurve aber nach den Untersuchungen von Buchheim und Eisenmenger[2]) derartig verändert, dass ihr absteigender Schenkel um das 2—3fache verlängert erscheint.

Die Muskelstarre beginnt an der Applicationsstelle und verbreitet sich von da verhältnissmässig langsam, erst auf die benachbarten und dann auf entferntere Organe. Einzelne Muskeln, ja sogar Theile desselben Muskels sind oft schon ganz starr und haben durchgängig oder streckenweise ihre Erregbarkeit verloren, während die benachbarten Partien noch völlig intact erscheinen. — Die Wirkung des Coffeïns auf die contractile Substanz des Muskels ist eine so heftige, dass eine Lösung von 1 Theil desselben in 4000 Theilen Blutserum isolirte Muskelbündel wie siedendes Wasser verändert.

Alexander Schmidt und seine Schüler[3]) fanden, dass die unter

---

1) Arch. f. exp. Path. u. Pharmak. 2. 62. 1874.

2) Buchheim und Eisenmenger in: Eckhard, Beiträge zur Anatom. u. Physiol. 5. 112. Giessen 1870.

3) Klemptner, Ueber die Wirkung des destillirten Wassers u. des Coffeïns auf die Muskeln u. über die Ursache der Muskelstarre. Diss. Dorpat 1883. Kügler, Ueber die Starre des Säugethiermuskels. Diss. Dorpat 1883.

der Mitwirkung von Coffeïn todtenstarr gewordenen Frosch- und Säuge-
thiermuskeln mehr von dem Gerinnungsferment enthalten, als einfach er-
starrte Muskeln. Das Coffeïn macht also den bereits in Starre befindlichen
Muskel noch starrer.

In Gaben unter 1 mg erhöht das Coffeïn an Fröschen die
Summe der bis zum Eintritt der Ermüdung durch Einzel-
zuckungen geleisteten Arbeit der Muskeln (Kobert[1]) sowie auch
das Maximum der Arbeit einer Einzelzuckung und die absolute
Kraft (Dreser[2]). Dabei wird ihre Erregbarkeit gesteigert
(Paschkis und Pal[3]).

Der Herzmuskel erfährt bei Fröschen erst nach sehr
grossen Gaben eine ähnliche Starre, wie die übrigen quergestreiften
Muskeln. Bei kleineren Gaben macht sich in der Regel nur eine
Pulsverlangsamung bemerkbar. Die absolute Kraft des Herzens
wird durch sehr kleine Gaben vermehrt (Dreser[4]).

An Säugethieren tritt bei der Coffeïnwirkung der Tetanus
in den Vordergrund und verdeckt die Erscheinungen der übrigen
Wirkungen auf das Centralnervensystem. Vor dem Eintritt des
Tetanus beobachtet man an Hunden und Katzen nur Erbrechen
und Durchfälle. Der Tod erfolgt durch allgemeine Lähmung.
Dagegen wird bei der Injection des Coffeïns in das Blut, und
zwar bei Kaninchen und Katzen nach 0,08—0,10 g pro kg
Körpergewicht (Uspensky, 1868; Johannsen. 1869; Aubert,
1872), bei Hunden schon nach der Hälfte dieser Mengen der Tod
durch Herzlähmung herbeigeführt. Bei subcutaner Application
sind mindestens 0,5 g Coffeïn pro kg Thier erforderlich, um
tödtlich zu wirken. Kleinere Gaben verursachen eine auffallende
Steigerung der Pulsfrequenz, die auch bei atropinisirten
Thieren nicht ausbleibt, so dass eine Aufhebung der Hemmungswirkung dabei nicht im Spiele sein kann.

Der Blutdruck ist von dem Zusammenwirken verschiedener
Factoren abhängig. Das Coffeïn erregt, wie andere Gebiete des
Centralnervensystems, auch die Ursprünge der Gefässnerven, und in
Folge der Gefässverengerung steigt der Blutdruck um mässige
Beträge. Die Steigerung trat in den Versuchen von Vinci[5]

---

1) Arch. f. exp. Path. u. Pharmak. 15. 22. 1881.
2) Arch. f. exp. Path. u. Pharmak. 27. 50. 1890.
3) Medic. Jahrb. d. Ges. d. Wien. Aerzte. 1886. 611.
4) Arch. f. exp. Path. u. Pharmak. 24. 221. 1887.
5) Arch. di Farmacol. e Terap. 3. 385. 1895.

an Hunden und Kaninchen auch dann ein, wenn der Blutdruck
vorher durch stärkere Aderlässe erniedrigt war. Die Versuche
von Bock[1]) an Kaninchen nach dem oben (S. 30) erwähnten
Verfahren, wobei das Herz vom grossen Kreislauf isolirt war,
haben ergeben, dass das Coffeïn durch seine Wirkung auf das
Herz den Blutdruck nicht wesentlich steigert, während die Pulsfrequenz in manchen Fällen um 30—50% erhöht wird. Herz
und Blutdruck verhalten sich also wie bei Acceleranserregung,
d. h. es wird bei vermehrter Frequenz der Herzschläge in der
Zeiteinheit nicht mehr Blut in das arterielle System gepumpt als
vor der Anwendung des Coffeïns, so dass das Volum eines jeden
Pulses vermindert ist. Grössere Gaben, 4—6 mg, vermindern
das Pulsvolum so stark, dass der Blutdruck sinkt. Die Abnahme
des Pulsvolums wird durch die Wirkung des Coffeïns auf den
Herzmuskel bedingt, dessen Uebergang in die Diastole erschwert
wird. Erreicht die Wirkung noch höhere Grade, so wird die
Herzthätigkeit unregelmässig, arhythmisch (Johannsen, Aubert).

An Menschen hat man nach innerlichen Gaben von 0,5
bis 0,6 g rauschähnliche Erregungszustände beobachtet,
bestehend in Schwindel, Kopfschmerz, Ohrensausen, Zittern, Unruhe, Schlaflosigkeit, Gedankenverwirrung, Delirien, schliesslich
Schläfrigkeit (C. G. Lehmann, J. Lehmann, 1853, u. A.). In
einzelnen Fällen blieben jene Gaben fast ohne Wirkung (C. G. Lehmann, Aubert), und selbst eine Menge von 1,5 g rief keine
stärkere Vergiftung hervor (Frerichs, 1846). Routh (1883)
beobachtete an einem Erwachsenen nach 4 g Coffeïncitrat Ohn-
machtsanwandlungen, Zittern in den Extremitäten, Erbrechen,
Durchfälle, Schmerzen im Leibe, häufiges Harnlassen, kleinen,
beschleunigten Puls. Aufregung mit Angstgefühl, Schlaflosigkeit,
hochgradige Steigerung der Pulsfrequenz kommen bei arzneilichen
Gaben von etwa 1 g vor.

Die Erscheinungen seitens des Gefässsystems sind, wie
an Thieren, Herzklopfen, Steigerung der Pulsfrequenz und Unregelmässigkeit der Herzthätigkeit.

Das Theobromin wirkt stärker muskelerstarrend, aber weniger krampferregend als das Coffeïn. Es verengert daher die
Gefässe nicht und steigert dem entsprechend auch den Blutdruck
nicht. Sein Einfluss auf die Muskelarbeit und die Muskelerregbarkeit ist qualitativ der gleiche wie nach Coffeïn.

1) Arch. f. exp. Path. u. Pharmak. 43. 367. 1900.

Schon vor längerer Zeit hat man mehrfach die Beobachtung gemacht, dass der chinesische Thee und das Coffeïn Harndrang und **verstärkte Harnabsonderung** hervorzubringen im Stande sind. Beide Präparate sind deshalb in demselben Sinne wie die Digitalis als Diuretica empfohlen worden, und das Coffeïn und Theobromin haben eine grosse Bedeutung als harntreibende Mittel erlangt.

Die Erfahrung hat gelehrt, dass das Coffeïn in den verschiedensten Krankheiten die Harnmenge öfters ganz ausserordentlich vermehrt, in manchen Fällen dagegen dieselbe unter anscheinend ganz gleichen Bedingungen gar nicht beeinflusst.

Zur Erklärung dieser unzweifelhaft constatirten diuretischen Wirkung nahm man auf Grund sphygmographischer Beobachtungen an Herzkranken an, dass durch das Coffeïn die Füllung der Arterien vermehrt werde, wie durch die Digitalis. Dabei handelte es sich aber nur um eine verstärkte Spannung der Arterienwand, in Folge des oben erwähnten Einflusses des Coffeïns auf die Gefässweite. Alle Untersuchungen haben auf das bestimmteste zu dem Resultate geführt, dass das Coffeïn unter keinerlei Bedingungen eine Blutdrucksteigerung durch stärkere Füllung der Arterien hervorbringt, von der, wie bei der Digitalis, die Diurese abgeleitet werden könnte. Ausserdem ergaben auch klinische Beobachtungen, dass die Vermehrung der Harnmenge unter Umständen eintritt, unter denen von einer Regulirung der Herzthätigkeit nicht die Rede sein kann (Bronner und Kussmaul[1]). Endlich haben eingehende experimentelle Untersuchungen Klarheit in diese Verhältnisse gebracht (v. Schroeder[2]).

Wird an Kaninchen die aus der Blase entleerte oder direct aus den Ureteren ausfliessende Harnmenge vor und nach der Einverleibung von Coffeïn bestimmt, so findet man dieselbe unter dem Einfluss des letzteren, wie bei den klinischen Beobachtungen, in manchen Fällen ausserordentlich gesteigert, in anderen wenig oder gar nicht verändert. Dieses schwankende Resultat wird dadurch bedingt, dass in Folge der tetanisirenden Wirkung des Coffeïns, ähnlich wie nach Strychnin, die Gefässnervencentren erregt und die Gefässe aller Gebiete und auch der Nieren verengert werden. Hierdurch wird die Blutzufuhr zu den letzteren beeinträchtigt und die Harnsecretion vermindert oder unterdrückt. Das erfolgt aber nicht regelmässig, weil nach kleineren Coffeïngaben die Erregung der Gefässnervencentren von dem Zustand der Erregbarkeit der letzteren abhängig ist und dieser unter ver-

---

1) Bronner, Ueb. d. diuret. Verwendung des Coffeïns. Diss. Strassburg 1886.

2) Arch. f. exp. Path. u. Pharmak. 22. 39. 1886. 24. 85. 1887.

schiedenen Bedingungen sehr ungleich zu sein pflegt. Verhindert man von vorne herein jeden Nerveneinfluss auf die Nierengefässe, indem man die zu den letzteren tretenden Nervenfasern durchschneidet, oder vermindert man durch Chloralhydrat oder Paraldehyd die Erregbarkeit der Gefässnervencentren, so bleibt die Erregung der letzteren durch das Coffeïn und die Verengerung der Gefässe aus, und es erfolgt regelmässig eine Vermehrung der Harnsecretion, die an Kaninchen einige Stunden anhält und auf der Höhe der Wirkung die Harnmenge auf das 30—40fache der normalen steigert. An Hunden gelingt es auch nach Anwendung von Paraldehyd oder Chloralhydrat nicht, durch Coffeïn oder Theobromin eine nennenswerthe Vermehrung der Harnsecretion zu erzielen (v. Schroeder). In der tiefen Chloral-, Chloroform- oder Aethernarkose wird nach den Untersuchungen von Hellin und Spiro [1] in Folge der Gefässerweiterung eine Ueberfüllung der Glomerulusschlingen und dadurch eine bis zum Verschwinden gehende Verkleinerung des Raumes zwischen den Glomerulusgefässen und der Kapsel bewirkt. In diesem Falle hört die Harnabsonderung auf.

Diese Coffeïndiurese kommt unabhängig vom Blutdruck zu Stande und wird vom letzteren nicht mehr beeinflusst als die normale Harnsecretion. Hieraus lässt sich schliessen, dass das Coffeïn in eigenartiger Weise auf die Epithelien der Harnkanälchen einwirkt und sie zu vermehrter secretorischer Thätigkeit anspornt. Dreser [2] fand, dass bei Coffeïndiurese die osmotische Spannung des Harn stets unter die des Blutes sank, ein Beweis für die wirkliche Drüsenthätigkeit. Eine mikroskopische Veränderung der Nierenepithelien in Folge der verstärkten Thätigkeit der letzteren hat sich nicht nachweisen lassen (Baldi, 1892). Dennoch ist es nicht ausgeschlossen, dass die längere Anwendung grösserer Coffeïnmengen schliesslich zu entzündlichen Veränderungen der Nierenepithelien Veranlassung giebt. Mit der vermehrten Diurese ist bei Kaninchen ein Uebergang von Zucker in den Harn verbunden, wenn die Thiere vorher mit der Nahrung reichliche Mengen von Kohlenhydraten aufgenommen haben (Jacobj [3]).

Für die praktische Anwendung des Coffeïns ergeben sich aus den geschilderten Thatsachen verschiedene wichtige Regeln.

---

1) Arch. f. exp. Path. u. Pharmak. 38. 368. 1897.
2) Arch. f. exp. Path. u. Pharmak. 29. 303. 1892.
3) Arch. f. exp. Path. u. Pharmak. 35. 213. 1895.

Vor allen Dingen soll eine Gefässverengerung soviel wie möglich verhindert werden. Chloralhydrat und Paraldehyd sind für diesen Zweck ganz passende Mittel. Doch müssen die geeignetsten Gaben derselben in jedem Falle empirisch festgestellt werden; ebenso die des Coffeïns. Von letzterem empfiehlt es sich, die kleinsten diuretisch wirksamen Mengen in öfterer Wiederholung anzuwenden.

Da das **Theobromin** weit weniger tetanisirend als das Coffeïn. dabei aber noch stärker und anhaltender diuretisch wirkt als dieses, so wird es namentlich in Form der leicht löslichen, Diuretin genannten Verbindung mit Natriumsalicylat vortheilhaft statt des Coffeïns gebraucht (v. Schroeder).

Was die specielleren **Indicationen für die Anwendung dieser Diuretica** betrifft, so ist es vortheilhaft, sie bei Herzkrankheiten, in denen die Verminderung der Nierensecretion Folge des niederen arteriellen Blutdruckes ist, mit der Digitalis zu combiniren. Bei Nierenerkrankungen ist die Bedeutung des Coffeïns darin zu suchen, dass der Rest der gesunden Epithelien zu vermehrter Thätigkeit angeregt und der durch die Erkrankung entstandene Ausfall compensirt wird.

Ueber die Wirkungen der übrigen Purinderivate sei hier nur bemerkt, dass, abgesehen von dem Grad der Wirksamkeit, die einen im Vergleich mit dem Coffeïn mehr auf das Nervensystem als auf die Muskeln, andere umgekehrt stärker auf die letzteren als auf jenes wirken. Dem Theobromin schliessen sich in Bezug auf die muskelerstarrende Wirkung unter anderen das Theophyllin (1.3-Dimethylxanthin) sowie das 3- und das 7-Methylxanthin an. Das Paraxanthin oder 1.7-Dimethylxanthin ruft im Wesentlichen nur Muskelstarre hervor. Unter allen bisher untersuchten Purinderivaten wirkt es auch am stärksten diuretisch, da die letztere Wirkung mit der auf die Muskeln Hand in Hand geht.[1]) Auch die Monomethylxanthine verursachen eine starke Diurese (Albanese[2])).

Bemerkenswerth ist noch, dass das Hypoxanthin oder 6-Oxypurin an Fröschen nur Tetanus, das 8-Oxypurin dagegen nur Muskelstarre hervorbringt, und dass die Aethoxyverbindungen deutlich narkotisch wirken.[3])

Im Organismus werden Coffeïn und Theobromin zum grössten Theil zersetzt. Eine geringe Menge geht unverändert in den Harn über, und $10^0/_0$ finden sich im letzteren in Form verschiedener Abbauproducte. Von diesen entsteht das 3-Methylxanthin beim Hund aus Coffeïn (Albanese[4]))

<hr>

1) Vergl. Ach, Arch. f. exp. Path. u. Pharmak. 44. 319. 1900.

2 Arch. f. exp. Path. u. Pharmak. 43. 305. 1900.

3 Ber. der d. chem. Ges. 34. 2550. 1901.

4) Arch. f. exp. Path. u. Pharmak. 35. 449. 1895; Ber. der d. chem. Ges. 32. 2280. 1899.

und bei Menschen, Hunden und Kaninchen aus Theobromin (Krüger und Schmidt[1]), das 7-Methylxanthin (Heteroxanthin) aus Theobromin bei Menschen, Kaninchen und Hunden, und auch aus Coffeïn (Gottlieb und Bondzyński[2]) das 1.3-Dimethylxanthin oder Theophyllin aus Coffeïn beim Menschen (Albanese) und beim Hund (Krüger[3]). Im Harn von Kaninchen fand Albanese nach Coffeïn auch Xanthin.

Die Bedeutung des Coffeïns und Theobromins in den betreffenden Genussmitteln, Kaffee, Thee und Chokolade, lässt sich auf die geschilderten Veränderungen der Muskeln und des Nervensystems zurückführen. Wenn durch das letztere in Folge körperlicher Ermüdung und Erschöpfung der Willensreiz nur träge zu den Muskeln fortgeleitet wird, und wenn diese nur schwer den Rest ihrer potentiellen Energie in Arbeit umzusetzen im Stande sind, so beseitigt das Coffeïn einerseits die verstärkten Widerstände im Centralnervensystem, dessen Erregbarkeit es erhöht, und disponirt andererseits die Muskeln, leichter aus dem erschlafften in den verkürzten Zustand überzugehen. Der letztere wird ein dauernder, wenn die Wirkung zu stark ist. Das Mittel braucht dabei weder die Erregbarkeit noch die absolute Leistungsfähigkeit des normalen Muskels zu steigern. Ueber den Einfluss des Coffeïns auf die Ausnutzung der Muskelenergie hat man auch an Menschen mittelst des sogenannten Ergographen Versuche angestellt.[4] Doch ist dieses Verfahren zur Erlangung zuverlässiger Resultate nicht ausreichend, weil die letzteren durch mancherlei Umstände, insbesondere durch psychische Zustände der Versuchsperson in unübersehbarer Weise beeinflusst werden.

In einer Tasse Kaffeefiltrat aus 16,5 g gerösteter Bohnen sind 0,1 bis 0,12 Coffeïn enthalten und ebensoviel in einer Tasse aus 5—6 g Theeblättern bereiteten Aufgusses (Aubert[5]). Diese Mengen erscheinen genügend, um jene Grade der Wirkungen herbeizuführen, welche allein wohlthätig sein können; denn nach 0,5—0,6 g treten bisweilen schon Vergiftungserscheinungen ein.

Dann kommen bei der Wirkung des Kaffees und Thees auch gewisse **flüchtige Bestandtheile** in Betracht. Im ersteren finden

---

1) Ber. der d. chem. Ges. 32. 2677. 1899. Arch. f. exp. Path. u. Pharmak. 45. 250. 1901.

2) Arch. f. exp. Path. u. Pharmak. 36. 45. 1895; 37. 385. 1896.

3) Ber. der d. chem. Ges. 32. 2818. 1899.

4) W. Koch, Ergographische Studien. Diss. Marburg 1894; Benedicenti in: Unters. zur Naturlehre des Menschen u. d. Thiere, begründet von Moleschott. 16. 1. u. 2. Heft. Giessen 1896.

5) Pflüg. Arch. 5. 589. 1872.

sich die beim Rösten entstandenen, aromatisch riechenden brenzlichen Producte, im chinesischen Thee dagegen, namentlich in den grünen Sorten desselben, die in den Blättern vorgebildeten oder von zugesetzten Blüthen stammenden ätherischen Oele. Sie wirken erregend auf das Gehirn. Zwar wird die normale Function des letzteren durch diese Producte nicht nachweisbar gesteigert, wohl aber vermögen sie Lähmungs- oder Ermüdungszustände dieses Organs zu vermindern und zu beseitigen. Diese Erregung bildet einen Gegensatz zu der Alkoholwirkung, die durch einen concentrirten Kaffeeaufguss, in welchem die brenzlichen Producte und das Coffeïn zusammenwirken, bis zu einem gewissen Grade aufgehoben wird. Wie der Alkohol und die zu derselben Gruppe gehörenden Mittel Schlaf herbeiführen, so verscheuchen starker Kaffee und der Aufguss des grünen Thees denselben und können für diesen Zweck als Erregungsmittel gebraucht werden. Bei Märschen und anderen Muskelanstrengungen sind dagegen schwach gebrannter Kaffee und der schwarze, wenig aromatische chinesische Thee vorzuziehen.[1]) Noch weniger als dieser letztere hat der Paraguaythee eine aufregende Wirkung.

Die günstigen Erfolge, die man nach der Anwendung des Coffeïns und der Guarana in einzelnen Fällen von Migräne durch Abkürzung des Anfalls eintreten sah, lassen sich um so weniger erklären, als die Natur dieses Leidens noch völlig dunkel ist.

1. **Coffeïnum**, Coffein, Caffeïn, Kaffeïn (Theïn). Farblose, in 50 Wasser lösliche Krystalle; sehr leicht löslich als Doppelverbindung mit benzoësaurem und salicylsaurem Natrium. Gaben 1,0!, täglich 3,0! als Diureticum, in Form der Doppelverbindung: Coffeïno-Natrium salicylicum.

2. **Theobrominum**, Theobromin. Krystallinisches, in Wasser wenig lösliches Pulver. In Form des Diuretins: Theobromino-Natrium salicylicum. Gaben: 1,0! täglich 6,0!

B. Nerven- und Muskelgifte der Alkaloïdreihe.

Diese Reihe umfasst hauptsächlich die in den Pflanzen vorkommenden Alkaloïde, deren chemische Constitution noch wenig bekannt ist, die aber wohl alle den Stickstoff in einem

---

1) Die Literatur über d. Wirk. d. flücht. Best. des Kaffees und Thees vergl. bei Binz, Centralbl. f. klin. Med. 21. 1109. 1900.

Ringsystem enthalten. Die wichtigsten gehören im engeren oder weiteren Sinne der Pyridin- Chinolin- und Isochinolinreihe an. Die Alkaloïde sind Basen, die mit Säuren meist gut charakterisirte Salze bilden. Doch kommt es bei der pharmakologischen Classificirung auf die basischen Eigenschaften nicht an. Auch ist es in pharmakologischer Hinsicht gleichgültig ob ein Alkaloïd in den Pflanzen vorkommt oder ein Abkömmling eines solchen ist, wie das Apomorphin, oder auf rein synthetischem Wege erhalten wird.

7. Gruppe des Curarins.

Zu dieser Gruppe gehören in erster Reihe drei Alkaloïde des südamerikanischen Pfeilgiftes Curare, das Curarin, Protocurarin und Tubocurarin, die von Boehm[1]) zuerst dargestellt und von ihm[2]) und seinen Schülern Tillie[3]) und Jakabházy[4]) eingehend pharmakologisch untersucht sind.

Das **Curarin**, $C_{19}H_{24}N_2O$, stammt von Strychnos toxifera Benth. und findet sich in dem am Orinoko und in Brittisch-Guiana bereiteten Calebassencurare. Es ist im freien Zustande noch nicht dargestellt. Sein Chlorid bildet eine granatrothe, lackartig durchscheinende, in Wasser leicht lösliche Masse.

Das **Protocurarin**, $C_{19}H_{25}NO_2$, ist neben dem sehr schwach curarinartig wirkenden Protocurin und dem unwirksamen Protocuridin in dem Topfcurare aus dem Stromgebiet des Amazonas enthalten. Es wird in Thontöpfchen versandt, und zu seiner Bereitung dienen Strychnos Castelnaea und Cocculus toxiferus. Das Hydrochlorid ist ein amorphes, mattrothes, in Wasser leicht lösliches Pulver. Wirkt wie das Curarin, nur noch stärker (Jakabházy).

Das **Tubocurarin**, $C_{19}H_{21}NO_4$, ist das Alkaloïd des vom Amazonas in Bambusröhren versandten Tubocurare, dessen Abstammung noch unbekannt ist. Das Hydrochlorid bildet eine hellröthlich gelbe, lockere, amorphe Masse. Es wirkt auf die Endigungen der motorischen Nerven schwächer, auf die der Gefässnerven und des Herzvagus stärker als das Curarin.

Ein zweites Alkaloïd dieser Curaresorte, das Curin, $C_{18}H_{19}NO_3$, welches im freien Zustande in farblosen Nadeln oder Tafeln krystallisirt, aber auch in amorpher Modification vorkommt, lähmt nicht die Endigungen der motorischen Nerven, sondern wirkt veratrinartig auf das Herz.

<hr>

1) Boehm, Das südamerikan. Pfeilgift Curare in chem. u. pharmak. Beziehung. Abhandl. der math.-phys. Classe d. k. sächs. Ges. d. Wissensch. zu Leipzig. 22. Bd. S. 199. 1895 u. 24. Bd. S. 1. 1897.
2) Arch. f. exp. Path. u. Pharmak. 35. 16. 1894. 3) ibid. 27. 1. 1890. 4 ibid. 42. 10. 1899.

Das Curarin lähmt mit grosser Intensität die Endigungen der motorischen Nerven der Skeletmuskeln, ohne zunächst andere Organe direct zu afficiren.

Die Normalgabe Curarin, die erforderlich ist, um einen Frosch von 50 g durch Lähmung der Endigungen der motorischen Nerven vollständig beweguugslos zu machen, beträgt nur 0,014 mg (Boehm und Tillie). Dabei schlägt das Herz kräftig weiter, die Muskeln behalten ihre Erregbarkeit fast unverändert bei, und in verhältnissmässig kurzer Zeit tritt vollständige Erholung ein. Nach der 16fachen Normalgabe kehren die Reflexe erst nach 9—10 Tagen wieder, die Fähigkeit, sich aus der Rückenlage umzudrehen, stellt sich aber erst nach 14—16 Tagen ein. Nach der 30fachen Normalgabe bleibt die Erholung gewöhnlich aus (Tillie). Auch nach der Anwendung des Curare können die Thiere 8—10 Tage im gelähmten Zustande verharren, bis nach dem Uebergang des Curarins in den Harn vollständige Erholung eintritt (Bidder, 1868). Der innerhalb 18 bis 20 Stunden nach der Vergiftung mit der Normalgabe Curarin secernirte Harn bringt an einem anderen gleich schweren Frosch eine vollständige Curarinlähmung hervor, so dass das Gift vollständig unverändert durch den Harn ausgeschieden wird (Jakabházy). Für Salamandra maculosa ist die Normalgabe 30mal grösser als für Frösche (Jakabházy).

An Säugethieren erfolgt die Ausscheidung des Giftes durch die Nieren so rasch, dass die Resorption vom Magen aus mit der Elimination nicht Schritt hält. Daher sind weit grössere Gaben von Curare als die, welche in das Blut oder unter die Haut gespritzt tödtlich wirken, bei innerlichem Gebrauch unschädlich. Schomburgk nahm auf seinen Reisen in Südamerika bedeutende Quantitäten davon ohne Schaden gegen Sumpffieber. Bringt man aber relativ grosse Mengen in den Magen (Fontana, 1780) oder verhindert man durch Unterbindung der Nierengefässe die Ausscheidung des Giftes (Cl. Bernard, 1865), so stellen sich die Vergiftungserscheinungen bei dieser Applicationsweise ebenso rasch ein, wie bei der Injection unter die Haut.

Auch an Säugethieren lähmt das Curarin, ohne zunächst andere nachweisbare Wirkungen hervorzubringen, nur die Endigungen der motorischen Nerven. Die Thiere gehen, sich selbst überlassen, an den Folgen des Fortfalls der Respirationsbewegungen zu Grunde. Werden die letzteren künstlich durch Einblasen von Luft in die Lungen ersetzt, so bleibt das völlig bewegungslose Thier oft viele Stunden lang am Leben. Das Herz pulsirt dabei mit ungeschwächter Kraft und erzeugt in dem vom Gifte wenig beeinflussten Gefässsystem einen nahezu normalen Blutdruck.

Für Kaninchen beträgt die kleinste tödtliche Gabe, Normalgabe, des Curarins 0,34 mg für 1 kg Körpergewicht und etwa ebensoviel für Hunde und Katzen (Boehm).

Sehr grosse Gaben Curarin lähmen auch die motorischen Nerven in den Gefässwandungen. Einspritzung von Curarinlösungen in das Blut verursacht an Kaninchen, Katzen und Hunden regelmässig ein unmittelbares Sinken des Blutdrucks, das nach der 1—20fachen Normalgabe vorübergehend ist und häufig von einer Erhebung über die Norm gefolgt wird, nach der 50—100-fachen Normalgabe länger dauert und nicht ganz verschwindet. Die Ursache dieser Erscheinung ist wahrscheinlich eine in Folge der Vertheilung des Giftes im Organismus vorübergehende Lähmung der Nerven in den Gefässwandungen, denn nach der 100 bis 300fachen Normalgabe werden an Kaninchen die peripheren vasomotorischen Nerven vollständig unerregbar; Hautreize, centrale Ischiadicusreizung, Erstickung, directe Reizung des Rückenmarks, sowie periphere Splanchnicusreizung sind jetzt ohne Einfluss auf den Blutdruck (Tillie).

Am Herzen selbst werden nach sehr grossen Gaben namentlich bei Fröschen die herzhemmenden Vagusfasern gelähmt.

Ueber den **Einfluss des Curarins auf das Centralnervensystem** haben erst die Untersuchungen mit der reinen Substanz Aufschluss gegeben (Tillie). Werden schwache Curarinlösungen (1:1000—10 000) nach Entfernung des Gehirns und Unterbindung des Herzens auf das blossgelegte Rückenmark von Fröschen gebracht, so stellt sich ein heftiger Tetanus ein. Das Curarin wirkt also wie das Strychnin. Ist das Gehirn erhalten, so werden, anscheinend durch Erregung von hemmenden Centren im letzteren, die Reflexe in den durch Unterbindung der Gefässe vor dem Gift geschützten Gliedern unterdrückt. An Säugethieren lässt sich wegen der unvermeidlichen Lähmung der Endigungen der sämmtlichen motorischen Nerven nur eine hochgradige Steigerung der Reflexerregbarkeit der vasomotorischen Nerven nachweisen. An curarisirten Kaninchen treten in Folge dessen bei geringfügigen Reizungen der Hautoberfläche Blutdrucksteigerungen von 30—80 mm Hg ein, welche mehrere Minuten anhalten.

Neben dem Tetanus ist wohl auch, wie nach Strychnin, eine

Lähmung anderer Gebiete des Centralnervensystems anzunehmen. So ist es zu erklären, dass jene erwähnte Reflexhemmung an Fröschen nach der 50—100 fachen Normalgabe innerhalb 1 bis $1\frac{1}{2}$ Stunden verschwindet und einer gesteigerten Reflexerregbarkeit Platz macht.

Von den übrigen Organen, die noch besonders zu nennen sind, bleiben die sensiblen Nerven und die motorischen Nervenstämme von dem Gifte völlig verschont. Für letztere ist dies, abgesehen von der Anordnung, bei welcher nur die Stämme und nicht ihre Endigungen von dem Gifte getroffen werden, durch besondere sehr subtile Versuche von Kühne (1886) am M. gracilis des Frosches unzweifelhaft erwiesen. Der Sitz der Wirkung sind die motorischen Endplatten.

Die Froschmuskeln erfahren selbst nach der 20000 fachen Normalgabe keine directe Einwirkung (Boehm, 1894). Die Veränderungen, welche die Zuckungscurve derselben in Folge der Curarisirung zeigt (vergl. Overend, 1890), hängen davon ab, dass die Muskelsubstanz in diesem Falle ganz direct ohne jede Betheiligung nervöser Gebilde erregt wird. Bei unvollständiger Lähmung der Nervenendigungen sind die Zuckungshöhen niedriger, und der Nervenapparat ermüdet bei der elektrischen Reizung leichter als im normalen Zustande (Boehm, Jakabházy).

Bei curarisirten Thieren hat man auch das Auftreten von Zucker im Harn beobachtet, auch an Fröschen nach reinem Curarin, doch ist das keineswegs regelmässig der Fall (vergl. Morishima[1]).

Bei der **Anwendung des Curare und des Curarins in Krankheiten** kommt ebenfalls keine andere Wirkung als die Lähmung der Endigungen der motorischen Nerven in Frage, und dem entsprechend kann es sich nur um eine Unterdrückung von Krämpfen durch dasselbe handeln. An vollständig curarisirten und ausreichend künstlich respirirten Thieren bringt das Strychnin keinen Tetanus hervor, weil die Uebertragung der übermässigen Erregung vom Centralnervensystem auf die Muskeln verhindert wird. Nach der Ausscheidung der beiden Gifte tritt zuweilen vollständige Erholung ein. Am Menschen darf man bei der Behandlung eines Tetanus nicht in dieser Weise verfahren, weil sich eine ausreichende künstliche Respiration nicht einmal an Thieren, geschweige denn bei Menschen längere Zeit ohne die grösste Gefahr unterhalten lässt. Denn beim Einblasen von Luft in die Bronchien wird der Brustkorb durch die gewaltsam erweiterte Lunge gehoben und diese dabei leicht geschädigt. Man hat auch versucht, den Tetanus und andere Krampfformen mit kleinen Gaben von Curare zu behandeln, die überhaupt keine

---

1) Arch. f. exp. Path. u. Pharmak. 42. 28. 1899.

nachweisbare Lähmung der motorischen Nervenendigungen bedingen. Die in dieser Weise behandelten Fälle von Wundtetanus (Vella, 1859; Demme, 1861; Busch, 1867, u. A.) gestatten aber kein Urtheil über den Erfolg, denn wenn dabei zuweilen Ausgang in Genesung beobachtet wurde, so steht dieser sicherlich in keinem Zusammenhang mit dem angewandten Mittel.

Es kommen bei der therapeutischen Verwerthung der Curarinwirkung nur solche Grade derselben in Frage, bei denen zwar eine deutliche Lähmung vorhanden ist, die aber noch keine kräftige, durch starkes Einblasen von Luft in die Lungen erzeugte künstliche Respiration erfordern. Es gelingt, Kaninchen durch successive Application kleiner, nicht tödtlicher Gaben von Curarin derartig zu vergiften, dass die Thiere im Zustande völliger Lähmung ohne künstliche Respiration am Leben bleiben; die Zwerchfellbewegungen erfolgen noch spontan und gehen kräftig von statten (Tillie). Dieser Grad der Curarinwirkung kann beim Wundtetanus, bei der Hundswuth und bei anderen Krampfformen insbesondere dann von Nutzen sein, wenn in Folge der Krämpfe eine Erschöpfung der Respirations- und Gefässnervencentren und des Nervensystems im Allgemeinen einzutreten droht. Nach dem Aufhören tetanischer Anfälle stockt gewöhnlich die Respiration, die Reflexerregbarkeit ist unterdrückt und der Blutdruck sehr niedrig. An curarisirten Thieren tritt nach der Einverleibung von Strychnin nur eine Steigerung des Blutdrucks ein, während das darauf folgende Absinken desselben, wie es an nicht curarisirten Thieren beobachtet wird, ausbleibt (Denys, 1885). Die Unterdrückung des Tetanus verhindert demnach die durch ihn bedingte Lähmung der Gefässnervencentren und in ähnlicher Weise die Erschöpfung anderer Nervengebiete.

Es ist denkbar, dass der Tetanus nach Intensität und Dauer die Grenze nur um ein Geringes überschreitet, jenseits welcher die letalen Fälle anfangen. Hier wird es am leichtesten möglich sein, das Leben so lange zu erhalten, bis die Gefahr vorüber ist. Schon jene mässige, aber allerdings ausgesprochene Curarinwirkung, bei der noch die Respiration durch die Zwerchfellbewegungen unterhalten wird, kann ausreichen, um die Gewalt der Krämpfe zu brechen. Sollte dabei Stocken der Athmung eintreten, so lässt sich das leicht durch einfache manuelle künstliche Respiration beseitigen.

Durch eine solche Behandlung ist es Offenberg (1879) gelungen, einen Fall von Tetanus in der besonderen Form der Lyssa zur Heilung zu bringen. Der Wundtetanus hat oft eine sehr lange Dauer, während welcher die Curarinwirkung nicht ununterbrochen unterhalten werden darf. Deshalb ist in solchen Fällen ein dauernder Erfolg kaum zu erwarten. Doch brachten in einem typischen Falle dieser Krankheit Gaben von 1—12 mg des reinen Curarins, subcutan injicirt, bei einem kräftigen Manne Nachlass der Krämpfe und Verminderung der Respirations- und Pulsfrequenz hervor (F. A. Hoffmann, 1889). Auch bei Tetanie wurde durch subcutane Injection von 0,25—0,70 mg desselben reinen Curarins eine Abkürzung der Gesammtdauer der Anfälle erzielt (Hoche[1])).

Nach 12 mg des reinen Curarins traten in jenem Falle von Tetanus (Hoffmann) Speichelfluss, geringer Singultus, Zuckungen des Unterkiefers, aber anscheinend keine Lähmungserscheinungen auf, während bei dem an Tetanie leidenden Kranken schon nach 0,6—0,7 mg Lähmung der beiden Beine zu Stande kam, so dass diese willkürlich nicht bewegt werden konnten. Nach der arzneilichen Anwendung von Curare hat man bei Menschen eine Temperatursteigerung, ja einen förmlichen fieberhaften Zustand mit Gänsehaut, Schüttelfrost, dann Hautröthe und Schweiss, beschleunigten Puls, Durst und Kopfweh beobachtet (Liouville, 1866). Auch an Thieren lässt sich durch kleine, nicht lähmende Gaben eine Temperaturerhöhung hervorrufen (Liouville u. Voisin, 1866; Goujon, 1869; Bonwetsch[2])). Bei eintretender Lähmung zeigt die Temperatur ein wechselndes Verhalten (Reichert[3])).

Für therapeutische Zwecke ist nur das reine, vorher auf seine Normaldosen (vgl. S. 91 und 92) geprüfte Curarin anzuwenden.

Zahlreiche andere Pflanzenalkaloïde, namentlich aber fast alle Ammoniumbasen sowie einzelne stickstofffreie Substanzen, z. B. der Campher, bringen an Fröschen neben anderen Wirkungen auch mehr oder weniger leicht eine Lähmung der Endigungen der motorischen Nerven hervor, manche in so hervorragender Weise, dass sie das Curarin ersetzen könnten.[4]

---

1) Neurolog. Centralbl. 1894. Nr. 8.

2) Bonwetsch, Ueber den Einfluss verschiedener Stoffe auf die Umsetzung des Sauerstoffs im Blute. Diss. Dorpat 1869. 35.

3) Therapeutic Gaz. 15. 151 u. 242. 1891.

4) Vergl. Buchheim u. Loos in: Eckhard, Beiträge zur Anat. u. Physiol. 5. 179. Giessen 1870; Santesson, Arch. f. exp. Path. u. Pharmak. 35. 23. 1894.

8. Gruppe des Strychnins.

Zu dieser Gruppe gehören ausser dem in verschiedenen Strychnosarten, namentlich Strychnos Nux vomica, S. Ignatii und S. Tieuté neben Brucin vorkommenden Strychnin verschiedene andere Alkaloïde, namentlich das Akazgin aus der wahrscheinlich auch einer Strychnosart entstammenden Akazgarinde, ferner das in den Calabarbohnen neben dem Physostigmin enthaltene Calabarin, dann das Opiumalkaloïd Thebaïn, das Gelsemin (vergl. Gruppe des Coniins), das Tetanocannabin, welches sich in kleiner Menge im indischen Hanf und dem daraus bereiteten Haschisch findet, und endlich das in vielen ostindischen, speciell javanischen Arten der Fam. der Lauraceae vorkommende, stark tetanisirend wirkende Alkaloïd Laurotetanin (Greshoff[1])).

Die typische Wirkung aller dieser Alkaloïde besteht in der hochgradigen Steigerung der Reflexerregbarkeit jener Gebiete des Centralnervensystems, die von den peripheren Sinnesnerven her beeinflusst werden, und findet ihren Ausdruck in dem Tetanus. Daneben erfahren verschiedene andere Gehirn- und Rückenmarksfunctionen, insbesondere die willkürlichen und die von pathischen Erregungen abhängigen reflectorischen Bewegungen eine Lähmung, die nach Brucin und Thebaïn ähnlich wie nach Morphin schon vor, nach Strychnin, Akazgin und Calabarin erst nach dem Tetanus oder gleichzeitig mit diesem auftritt. Ausserdem wirken das Brucin, Stychnin, Gelsemin und wohl auch die übrigen genannten Alkaloïde curarinartig lähmend auf die Endigungen der motorischen Nerven, eine Wirkung, die aber nur beim Brucin schärfer in den Vordergrund tritt.

Die Stoffe der Curarin-, Strychnin- und Morphingruppe bilden gleichsam eine fortlaufende Reihe, in welcher die nach Curarin so ausgesprochene Lähmung der motorischen Endplatten des Muskels allmälig geringer wird, während in der Strychningruppe der Tetanus und beim Morphin die centrale Lähmung ihren Höhepunkt erreichen.

Das charakteristische Symptom der Strychninwirkung, der **Tetanus**, besteht in einer meist plötzlich eintretenden, wenige Secunden bis viele Minuten dauernden tonischen Contraction der sämmtlichen Skeletmuskeln. Die kurzen, oft blitzschnell auf-

1) Ber. der d. chem. Ges. 23. 3546. 1890.

einander folgenden Intermissionen werden durch länger anhaltende Intervalle unterbrochen. Bei Menschen können die letzteren wenige Minuten bis mehrere Stunden dauern. Bei den intensivsten Formen des Tetanus hören diese Unterbrechungen auf, der ganze Körper erscheint brettartig hart, starr und unbeweglich. Der tetanische Anfall beginnt in der Regel mit einem Kinnbackenkrampf (Trismus), dann gerathen ohne erkennbare Reihenfolge die übrigen Muskeln in Contraction.

Da bei einer gleichzeitigen Zusammenziehung der Muskeln an Wirbelthieren die Wirkung der Extensoren jene der Flexoren überwiegt, so verursacht der Tetanus eine Streckung des Rumpfes (Orthotonus) und der Gliedmassen. Der erstere kann sogar stark nach hinten gekrümmt werden (Opisthotonus).

Nach jedem stärkeren tetanischen Anfall stocken die Respirationsbewegungen und kommen dann wieder von selbst in Gang, wenn der Anfall nicht zu lange gedauert hat. Nach Versuchen an Kaninchen kann der Respirationsstillstand auch so lange anhalten, dass das Thier zu Grunde geht. Wenn man aber in solchen Fällen die künstliche Respiration einleitet, so treten nach einiger Zeit spontane Athembewegungen ein, und der in Folge des Anfalls stark erniedrigte Blutdruck steigt wieder an (Denys[1])).

Wenn die künstliche Respiration während des tetanischen Anfalls oder vor demselben eingeleitet wird, so gelingt es, ihn zu unterdrücken oder sein Eintreten zu verhindern, falls die angewandten Gaben des Giftes nicht zu gross sind. Osterwald[2]) fand an Meerschweinchen, dass Vermehrung des Sauerstoffgehalts der eingeathmeten Luft die Krämpfe mildert oder unterdrückt, Verminderung dagegen sie verstärkt.

Die Ursache des Tetanus ist eine excessiv gesteigerte Reflexerregbarkeit des Rückenmarks, der Medulla oblongata und des Gehirns. Die Krampfanfälle werden bei einem derartigen Zustande dieser Organe durch die kleinsten, oft gar nicht mehr nachweisbaren Reize hervorgerufen, so dass sie scheinbar ohne alle Veranlassung eintreten. Indessen erfolgen in den schwächsten Graden der Strychninwirkung, bei Fröschen nach $1/50$ bis $1/100$ mg, die Anfälle nachweisbar nur bei äusseren Reizen. Das beweist, dass der Tetanus ein Reflexkrampf ist. Doch rufen ihn, der oben erwähnten Localisation der gesteigerten Erregbarkeit

---

1) Arch. f. exp. Path. u. Pharmak. 20. 306. 1885.
2) Arch. f. exp. Path. u. Pharmak. 44. 451. 1900.

entsprechend, nur solche Reize hervor, welche das Auge,
das Ohr und insbesondere die Tastorgane treffen, während
die Reizung der blossgelegten Muskeln und Eingeweide ohne
Einfluss bleibt.

An Menschen lässt sich durch das Strychnin selten eine
auffällige Steigerung der Reflexerregbarkeit hervorbringen, ohne
dass zugleich tetanische Erscheinungen bemerkbar werden. Dagegen treten nach stärkeren arzneilichen Gaben und zuweilen in
Vergiftungsfällen vor dem Ausbruch des Krampfanfalls Ziehen
und Steifigkeit, besonders in den Nacken- und Unterkiefermuskeln,
Empfindlichkeit gegen Sinneseindrücke, Zittern der Glieder und
Behinderung der Respiration ein.

Nach längerem Gebrauch bedingen Gaben, die einzeln angewendet keine merkliche Wirkung haben, zuweilen einen Zustand erhöhter Reflexerregbarkeit, der nicht so stark ist, dass an
Gesunden unbeherrschbare Reflexbewegungen ausgelöst werden.
Wenn aber nach Apoplexien die gelähmten Glieder dem
reflexhemmenden Einfluss des Willens entzogen sind, so gerathen
sie in Folge dieser Strychninwirkung nicht selten in lebhafte
Bewegung oder verfallen sogar in tetanische Erstarrung. Diese
Erscheinung, die bei Rückenmarkslähmung auch ohne Anwendung
von Strychnin bloss nach sensibler Reizung beobachtet ist (Brown-
Séquard), kann in therapeutischer Beziehung kaum die Bedeutung einer mässigen passiven Gymnastik haben. Ein anderer
Erfolg ist bei Lähmungszuständen von der durch das Strychnin
bewirkten, meist unmerklichen Steigerung der Reflexerregbarkeit
überhaupt nicht zu erwarten.

Auch **automatische Functionscentren** des Centralnervensystems versetzt das Strychnin in einen Zustand **erhöhter Erregbarkeit und verstärkter Erregung.** Durch diese Wirkung
werden gelinde Grade der Chloralhydrat- und Alkoholnarkose
vermindert und selbst bis zu einem gewissen Grade aufgehoben.
Deshalb hat man in Frankreich das Strychnin gegen Alkoholismus empfohlen. In hervorragendem Mases werden von dieser
Erregung die Ursprünge der Gefässnerven und der herzhemmenden Vagusfasern betroffen. In Folge dessen erfährt
die Pulsfrequenz eine Verlangsamung, und der Blutdruck steigt
wegen der Verengerung der kleineren Arterien, und zwar auch
an curarisirten Thieren, also unabhängig von den Krämpfen

(S. Mayer[1])). Der vom Rückenmark ausgehende **Muskeltonus** erfährt an Fröschen ebenfalls eine Verstärkung.

Verworn[2]) beobachtete, dass bei Fröschen, die mit grösseren Dosen Strychnin vergiftet waren, nach dem Aufhören des Tetanus und nach dem vollständigen Erlöschen der Reflexerregbarkeit das Herz stets in Diastole still stand. Er nimmt an, dass das Strychnin lähmend auf das Herz wirkt. Diese Annahme ist aber nicht zutreffend. Der diastolische Stillstand und andere dem letzteren vorausgehende Erscheinungen am Herzen, die bereits von Heinemann[3]) und von Falck[4]) beschrieben sind, kommen dadurch zu Stande, dass, worauf bereits Heinemann hinweist, in Folge der tetanischen Contractionen eine Stauung des Blutes im Herzen herbeigeführt und dieses dadurch geschädigt wird. Injicirt man einem curarisirten Frosch „grössere Mengen" Strychnin, so bleibt die Herzthätigkeit unverändert. Das Strychnin wirkt weder an Fröschen noch an Säugethieren direct auf das Herz.

Eine besondere Beachtung verdient die bereits vor Jahrzehnten gemachte, dann durch die therapeutischen Versuche von Nagel (1871) scharf in den Vordergrund gerückte und jetzt in praktischer Hinsicht schon wieder halb vergessene Beobachtung, dass in amblyopischen und amaurotischen Zuständen durch den Gebrauch des Strychnins eine Besserung des Sehvermögens herbeigeführt wird. Auch am gesunden Auge lässt sich nach Gaben von 2—4 mg eine Zunahme der Sehschärfe besonders an der Peripherie des Gesichtsfeldes und eine Erweiterung des letzteren nachweisen, und zwar an dem Auge, in dessen Nähe das Strychnin subcutan injicirt wird (v. Hippel[5])). Der letztere Umstand sowie die lange, über mehrere Tage sich erstreckende Dauer der Wirkung deuten auf einen localen Einfluss des Giftes auf die Retina hin. Doch kann auch eine Erhöhung der Erregbarkeit der lichtempfindenden Centren im Gehirn die Ursache der gesteigerten Sehschärfe sein, in der Weise, dass der gleiche Lichtreiz unter diesen Verhältnissen eine stärkere Empfindung verursacht als vorher. Dreser[6]) fand durch genaue Messungen an seinem Auge, dass die Unterschiedsempfindlichkeit auch für die verschiedenen Helligkeitsgrade der vier Hauptfarben des

---

1) Sitzungsber. d. Wien. Akad. d. W. 64. 657. 1872.
2) Arch. f. Anat. u. Physiol. Physiol. Abth. 1900. 385.
3) Virch. Arch. 33. 394. 1865.
4) Vierteljahrschr. f. gerichtl. Med. N. F. 20. 208. 1874.
5) v. Hippel, Ueber die Wirkung des Strychnins auf das normale u. kranke Auge. Berlin 1873.
6) Arch. f. exp. Path. u. Pharmak. 33. 251. 1894.

Spectrums nach der subcutanen Injection von 2—4 mg Strychnin
mehr oder weniger erheblich, namentlich für mittlere Lichtstärken,
verschärft wird.

Obgleich die Besserung des Sehvermögens, namentlich bei
der einfachen Sehnervenatrophie, nach der Anwendung des Strychnins wenigstens in einzelnen Fällen längere Zeit anhält, so ist
doch, wie dies auch die Erfahrung gelehrt hat, eine eigentliche
Heilung jener Leiden darnach nicht zu erwarten.

Nach innerlichen Gaben von 0,02 g Strychnin wird auch
der Geruchssinn ausserordentlich geschärft, wobei übelriechende Substanzen, wie Asant, Knoblauch, Baldrian, einen angenehmen Eindruck hervorbrachten (Fröhlich, 1851). Auf den
Tastsinn scheinen solche Gaben nur einen geringen Einfluss
auszuüben (Lichtenfels, 1851; v. Hippel [1])).

Von der früher üblichen Anwendung der Krähenaugenpräparate
und des Strychnins als erregende Mittel in den verschiedensten
Krankheiten, namentlich des Nervensystems, ist man gegenwärtig fast vollständig zurückgekommen. Nur bei motorischen
Lähmungen aus verschiedenen Ursachen wird das Mittel immer
wieder versucht, obgleich die Angaben über günstige Erfolge sehr
spärlich sind. In manchen Fällen hat man nach steigenden
Gaben von 5—10 mg eine Besserung der Lähmungen beobachtet.
Die Wirkung kann auch in diesen Fällen nur darin bestehen,
dass die in Folge von Krankheiten verminderte Erregbarkeit der
im Uebrigen intacten motorischen Centren unter dem Gebrauch
des Alkaloïds vorübergehend gesteigert wird, ähnlich wie das
letztere die durch Chloralhydrat und andere Substanzen dieser
Art herbeigeführte Narkose wenigstens theilweise zu beseitigen
im Stande ist. Ob dabei auch die Rückkehr der erkrankten
Gewebe zur normalen Beschaffenheit begünstigt wird, oder ob
die Verminderung der Lähmungserscheinungen durch Steigerung
der Erregbarkeit der betreffenden Gebiete einerseits und die
Besserung der pathologischen Veränderungen andererseits nur
neben einander hergehen, lässt sich vorläufig nicht übersehen.

Die **Lähmung verschiedener Gebiete des Centralnervensystems**, welche das Strychnin neben dem Tetanus hervorbringt,
hat hauptsächlich eine toxikologische Bedeutung, denn sie ist die
eigentliche Todesursache bei der Strychninvergiftung. Ihre Entwickelung lässt sich nicht unmittelbar beobachten, weil sie durch

[1]) a. O. oben S. 90.

den gleichzeitigen Tetanus verdeckt wird. Der letztere kann zwar
auch, wenn er sehr heftig ist, durch Erschöpfung zum Tode
führen, allein in der Regel ist er an sich nicht sehr gefährlich.
Der Wundtetanus hält bei Menschen zuweilen viele Wochen lang
an, und die Fortdauer seiner Ursache bedingt schliesslich den
tödtlichen Ausgang. Die Strychninvergiftung dagegen verläuft
sehr rasch. An Kaninchen erfolgt selbst nach kleineren Gaben
meist nur ein kurzer Tetanus, zuweilen nur eine einzelne tetanische Streckung, dann ist das Thier völlig gelähmt und geht
an Respirationsstillstand zu Grunde. Eine curarinartig lähmende
Wirkung ist dabei nicht im Spiele. An Hunden und bei
Menschen tritt die directe Lähmung nicht so leicht ein, wie
bei Kaninchen; der Tetanus dauert länger, und die Todesursache
ist theilweise in einer allgemeinen Erschöpfung des Nervensystems und in der auf die ursprüngliche Erregung folgenden
Lähmung der Gefässnervencentren zu suchen.

An Fröschen lässt sich die centrale Lähmung besonders gut bei
R. temporaria nachweisen, an der das Strychnin eine curarinartige Wirkung nicht hervorbringt. Die allgemeine Lähmung folgt nach grösseren
Gaben unmittelbar auf den ersten kurzdauernden tetanischen Anfall, wobei
die Endigungen der motorischen Nerven völlig erregbar bleiben. Während
eines länger dauernden Tetanus besteht die Lähmung neben diesem. Bepinselt man einen ganzen Frosch während des Tetanus mit einer Cocaïn-
lösung bis zur völligen Hautanästhesie und spült ihn dann mit Wasser gut
ab, um das überschüssige Cocaïn zu entfernen, so hört der Tetanus vollständig auf, weil in Folge der Lähmung der sensiblen Hautnerven eine
reflectorische Wirkung von den letzteren her ausgeschlossen ist; dagegen
macht sich jetzt eine mehr oder weniger vollständige Lähmung des Thieres
bemerkbar, die durch den Tetanus verdeckt wurde. Ein normaler Frosch
wird durch die gleiche Cocaïnbehandlung nicht sofort gelähmt (Poulsson[1]).

Die Lähmung der Endigungen der motorischen Nerven
durch das Strychnin kommt nur an Rana esculenta leicht zu
Stande, während sie bei R. temporaria fast vollständig ausbleibt
(Poulsson[1]). Das Zustandekommen der Lähmung wird durch
den ermüdenden Einfluss des Tetanus auf die Endigungen der
motorischen Nerven begünstigt (Santesson[2]). An Säugethieren lässt sie sich nur nachweisen, wenn ausserordentlich grosse Mengen von Strychnin beigebracht werden und
gleichzeitig eine sehr energische künstliche Respiration unter-

---

1) Arch. f. exp. Path. u. Pharmak. 26. 22. 1889.
2) Skandinav. Arch. f. Physiol. 6. 308. 1895.

halten wird (Richet, 1880, Vulpian, 1882). Von allen hierher gehörenden Alkaloïden wirkt das Brucin am stärksten curariartig.

Die mittlere tödtliche Gabe des Strychnins für erwachsene Menschen beträgt bei innerlicher Anwendung 0,10—0,12 g. Es giebt aber Fälle, in denen der Tod bereits nach 0,03 g eintrat, während in anderen nach Mengen von 0,6, ja sogar nach 1,25 g Genesung erfolgte. Dabei ist aber zu berücksichtigen, dass Brechmittel verabreicht waren.

Die tödtlichen Gaben, auf 1 kg Körpergewicht berechnet, betragen für Frösche 2,1 mg, für Kaninchen 0,6 mg, für Hunde und Katzen 0,75 mg, für Hühner 2,0 mg, für Tauben wenigstens 10,0 mg (Falck[1]). Die kleinste tödtliche Gabe für Hunde ist bei der Injection in das Blut für 1 kg Körpergewicht 0,2 mg, vom Brucin dagegen sind 8,0 mg erforderlich (Reichert, 1893). Ganz junge Thiere sind gegen das Strychnin widerstandsfähiger als alte.[2]

Eine Gewöhnung an die Strychninwirkung scheint wenigstens bei Menschen nicht vorzukommen. Man beobachtet im Gegentheil nach längerem Gebrauch kleiner Gaben, die anfangs keine nachweisbaren Erscheinungen hervorbringen, das allmälige Auftreten einer gesteigerten Reflexerregbarkeit. Dies hängt davon ab, dass auch die geringsten Grade derartiger Erregbarkeitszunahmen des Nervensystems, wenn sie einmal eingetreten sind, längere Zeit andauern. Dadurch wird bei fortgesetztem Gebrauch des Mittels leicht eine Summation oder Cumulation der Wirkung herbeigeführt. Dazu kommt, dass die Ausscheidung des resorbirten Strychnins, welches nach den Beobachtungen zahlreicher Autoren in unverändertem Zustande im Harn nachgewiesen werden kann[3], nur langsam von statten geht. Noch am 8. Tage nach dem Einnehmen des Alkaloïds hat man Spuren desselben im Harn gefunden (Plugge, 1885.)

Man gebraucht das Extract der Krähenaugen, in welchem das Strychnin und Brucin die einzigen wirksamen Bestandtheile sind, anscheinend mit gutem Erfolg nicht selten bei chronischen Magen- und Darmkatarrhen, um gewisse Erscheinungen derselben, namentlich Verdauungsstörungen, unangenehme Sensationen in der Magengegend und Durchfälle zu unterdrücken.

---

[1] Vierteljahrsschr. f. gerichtl. Medic. N. F. 20. 193. 1874; 21. 12. 1874; 23. 78. 1875.

[2] Vergl. Falck, Pflüg. Arch. 34. 1. 1884; 36. 285. 1885.

[3] Die ausführliche Literatur bei C. Ipsen, Untersuchungen üb. d. Verhalten des Strychnins im Organism. Vierteljahrsschr. f. ger. Med. 3. F. 4. 15. 1892.

Ob das Strychnin dabei nur die Rolle eines bitteren Mittels spielt, oder in eigenartiger Weise die Innervation der Verdauungsorgane beeinflusst, ist zur Zeit noch unentschieden.

Statt des Extractes, in welchem offenbar verschiedene Nebenbestandtheile die Resorption des Alkaloïds verzögern und seinen Uebergang in den Darm begünstigen, liesse sich in diesen Fällen das unlösliche und deshalb schwer resorbirbare gerbsaure Strychnin in Form einer schleimigen Emulsion anwenden. Dadurch würde eine sichere Dosirung erreicht, was bei dem Extract nicht möglich ist.

1. **Strychninum nitricum**, salpetersaures Strychnin. Farblose, in 90 Wasser lösliche Krystalle. Gaben 0,003—**0,01!**, täglich bis **0,02!**

2. Semen Strychni, Nux vomica, Strychnossamen, Krähenaugen, Brechnüsse; die in den fleischigen Früchten der Strychnos Nux vomica steckenden flachen Samen. Sie enthalten nach Sander[1] 1,2—1,4, im Mittel 1,28% Strychnin und 1,5—1,8, im Mittel 1,73% Brucin. Gaben **0,1!**, täglich **0,2!**

Die Ignatiusbohnen, Fabae St. Ignatii, von Strychnos Ignatii, enthalten 1,92—1,98% Strychnin und 1,18—1,24% Brucin (Sander, a. a. O.).

3. **Extractum Strychni**, Extr. Nucum vomicarum, Krähenaugenextract. Mit Weingeist hergestelltes, braunes, trockenes Extract. Gaben 0,01—**0,05!**, täglich bis **0,10!**, in Pillen und Emulsionen.

4. Tinctura Strychni, Krähenaugentinctur. Strychnossamen 1, verd. Weingeist 10. Gaben 0,5—**1,0!**, täglich bis **2,0!**

9. Gruppe des Morphins.

Das Morphin vermindert anfangs und unterdrückt dann in eigenartiger Weise die Functionen des Grosshirns, insbesondere das Empfindungsvermögen, wodurch Schmerzstillung, Hypnose und Narkose hervorgebracht werden; darauf verbreitet sich die Lähmung auf die willkürlichen und die von schmerzerzeugenden Reizen abhängigen reflectorischen Bewegungen, die vollständig unterdrückt werden, und schliesslich verursacht es an einzelnen Thierarten in derselben Weise wie das Strychnin (vergl. S. 97 u. 98) eine Steigerung der von den Sinnesreizen beherrschten Reflexempfindlichkeit und Tetanus.

Von den übrigen, zahlreichen Opiumalkaloïden verhalten sich nach den Untersuchungen von W. v. Schroeder[2] das Papaverin, Codeïn und Narkotin ähnlich, nur ist die nar-

1) Sander, Beitrag z. Kenntn. der Strychnosdroguen. Diss. Strassburg 1896.
2) Arch. f. exp. Path. u. Pharmak. 17. 96. 1883.

kotische Wirkung im Vergleich zur tetanisirenden weit schwächer als beim Morphin. Das Thebaïn schliesst sich, wie oben (S. 96) erwähnt, der Strychningruppe an. Das Narceïn ist völlig unwirksam.

Der charakteristische Tetanus nach Morphin tritt nur an niederen Thieren (Fröschen) ganz regelmässig ein. Bei einzelnen Säugethierarten, namentlich bei Katzen, ist er häufig vollkommen ausgebildet, seltener beim Hunde. Dagegen wird eine sehr beträchtliche Steigerung der Reflexerregbarkeit auch bei der letzteren Thierart niemals vermisst. In einzelnen Fällen hat man den Tetanus bei schweren Vergiftungen auch an Menschen eintreten sehen.

Diese relative Immunität der höher organisirten Geschöpfe in Bezug auf die tetanisirende Wirkung des Morphins ist so zu deuten, dass bei ihnen der Tod in Folge der Gehirnlähmung sich früher einstellt als jener Grad der erhöhten Reflexerregbarkeit, bei welchem ein ausgebildeter Tetanus zum Ausbruch kommt. Auch Frösche verfallen einer vollständigen Bewegungslosigkeit, ehe die Krämpfe auftreten.

An Menschen sind die Wirkungen des Opiums und Morphins identisch, weil die übrigen Alkaloïde, welche stärker krampferregend wirken als das Morphin, namentlich das der Strychningruppe angehörende Thebaïn, nur in geringen Mengen in der Drogue enthalten sind.

Die Wirkung des Morphins auf das Gehirn ist bei allen Wirbelthieren dem Wesen nach die gleiche. Die Verschiedenheiten lassen sich auf die ungleiche Bedeutung und die abweichende Art der Functionsäusserungen dieses Organgebietes bei den einzelnen Thierclassen zurückführen.

An Fröschen werden nacheinander die Functionen des Gross-, Mittel- (Vierhügel) und Kleinhirns, sowie des verlängerten Marks ausser Thätigkeit gesetzt, ähnlich wie bei der successiven Abtragung dieser Theile, nur mit dem Unterschiede, dass im letzteren Falle die Function des abgetragenen Organtheils sogleich gänzlich fortfällt, während bei der Vergiftung von den Functionen des einen Theils, z. B. des Grosshirns, noch ein Rest vorhanden sein kann, wenn bereits die des benachbarten Gebietes, z. B. des Mittelhirns, ergriffen sind. Von einer solchen Wirkung sind die Erscheinungen abhängig zu machen, die sich an Fröschen nach 0,02—0,05 g Morphin im Laufe von einigen Stunden entwickeln. Sie bestehen zunächst in Verlust der Fähigkeit zu willkürlichen Bewegungen, wobei letztere nach künstlichen äusseren Reizen noch in geordneter Weise eintreten. Dann

stellen sich Störungen der Coordination und des Gleichgewichts
der Bewegungen ein (Wirkung auf die Vierhügel), und nach
einiger Zeit vermag das Thier keinen Sprung mehr auszuführen,
während es sich aus der Rückenlage in die hockende Stellung
aufzurichten im Stande ist (entsprechend der Abtragung des Kleinhirns). Schliesslich bildet sich eine vollständige Bewegungslosigkeit aus, die auch durch äussere Reize nicht einmal in Form
von Reflexen unterbrochen wird. Meist erst wenn das Thier in
diesen Zustand gerathen ist, seltener und nur nach grossen
Gaben vor dem Eintritt der Bewegungslosigkeit, beginnt die erhöhte Reflexerregbarkeit, welche allmälig zum Tetanus führt
(vergl. Witkowski[1])).

Bei den höheren Thieren und am Menschen wird in
erster Linie die Empfänglichkeit für stärkere sensible Reize abgestumpft, namentlich für solche, welche Schmerzempfindung und
Husten verursachen, während die Tastempfindung zunächst intact bleibt. Die schmerzstillende Wirkung tritt ein, ohne dass
das Allgemeinbefinden verändert erscheint und ohne dass das
Sensorium seine Thätigkeit in Form des Schlafes einzustellen
braucht. Doch macht sich bald die Neigung zu letzterem bemerkbar, was darauf hindeutet, dass von vorne herein die Erregbarkeit der betreffenden Gebiete beeinträchtigt und die Empfindlichkeit für alle äusseren Reize abgestumpft ist. Zustände
der Erregung in einzelnen Gehirngebieten lassen sich dabei in
der Regel nicht nachweisen. Nur in einzelnen Fällen gerathen
die Vorstellungen nicht bloss unmittelbar vor dem Einschlafen,
sondern noch während des Wachens in Unordnung. Sie werden
bei wechselnder Stimmung und erschwertem Denken lebhafter
und flüchtiger und treten unmotivirter ein.

Man hat diese Erscheinungen von einer direct erregenden Wirkung des Morphins und Opiums auf die betreffenden Gehirnabschnitte
abgeleitet. Indessen muss man sich, schon wegen der Inconstanz der Erscheinung, der bereits im achtzehnten Jahrhundert von J. Johnstone
ausgesprochenen Ansicht anschliessen, dass diese Aufregung nur eine
Folge der narkotischen Wirkung des Opiums und Morphins ist. Es
handelt sich dabei offenbar um eine Störung und Verschiebung des Gleichgewichts der einzelnen Gehirnfunctionen. Die Sphäre der Vorstellungen
ist anscheinend noch intact, wenn bereits die sensiblen Reize schwächer
wirken. Jene empfängt dann eine geringere Anregung und Direction von

---

1) Arch. f. exp. Path. u. Pharmak. 247. 1877.

aussen und geräth dabei auf eigene Hand in Thätigkeit, wie vor dem festen Einschlafen. Etwas später wird auch sie im Sinne einer Lähmung direct beeinflusst, und die Aufregung legt sich.

Wenn dieser Grad der Wirkung erreicht ist, so stellt sich sicher Schlaf ein, falls nicht die äusseren Reize, welche wegen der fortdauernden Reflexerregbarkeit noch sehr wirksam sind, absichtlich mit einer gewissen Intensität unterhalten werden. Passive und active Körperbewegungen und rasch wechselnde lebhafte Sinneseindrücke pflegen den Eintritt des Schlafes, ja selbst der tieferen Narkose, zu verhindern. Bei fortschreitender Wirkung erlischt die Erregbarkeit des Grossgehirns immer mehr; es stellt sich erst fester, nicht abwendbarer Schlaf, dann die eigentliche Bewusstlosigkeit und schliesslich tiefes Koma ein. Darauf greift die Lähmung allmälig auch auf das verlängerte Mark über und beeinflusst vor allem die Respiration, die seltener, unregelmässig, aussetzend und röchelnd wird, bis sie schliesslich zum Stillstand gelangt. Das Aufhören der Athembewegungen bildet die Todesursache der acuten Opium- und Morphinvergiftung. Bei Kaninchen bietet die Respiration bei nicht zu tiefen Graden der Narkose Erscheinungen dar, die denen des Cheyne-Stokes'schen Phänomens vollkommen gleichen (Filehne[1])).

Eine besondere Beachtung verdient das Verhalten der Gefässe. Bei Thieren wird der Tonus derselben in Folge einer Lähmung ihrer Nervenursprünge nur in den höchsten Graden der Vergiftung soweit vermindert, dass Sinken des arteriellen Blutdrucks erfolgt. Am Menschen macht sich dagegen häufig schon nach arzneilichen Gaben eine Gefässerweiterung an der Haut des Körpers und des Gesichts bemerkbar. Die Nervencentren dieser Gefässgebiete sind ausserordentlich leicht allen Einflüssen zugänglich, namentlich solchen, die einen Nachlass des Tonus bedingen.

Mit dieser Gefässwirkung stehen vermuthlich gewisse Erscheinungen im Zusammenhang, die man bei der Opium- und Morphinvergiftung zu beobachten Gelegenheit hat. Dahin gehören das Wärmegefühl und die Röthung des Gesichts, Schweissausbruch, Exantheme in Form von Frieseln, Hautjucken. Mit der Erweiterung der Hautgefässe hängt jedenfalls die vermehrte Wärmeabgabe und das Sinken der Körpertemperatur mit Morphin vergifteter Thiere (L. Brunton und Cash, 1886) zusammen. An Kaninchen, deren Körpertemperatur durch den sogenannten Wärmestich bis auf 40—41° C.

1) Arch. f. exp. Path. u. Pharmak. **10.** 442. 1879; **11.** 45. 1879.

gesteigert ist, bewirken 10—12 mg Morphin oder 30 mg Codeïn in derselben Weise wie das Antipyrin eine Herabsetzung der Temperatur bis auf die normale Höhe (Gottlieb[1]). Eine locale Wirkung des Alkaloïds auf die Wandung der kleineren Arterien anzunehmen, liegt kein Grund vor. Die anfängliche Röthung des Gesichts macht später einer Blässe desselben Platz, wenn sich bei stärkerer Vergiftung auch die übrigen Gefässe erweitert haben. Da die Erweiterung der Hautgefässe nur eine der Bedingungen für das Zustandekommen jener Erscheinungen bildet, so ist es erklärlich, dass man sie in vielen Fällen vermisst.

Ob die Gehirngefässe ebenfalls schon frühe erweitert werden und ob dieser Umstand den Gebrauch des Morphins in solchen Krankheiten und Zuständen verbietet, in denen eine Neigung zu Kopfcongestionen besteht, wie es unter anderem für das Kindesalter angegeben wird, lässt sich auf Grund der vorhandenen Thatsachen nur vermuthen, obgleich schón zu Ende des 6. Jahrhunderts Alexander von Tralles versichert, dass das Opium oft heftige Congestionen zum Kopf verursache und daher gegen Kopfschmerz nicht zu empfehlen sei.

Die beim Menschen in den stärkeren Graden der Morphinwirkung häufig, aber keineswegs constant beobachtete Pupillenverengerung, die bei Einträufelung des Morphins in das Auge nicht eintritt, hat nur diagnostische Bedeutung. Sie kann nicht von einer directen Lähmung oder Reizung besonderer Theile des Gehirns abgeleitet werden, sondern ist wahrscheinlich von complicirteren Vorgängen abhängig.

An Hunden ruft das Morphin nicht selten Erbrechen hervor. Wir haben es hier wohl schon mit einer Andeutung der Wirkung zu thun, die bei dem Apomorphin völlig in den Vordergrund tritt. Guinard (1898) sieht sie als Folge einer Erregung der im verlängerten Mark gelegenen Centren an. Einige Decigramm Hunden in das Blut eingespritzt verursachen nach 1—2 Stunden blutige Durchfälle.

Die Morphinsucht und die chronische Morphinvergiftung, an die sich ein grosses praktisches Interesse knüpft, gehören in das Gebiet der klinischen Intoxicationen.

Von den peripheren Organen werden nur wenige direct von der Morphinwirkung betroffen. Namentlich bleiben die Muskeln und peripheren Nerven ganz intact. Dass die Tastnerven selbst in den schwersten Graden der Morphinvergiftung ihre Erregbarkeit nicht verlieren, folgt unmittelbar aus

[1] Arch. f. exp. Path. und Pharmak. 26. 419. 1890.

der Thatsache, dass an vergifteten Thieren jede Berührung und
Erschütterung Zuckungen und Reflexkrämpfe auslöst. Ebensowenig tritt eine Herabsetzung der localen Empfindlichkeit für
pathische Reize ein, wie sie durch die secundäre Spirale eines
Inductionsapparats hervorgebracht werden (Jolly und Hils-
mann, 1874). Nur wenn man den Nerv eines abgelösten Frosch-
schenkels in eine wässrige Lösung von Opium oder Morphin ein-
taucht, verliert er seine Erregbarkeit (Johannes Müller). Das
hat aber für die Beurtheilung der Zustände während des Lebens
gar keine Bedeutung.

Das Herz wird in seinen Functionen direct nicht nachweisbar beeinträchtigt. Doch kann gegen das Ende einer letalen
Vergiftung ein lähmungsartiger Zustand der automatischen motorischen Herzganglien (Herznarkose), wie man ihn in weit aus-
gesprochenerem Masse bei Vergiftungen mit Blausäure und mit
den Stoffen der Chloroformgruppe beobachtet, neben der Gefässerweiterung zum Sinken des Blutdrucks beitragen.

In hervorragender Weise werden die Darmbewegungen
vom Morphin beeinflusst. Es verringert die Peristaltik, und bei
gesunden Individuen tritt nach Morphin- und Opiumgebrauch eine
Verlangsamung der Stuhlentleerungen, oder auch wohl völlige
Obstipation ein. Bei Durchfällen, wie sie namentlich in Folge
acuter Darmkatarrhe auftreten, wird die heftige Peristaltik sistirt,
die Entleerungen hören auf, und die kranke Schleimhaut findet
in der Ruhe die Bedingungen zu ihrer Heilung.

Das Zustandekommen dieser Wirkung auf den Darm ist
noch nicht genügend erklärt. Eine Lähmung der motorischen Ganglien
und der Muskeln ist dabei sicherlich nicht im Spiele. An Kaninchen verursacht Reizung des unvergifteten Darms mit einem Kochsalzkrystall eine
sich in aufsteigender Richtung fortpflanzende Contraction desselben. Nach
20 mg Morphin bleibt die durch den Salzkrystall hervorgerufene Zusammenziehung auf die Berührungsstelle beschränkt; nach 60 mg ist sie
wieder eine aufsteigende. Hieraus hat man gefolgert, dass kleinere Gaben
von Morphin die im Splanchnicus verlaufenden Hemmungsfasern für die
Darmbewegungen erregen, grössere dieselben lähmen, und zwar die centralen Theile dieser Nerven, weil an einer unterbundenen und vom
Mesenterium, demnach auch von den Darmnerven abgetrennten Darmschlinge das Morphin die Folgen der Salzreizung nicht mehr beeinflusst
(Nothnagel, 1882).

Bei der Unterdrückung von Durchfällen durch das Morphin kann es
sich um eine derartige Hemmung der verstärkten Darmbewegung nicht
handeln, weil die Wirkung auch bei Vergiftungen durch grosse Gaben ein-

tritt und lange anhält, während Erregungen bald vorübergehen. Am wahrscheinlichsten erscheint daher die Annahme, dass gewisse Nervenelemente in der Darmwand existiren, welche die vom Darmlumen her zu ihnen gelangenden Reize auf die ebenfalls in der Darmwand gelegenen motorischen, die Darmbewegungen vermittelnden nervösen Centren übertragen, und dass die Erregbarkeit dieser Nerven durch das Morphin vermindert wird. Das Auftreten von Bewegungen am ruhenden und dem Einfluss der Hemmungsnerven entzogenen Darm bei Vagusreizung wird durch das Morphin wesentlich abgeschwächt (Jacobj[1])).

Opium und Morphin dienen ganz im Allgemeinen zur Unterdrückung übermässiger Bewegungen und Contractionen des Darms. Die grösste Rolle spielen sie bei der Behandlung acuter Darmkatarrhe. Aber während in diesen Fällen die Stuhlentleerungen gemässigt werden sollen, sucht man im Gegentheil bei der Bleikolik die bestehende Verstopfung durch das eine oder das andere der beiden Präparate zu beseitigen. Hier beruht der Erfolg darauf, dass der durch die Bleivergiftung herbeigeführte und durch sensible Reizung unterhaltene Krampf des Darmrohrs gehoben, und letzteres dem Durchgang der Fäces wieder eröffnet wird.

Häufig räumt man bei der Behandlung von Darmkrankheiten dem Opium einen Vorzug vor dem Morphin ein. Soweit das begründet ist, hat man es dabei offenbar mit denselben Verhältnissen zu thun, wie beim Krähenaugenextract im Vergleich zum Strychnin (vergl. S. 102).

Neben der Wirkung auf den Darm ist es vor allem jener schwächste Grad der Morphinwirkung auf das Gehirn, welcher in der Therapie eine so grosse Rolle spielt. Auch hier sind die Indicationen ganz allgemeiner Natur und Contraindicationen kaum vorhanden. Schmerzen aller Art, Hustenreiz und andere unangenehme und quälende Sensationen werden oft schon durch sehr geringe Mengen Morphin (5—10 mg) unterdrückt.

Von den Exaltationszuständen lassen sich die gewöhnlichen Formen der nervösen Schlaflosigkeit anfangs ebenfalls durch kleine Gaben bekämpfen. Nach längerem Gebrauch tritt in diesen und in anderen Fällen in steigendem Masse eine Gewöhnung an das Mittel ein. Es sind dann stetig wachsende Gaben zur Erzielung der gewünschten Wirkung erforderlich. In manchen Fällen wurden schliesslich nicht weniger als 1,0—1,5 g Morphin täglich unter die Haut gespritzt, während sonst 0,1—0,2 g tödtlich wirken können.

─── ───

1) Arch. f. exp. Path. u. Pharmak. 29. 208. 1891.

Von vorne herein grössere Gaben erfordern die eigentlichen psychischen Exaltationszustände, weil, wie oben angegeben ist, die psychischen Functionen etwas schwerer von der Morphinwirkung betroffen werden, als die sensible Sphäre. Zu dieser Kategorie von Zuständen gehören vor allen Dingen das Delirium tremens und die Atropinvergiftung, aber auch andere Formen von Manie. Umgekehrt kann das Atropin auch einen Theil der durch Morphin bedingten Lähmungszustände vermindern oder beseitigen und dadurch bei der Behandlung von Morphinvergiftungen nützlich werden. [1]) Dagegen hat die Anwendung beim Tetanus eine ganz andere Bedeutung. Da der letztere gelegentlich auch durch das Morphin hervorgerufen werden kann, so trägt dieses nichts zu seiner Beseitigung bei. Es kann sich hier vielmehr nur darum handeln, die Leiden des Kranken durch die wohlthätige Wirkung dieses Mittels zu lindern.

Ueber die **Schicksale des Morphins im Organismus** war man lange im Unklaren. Sie sind sehr eigenartige und stehen mit der Gewöhnung an dieses Mittel in Zusammenhang.

In den Harn geht es nicht oder nur in Spuren über. In einer Untersuchung, welche Harrington im pharmakologischen Institut zu Strassburg ausgeführt, ihrer negativen Resultate wegen aber nicht veröffentlicht hat, enthielt der während eines Monats gesammelte Harn einer Morphinistin, die sich täglich 1 g Morphin subcutan injicirte, auch keinerlei andere Umwandlungsproducte des Morphins. Es konnte aber darin besonders nach subcutaner Injection an verschiedenen Thierarten nachgewiesen werden (Marmé, 1883). Zuweilen enthält der Harn (D. Takahashi, 1886) sowie die Lunge und Leber (Marmé, 1883) etwas Dehydromorphin, $C_{34}H_{36}N_2O_3$, oder vielleicht richtiger Dehydrodimorphin (Oxydimorphin). Regelmässiger konnte man das Morphin in den Fäces (Vogt, 1875; Jaques, 1880) sowie im Magen und im Erbrochenen (Leineweber, 1883; Alt, 1889) nachweisen.

Tauber (1890) fand mittelst einer von ihm ausgebildeten Methode zur genauen quantitativen Bestimmung des Morphins von 1,24 g des letzteren, die einem Hunde im Laufe von 10 Tagen subcutan injicirt waren, $41\,^0/_0$ in den Fäces wieder.

Mit Hilfe der Tauber'schen Methode bestätigte E. Faust [2]) bei seinen Untersuchungen über die Ursachen der Gewöhnung an Morphin zunächst die Thatsache, dass der Darm der einzige Ausscheidungsweg des Morphins aus dem Organismus ist. Wäh-

---

1) Vergl. Levison, Ueb. d. therap. Antagonism. zwischen Morphin und Atropin. Bonner Diss. Siegburg 1894.
2) Arch. f. exp. Pathologie u. Pharmak. 44. 217. 1900.

rend aber bei einer einmaligen acuten Vergiftung rund 70 % des einverleibten Morphins in den Fäces wiedergefunden wurden, nahm bei andauernder Darreichung in allmälig steigenden Gaben die ausgeschiedene Menge immer mehr ab, und schliesslich fand sich überhaupt kein Morphin mehr in den Fäces.

So z. B. war in einem Versuche an einem 6,7 kg schweren Hunde die verabreichte Morphinmenge nach 8 Wochen auf täglich 1,5 g gesteigert worden. Dennoch enthielten nach Ablauf dieser Zeit die Fäces von 3 Tagen, also nach insgesammt 4,5 g Morphin, nichts mehr von diesem.

Anfangs wird also nur wenig Morphin im Organismus zerstört, allmälig erlangt der letztere durch Gewöhnung die Fähigkeit selbst grössere Mengen, wahrscheinlich zunächst durch eine fermentative Spaltung, völlig zu zersetzen, und darauf beruht unzweifelhaft die sogenannte Gewöhnung an das Morphin. Die letztere hängt also nicht von einer allmäligen Abstumpfung des Nervensystems gegen die Wirkungen des Alkaloïds ab, sondern beruht darauf, dass in Folge der zunehmenden Zerstörung des Giftes eine Anhäufung des letzteren in der für die Wirkung erforderlichen Menge nicht mehr zu Stande kommen kann. Bei der Zerstörung handelt es sich aber nicht um die Wirkung von sogenannten Antitoxinen, sondern bloss um eine Verstärkung der gewöhnlichen Spaltungsvorgänge im Organismus. Die Oxalsäure z. B. vermag der letztere nicht zu zersetzen und gewöhnt sich auch nicht, es zu thun.

Das **Codeïn** ist der Methyläther des Morphins und wird aus diesem künstlich dargestellt oder aus dem Opium gewonnen. Es wirkt weniger narkotisch, aber stärker lähmend auf die Gebiete des Mittelhirns und auch stärker tetanisirend als das Morphin. Gegen Schmerzen ist es weniger wirksam als das letztere, wird aber mit grösserem Erfolg zur Unterdrückung von Hustenreiz gebraucht, was wohl darauf beruht, dass es die Reflexempfindlichkeit jener Functionsgebiete des Gehirns abstumpft, die den Hustenreiz auf die Respirationsmuskeln übertragen.

Von den zahlreichen **Morphinderivaten** sind in den letzten Jahren besonders das Benzylmorphin (Peronin), der Morphin-Diessigsäureester (Heroïn) und das Aethylmorphin (Dionin) genauer untersucht und für therapeutische Zwecke, insbesondere gegen Husten, empfohlen worden. Sie schliessen sich dem Codeïn an, indem sie wie dieses weniger narkotisch, aber stärker lähmend auf die tieferen Functionsgebiete des Gehirns und, bei gleicher

Stärke der narkotischen Wirkung, energischer tetanisirend wirken, als das Morphiu. Kleine Gaben von Heroïn, 1 mg an Kaninchen, vermindern die Athemfrequenz, verlängern die Inspiration und bringen, aber keineswegs regelmässig, eine Vergrösserung des Volums der einzelnen Athemzüge hervor. Etwas grössere Gaben verursachen eine Verminderung sowohl der einzelnen Athemzüge als auch der Athemgrösse in der Zeiteinheit (Dreser, 1898). Noch grössere Gaben wirken lähmend auf die Athmungscentren.[1])

Zu dieser Gruppe kann auch das in einer mexikanischen Cactusart, dem Anhalonium Williamsi, vorkommende Alkaloïd **Pellotin** gerechnet werden, das narkotisch und tetanisirend wirkt (Heffter[2])). An Menschen führt es leicht Hypnose herbei, scheint aber nicht schmerzlindernd zu wirken (Jolly[3])).

1. **Morphinum hydrochloricum**, Morphinhydrochlorid. Farblose, in 25 Wasser lösliche Krystalle. Gaben 0,005—0,03!, täglich bis 0,1! Subcutan 0,002—0,020, in wässriger Lösung von 1%.

2. **Codeïnum phosphoricum**, Codeïnphosphat. In Wasser leicht lösliche, farblose Krystalle. Gaben 0,01—0,1!, täglich bis **0,3!**

3. **Opium**, Opium. Der freiwillig eingedickte und eingetrocknete Milchsaft der unreifen Früchte von Papaver somniferum. Soll getrocknet 10—12% Morphin enthalten; im Maximum sind 20—23% gefunden worden. Die Hauptmasse der übrigen Alkaloïde bildet das schwach wirkende Narkotin, der Rest macht etwa 1—2% aus. In Wasser ist das Opium mehr als zur Hälfte löslich. Gaben 0,05—0,15!, täglich bis 0,5!, in Pulvern.

4. **Extractum Opii.** Aus Opium mit Wasser hergestellt; trockene, rothbraune Masse. Gaben **0,15!**, täglich **0,5!**

5. **Pulvis Ipecacuanhae opiatus**, Dover'sches Pulver. Opium 1, Ipecacuanha 1, Milchzucker 8; enthält also 10% Opium. Gaben 0,1 bis 0,5—1,5!, täglich **5,0!**

6. **Tinctura Opii simplex**, einfache Opiumtinctur. Opium 15, verd. Weingeist 70, Wasser 70. Das Lösliche von 10% Opium, also etwa 1% Morphin enthaltend. Gaben 0,5—1,5!, täglich bis **5,0!**

7. **Tinctura Opii crocata**, safranhaltige Opiumtinctur. Wie die einfache, nur mit Zuthat von etwas Safran, Zimmt und Gewürznelken dargestellt. Enthält etwa 1% Morphin. Gaben wie bei der vorigen.

<hr>

1) Ueber die Wirkungen einiger Morphinderivate, insbesondere des Heroïns, vergl. Dott u. Stockmann, Proc. of the Roy. Soc. of Edinburgh. 1890, S. 321. Dreser, Pflüg. Arch. 72. 1. 1898 u. **80.** 85. 1900. Harnack, Münch. med. Wochenschr. 1899. No. 27. 881. Fraenkel, ibid. No. 46. 1525. Impens, Pflüg. Arch. **78.** 527. 1900. Santesson, ibid. **81.** 349. 1900.

2) Arch. f. exp. Path. u. Pharmak. 34. 65. 1894; Ber. der d. chem. Ges. 29. 1. 216. 1896.

3) Therap. Monatsh. 1896. 328.

8) **Tinctura Opii benzoïca**, benzoësäurehaltige Opiumtinctur. Enthält Anethol, $C_6H_4(OCH_3)C_3H_4$ (Anisöl) 0,5%, Campher 2%, Benzoësäure (2%) und das Lösliche von 0,5% Opium, entsprechend 0,05% Morphin.

Diese Tinctur ist ein Curiosum! Die Benzoësäure, in Pulver- oder Dampfform eingeathmet, verursacht durch Kehlkopfreizung Husten. Durch den letzteren wird Schleim aus den Bronchien hinausbefördert, und die Säure steht daher im Rufe eines Expectorans. In dieser Tinctur soll sie also Hustenreiz erregen, während das Opium dazu bestimmt ist, den letzteren zu unterdrücken.

9. **Fructus Papaveris immaturi**. Unreife, getrocknete Mohnköpfe. 10. **Sirupus Papaveris**, Mohnsaft. Auf 100 Sirup sind 10 Theile Mohnköpfe verwendet. 11. **Semen Papaveris**, Mohnsamen. Von Papaver somniferum. Morphingehalt unbestimmt.

10. Gruppe des Chelidonins und Hydrastins.

Der vorigen Gruppe schliessen sich verschiedene andere Papaveraceenalkaloïde an, von denen besonders das **Chelidonin** und **Hydrastin** und allenfalls noch das **Sanguinarin** Berücksichtigung verdienen.

Das **Chelidonin** ist im Chelidonium majus (Schöllkraut) und im Stylophoron diphyllum, das **Sanguinarin** in der Wurzel des canadischen Blutkrauts, Sanguinaria canadensis, enthalten. Das **Hydrastin**, $C_{21}H_{21}NO_6$, welches sich beim Erhitzen mit verdünnter Salpetersäure in Opiansäure und **Hydrastinin**, $C_{11}H_{13}NO_2$, spaltet, findet sich neben Berberin in der Wurzel von Hydrastis canadensis, schmeckt bitter und krystallisirt in farblosen Prismen. Aus dem Narcotin entsteht durch Einwirkung von Braunstein und Schwefelsäure das **Cotarnin**, welches Methoxylhydrastinin ist und ähnlich wie das Hydrastinin wirkt.

Eine praktische Bedeutung hat nur das **Hydrastin** als wirksamer Bestandtheil der Hydrastis canadensis, deren Wurzel seit 1883 auch in Europa in Form des amerikanischen Fluid-Extracts bei mancherlei Leiden des Uterus, namentlich bei Blutungen desselben, angewendet wird. Die bisherigen Untersuchungen über die Wirkungen der Drogue, des Hydrastins und seines Spaltungsproductes, des Hydrastinins, haben im Wesentlichen den Zweck, die angeblichen oder thatsächlichen heilsamen Erfolge zu erklären.

Die Wurzel der Hydrastis canadensis wurde ursprünglich in den Vereinigten Staaten von Nordamerika in Form eines Resinoïds als „bitteres Tonicum" bei Magen- und Darmkatarrhen und wie das Chinin bei Wechselfiebern gebraucht. Die Anwendung bei Magenkatarrhen scheint dann die locale Anwendung des Mittels bei Augen- und Vaginalkatarrhen veranlasst zu haben. So war der Uebergang zu dem Gebrauch bei katarrhalischen und anderen Erkrankungen des Uterus von selbst gegeben, nur dass in diesen Fällen an die Stelle der localen Anwendung die innerliche trat.

Das **Chelidonin** wirkt wie das Morphin narkotisch und lähmend, an Meerschweinchen, aber nur in geringem Grade, auch reflexerregend. Von 'dem Morphin unterscheidet es sich dadurch, dass es ausserdem nach Art des Cocaïns die Endigungen der sensiblen Nerven lähmt. An Warmblütern und Fröschen ruft es eine Lähmung der motorischen Herzganglien und an letzterer Thierart schliesslich Muskellähmung und Muskelstarre hervor (H. Meyer[1]). Aehnlich verhält sich das β-Homochelidonin, nur tritt die Krampfwirkung mehr hervor.

Das **Sanguinarin** wirkt nur schwach narkotisch, dagegen central lähmend und nach Art des Strychnins stark tetanisirend, ausserdem wie das Chelidonin herz- und muskellähmend (H. Meyer).

Das **Hydrastin** stimmt im Wesentlichen mit dem Sanguinarin überein. Es verursacht ohne Narkose allgemeine Lähmung, Tetanus, Herz- und Muskellähmung. Als Theilerscheinung der strychninartigen Wirkung auf das Centralnervensystem erfolgt eine Steigerung des Blutdrucks, auf die man ein grosses Gewicht legt, weil man von ihr eine Verengerung der arteriellen Gefässe und von dieser die blutstillende Wirkung ableiten kann. An Hunden genügen 0,0005—0,001 g Hydrastin für 1 kg Körpergewicht, um bei der Injection in das Blut die Drucksteigerung hervorzubringen, während unter den gleichen Bedingungen 0,01—0,02 g erforderlich sind, um Tetanus und Lähmung herbeizuführen (Marfori[2]). Es erscheint daher nicht unwahrscheinlich, dass das Hydrastin unter den Functionsgebieten des Centralnervensystems am frühesten die Gefässnervencentren in Erregung versetzt, so dass für therapeutische Zwecke schon durch kleine Gaben eine Gefässverengerung ohne andere Erregungszustände, namentlich ohne allgemeine Steigerung der Reflexerregbarkeit erzielt werden kann.

Das **Hydrastinin** verursacht nur erhöhte Reflexempfindlichkeit, aber keinen Tetanus; in anderen Theilen des Central-

---

1) Arch. f. exp. Path. u. Pharmak. 29. 397. 1892.
2) Arch. f. exp. Path. u. Pharmak. 27. 161. 1890.

nervensystems tritt von vorne herein allgemeine Lähmung ein.
Auf die Muskeln und das Herz scheint es wenig zu wirken. Es
bringt ebenfalls in Folge von Gefässverengerung Steigerung des
Blutdrucks hervor und wird, wie das Hydrastin, hauptsächlich
bei Blutungen angewendet.

*1. **Hydrastinum hydrochloricum**, salzsaures Hydrastin. In Wasser
leicht lösliche Masse. Gaben 0,015—**0,030**!, täglich **0,1**!

2. **Hydrastininum hydrochloricum**, salzsaures Hydrastinin. In
Wasser leicht lösliche Krystalle. Gaben **0,03**!, täglich **0,1**!

3. Extractum Hydrastis fluidum, Hydrastis-Fluidextract. Hydrastiswurzel 100 auf Fluidextract 100. Gaben 0,5—1,5 = 10—20 Tropfen
3—4 mal täglich.

4. Rhizoma Hydrastis, Hydrastiswurzel. Von Hydrastis canadensis. Gaben 0,5—1,5, 2—4mal täglich als Aufguss.

11. Gruppe des Cocaïns.

Das in den Cocablättern enthaltene Alkaloïd Cocaïn hat
durch seine eigenartige anästhesirende, d. h. lähmende Wirkung
auf die Endigungen der sensiblen Nerven in neuester Zeit
eine grosse therapeutische Bedeutung erlangt. Zu dieser Gruppe
gehören noch verschiedene aus dem Cocaïn durch Auswechselung
einzelner Atomgruppen dargestellte Alkaloïde. Die als Ersatzmittel des Cocaïns in letzter Zeit empfohlenen Verbindungen,
wie Eucaïn, Holocaïn, Orthoform, Nirvanin, wirken zwar mehr
oder weniger stark anästhesirend auf die Endigungen der sensiblen
Nerven, gehören aber ihren übrigen Wirkungen nach nicht dieser
Gruppe an.

Die Cocablätter stammen von Erythroxylon Coca, einem in
den westlichen Theilen von Südamerika, hauptsächlich in Peru
und Bolivien, einheimischen und dort cultivirten, den alten Peru-
anern heiligen Strauche. Sie werden in den meisten Gegenden
Südamerikas, wohin sie auf Handelswegen gelangen, in besonderer
Zubereitung oder ohne jeden Zusatz von den Eingeborenen wie
in anderen Ländern der Tabak gekaut oder vielmehr im Munde
ausgelaugt. Fast alle Arten unangenehmer Sensationen — Ermüdung, Schwächegefühl, Hunger, Durst, Hitze, psychische
Verstimmung — sollen durch dieses Genussmittel unterdrückt
und in Folge dessen Anstrengungen und Strapazen selbst bei

ungenügender Nahrung und mangelnder Ruhe besser ertragen werden.

Auf Grund solcher, seit dem 16. Jahrhundert sich wiederholender Angaben über die wohlthätigen Wirkungen der Cocablätter hat man sich unablässig bemüht, letztere in demselben Sinne wie in ihrem Vaterlande auch in Europa zu verwenden; jedoch stets vergeblich. Auch Versuche mit dem 1860 dargestellten Cocaïn ergaben anfangs kein besseres Resultat. Der Grund dieser Misserfolge lag hauptsächlich darin, dass man das Mittel unter Bedingungen prüfte, unter denen eine deutliche Wirkung jener Art überhaupt nicht eintreten konnte. Man hatte zu wenig berücksichtigt, dass die oben angegebenen Sensationen, z. B. Gefühl von Hunger und Ermüdung, in ausgesprochenen Graden vorhanden sein müssen, um beseitigt zu werden. Man nahm, von ungenauen Berichten irre geleitet, fälschlich an, dass die Coca nicht nur das Hungergefühl unterdrückt, sondern auch die Verdauungskraft des Magens steigert, nicht nur das Gefühl der Ermüdung und Schwäche beseitigt, sondern auch die Muskelkraft erhöht. So kam man zu negativen oder unklaren und einander widersprechenden Resultaten.

Die locale Anästhesirung durch das Cocaïn hat zuerst Demarle (1862) an der eigenen Mundschleimhaut beobachtet. Moréno y Maïz[1]) stellte diese Wirkung auch durch Versuche an Thieren fest und wirft die Frage auf, ob das Mittel als locales Anästheticum verwendbar wäre. Die Resultate solcher wissenschaftlichen Untersuchungen blieben jedoch seitens der Praktiker so lange unbeachtet, bis die Praxis sie von neuem entdeckt hatte.

Die Wirkungen des Cocaïns nach seiner Resorption betreffen nachweisbar nur das **Centralnervensystem** und bestehen ihrem Wesen nach in einem Durcheinander von anfänglichen Erregungs- und darauf folgenden oder von vorne herein auftretenden Lähmungszuständen der verschiedenen Functionsgebiete des Mittelgehirns und der Medulla oblongata, wodurch zugleich mit Krämpfen allgemeine Lähmung und Collaps auftreten, und der Tod durch den letzteren und durch directe Respirationslähmung herbeigeführt wird. Eine Abstumpfung der Empfindlichkeit der

---

1) Moréno y Maïz, Rech. chim. et physiol. sur l'érythroxylon coca du Pérou et la cocaïne. Thèse. Paris 1868. Das Literaturverzeichniss enthält 96 Artikel.

peripheren Nerven lässt sich bei dieser Applicationsweise nicht nachweisen.

Die bisher an Thieren ausgeführten Versuche sind nur mit einiger Vorsicht zu verwerthen, da es nicht immer beachtet ist, ob das zur Ausführung derselben verwendete Cocaïn frei von Ekgonin und Methylekgonin war.

An Kaninchen, Katzen und Hunden verursacht das Cocaïn anfangs grosse Unruhe, Aufregung und starken Bewegungstrieb, dann folgt Beruhigung und nach kleineren Gaben bald Erholung; nach grösseren, etwa nach 15—20 mg pro kg Körpergewicht an Hunden, 50—60 mg an Kaninchen, gesellen sich zu den vorigen Erscheinungen Schwäche, Lähmungszustände, Krämpfe und Bewusstlosigkeit; doch kommt es noch zur Erholung. Noch grössere Mengen, etwa 0,1 g an Kaninchen (v. Anrep[1])), verursachen den Tod unter Koma, Krämpfen und Athemlähmung. Bevor letztere eintritt, ist die Respiration erst einfach beschleunigt, dann dyspnoïsch.

Von Krämpfen unterbrochene Lähmungszustände sind auch an Fröschen die wesentlichen Erscheinungen der Cocaïnwirkung.

An den Circulationsorganen fällt besonders bei Hunden eine lebhafte Beschleunigung der Pulsfrequenz auf, die anscheinend von einer Lähmung der peripheren Endigungen der herzhemmenden Vagusfasern abhängt, ähnlich derjenigen, die an diesen Vorrichtungen schliesslich durch Pilocarpin und Nicotin hervorgerufen wird. Der Pulsbeschleunigung entspricht eine Steigerung des Blutdrucks wie nach Vagusdurchschneidung. Vielleicht ist dabei auch eine Verengerung der Gefässe im Spiele.

An Menschen hat man nach subcutaner Injection und nach Bepinselungen von Schleimhäuten mit Cocaïn, von denen weiter unten die Rede sein wird, nicht selten selbst nach kleineren Gaben **Vergiftungserscheinungen** beobachtet. Zuweilen mögen Ohnmachten, psychische Störungen und andere nervöse Zufälle, die an Kranken bei Operationen oder an Personen während der Morphinentwöhnung nach der Anwendung des Cocaïns vorgekommen sind, als Wirkungen des letzteren gedeutet sein. Auf solche Zufälle lassen sich wohl auch, wenigstens theilweise, die Angaben zurückführen, dass zuweilen bei subcutaner Injection schon Gaben von 10—40 mg schwere Vergiftung hervorgerufen hätten, während die tödtliche Gabe bei dieser Applicationsweise

1) Pflüg. Arch. 21. 38. 1880.

auf 0,2—0,3 angegeben wird, und sogar Mengen von 1,0 g mitunter vertragen wurden. Deshalb ist es nicht leicht, mit Sicherheit die Symptome zu bezeichnen, die ausschliesslich von der Vergiftung abhängen. In den leichteren Graden der letzteren hat man mannigfache Erscheinungen beobachtet, und zwar: Benommenheit, rauschähnliche Zustände, Schwindel und Kopfweh, ferner Blässe des Gesichts, Kältegefühl an Rumpf und Extremitäten, Pupillenerweiterung, zuweilen Vortreibung des Augapfels, Gefühl von Trockenheit und Zusammenschnürung im Halse, Schluckkrämpfe, nicht regelmässig Pulsbeschleunigung, endlich Uebelkeit, Brechneigung, kolikartige Schmerzen im Leibe, grosse Schwäche, Athembeschwerden, krampfhafte Zuckungen in den Muskeln des Rumpfes und der Extremitäten und angeblich Vermehrung oder Verminderung der Harnsecretion. Die schwereren Fälle verlaufen bei Menschen unter ganz ähnlichen Erscheinungen wie bei Thieren. Es treten Bewusstlosigkeit, Dyspnoe, gesteigerte Reflexthätigkeit und Krämpfe ein.

Von diesen acut auftretenden Fällen sind die chronischen Vergiftungen zu unterscheiden, die dem chronischen Morphinismus entsprechen und durch gewohnheitsmässigen Cocaïngebrauch entstehen.

In den Berichten der Reisenden über die Coca finden sich auch Angaben über eine eigenthümliche Krankheit, die sich allmälig bei den Cocakauern (Coqueros) in Folge von Unmässigkeit im Gebrauch dieses Genussmittels ausbildet. Unter den Symptomen werden insbesondere Verdauungsstörungen, Heisshunger mit Appetitlosigkeit abwechselnd, Verstopfung, Schlaflosigkeit, Apathie, Schwäche, Abmagerung, erst icterische, dann anämische Färbung der Haut genannt. Nach einigen Jahren treten Oedeme, Ascites, Marasmus auf, und es erfolgt der Tod.

Nach der Einführung des Cocaïns in die Praxis häuften sich von Tag zu Tag die Fälle, in denen dieses Mittel zur Entwöhnung von der Morphinsucht angewandt wurde. Diese Anwendung sowie der Missbrauch aus anderen Veranlassungen haben zu einer Cocaïnsucht geführt. Soweit sich die Folgen derselben von denen der Morphinsucht trennen lassen, gleichen sie denen, die, wie eben angegeben, in ähnlicher Veranlassung bei den Coqueros auftreten, und sind besonders durch psychische Störungen und hochgradigen Marasmus gekennzeichnet.

Seine praktische Bedeutung verdankt das Cocaïn der bereits erwähnten anästhesirenden oder lähmenden Wirkung auf die Endigungen der sensiblen Nerven. Bringt man eine

Lösung des Alkoloïds mit Schleimhäuten oder anderen Körperstellen in Berührung, welche wässrige Flüssigkeiten zu resorbiren vermögen, so werden diese Theile mehr oder weniger unempfindlich gegen alle Reize und Eingriffe, welche Schmerz oder Reflexvorgänge hervorrufen. Ebenso werden an solchen Stellen der Temperatur- und Tastsinn abgestumpft, und bei der Berührung des Mittels mit der Nasen- und Mundschleimhaut die Geruchs- und Geschmacksempfindungen vermindert.

In der medicinischen Praxis findet daher das Cocaïn als **locales Anästheticum** die ausgedehnteste Anwendung. Bestehende Schmerzen und andere unangenehme Empfindungen werden durch dasselbe unterdrückt, wenn der Sitz derselben ein oberflächlicher ist. Unter der gleichen Voraussetzung lassen sich chirurgische, ophthalmiatrische und andere Operationen schmerzlos ausführen. Am wirksamsten und erfolgreichsten erweist sich das Mittel an solchen Körpertheilen, die wegen ihres Reichthums an oberflächlich gelegenen Nervenendigungen nicht nur sehr empfindlich sind, sondern ausserdem auch lebhafte Reflexvorgänge vermitteln, welche bei Operationen zuweilen lästiger als der Schmerz sind. Dies ist namentlich am Auge und an der Schleimhaut des Rachens der Fall.

Um die gewünschten Theile unempfindlich zu machen, wendet man Lösungen des salzsauren Salzes von verschiedener Concentration in Form von Bepinselungen, Einspritzungen, Einträufelungen und Auflegen von Compressen an, je nach der Beschaffenheit der Localität. Am Rachen, Kehlkopf, an der Nase und den Geschlechts- und Harnorganen sind Lösungen von 10—$20^0{}_0$ am zweckmässigsten. Am Auge dienen zum Einträufeln solche von 2—$10^0{}_{/0}$. Doch müssen die schwächeren mehrmals eingeträufelt werden, wenn die Unempfindlichkeit vollständig sein soll. Die Wirkung, die in wenigen Minuten eintritt, dauert an den Schleimhäuten nicht länger als 10—15 Minuten.

Eine Erregung der Nervenendigungen scheint der Lähmung nicht vorauszugehen. Wenn man zuweilen bei Einträufelungen von Cocaïnlösungen in das Auge vorübergehend Brennen beobachtet hat, so ist das vermuthlich von der Beschaffenheit der Lösungen, z. B. von einem Gehalt derselben an überschüssiger Salzsäure u. dergl., abhängig gewesen.

Die Schleimhäute sind während der Cocaïnanästhesie blutleer und blass. Auch wird eine Verminderung der Secretion derselben und eine Abnahme vorhandener Schwellungen angegeben. Man führt diese Erscheinungen auf Gefässcontractionen zurück. Eine Verengerung der Arterien des Augenhintergrundes haben nur einzelne Beobachter gesehen. Als weitere Folgen der Cocaïnapplication hat man am Auge Erweiterung der Lidspalte, Mattwerden der Cornea und Conjunctiva und eine Temperaturherabsetzung bis zu 1,5°, die mit Kältegefühl verbunden war (Weber, 1884), beobachtet.

Sowohl bei der Einträufelung des Cocaïns in das Auge als auch bei allgemeinen Vergiftungen tritt ganz constant eine Pupillenerweiterung ein, die 15—20 Minuten nach der localen Application beginnt und mehrere Stunden andauert. Die Erweiterung ist nicht maximal, die Pupille reagirt auf Licht, wird durch Physostigmin und Pilocarpin verengert (Weber) und durch Atropin an Thieren erweitert (v. Anrep). Die Accommodation zeigt ein entsprechendes Verhalten, indem der Nahepunkt hinausgerückt wird, ohne dass eine völlige Lähmung vorhanden ist. Bei den zahlreichen Versuchen, diese Pupillenerweiterung und Accommodationsstörung zu erklären, hat man neben einer Reihe anderer Momente auch die in solchen Fällen so beliebte Sympathicusreizung herangezogen, die man auch für den selbst an Fröschen (Moréno y Maïz) neben jenen Erscheinungen beobachteten Exophthalmus verantwortlich machen will. Es handelt sich dabei aber offenbar nur um die Folgen des Fortfalls reflectorischer Erregungen.

An der äusseren Haut bleiben selbst concentrirte Cocaïnlösungen ohne jede Wirkung, weil die intacte Epidermis eine Resorption des Cocaïns so wenig wie jeder anderen Substanz aus wässrigen Lösungen zulässt.

Man wendet das Alkaloïd in Form subcutaner Injectionen auch an, um tiefer liegende Theile unempfindlich zu machen, wie es bei Eröffnung von Abscessen, Incisionen von Panaritien, bei Enucleationen des Bulbus und bei Tenotomien sowie bei Neuralgien erforderlich ist. Dies gelingt zuweilen soweit, dass jene Operationen fast schmerzlos ausgeführt werden können; denn auch in der Tiefe finden sich sensible Nervenendigungen, die das Cocaïn unempfindlich macht. Da ihre Zahl eine weit grössere ist, als die der Nervenfasern, so wird der Schmerz bei einem Schnitt in derartig anästhesirte Theile weit geringer sein als zuvor. Doch ist das nicht immer der Fall.

Oefters sind solche Operationen namentlich in der Tiefe des Auges nach der Anwendung des Cocaïns nicht weniger schmerzhaft als ohne dieselbe.

Es darf als sicher angenommen werden, dass das Cocaïn auch auf die Nervenstämme anästhesirend wirkt, vorausgesetzt, dass es in das Innere der Nervenröhren bis zur Markfaser eindringt. Das geschieht aber nur dann, wenn die blossgelegten Nervenfasern direct mit der Lösung bestrichen (Torsellini, 1885) oder mit dem Cocaïn in Substanz bestreut werden (Kochs, 1886).

In demselben Sinne wie äusserlich gebraucht man das Cocaïn auch innerlich, um die Magenschleimhaut zu anästhesiren, in der Absicht, dadurch entweder unangenehme Empfindungen, wie sie insbesondere bei Dyspepsien und Magenkatarrhen vorkommen, zu unterdrücken oder wenigstens zu mildern, oder den Einfluss von Brechreizen, z. B. in der Schwangerschaft und bei der Seekrankheit, abzustumpfen.

Von dieser Wirkung auf die Magenschleimhaut hängt zum Theil auch die **Bedeutung des Cocaïns als Genussmittel** ab, indem das Gefühl von Hunger und Durst, soweit es von dem Zustand des Magens abhängt, wie andere Sensationen unterdrückt wird. Doch kommen bei der Beurtheilung dieser Bedeutung in noch höherem Masse die Wirkungen nach der Resorption in Betracht. Dieses Alkaloïd erzeugt vom Blute aus selbst bei Vergiftungen keine nachweisbare Lähmung der sensiblen Nerven; dennoch darf man voraussetzen, dass eine Wirkung in diesem Sinne nicht ganz fehlt. Wenn sie ihrer Stärke nach auch nicht genügt, um eine vollständige Unempfindlichkeit der sämmtlichen Nervenendigungen des Körpers herbeizuführen, so kann sie dennoch ausreichend sein, um eine abnorm gesteigerte Reizbarkeit jener Gebilde aufzuheben oder den Einfluss aussergewöhnlicher Reize zu mässigen und damit eine ganze Reihe von unangenehmen Sensationen zu beseitigen, wie sie namentlich körperliche und geistige Anstrengungen zu begleiten pflegen. In ähnlicher Weise wirken kleine Gaben von Morphin schmerzstillend, obgleich sie eine allgemeine Anästhesie nicht hervorbringen.

Es ist nach dieser Sachlage leicht verständlich, dass die wohlthätigen Wirkungen des Cocaïns bei seinem Gebrauch als Genussmittel nicht unter allen Umständen regelmässig und im Allgemeinen erst nach grösseren Gaben eintreten, und dass bei der Anwendung der letzteren sich leicht Vergiftungen unter den oben geschilderten Collapserscheinungen einstellen. Wenn man schliesslich auch noch die chronische Vergiftung berücksichtigt, so gelangt man hinsichtlich der Beurtheilung des Cocaïns als Genussmittels zu dem Gesammtresultat, dass sein Gebrauch in vielen Fällen wohlthätig und nützlich, in anderen unsicher und gefährlich, auf die Dauer aber immer schädlich ist.

Das Ekgonin hat die folgende Constitution:

$$CH_2{-}CH{-}CH.COOH$$
$$NCH_3 \quad CH.OH$$
$$CH_2{-}CH{-}CH_2$$

Das Benzoylekgonin entsteht aus dem Ekgonin durch Eintritt von Benzoyl an Stelle des H am Hydroxyl. Es wirkt nicht local anästhesirend, verursacht in grösseren Gaben (1,6 g an einer Katze subcutan) Durchfälle, Krämpfe, Lähmung und Tod (Stockman[1]). Das Cocaïn ist der Methylester des Benzoylekgonins. Der Aethylester, das Cocäthylin, welches auch in den Cocablättern vorzukommen scheint, wirkt local anästhesirend wie das Cocaïn, ruft aber keine Pupillenerweiterung hervor (Falck, 1886). Ebenso verhalten sich die Homologen, welche Propyl oder andere Alkyle enthalten.

In dem Cocaïn ist ein Methyl auch am N-Atom gebunden. Durch Oxydation lässt es sich entfernen und man erhält die demethylirten Cocaïne oder Norcocaïne. Das Norbenzoylekgonin (Benzoylhomoekgonin) ist wie das Benzoylekgonin in Bezug auf die locale Anästhesirung unwirksam. Seine Ester dagegen, die Nor- oder Homococaïne, von denen Poulsson[2] das Norcocamethylin, -äthylin und -propylin unter dem Namen Homomethin-, Homoäthin- und Homopropincocaïn untersucht hat, wirken in jeder Beziehung im Wesentlichen wie das Cocaïn.

Es kann in dem Cocaïn auch das Benzoyl durch andere aromatische Säureradicale ersetzt werden. Von solchen Cocaïnen hat man in dem in Amerika hergestellten Rohcocaïn, das zur weiteren Verarbeitung nach Europa kommt, l-Cinnamylcocaïn und zwei Truxillcocaïne (α- u. β-Truxillin) gefunden, welche bei der Spaltung Zimmtsäure und α- und β-Truxillsäure liefern. Andere dieser Cocaïne hat man künstlich dargestellt. Durch diesen Ersatz der Benzoësäure durch eine andere aromatische Säure scheint die local anästhesirende Wirkung mehr oder weniger vollständig verloren zu gehen.

In den javanischen Cocablättern ist ein Alkaloïd enthalten, welches man Tropacocaïn genannt hat und welches stärker anästhesirend wirkt und weniger giftig ist als das Cocaïn (Chadbourne, 1892). Die Symptome seiner Wirkung auf das Centralnervensystem bestehen in Unruhe, Benommenheit, klonischen und tonischen Krämpfen, Temperatursteigerung

1) Journ. of Anat. and Physiol. 21. 46. 1886.
2) Arch. f. exp. Path. u. Pharmak. 27. 301. 1890.

·und Respirationslähmung. Dieses Tropacocaïn ist die Benzoylverbindung des mit dem Tropin isomeren Pseudotropins ($C_9H_{15}NO$), das aber nicht mit dem früher Pseudotropin genannten Scopolin ($C_8H_{13}NO_2$) zu verwechseln ist.

Das gewöhnliche oder l-Cocaïn ist optisch linksdrehend. Durch Erhitzen mit Alkalien geht es in die rechtsdrehende Modification, das Rechts- oder d-Cocaïn, über (Einhorn, 1889), welches sich in Bezug auf seine locale und allgemeine Wirkung von dem Linkscocaïn nur dadurch unterscheidet, dass die locale Anästhesie an Schleimhäuten unter den gleichen Bedingungen rascher eintritt, aber auch rascher verschwindet, als nach Application des letztgenannten Alkaloïds (Poulsson, a. a. O.). Auch von dem Ekgonin, den Norcocaïnen und den Cocaïnen, welche Aethyl (Cocäthylin), Propyl, Butyl und Amyl an Stelle des Methyls enthalten, giebt es je eine links- und eine rechtsdrehende Verbindung, die sich durch ihre Wirkungen anscheinend nicht oder nicht wesentlich von einander unterscheiden.

Cocaïnum hydrochloricum, salzsaures Cocaïn. Farblose, in Wasser und Alkohol leicht lösliche Krystalle. Das freie, ebenfalls krystallisirbare Alkaloïd wird beim Erhitzen mit Wasser schon unter 100° durch Abspaltung von Benzoësäure zersetzt. Gaben innerlich oder subcutan 0,02—0,05! täglich 0.15. Aeusserlich vergl. S. 119.

12. Gruppe des Atropins.

Das zuerst in der Tollkirsche, Atropa Belladonna, gefundene Alkaloïd Atropin besteht aus einer ätherartigen Verbindung des basischen Tropins mit der Tropasäure.

Das Tropin hat die Constitution:

$$CH_2-CH-CH_2$$
$$|\qquad\quad|$$
$$N(CH_3)\ CH.OH$$
$$|\qquad\quad|$$
$$CH_2-CH-CH_2$$

Es steht daher in sehr naher Beziehung zum Ekgonin, welches die Carbonsäure des Tropins ist.

Das Tropin ist wenig wirksam. Tritt aber in ihm an Stelle des H im Hydroxyl ein Säureradical der aromatischen Reihe, wie es im Atropin der Fall ist, so erlangt es die eigenartigen

Wirkungen des letzteren (Buchheim [1])). Solche Tropinverbindungen mit verschiedenen aromatischen Säuren sind nach einer bequemen Methode in grösserer Zahl dargestellt und Tropeïne genannt worden (Ladenburg, 1879). Die Fettsäureester des Tropins gehören nicht hierher.

Das **Atropin**, $C_{17}H_{23}NO_3$, ist also Tropasäure-Tropin und findet sich in der Tollkirsche, in der Scopolia japonica, als Daturin im Stechapfel und wohl auch im Bilsenkraut. —

Das **Hyoscyamin** ist ebenfalls Tropasäure-Tropin, also mit dem Atropin isomer, und geht durch Schmelzen oder durch Alkalien bei gewöhnlicher Temperatur in das letztere über. Es kommt im Bilsenkraut, Hyoscyamus niger, in einer krystallisirbaren und amorphen Modification vor und ist auch in der Tollkirsche und im Stechapfel enthalten (Ladenburg).

Das **Belladonin**, von Buchheim (a. a. O.) als Belladoninsäure-Tropin aufgefasst, ist ebenfalls ein Bestandtheil der Tollkirsche. Das aus dem Atropin durch Wasserabspaltung entstehende Apoatropin (Pesci), welches Hesse (1892) auch in der Atropa Belladonna fand und Atropamin nannte, geht durch Säuren in Belladonin über (Merck, 1893). —

Ein weiteres isomeres des Atropins ist das noch wenig untersuchte **Mandragorin**, das aus der Wurzel von Atropa Mandragora — dem Schlaf- und Zaubermittel der Alten, dem Alraun der Deutschen — erhalten wurde (Ahrens, 1889) und darin neben Hyoscyamin und Hyoscin (Scopolamin) vorkommt (Hesse, 1901).

Von den künstlich aus dem Tropin mit verschiedenen aromatischen Säuren dargestellten, im Pflanzenreich nicht vorkommenden Tropeïnen ist zunächst das Benzoësäure- oder Benzoyltropin zu nennen, weil sich an dasselbe die Entdeckung knüpft, dass die Verbindung mit einer aromatischen Säure das Tropin wirksam macht (Buchheim, 1876).

Das **Homatropin**, welches bisher das einzige künstlich dargestellte Tropeïn ist, das praktische Anwendung findet, wird aus Phenylglykolsäure (Mandelsäure) und Tropin erhalten (Ladenburg).

In dem **Scopolamin**, $C_{17}H_{21}NO_4$, welches zuerst - in der Scopolia atropoïdes gefunden wurde, aber auch in der Atropa Belladonna, im Hyoscyamus niger und der Duboisia myoporoïdes als „Duboisin" vorkommt, ist nicht Tropin, sondern eine andere Base, das Scopolin (Oscin), $C_8H_{13}NO_2$, mit der Tropasäure verbunden.

Das Atroscin, welches von Hesse im käuflichen Scopolaminhydrobromid gefunden wurde, ist i-Scopolamin, das künstlich aus dem gewöhnlichen l-Scopolamin dargestellt werden kann.

Das Hyoscin von Ladenburg ist Scopolamin, sein Pseudotropin dem entsprechend Scopolin. Ueber die jetzt Pseudotropin genannte Base vergl. oben S. 123 beim Cocaïn.

---

[1] Arch. f. exp. Path. u. Pharmak 5. 403. 1876.

Der Charakter der Wirkung ist bei allen Tropeïnen sowie auch beim Scopolamin der gleiche. Die Abweichungen sind im Wesentlichen nur quantitativer Natur, auch in dem Sinne, dass bei manchen Tropeïnen, wenn sie überhaupt schwach wirksam sind, eine oder die andere Wirkung fehlen kann.

Die typische Atropinwirkung betrifft die verschiedensten Gebiete des centralen Nervensystems und eine Reihe peripherer Organe. An diesen wird von vorne herein eine Lähmung gewisser Nervenelemente, an jenen zunächst eine Erregung und dann erst die Lähmung hervorgebracht.

Zu den peripheren Organgebieten, auf welche das Atropin lähmend wirkt, gehören die Adaptations- und Accommodationsapparate des Auges, die Hemmungsvorrichtungen des Herzens, alle eigentlichen Drüsen, die motorischen Nervenelemente in den Organen mit glatten Muskelfasern, namentlich im Darm. Das Muscarin erregt genau dieselben Theile, die das Atropin lähmt.

Am Auge wird durch die Einträufelung der verdünntesten Atropinlösungen eine **Erweiterung der Pupille** hervorgerufen und die Möglichkeit des Accommodirens für die Nähe völlig aufgehoben.

Die Pupillenerweiterung ist am stärksten bei Menschen, Hunden und Katzen, schwächer und vergänglicher bei Kaninchen. Bei Fröschen tritt sie erst nach grossen Gaben ein; bei Vögeln fehlt sie ganz (Kieser, 1804; Wharton Jones, 1857, u. A.). Doch wird die Irismuskulatur, die bei diesen Thieren aus quergestreiften Fasern besteht, durch Lösungen von 2—5% Atropin gelähmt (H. Meyer[1]).

Diese Wirkung auf die Pupille ist eine locale und betrifft Organelemente der Iris; denn die Erweiterung bleibt auf das vergiftete Auge beschränkt und tritt bei vorsichtiger seitlicher Auftragung des Atropins an der entsprechenden Seite zuerst auf (Fleming, 1863), was nicht geschehen könnte, wenn das Centralnervensystem bei dem Vorgange betheiligt wäre. An Fröschen lässt sie sich sogar am ausgeschnittenen Auge erzeugen (de Ruiter).

Die Ursache der Pupillenerweiterung besteht in einer Lähmung der letzten Endigungen oder Endapparate des Oculomotorius im Ringmuskel der Iris.

---

1) Arch. f. exp. Path. u. Pharmak. 32. 103. 1893.

Für diese Auffassung sprechen die folgenden Thatsachen. Während am normalen Auge bei elektrischer Reizung des Oculomotorius in Folge der Contraction des Sphincter Iridis Pupillenverengerung eintritt, bleibt die letztere am atropinisirten Auge sowohl bei Reizung des genannten Nerven in der Schädelhöhle (Bernstein und Dogiel[1]), als auch der Ciliarnerven (Hensen und Völckers[2]) vollständig aus. Dagegen bringt die directe Reizung des Sphincter mit Hilfe von 4 Elektroden, von denen je 2 einander diametral gegenüberstehend auf den, dem inneren Irisrande entsprechenden Theil der Cornea aufgesetzt werden, wenigstens in einzelnen Fällen auch am vergifteten Auge noch Verengerung hervor (Bernstein und Dogiel), so dass also der Sphinctermuskel noch erregbar ist, wenn der Einfluss vom Oculomotorius her bereits aufgehört hat. Es wird daher der letztere durch das Atropin gelähmt. Doch scheint der Sphinctermuskel bei starker Atropinisirung wie andere glatte Muskeln ebenfalls eine Lähmung zu erfahren. Auf solche Fälle ist wohl das öftere Ausbleiben der Verengerung bei der directen Irisreizung zurückzuführen.

An dem unter dem Einfluss einer maximalen Atropinwirkung stehenden Auge lässt sich durch Vermittelung des Oculomotorius überhaupt keine Pupillenverengerung zu Wege bringen, also weder durch den Lichtreiz, noch durch das später in dieser Beziehung zu erwähnende Muscarin. Dagegen erzeugt das Physostigmin, welches nicht wie das Muscarin auf die Endapparate des Oculomotorius, sondern direct auf die Irismuskeln erregend wirkt, auch am atropinisirten Auge eine Zusammenziehung der letzteren und, durch Ueberwiegen des stärkeren Sphincter über den schwächeren Dilatatorapparat, eine Verengerung der Pupille. In den Fällen, in denen auch die Trigeminusreizung die Pupille enger macht, wie bei Kaninchen, wird dieser Nerveneinfluss durch das Atropin nicht aufgehoben (Grünhagen[3]).

Der Sympathicus spielt bei der Atropinwirkung am Auge keine Rolle. Eine durch Erregung dieses Nerven bedingte oder auch nur begünstigte Pupillenerweiterung ist von vorne herein unwahrscheinlich, weil das Alkaloïd an anderen peripheren Organen keinerlei erregende Wirkungen auf Nervenelemente erkennen lässt. Allerdings bringt Sympathicusdurchschneidung wie am normalen so auch am atropinisirten Auge einen gewissen Grad von Pupillenverengerung hervor. Doch lässt sich daraus nur schliessen, dass der vom Centralnervensystem ausgehende normale Tonus dieses Nerven für den Dilatator der Pupille durch das Gift nicht vernichtet wird.

1) Bernstein, Ztschr. f. rat. Med. 29. 35. 1869.
2) Centralbl. f. d. med. Wissensch. 1866. 721.
3) Pflüg. Arch. 10. 172. 1875.

Dass auch die **Accommodationslähmung** von einer Wirkung des Atropins auf die Endvorrichtungen des Oculomotorius abhängt, lässt sich mit grosser Wahrscheinlichkeit annehmen. Das einzige Mittel, um während dieser Wirkung einen gewissen Grad von Accommodation für die Nähe herbeizuführen, ist vermöge seiner Muskelwirkung das Physostigmin.

Von den oben genannten Alkaloïden ruft das **Atropin** die geschilderten Veränderungen am Auge verhältnissmässig langsam hervor. Sie halten aber längere Zeit, selbst mehrere Tage hindurch an. Beim **Homatropin** treten sie rasch ein, vergehen aber auch schnell. Dieses Verhalten muss von Verschiedenheiten der Resorptions- und Ausscheidungsverhältnisse der beiden Substanzen abhängig gemacht werden. Das **Hyoscyamin** und **Scopolamin** (**Hyoscin**) des Handels scheinen in dieser Beziehung in der Mitte zwischen jenen beiden zu liegen.

Das Atropinisiren des Auges bei der Behandlung von Krankheiten dieses Organs hat den Zweck, entweder die Pupille zu erweitern und die tiefer liegenden Theile der ophthalmoskopischen Untersuchung zugänglicher zu machen, oder die Iris aus dem Bereich der Linse zu bringen. Man setzt ferner voraus, dass dabei in Folge der Verdrängung des Blutes aus den Gefässen der Iris Entzündungszustände dieses Organs gebessert werden.

Früher nahm man auch an, dass unter dem Einfluss des Atropins eine Herabsetzung des **intraocularen Druckes** eintritt, und dass dadurch eine krankhafte Spannung und Härte des Bulbus vermindert und entzündliche Vorgänge im Innern des letzteren heilsam beeinflusst werden. Neuere, mit den nöthigen Vorsichtsmassregeln an chloroformirten Thieren ausgeführte manometrische Messungen am Auge haben indessen ergeben, dass das Atropin, in der gewöhnlich zur Herbeiführung von Mydriasis gebrauchten Gabe in den Conjunctivalsack gebracht, eine **Erhöhung des intraocularen Druckes** hervorbringt (**Graser** und **Höltzke**[1])). Diese Drucksteigerung soll aber nicht direct von dem Atropin, sondern von der Pupillenerweiterung abhängen, welche unter allen Umständen am vergifteten und normalen Auge den Kammerdruck erhöht, während jede Pupillenverengerung ihn erniedrigt (**Höltzke**[2])).

Hierbei ist aber zu beachten, dass in der Chloral- und demnach wohl auch in der Chloroformnarkose der intraoculare Druck herabgesetzt ist, und dass zugleich die durch Atropin verursachte Pupillenerweiterung verschwindet und erst nach dem Erwachen der Thiere wiederkehrt (**Ulrich**[3])).

---

1) Arch. f. exp. Path. u. Pharmak. 17. 329. 1883.
2) Arch. f. Anat. u. Physiol. Physiol. Abth. II. 33. 1885.
3) Arch. f. Ophth. 33. 41. 1887.

Am Herzen lähmt das Atropin nach kleineren Gaben nur jene Vorrichtungen, die bei Reizung des peripheren Vagusstumpfes und an Fröschen auch des Herzvenensinus einen diastolischen Stillstand oder wenigstens eine Pulsverlangsamung mit Verstärkung der diastolischen Stellung des Herzens herbeiführen. Es gelingt dann durch kein Mittel, weder durch jene Reizungen, noch durch das Muscarin, auch nur die geringste Andeutung der sogenannten Hemmungswirkung zu erzielen. Dabei verhält sich das Herz im Uebrigen wie ein normales. Nach den Untersuchungen von Harnack und Hafemann[1]) werden die Hemmungsvorrichtungen sicher gelähmt, wenn das Froschherz von einer Blutflüssigkeit durchströmt wird, welche $\frac{1}{50}$ mg Atropin auf 50 ccm enthält. Mengen von 2—5 mg wirken noch nicht deutlich auf den Herzmuskel. Nur zuweilen macht sich eine geringe Abschwächung der Herzthätigkeit bemerkbar. Erst 10 — 20 mg auf 50 ccm Flüssigkeit führen allmälig, nach vorausgehender schwacher Erregung zur Lähmung des Herzens, die nach noch grösseren Gaben rasch eintritt. Für die anfängliche Erregung spricht unter anderem die Thatsache, dass das Atropin an einem Herzen, sei es auch nur schwache Pulsation hervorruft, welches vorher durch muskellähmende Gaben von Kupfer eben zum Stillstand gebracht war.

Befinden sich die Hemmungsvorrichtungen beständig unter dem Einfluss einer vom Centralnervensystem in der Bahn des Vagus fortgeleiteten Erregung, wie es unter gewöhnlichen Verhältnissen in hohem Grade bei Menschen und Hunden, in geringerem bei Katzen der Fall ist, so steigt die Pulsfrequenz bei der Atropinvergiftung in Folge des Fortfalls dieses continuirlichen Vagustonus, und der Blutdruck geht in die Höhe. Bei Menschen und beim Hunde können die Pulszahlen den doppelten Betrag der normalen übersteigen. Am Kaninchen macht sich diese Erscheinung nur in geringem Grade und an Fröschen in der Regel gar nicht bemerkbar.

Von den Tropeïnen wirkt das Belladonnin am schwächsten auf die Hemmungsvorrichtungen, die übrigen verhalten sich ziemlich gleich. Am leichtesten tritt diese Vaguslähmung bei Fröschen, am schwersten bei Kaninchen, ziemlich leicht beim Menschen ein. Das Tropin hebt den Muscariustillstand erst nach grösseren Gaben und auch nur unvollständig auf (Buchheim[2])), anscheinend in der Art wie Campher, Anilinsulfat, Guanidin und manche andere, weiter unten bei der Gruppe des Muscarins genannten Stoffe. Aehnlich verhalten sich das Acetyl- und Lactyltropin (Gottlieb[3]).

1) Arch. f. exp. Path. u. Pharmak. 17. 145. 1883.
2) Arch. f. exp. Path. u. Pharmak. 5. 468. 1876.
3) Arch. f. exp. Path. u. Pharmak. 37. 218. 1896.

Die Secretion aller eigentlichen **Drüsen** wird durch das Atropin unterdrückt. An der Submaxillardrüse bringt Reizung des Drüsennerven bei atropinisirten Thieren keine Speichelabsonderung hervor (Keuchel[1]), während die Drüsengefässe dabei nach wie vor erweitert werden (Heidenhain[2]). Die Schweiss- und die Schleimsecretion hören auf, die durch Muscarin vermehrte Absonderung des Pankreas wird unterdrückt (Prévost und Monnier[3]), die der Galle vermindert (Prévost). Reizung des Ischiadicus ruft an jungen Katzen keine Schweissbildung an der Pfote mehr hervor (Luchsinger[4]). Man hat sogar die Milchsecretion nach äusserlicher Anwendung von Belladonnaextract ausbleiben sehen (Goolden[5]). Nach Atropin wurde an einer Ziege die Menge der Milch vermindert, die Concentration dagegen vermehrt (Hammerbacher[6]), so dass das Mittel also hauptsächlich die Ausscheidung des Wassers durch die Milchdrüse beschränkt. An allen diesen Drüsen werden die durch das Muscarin oder Pilocarpin verursachten Hypersecretionen durch das Atropin prompt unterdrückt, und nach vorheriger Einverleibung kleiner Mengen des letzteren bleiben die beiden genannten Akaloïde ohne jeden Einfluss auf die secretorische Drüsenthätigkeit. Nach neueren Untersuchungen vermindert das Atropin auch die gewöhnliche und die durch Einspritzung einer Kochsalz-Harnstofflösung vermehrte Harnsecretion (Thompson[7]).

Auch die durch Theobromin verstärkte Diurese wird durch das Atropin eingeschränkt. Wie bei der durch Coffeïnsulfosäure an Kaninchen, besonders bei Ernährung mit zuckerhaltigen Rüben, gesteigerten Diurese auch Zucker im Harn auftritt (Jacobj[8]), so kann dieser „Nierendiabetes" auch durch Einspritzung von Kochsalz-Harnstofflösungen in das Blut hervorgerufen werden. Mit der Verminderung der Harnsecretion nach der Injection von Atropin verschwindet auch der Zucker mehr oder weniger vollständig aus dem Harn (Walti[9]).

<hr>

1) Das Atropin u. die Hemmungsnerven. Diss. Dorpat 1868.
2) Pflüg. Arch. 5. 309. 1872; 9. 335. 1874.
3) Gaz. méd. de Paris. 1874. 243.
4) Pflüg. Arch. 15. 482. 1877.
5) The Lancet 1856. Vol. II p. 176.
6) Pflüg. Arch. 33. 228. 1884.
7) Arch. f. Anat. u. Physiol. Physiol. Abth. 1894. 117.
8) Arch. f. exp. Path. u. Pharmak. 35. 213. 1895.
9) Arch. f. exp. Path. u. Pharmak. 36. 411. 1895.

Den bisher geschilderten Wirkungen entsprechen bei Vergiftungen an Menschen sehr auffällige Erscheinungen. Die Pupille ist erweitert, gegen Licht unempfindlich, das Auge dunkel, glänzend, der Puls frequent, voll und hart. Die Verminderung und Unterdrückung der Secretionen verursacht Schlingbeschwerden oder Unvermögen zu schlucken, Trockenheit des Mundes, Rachens und der Haut. In einem Vergiftungsfalle war die brennend heisse Haut hier und da mit Schweiss bedeckt (Guerson, 1833). Später auftretender Schweiss hat die gleiche Ursache wie in der Agonie.

An den Organen mit glatten Muskelfasern ist der Einfluss des Atropins auf die Peristaltik des Darms besonders zu beachten. Diese Bewegung wird insbesondere an Katzen durch die kleinsten Mengen des Alkaloïds vollständig sistirt, wenn sie bloss von den motorischen Ganglien in der Darmwand ihre Impulse empfängt. Sind die Darmbewegungen von vorne herein durch eine directe Erregung der Muskeln verursacht, so bleibt die Wirkung des Atropins mehr oder weniger vollständig aus. Auf die Darmmuskulatur dagegen wirkt das Atropin in kleinen Gaben erregend. An Katzen und Kaninchen beobachtet man nach Gaben bis zu 1 mg oft heftige, längere Zeit anhaltende Peristaltik. Zuweilen ist die letztere nur mässig, fehlt aber selten ganz.[1]) Nach etwas grösseren Gaben bleibt die Muskulatur wenigstens erregbar und contrahirt sich auf directe Reizung, ohne dass es indess zu einer Peristaltik kommt. Nach sehr grossen Mengen erfährt auch die Muskelerregbarkeit eine merkliche Abschwächung.

Das Muscarin, Pilocarpin und Nicotin sind am atropinisirten Darm ohne Wirkung. Wenn man an hungernden Kaninchen, deren Darm keinerlei Bewegungen zeigt, die Nebennieren exstirpirt, in welchen die Hemmungsnerven für den Darm verlaufen, und dann den Vagus peripher reizt, so treten, unabhängig von der hemmenden Wirkung auf das Herz, meist lebhafte peristaltische Darmbewegungen ein. Auch diese bleiben vollständig aus, wenn der Darm unter Atropinwirkung steht (Jacobj[2])). Das Physostigmin, welches direct die Muskulatur erregt, ruft dagegen noch lebhafte Peristaltik oder sogar heftige tetanische Contractionen hervor.

1) Vergl. Hagen, Ueb. d. Wirk. des Atropins auf d. Darmkanal. Diss. Strassburg 1890.

2) Arch. f. exp. Path. u. Pharmak. 29. 204. 1891.

Aus diesen Thatsachen kann geschlossen werden, dass das Atropin gewisse in der Darmwand gelegene Nervenelemente und zwar wahrscheinlich Ganglienzellen, von welchen die regulären Darmbewegungen abhängig sind, unerregbar macht. Die Wirkungen des Alkaloïds auf die Darmmuskulatur spielen bei der Vergiftung des Gesammtthieres nur eine untergeordnete Rolle.

An den übrigen Organen mit glatten Muskelfasern, am **Magen, an der Milz, der Harnblase und dem Uterus** tritt die Wirkung des Atropins nur dann deutlich hervor, wenn sich diese Organe im Zustande einer krampfhaften Contraction befinden, wie es namentlich bei der Muscarin- und Pilocarpinvergiftung geschieht. Das Atropin führt vollständige Erschlaffung herbei. Physostigmin erzeugt dann wie am Darm wieder krampfhafte Contractionen.

Andere periphere Gebiete werden von dem Atropin nicht direct beeinflusst. Eine Erregung der Endigungen der sensiblen Nerven beim Einreiben in die Haut, ähnlich wie nach Veratrin und Aconitin, wird von einzelnen Beobachtern behauptet (Bouchardat und Stuart Cooper, 1848), von anderen geleugnet (Fleming, 1863). An Katzen sieht man unmittelbar nach der Einträufelung von Atropinlösungen in das Auge einen starken Speichelfluss auftreten, der vielleicht durch eine solche sensible Reizung auf reflectorischem Wege bedingt ist.

Alle diese Atropinwirkungen an peripheren Organen liessen sich zweckmässig in der Therapie verwerthen, wenn es möglich wäre, sie ähnlich wie am Auge mit Sicherheit an dem gewünschten Organ isolirt hervorzurufen und in beliebiger Stärke lange Zeit hindurch zu unterhalten. In der Regel aber treten die Wirkungen mehr oder weniger gleichzeitig an allen Organen ein oder an solchen sogar am frühesten, an denen man sie am wenigsten wünscht. Zu den Wirkungen der letzteren Art gehört namentlich die Pulsbeschleunigung, die nicht nur lästig, sondern unter Umständen sogar gefährlich ist. Unter den zahllosen möglichen Tropeïnen werden sich bei eingehender Untersuchung voraussichtlich auch solche finden, die an Menschen ausschliesslich oder doch vorwiegend nur die eine oder die andere dieser Wirkungen hervorbringen.

Bei geschickter Handhabung lassen sich aber auch mit dem Atropin und dem Belladonnaextract heilsame Erfolge erzielen. In manchen Fällen werden Speichelfluss und profuse Schweisse unterdrückt, in anderen bleibt das Mittel ohne Einfluss auf diese Krankheitserscheinungen, wahrscheinlich weil hier Erkrankungen des Drüsengewebes, auf welches sich die Atropinwirkung nicht erstreckt, die Ursache der Hypersecretion sind.

Die Inhalation verstäubter Atropinlösungen kann dazu beitragen, eine vermehrte acute Schleimsecretion der Bronchien zu vermindern und dadurch Husten zu mässigen. Vielleicht werden dabei auch krampfhafte Zustände an diesen Organen beseitigt.

Man hat ferner die Beobachtung gemacht, dass hartnäckige Stuhlverstopfungen, die keinem Abführmittel weichen wollten, nach dem Einnehmen von Belladonnaextract zuweilen rasch und sicher gehoben werden. Es sind vermuthlich solche Fälle, in denen, wie bei der Bleikolik, die Retention der Fäcalmassen durch krampfhafte Einschnürungen einzelner Darmtheile verursacht wird. Mässige Mengen von Atropin vermögen den Krampf zu heben, ohne die Bewegungen des Darms, welche zur Fortschaffung der Fäces erforderlich sind, unmöglich zu machen, zumal das Alkaloïd, wie oben angegeben, die Darmmuskulatur zunächst ein wenig erregt.

Die Bedeutung der Anwendung des Belladonnaextracts statt des reinen Atropins ist in derselben Weise zu beurtheilen, wie die des Krähenaugenextracts (S. 102) und Opiums (S. 109).

Am schwierigsten dürfte eine zweckmässige Applicationsweise der Atropins gefunden werden, um durch eine rein locale Wirkung auf den Uterus krampfhafte Contractionen desselben mit einiger Sicherheit zu beseitigen. Auch ist die Wirkung auf dieses Organ noch nicht genügend klar gestellt.

Endlich kann daran gedacht werden, einen übermässigen Tonus der herzhemmenden Vagusfasern zu vermindern, namentlich wenn im Verlauf von Gehirnkrankheiten als Folge des Gehirndrucks eine gefährliche Verlangsamung der Pulsfrequenz auftritt. Vorläufig sind wir nicht im Stande, ein für diesen Zweck geeignetes Tropeïn zu bezeichnen.

Auch auf die peripheren Endigungen der Lungenfasern des Vagus wirkt das Atropin lähmend. An Kaninchen bleibt periphere Vagusreizung, die im normalen Zustande unabhängig von der Herzwirkung durch Verengerung der feineren Bronchien eine bedeutende Abnahme des Volums der einzelnen

Athemzüge verursacht, nach der Vergiftung mit 2 mg Atropin ohne jeden Einfluss auf das Respirationsvolum (Dreser[1])).

Die **Wirkungen der Tropeïne auf das centrale Nervensystem** sind an Menschen für das Atropin und zum Theil für das Hyoscyamin genauer bekannt.

An Fröschen tritt allgemeine Lähmung und in Folge dessen Aufhören der willkürlichen und reflectorischen Bewegungen ein, hierauf folgen nach Atropin (Fraser, 1869), Belladonnin (Harnack, 1877), Benzoyltropin (Buchheim, 1876) und nach Duboisin (Scopolamin (?)) (S. Ringer und Murrel) lebhafte Convulsionen, während sie nach amorphem und krystallisirtem Hyoscyamin (Hellmann, 1873; Buchheim, 1876; Harnack[2])), nach Scopolamin (Hyoscin) (Wood, 1885; Kobert und Sohrt[3])) und nach Tropin ausbleiben.

Die Gehirnerscheinungen bei Atropinvergiftungen an Menschen bestehen hauptsächlich in Exaltationszuständen der psychischen Functionen. Schwindel, Unruhe und automatische, veitstanzähnliche Bewegungen, beständiges lautes, unzusammenhängendes, sinnloses Reden, Delirien, Tobsucht, Raserei (phantasmata et mania, Dioscorides), Lachlust, seltener Weinen sind neben den Erscheinungen, die von den oben geschilderten Wirkungen auf die peripheren Organe abhängen, in den einzelnen Fällen mehr oder weniger vollständig ausgebildet. Dazu gesellen sich Störungen des Sehvermögens, die nicht bloss auf die Pupillenerweiterung und Accommodationslähmung zurückzuführen sind. Dann folgt allmälig das paralytische Stadium: mit Schlaftrunkenheit, Sopor und Delirien, Koma und leichteren oder heftigeren Convulsionen.

Die häufig beobachtete scharlachartige Röthung der Haut, namentlich des Oberkörpers und die ähnliche Färbung und Turgescenz des Gesichts hängen vermuthlich von einer Erweiterung der Hautgefässe ab, in welche ausserdem reichlich Blut getrieben wird, weil in Folge der Zunahme der Pulsfrequenz der Blutdruck eine erhebliche Steigerung erfährt.

Dosirung des Atropins bei innerlicher Anwendung an Menschen, nach v. Schroff (1852), Michea (1861), Meuriot (1868).

$\frac{1}{2}$—1 mg. Trockenheit im Munde, häufig von Durst begleitet.

2 mg. Pupille erweitert, zur Unbeweglichkeit neigend. Pulsbeschleu-

---

1) Arch. f. exp. Path. u. Pharmak. 26. 255. 1889.
2) Arch. f. exp. Path. und Pharmak. 8. 168. 1877.   3) ibid. 22. 411. 1887.

nigung, der in manchen Fällen ein Sinken vorausgeht (Lichtenfels und Fröhlich, 1851; Schroff).

3—5 mg. Kopfschmerz, Trockenheit des Mundes und Rachens, Schlingbeschwerden. Alteration der Stimme bis zur Aphonie (Michea). Trockenheit der Haut, Mattigkeit, taumelnder Gang, Aufregung, Unruhe, hastige Bewegungen (Schroff).

7 mg. Beträchtliche Erweiterung der Pupille, Gesichtsstörungen (Michea).

8 mg. Rauschähnlicher Zustand; unsichere Haltung, schwankender Gang. Bei noch grösseren Gaben erschwertes Harnlassen; Herabsetzung der Empfindlichkeit der Haut (Michea).

10 mg. Apathie, Störung des Bewusstseins bis zur Aufhebung desselben; Hallucinationen, Delirien (Michea).

Das **Hyoscyamin** wirkt auf das Gehirn etwas anders als das Atropin. An Menschen sollen nach der Anwendung der amorphen Modification die furibunden Delirien in der Regel nicht vorhanden sein und nach kleineren Gaben sogar der Hang zu Ruhe und Schlaf vorherrschen (v. Schroff, 1856). Auch nach der subcutanen Injection von 5—10 mg krystallinischen Hyoscyamins tritt neben der Pulsbeschleunigung Schlaf ein (Gnauck und Kronecker [1]).

Noch stärker schlafmachend wirkt nach zahlreichen Beobachtungen an Gesunden und an Geisteskranken das **Scopolamin** (Hyoscin) (Gnauck, 1882; Claussen, 1883; Wood, 1885; Bruce, 1886; Kobert und Sohrt [2]) u. A.) und wird deshalb in Gaben von 0,5,—1,0 mg als Beruhigungsmittel bei psychischen Erregungszuständen vielfach empfohlen. Doch verursacht es zuweilen schon in diesen kleinen Gaben ausser Schwindel, Kopfschmerz und Taumeln auch schwerere Gehirnstörungen nach Art des Atropins, in grösseren Gaben namentlich convulsivische Zuckungen, Betäubung, Delirien, erschwerte Athmung und die von den entsprechenden Wirkungen auf die peripheren Organe abhängigen Vergiftungserscheinungen: Schlingbeschwerden, Pulsbeschleunigung, Pupillenerweiterung.

Als allgemeine Indication für die **Anwendung der Atropinwirkungen auf das Centralnervensystem** ergiebt sich die Bekämpfung von Lähmungszuständen des Gehirns. Doch ist bei der Lähmung der Respirations- und Gefässnervencentren, also beim gewöhnlichen Collaps, kein Nutzen zu erwarten. Dagegen gelingt es, insbesondere bei der Morphinvergiftung, gegen

1) Arch. f. Anat. u. Physiol. Physiol. Abth. II. 76. 1881.
2 Arch. f. exp. Path. u. Pharmak. 22. 396. 1887.

welche das Atropin in neuester Zeit am häufigsten empfohlen
ist und bei welcher es an Hunden die Athmungsgrösse deutlich
zu steigern vermag (Vollmer[1])), aber auch in Nerven- und
Geisteskrankheiten, eine oder die andere Lähmungserscheinung
des Gehirns zu beseitigen oder wenigstens zu mässigen. Der
Erfolg hängt von der Beschaffenheit des concreten Falles ab
und lässt sich daher nicht für die verschiedenen Krankheiten im
Allgemeinen voraussagen. Die bisher gewonnenen empirischen
Resultate sind voller Widersprüche, weil der Anwendung in der
Regel keine scharf umschriebene Indication zu Grunde gelegen hat.

1. **Atropinum sulfuricum,** Atropinsulfat. Farblose, in Wasser sehr
leicht lösliche krystallinische Masse. Gaben innerlich 0,0005—**0,001!,**
täglich bis **0,003!,** subcutan 0,0002—0,0005, täglich bis 0,003, in Lösungen.
Zum Einträufeln in das Auge dienen gewöhnlich Lösungen von 1—2%.

2. **Homatropinum hydrobromicum,** Homatropinhydrobromid. Weisses krystallinisches Pulver. Gaben **0,001!,** täglich **0,003!**

3. **Scopolaminum hydrobromicum,** früher Hyoscinum hydrobromicum genannt. In Wasser leicht lösliche Krystalle. Gaben **0,001!,**
täglich **0.003!**

4. **Extractum Belladonnae,** Belladonnaextract; aus dem frischen,
in Blüthe stehenden Belladonnakraut mit Wasser und Alkohol hergestellt.
Enthält 1,8 % Atropin (Kunz[2]). Gaben 0,02 bis **0,05!,** täglich bis **0,15!,**
in Pillen oder schleimigen Mixturen.

5. Folia Belladonnae, Belladonnablätter, von Atropa Belladonna,
Tollkirsche. Wirksame Bestandtheile: die Alkaloïde Atropin, Hyoscyamin und Belladonnin. Gaben 0,02—**0,2!,** täglich bis **0,6!**

6. Extractum Hyoscyami, Bilsenkrautextract. Aus dem frischen
in Blüthe stehenden Bilsenkraut mit Wasser und Weingeist hergestellt.
Enthält 0,5 % Basen (Hyoscyamin u. Scopolamin). Gaben 0,02—**0,1!,** täglich bis **0,3!**

7. Oleum Hyoscyami, Bilsenkrautolivenöl. Aus dem frischen
Bilsenkraut (4) durch Ausziehen mit Alkohol (3) und Olivenöl (40) und
Verdunsten des Alkohols hergestellt. Nur äusserlich; veraltet!

8. Herba Hyoscyami, Bilsenkraut. Die zur Blüthezeit gesammelten und getrockneten Laubblätter von Hyoscyamus niger. Wirksame
Bestandtheile: krystallisirbares und amorphes Hyoscyamin und Scopolamin (Hyoscin). Gaben 0,05—**0,4!,** täglich bis **1,2!**

9. Folia Stramonii, Stechapfelblätter, von Datura Stramonium.
Wirksame Bestandtheile: Atropin (Daturin) und Hyoscyamin. Gaben
0.02—**0,2!,** täglich bis **0,6!**

------

1) Arch. f. exp. Path. u. Pharmak. **30.** 335. 1892.
2) Arch. der Pharmacie. **23.** 721. 1885.

13. Gruppe des Muscarins.

Das Muscarin, ein in dem Fliegenpilz (Agaricus muscarius) enthaltenes Alkaloïd, verursacht an denselben peripheren Organtheilen, die durch das Atropin gelähmt werden (vgl. S. 125), eine hochgradige, von keiner Lähmung unterbrochene Erregung. Diese ist an den Hemmungsvorrichtungen des Froschherzens so stark, dass ein vollständiger diastolischer Stillstand des letzteren wie bei Vagusreizung eintritt, der noch anhaltender als bei dieser ist. Das Herz gelangt aber nur dann unter dem Einfluss des Muscarins in den Zustand völliger Ruhe, wenn die Herzmuskulatur frei von jeder directen Erregung bleibt, und die Pulsationen bloss von den motorischen Ganglien vermittelt werden.

Die Wirkungen des Muscarins am Herzen des Frosches und wohl auch anderer Thiere sind identisch mit den Folgen der Reizung der hemmenden Vagusfasern und bestehen darin, dass die Zahl der Pulse und das Pulsvolum vermindert, die Zusammenziehung bei der Systole verkleinert und die Ausdehnung des Herzmuskels bei der Diastole vergrössert werden. Das Gift wirkt auch auf den durch Abschnüren von den Vorhöfen isolirten Ventrikel, doch so, dass es nur die Stärke oder den Umfang der Contractionen abschwächt, die Zahl derselben jedoch nicht herabsetzt, während an den abgeschnürten Vorhöfen beides eintritt. (Vgl. Cushny[1]). Dagegen wirkt das Muscarin nicht auf die Herzen niederer Thiere, z. B. von Schnecken, Krebsen, Insecten, und ebensowenig auf die Herzen von Hühnerembryonen (Krukenberg, 1882). Nur in den letzten 24 Stunden der Bebrütung macht sich eine Pulsverlangsamung bemerkbar, und erst am 7. Tage nach dem Ausschlüpfen ist die Muscarinwirkung am Hühnchen von der am erwachsenen Huhn nicht zu unterscheiden (Kobert[2]). Aus diesen Thatsachen folgt, dass das Muscarin nicht direct auf die sich rhythmisch contrahirende Herzmuskelsubstanz wirkt, sondern auf andere, von dieser verschiedene Gebilde, die man nothwendig physiologisch als nervöser Natur ansehen muss. Ob diese Gebilde morphologisch sich nachweisen lassen oder nicht, hat auf diese Schlussfolgerung keinen Einfluss.

An Säugethieren bringt die Erregung der entsprechenden Nervenelemente in den verschiedenen Organen folgende Erscheinungen und Vorgänge hervor: Verlangsamung der Pulsfrequenz und Sinken des Blutdrucks, Speichel- und Thränenfluss, ver-

---

1) Arch. f. exp. Path. u. Pharmak. 31. 432. 1893.
2) Arch. f. exp. Path. u. Pharmak. 20. 92. 1885. Literatur.

mehrte Pankreas-, Gallen-, Schleim- und Schweisssecretion, Pupillenverengerung und Accommodationskrampf, heftige tetanische Contractionen des Magens und Darmkanals mit ihren Folgen Durchfall und Erbrechen, endlich Zusammenziehungen der Blase, der
Milz und vielleicht auch des Uterus.

Alle diese Erscheinungen, auch der Herzstillstand an Fröschen, schwinden vollständig nach der Anwendung entsprechender Gaben Atropin oder
bleiben umgekehrt an atropinisirten Thieren vollständig aus, falls die
Atropinwirkung die erforderliche Stärke hat. Wenn nach kleineren Atropin-
gaben die Erregbarkeit nicht völlig aufgehoben, sondern bloss abgestumpft
ist, so sind grössere Mengen von Muscarin bis zu einem gewissen Grade
noch wirksam, so dass z. B. an Fröschen zwar nicht mehr diastolischer
Stillstand, aber doch noch Pulsverlangsamung erzielt wird.

Der diastolische Muscarinstillstand am Froschherzen wird ausserdem
durch alle Gifte, aber allerdings nur in unvollkommener Weise aufgehoben,
welche entweder direct die Herzmuskulatur oder die in derselben eingebetteten motorischen Ganglien erregen oder die erstere in eigenartiger
Weise beeinflussen. Zu diesen Giften gehören Tropin, Scopolin[1]), ferner
Physostigmin, Veratrin, Digitalin, Anilinsulfat, Guanidin,
Phenylglykocoll, Campher, Monobromcampher, Arnicacampher.

Säugethiere sterben bei der Muscarinvergiftung an den Folgen
des Herzstillstandes. Die Gefahr wird schnell und sicher durch
kleine Gaben Atropin beseitigt. Letzteres kann daher auch bei
der Fliegenpilzvergiftung gute Dienste leisten.

Nach subcutaner Injection von 1—3 mg Muscarin erfolgen
an Menschen profuser Speichelfluss, Blutandrang zum Kopf,
Steigerung der Pulsfrequenz, die auch bei Hunden der Verlangsamung vorausgeht und wahrscheinlich eine Folge der Nausea ist,
ferner Röthung des Gesichts, Schwindel, Beklemmung, Beängstigung, Uebelkeit, Kneifen und Kollern im Leibe, Sehstörungen,
namentlich Accommodationskrampf, starke Schweissbildung im
Gesicht und in geringerem Grade auch am übrigen Körper.

Von diesen Wirkungen treten zuerst der Speichelfluss und
mässige Schweissbildung ein. Das Muscarin könnte daher in
ähnlichen Fällen wie das Pilocarpin für therapeutische Zwecke
verwendet werden.

Ausser in dem Fliegenpilz kommt das Muscarin, aber anscheinend nur in sehr geringen Mengen, im Hexenpilz (Boletus

---

1) Vgl. Schiller, Arch f. exp. Path. u. Pharmak. 38. 71. 1896.

luridus) und dem **Pantherschwamm** (Amanita pantherina) vor
(**Boehm** [1])).

Im **Knollenblätterschwamm** (Amanita phalloïdes) fand
sich eine nach Art des Curarins lähmend auf die Endigungen
der motorischen Nerven wirkende, leicht zersetzliche Base.

Was die **Vergiftungen durch Schwämme an Menschen**
betrifft, so ist die Beurtheilung derselben keine leichte, weil in
den betreffenden Mittheilungen Fälle, in denen es sich bloss um
Indigestion in Folge Genusses dieser schwerverdaulichen Gewächse
handelte, von den Vergiftungen nicht immer streng geschieden
werden.

Vergiftungen mit Fliegenpilz sind verhältnissmässig
selten, weil dieser Schwamm allgemein bekannt ist und deshalb zu
Verwechselungen nicht leicht Veranlassung giebt. Die hauptsächlichsten, der Muscarinwirkung entsprechenden Symptome bestehen
in heftigem Erbrechen und profusen, von Schmerzen begleiteten
Durchfällen. Ausserdem kommen auch Pupillenerweiterung, Betäubung und Bewusstlosigkeit vor. Diese letzteren Erscheinungen
hängen wohl von einer atropinartig wirkenden Base ab, welche
sich im Rohmuscarin des Handels findet und entweder im Fliegenpilz fertig gebildet enthalten ist oder aus dem Muscarin entsteht. [2]

Häufiger kommen **Vergiftungen mit Amanita phalloïdes**
vor, weil dieser Schwamm zuweilen mit dem „Champignon"
(Agaricus campestris) verwechselt wird. Auch hier bestehen die
Symptome in Erbrechen und Durchfällen, mit denen eine grosse
Hinfälligkeit verbunden ist. In den schweren Vergiftungen mit
tödtlichem Ausgang stellten sich Somnolenz, Krämpfe oder Con-
tracturen unter Stöhnen oder Schreien, Pupillenerweiterung,
Koma und Tod ein [3].

---

1) Arch. f. exp. Path. u. Pharmak. **19.** 60. 1885.
2) Vgl. Arch. f. exp. Path. u. Pharmak. **14.** 376. 1881.
3) Vgl. Beiträge z. Kenntniss d. Schwammvergiftungen von **Studer**,
Sahli u. **Schärer**, Aus d. Mitthl. d. Naturforsch. Ges. in Bern 1885.

14. Gruppe des Pilocarpins und Nicotins.

Die Hauptvertreter dieser Gruppe sind die Alkaloïde Nicotin, $C_{10}H_{14}N_2$, und Pilocarpin, $C_{11}H_{16}N_2O_2$, von denen das erstere ein Pyridin- Pyrrolidin-, das letztere ein Pyridindcrivat ist.

Ihnen schliesst sich das neben dem Pilocarpin in den Jaborandiblättern vorkommende Pilocarpidin, $C_{10}H_{14}N_2O_2$, an, das nach allen Richtungen fast genau wie das erstere, nur bedeutend schwächer wirkt (Harnack[1]). Hierber gehören ferner das Arecolin, $C_8H_{13}NO_2$, das Alkaloïd der Arecanuss, und das in geringer Menge in den Samen von Nigella sativa gefundene pilocarpinartig wirkende Nigellin (Pellacani[2]). Auch zahlreiche künstliche Basen der Pyridinreihe werden in dieser Gruppe ihren Platz finden. Das Piturin aus den Blättern von Duboisia Hopwoodii ist auch in Bezug auf die Wirkungen (Langley und Dickinson[3]) mit dem Nicotin identisch.

Diese Alkaloïde wirken auf die gleichen peripheren Organe und in demselben Sinne wie das Muscarin, mit dem Unterschied jedoch, dass an den Hemmungsvorrichtungen des Herzens der Angriffspunkt der Wirkung ein anderer ist und dass auf die ursprüngliche Erregung eine Lähmung folgt. Zu diesen Wirkungen gesellt sich, namentlich rasch und intensiv nach Nicotin, eine allgemeine Lähmung des Centralnervensystems, welcher Andeutungen von Erregungen einzelner Gebiete vorausgehen.

Beim **Nicotin** bleiben die Wirkungen auf die peripheren Organe, Magen, Darmkanal, Drüsen, Pupille und Hemmungsvorrichtungen des Herzens, im Vergleich zu der centralen Wirkung mehr im Hintergrund, während beim Pilocarpin gerade das umgekehrte der Fall ist. Doch treten einzelne Erscheinungen seitens dieser Organe bei Nicotin- und Tabaksvergiftungen deutlicher hervor, namentlich Erbrechen und Durchfälle. Salivation und das Gefühl ausbrechenden Schweisses, ohne dass es zu einer deutlichen Absonderung des letzteren in Tropfenform kommt. Bald folgt aber die Lähmung des Centralnervensystems.

Es ist zwar auch möglich, durch geeignete Gaben von Nicotin bei Menschen einzelne der Wirkungen auf die genannten peripheren Organe, namentlich Speichelfluss und verstärkte Darmperistaltik ohne gleichzeitige Lähmungserscheinungen seitens des centralen Nervensystems herbeizuführen, wie es früher durch Application von Tabaksklystieren geschah; doch

---

1) Arch. f. exp. Path. und Pharmak. **20.** 439. 1886.
2) Arch. f. exp. Path. u. Pharmak. **16.** 440. 1883.
3) Journ. of Physiol. **11.** 265. 1890.

ist eine solche Anwendung des Nicotins oder Tabaks immer mit einer gewissen Gefahr verbunden und daher zu verwerfen.

Die anfängliche Erregung und darauf folgende
Lähmung der Hemmungsvorrichtungen des Herzens
macht sich an Säugethieren durch die entsprechenden Pulsver-
änderungen wenig bemerkbar, weil die erstgenannte Wirkung
nur vorübergehend ist und die Folgen der anderen durch die
übrigen Vergiftungssymptome verdeckt werden.

Das Froschherz wird durch das Nicotin zuerst wie durch Muscarin
in diastolischen Stillstand versetzt, der kaum eine Minute anhält. Atropin
hebt ihn sofort auf oder verhindert sein Eintreten. Wenn die Erregung
vorüber ist, so fängt das Herz von selber an zu schlagen, und wenn dann
die Zahl der Herzcontractionen ihr Maximum wieder erreicht hat, so ist
Vagusreizung nicht mehr im Stande, einen diastolischen Stillstand des
Herzens oder auch nur eine Verlangsamung der Pulsationen hervorzurufen,
während Muscarin und Sinusreizung sich wie am normalen Herzen verhalten und erst durch Atropin unwirksam gemacht werden. Eine Lähmung
der Vagusfasern selbst verursacht das Nicotin ebensowenig wie irgend ein
anderes Gift. Seine Angriffspunkte an den Hemmungsvorrichtungen liegen
daher zwischen den eigentlichen Fasern und jenen Theilen, auf welche
das Muscarin seinen erregenden, das Atropin den lähmenden Einfluss ausübt.

Das Nicotin führt in grösseren Gaben zu einer rasch verlaufenden Lähmung aller Theile des Centralnervensystems
und namentlich auch des Respirationscentrums. Der Tod erfolgt
daher unter den Erscheinungen des Collaps, wobei fast immer
Convulsionen vorausgehen. Auch kleine Gaben, etwa $^1/_4$—$^1/_2$ mg
auf 1 kg Säugethier oder Mensch, verursachen ähnliche, aber
nicht zum Tode führende Collapserscheinungen, d. h. Lähmungszustände geringeren Grades im centralen Nervensystem. Besonders hervortretend ist dabei die allgemeine Schwäche, die mit
den Erscheinungen seitens der peripheren Organe, insbesondere
mit Uebelkeit und Erbrechen gepaart, das Vergiftungsbild charakterisirt, das so häufig Anfänger im Rauchen durchzumachen
haben. Ausserdem verursacht das Nicotin bei Fröschen erst eine
Erregung und dann nach Art des Curarins eine Lähmung der
Endigungen der motorischen Nerven.

Die acute und chronische Vergiftung bei starken Rauchern
sind Nicotinvergiftungen, denn im Tabaksrauch ist das Nicotin
der einzige giftige Bestandtheil (Vas [1]). Das flüchtige, durch

1) Arch. f. exp. Path. Pharmak. 33. 141. 1894.

Fermentation der frischen Blätter entstehende, den eigenartigen scharfen Geruch und beissenden Geschmack des Tabaks bedingende Tabaksöl ist ganz ungiftig (Cushny, 1892; nach unveröffentlichten Versuchen).

Wie schon erwähnt, treten die erregenden Wirkungen des **Pilocarpins** auf die peripheren Organe weit mehr in den Vordergrund als die des Nicotins. Steigerung aller Secretionen, namentlich der Schweiss- und Speichelsecretion, heftige Contractionen des Magens und Darmkanals, die zu Erbrechen und Durchfällen führen, sind die hervorstechendsten Erscheinungen dieser Wirkungen. Sie werden leicht durch Atropin beseitigt.[1]

Am Froschherzen ruft das Pilocarpin, wie nach Nicotin, einen 1—2 Minuten dauernden diastolischen Stillstand hervor, worauf das Herz wieder zu schlagen anfängt und sich dann gegen Vagusreizung und Muscarin genau so verhält, wie es oben vom Nicotin angegeben ist.

Doch bezieht sich die Angabe, dass der Muscarinstillstand durch das Pilocarpin nicht aufgehoben wird, auf das früher von Harnack und Meyer (a. a. O.) untersuchte Präparat. In neuester Zeit habe ich zahlreiche Pilocarpinpräparate verschiedener Darstellung und aus verschiedenartigen Jaborandiblättern untersucht und gefunden, dass alle ausnahmslos den Muscarinstillstand des Froschherzens aufheben, ohne dass es sich um eine Verunreinigung mit Jaborin handelte.

An den Drüsen tritt nur die Erregung deutlich zu Tage. Am stärksten wirkt das Pilocarpin auf die Secretionen der Schweiss- und Speicheldrüsen. In geringerem Grade steigert es an Hunden (Heidenhain, 1879), Katzen (Nussbaum, 1885) und an Kaninchen (Kühne und Lea, 1882; Gottlieb[2]) die Pankreassecretion, wobei mit der Menge des Secretes auch seine Concentration zunimmt (Gottlieb, 1894). Selbst die Abscheidung des Sauerstoffs in der Schwimmblase der Fische wird durch das Pilocarpin verstärkt (Dreser[3]).

Am Auge bewirkt das Pilocarpin wie das Muscarin Pupillenverengerung. Doch folgt auf diese ein mässiger Grad von Erweiterung, so dass, ähnlich wie an den herzhemmenden Vagus-

---

1) Vgl. Harnack u. H. Meyer, Arch. f. exp. Path. und Pharmak. 12. 366. 1880.
2) Arch. f. exp. Path. u. Pharmak. 33. 261. 1894.
3) Arch. f. exp. Path. u. Pharmak. 30. 159. 1892.

endigungen im Herzen, auf die ursprüngliche Erregung der
Oculomotoriusendigung im Sphincter pupillae eine Abnahme der
Erregbarkeit folgt. An und für sich erhöht das Pilocarpin den
intraoculären Druck, aber dieser Erhöhung wirkt die Pupillen-
verengerung entgegen, welche ihrerseits druckvermindernd wirkt
(Schlegel und Höltzke, 1885).

Das Pilocarpin verursacht ähnliche Functionsstörungen des
centralen Nervensystems wie das Nicotin, namentlich Dyspnoe,
krampfartiges Zucken und Zittern des Körpers, Drehbewegungen,
an Fröschen ausgebildete Convulsionen und Lähmungserscheinungen,
nach grösseren Gaben (10—15 mg) sofort die letzteren. An
Säugethieren tritt die Verminderung des Gefässnerventonus frühe
in den Vordergrund.

Aber alle diese Wirkungen bilden kein Hinderniss für die
therapeutische Anwendung des Pilocarpins, wenn es darauf
ankommt, reichliche Schweissbildung und Speichelfluss
zu erzielen, weil die Vergiftungserscheinungen erst nach viel
grösseren Gaben eintreten, als für den therapeutischen Zweck
erforderlich sind. An Menschen kommen besondere Gefahren
überhaupt wohl nicht in Frage, weil mit steigender Dose lange
vor dem Auftreten der gefahrdrohenden Symptome, die hauptsächlich von der Gefässnerven- und Respirationslähmung abhängen,
neben den ersten Erscheinungen der Pilocarpinwirkung, dem
Speichelfluss und der Schweisssecretion, die Magen- und Darm-
symptome, Erbrechen und Durchfälle sich einstellen und den
Grad der Wirkung signalisiren, bei welchem der weitere Gebrauch
des Mittels aufzuhören hat.

Das Pilocarpin kann also dazu benutzt werden, die Secretionen im Allgemeinen, namentlich aber die Speichel- und
Schweisssecretion zu vermehren. Obgleich über das Verhalten der Harnsecretion keine ausreichenden Thatsachen vorliegen,
so darf doch mit genügender Sicherheit behauptet werden, dass
sie durch das Pilocarpin direct nicht beeinflusst wird. Die vielfach versuchte Anwendung dieses Mittels bei Nierenerkrankungen kann daher nur den Sinn haben, das regelrecht
durch die Nieren austretende Wasser, wie bei einer Schwitzkur,
auf andere Bahnen zu leiten. Wie weit davon ein therapeutischer
Erfolg zu erwarten ist, muss die Erfahrung am Krankenbett lehren.
die vorläufig noch kein abschliessendes Urtheil gestattet. Auch
die Antwort auf die Frage, in welchen Fällen eine durch Nerven-

einfluss vermehrte Speichel- und namentlich Schweisssecretion von
Nutzen ist, lässt sich nicht theoretisch construiren, sondern kann
nur auf Grund von Versuchen an Kranken gegeben werden. Doch
darf man nach dem Charakter der Pilocarpinwirkung annehmen,
dass die therapeutische Bedeutung des Mittels ausschliesslich von den Folgen der gesteigerten Secretions-
thätigkeiten abhängt. Dasselbe wird daher wegen dieser Wirkungen als ein kräftiges „Absorbens" angesehen und vielfach zur
Aufsaugung von Exsudaten, sogar solchen, die ihren Sitz im Auge
haben, gebraucht. Umgekehrt sind die Contraindicationen in
solchen Fällen gegeben, in denen die Vermehrung jener Secretionen zu vermeiden ist. Dabei ist noch darauf aufmerksam zu
machen, dass auch die Secretion in den Bronchien sehr vermehrt wird, dass Kaninchen bei dieser Vergiftung nicht selten
an Lungenödem sterben und dass die Disposition zu letzterem
an Menschen die Anwendung dieses Mittels verbieten kann. Hier
hat die Vorsicht Platz zu greifen, bevor schlimme Erfahrungen
dazu nöthigen.

Das **Arecolin** wirkt im Wesentlichen wie das Pilocarpin.
Scharf hervortretend sind unter den Wirkungen die Vermehrung
des Speichels und der Bronchialsecrete sowie die Verengerung
der Pupille, die auch bei localer Application des Alkaloïds auf
das Auge so hochgradig sein kann, dass am Katzenauge die
Ränder der Iris sich berühren. Daher hat man es als pupillenverengerndes Mittel empfohlen.

An Fröschen verursacht es in Gaben von mehr als 20 mg
einen narkotischen Zustand, Reflexkrämpfe und allgemeine Lähmung. Kleine Gaben (0,5—1,0 mg) vermindern am Herzen bei
diastolischer Stellung desselben die Pulsfrequenz bis auf wenige
Schläge, die durch Atropin wieder beschleunigt werden. Grössere
Gaben verursachen Lähmung des Herzmuskels.

An Säugethieren bewirkt es, und zwar an Hunden nach
50—70 mg bei der Injection in das Blut, Krampfanfälle und allgemeine Lähmung. Nach kleineren Gaben, 3—4 mg, tritt durch
Erregung der Hemmungsvorrichtungen Erniedrigung des Blutdrucks, nach grösseren Herzlähmung ein.

Aus dem Pilocarpin bildet sich leicht das basische Zersetzungsproduct
Jaborin, welches Atropinwirkungen hervorbringt. Da das käufliche salzsaure Pilocarpin zuweilen mit demselben verunreinigt ist, so können dadurch die therapeutisch wichtigen Wirkungen des letzteren, namentlich die

Schweissecretion, wie durch Atropin beeinträchtigt werden. Es muss daher auf reine Präparate ein grosses Gewicht gelegt werden. Das Pilocarpidin liefert das dem Jaborin entsprechende Zersetzungsproduct **Jaboridin**. Bemerkenswerth ist, dass das **Connigellin**, welches neben dem Nigellin in der Nigella sativa vorkommt (Pellacani[1])), sowie eine Base, die häufig in unreinem, aus Fliegenpilz dargestellten Muscarin enthalten ist (vgl. oben S. 138) und **Muscaridin** genannt werden kann, ebenfalls Atropinwirkungen aufweisen. Vermuthlich sind auch sie Zersetzungsproducte der beiden betreffenden Basen.

1. **Pilocarpinum hydrochloricum**, salzsaures Pilocarpin. In Wasser sehr leicht lösliche Krystalle; zuweilen mit etwas Jaborin verunreinigt. Gaben 0,005—**0,02!**, täglich bis **0,04!**

2. Folia Jaborandi, Jaborandiblätter. Die Fiederblätter von Arten der Gattung Pilocarpus. Wirksame Bestandtheile: Pilocarpin und Pilocarpidin, daneben Jaborin und wohl auch Jaboridin. Als Aufguss 1 : 30, esslöffelweise.

*3. Nicotinum, Nicotin. Sauerstofffreie, flüchtige, farblose, an der Luft sich bräunende Flüssigkeit.

4. Folia Nicotianae, Tabakblätter; von Nicotiana Tabacum; enthalten durchschnittlich 1—3% Nicotin. Die an der Luft getrockneten Blätter, wie es die Pharmakopöe vorschreibt, sind nicht richtiger Tabak.

5. Arecolinum hydrobromicum, bromwasserstoffsaures Arecolin. Alkaloïd aus der Areca- oder Betelnuss, den Samen der Arecapalme (Areca Catechu). Das Hydrobromid bildet in Wasser leicht lösliche Krystalle. In Lösungen als pupillenverengerndes Mittel.

15. Gruppe des Coniins und Lobelins.

Mit den Alkaloïden der vorigen Gruppe stimmen in mancher Beziehung zahlreiche natürliche und künstliche Abkömmlinge der **Pyridinreihe** und einige andere Basen von unbekannter Constitution überein. Die wichtigsten und interessantesten sind das Coniin, Sparteïn, Lobelin, Gelseminin und Temulin. Weiter gehören hierher wahrscheinlich das Piperidin, das Lupinidin aus Lupinus luteus, das Cannabinin u. a. Doch ist eine Gruppirung aller dieser Basen zur Zeit noch schwierig und unsicher, denn selbst das vielgeprüfte Coniin bietet hinsichtlich der Beurtheilung der Stärke und Beschaffenheit seiner Wirkungen noch mancherlei Unklares.

Das käufliche, aus dem gefleckten Schierling (Conium maculatum) gewonnene Coniin besteht aus einem Gemenge sauerstofffreier, flüssiger und flüchtiger Basen, darunter das eigentliche **Coniin**, $C_8H_{17}N$, welches rechts-

1) Arch. f. exp. Path. u. Pharmak. 16. 440. 1883.

drehendes α-Normalpropylpiperidin ist, und das **Coniceïn**. $C_8H_{15}N$, das zu weilen 70 und mehr Proc. der Rohbasen ausmacht und mit der von A. W. Hofmann (1885) künstlich aus dem Coniin dargestellten Base gleichen Namens identisch ist. Es übertrifft an Giftigkeit weit das Coniin (Wolfenstein, 1895).

Sauerstofffrei und flüssig ist auch das im Besenginster (Sarothamnus scoparius Wimm., Spartium scoparium L.) vorkommende **Sparteïn** $C_{15}H_{26}N_2$, von dessen leicht krystallisirenden Salzen das Sulfat in den Handel gebracht wird.

Das **Lobelin**, $C_{16}H_{23}NO$, ist aus den Blättern und Samen der Lobelia inflata von Procter (1850), Bastick (1851) und den beiden Lloyd (1887) durch Ausschütteln mit Aether erhalten worden. Dreser[1] stellte zuerst das krystallisirte Platindoppelsalz und durch fractionirte Fällungen das reine salzsaure Lobelin dar, welches eine amorphe glasige Masse bildet und mit Platinchlorid direct krystallinische Fällung giebt, aber sehr veränderlich ist. Ein anderer wirksamer Bestandtheil lässt sich in den Lobeliensamen nicht nachweisen.

In dem harzartigen, Gelsemin genannten, käuflichen Extract von Gelsemium sempervirens kommen zwei Alkaloïde vor, das krystallisirbare Gelsemin, welches bereits bei der Strychningruppe erwähnt ist, und das **Gelseminin**, $C_{42}H_{47}N_3O_{14}$, das im freien Zustande und in Form seiner Salze eine amorphe gelbliche Masse bildet (Cushny[2]). — Das **Temulin**, $C_7H_{12}N_2O$, findet sich in den Samen des Taumellolchs, Lolium temulentum, und ist ebenfalls amorph, giebt aber mit Salzsäure ein krystallisirbares Salz (Hofmeister[3]).

Die Wirkungen dieser Alkaloïde **auf periphere Organe** betreffen, wie die des Nicotins, das Herz, den Darm. die Speicheldrüsen, die Pupille und die Endigungen der motorischen Nerven im Muskel.

Das Verhalten der Hemmungsvorrichtungen des Herzens ist hauptsächlich an Fröschen näher untersucht, aber noch nicht für alle genannten Stoffe völlig klar gestellt. Das **Lobelin** wirkt in kleinen Gaben ganz nach der Art des Nicotins, in grösseren dagegen wie das Atropin (Dreser). Es erregt demnach zunächst die Endigungen der herzhemmenden Vagusfasern, so dass es zur Pulsverlangsamung und zum Herzstillstand kommt, darauf folgt eine Lähmung der vorher erregten Theile, wonach das Muscarin noch wirksam bleibt. Nach grossen Gaben (10 mg) verliert das letztere, wie es Rönnberg (1880) angiebt,

1) Arch. f. exp. Path. u. Pharmak. 26. 237. 1889.
2) Arch. f. exp. Path. u. Pharmak. 31. 49. 1892.
3) Arch. f. exp. Path. u Pharmak. 30. 202. 1892.

seinen Einfluss auf das Herz, das aber zugleich gelähmt wird. In derselben Weise erst nicotinartig (Cushny), dann atropinartig lähmend (Putzeys u. Romié, 1878) wirkt anscheinend auch das Gelseminin. Nach Coniin ist bisher nur die nicotinartig lähmende, nach Sparteïn (J. Fick, 1873) die atropinartige Wirkung beobachtet worden. Das Temulin verursacht an Fröschen Herzstillstand, der von einer Lähmung (Narkose) der motorischen Nervenapparate abzuhängen scheint.

An Säugethieren und bei Menschen ist die Wirkung dieser Alkaloïde auf die Hemmungsvorrichtungen noch wenig untersucht und beobachtet. Pulsfrequenz und Blutdruck werden bei den gewöhnlichen Vergiftungen durch Uebelkeit und Erbrechen, durch Krämpfe und krampfhafte Gefässverengerungen beeinflusst. Daher ist es schwer zu entscheiden, wie weit die bei Menschen beobachteten Veränderungen der Pulsfrequenz, welche bald in Verlangsamung und bald in Beschleunigung bestehen, von einer directen Wirkung auf die peripheren Endigungen der herzhemmenden Vagusfasern bedingt sind.

Auf die Speicheldrüsen und die Magen- und Darmbewegungen wirken das Coniin und Lobelin in derselben Weise wie das Nicotin: sie erzeugen Speichelfluss, Erbrechen und Durchfälle. Vom ungereinigten Lobelin sind dazu an Katzen und Hunden 2—10 mg erforderlich (Rönnberg, 1880). Nach Sparteïn und anscheinend auch nach dem reinen Gelseminin sind diese Erscheinungen nicht regelmässig und nur bei schweren Vergiftungen beobachtet worden. Das Temulin hat keinen Einfluss auf die Secretionen und wirkt auf den Darm atropinartig (Hofmeister).

Coniin, Sparteïn, Lobelin und besonders das Gelseminin rufen wie das Atropin, aber in geringerem Grade, Pupillenerweiterung hervor. Das rohe, Gelsemin genannte, Gelseminin, nach welchem auch eine Accommodationslähmung eintritt (Putzeys u. Romié, 1878; Cushny[1])), hat man sogar statt des Atropins als Mydriaticum empfohlen (Tweede, 1877).

Alle diese Alkaloïde, mit Ausnahme des Temulins, lähmen in grösseren Gaben an Fröschen nach Art des Curarins die Endigungen der motorischen Nerven. An Säugethieren

---

1) Arch. f. exp. Path. u. Pharmak. 31. 49. 1892.

wird diese Wirkung entweder gar nicht oder nur in unvollständiger Form beobachtet, weil eine allgemeine Lähmung des Centralnervensystems ihr zuvorkommt und dem Leben ein Ende macht, bevor die motorischen Nerven afficirt sind. Nur bei der Vergiftung mit Sparteïn werden die Endigungen des Phrenicus im Zwerchfell an Kaninchen früher als die anderen motorischen Nerven gelähmt, und dadurch der schliessliche Respirationsstillstand mit bedingt (Cushny und Matthews[1])).

Das **Centralnervensystem** wird durch die sämmtlichen Stoffe dieser Gruppe in ziemlich gleichartiger Weise beeinflusst. Es entsteht in erster Linie, besonders ausgesprochen nach Temulin, eine Art Narkose, deren Symptome rauschähnliche Zustände, Somnolenz, Betäubung oder lähmungsartige Schwäche sind. Nach Lobelin und dem rohen Gelseminin („Gelsemin") wird auch Unempfindlichkeit der Haut und der Schleimhäute angegeben. Am Auge wirkt das reine Gelseminin local reizend. In den stärkeren Graden der Vergiftung treten allgemeine Lähmungszustände und Krämpfe durcheinander auf. Die letzteren, die nach Lobelin einen tetanischen Charakter haben, meist aber in Convulsionen bestehen, werden durch künstliche Respiration nicht unterdrückt und sind daher unabhängig von der Respirationslähmung. Diese tritt sehr früh ein und ist die Hauptursache des Todes. Letzterer kann bei der Gelsemininvergiftung an Kaninchen zuweilen durch künstliche Respiration abgewendet werden. Die Athemlähmung tritt meist ohne vorhergehende Erregung ein. Nur nach Lobelin ist dieselbe sehr ausgesprochen und wird noch besonders berücksichtigt werden.

Das reine Gelseminin wirkt nicht tetanisirend wie das Gelsemin; dagegen ist für dasselbe an Fröschen und Säugethieren ein eigenthümliches Zittern des Kopfes und des ganzen Vorderkörpers charakteristisch (Cushny).

An Fröschen erzeugt das Coniin nur dann Convulsionen, wenn die motorischen Nerven durch Unterbindung der Gefässe vor der Einwirkung des Giftes geschützt werden (Harnack und H. Meyer[2])). Doch kommt es vor, dass die Krämpfe auch bei dieser Versuchsanordnung ausbleiben (Fliess und Kronecker[3])).

1) Arch. f. exp. Path. u. Pharmak. 35. 129. 1895.
2) Arch. f. exp. Path. u. Pharmak. 12. 394. 1880.
3) Arch. f. Anat. u. Physiol. Physiol. Abth. 1882. 111.

An Menschen hat man bei Selbstversuchen und bei der Anwendung an Kranken nach kleineren Gaben **Coniin**, die aber in einzelnen Fällen nur wenige Milligramm, in anderen mehrere Centigramm betrugen, allgemeines Schwächegefühl, Schlaftrunkenheit, Gefühl von Pelzigsein und Ameisenkriechen in der Haut, Pupillenerweiterung, schwankenden Gang, erschwerte Bewegung der Arme beobachtet, abgesehen von den durch die stark alkalisch reagirende Base bedingten localen Erscheinungen, wie Brennen und Kratzen im Halse, Speichelfluss, Uebelkeit und auch wohl Erbrechen. Weder diese Wirkungen noch die Erfahrung rechtfertigen den durch Tradition fortgepflanzten, neuerdings wieder empfohlenen Gebrauch des Coniins bei Krampfkrankheiten. In einem Falle von Tetanus traten nach dem Gebrauch von 0,13 g Coniinhydrobromat, das innerhalb 48 Stunden theils innerlich, theils subcutan applicirt war, heftige Erstickungserscheinungen ein (Demme und Steinhäuslin[1])).

Vergiftungen an Menschen mit dem Kraut oder der Wurzel des gefleckten Schierlings oder Gartenschierlings (Conium maculatum) sind durch Verwechselung mit Küchengewächsen, hauptsächlich Petersilie und Pastinake, vorgekommen. Die Vergiftungserscheinungen bestehen hauptsächlich darin, dass zuerst eine Schwäche in den unteren Extremitäten sich fühlbar macht, die sich allmälig zu einer vollständigen Lähmung derselben ausbildet, die dann, mit einfacher Schwäche der Bewegungen beginnend, auf die oberen Extremitäten übergeht und durch Lähmung der Respirationscentren spätestens in 3—4 Stunden zum Tode führt. Ausser Schläfrigkeit und einer merklichen Abstumpfung der Hautempfindlichkeit, sowie mässiger Pupillenerweiterung fehlen andere Symptome vollständig, namentlich Erbrechen, Durchfälle, Krämpfe. Auch das Bewusstsein bleibt bis zuletzt erhalten.

Mit diesem Vergiftungsbilde stimmt vollkommen die Beschreibung überein, die Plato im Phädon von dem Verlauf der Vergiftung des Sokrates giebt, so dass es keinem Zweifel unterliegt, dass zur Bereitung des Schierlingsbechers Conium maculatum, und zwar wahrscheinlich der ausgepresste Saft der Wurzel zur Verwendung gekommen ist.

In dem einzigen bekannten Falle von Vergiftung mit

<hr>

[1] Steinhäuslin. Ueb. d. pharm. Wirk. u. d. therap. Anwend. des Coniinum hydrobrom. Diss. Bern 1887.

Coniin selbst, dem berüchtigten Falle Jahn[1], sind die Symptome nicht von sachverständiger Seite beobachtet worden.

Nach 11 mg des einfach durch Aetherausschüttelung gewonnenen Lobelins, die in einem Selbstversuch binnen 2 Stunden genommen wurden, stellten sich Kratzen im Schlunde, Kolikschmerzen, Uebelkeit, breiiger Stuhl und ein Zustand von leichtem Sopor ein (Rönnberg). Nach dem Gebrauch der officinellen Tinctura Lobeliae hat man diese Erscheinungen seitens der peripheren Organe und des Gehirns in verstärktem Masse als Brennen im Halse, Dysphagie, Gefühl von Zusammenschnüren des Kehlkopfs und der Brust, Schweissausbruch, heftiges Erbrechen und Durchfälle auftreten sehen, daneben Schlafsucht und intensivere Gehirnsymptome.

Am wirksamsten von den fünf genannten Alkaloïden ist das Gelseminin, denn die tödtliche Gabe an Kaninchen beträgt nur 1 mg (Cushny), während vom Coniceïn 5—6 mg (Wolffenstein, 1895), vom Lobelin mindestens 20 mg, vom chemisch reinen, von Ladenburg dargestellten Coniin durchschnittlich 56 mg (Falck und Hadenfeld, 1886), vom Sparteïn ungefähr 100 mg (Fick, 1873), vom Temulin bei Katzen sogar 250 mg (Hofmeister, 1892) für 1 kg Körpergewicht erforderlich sind, um den Tod herbeizuführen.

Man wendet die **Lobeliapräparate** hauptsächlich bei **asthmatischen Zuständen** verschiedenen Ursprungs an. Den günstigen Urtheilen von amerikanischer Seite über den Erfolg stehen weniger günstige auf europäischer gegenüber. Durch Katarrhe bedingte asthmatische Beschwerden könnte das Lobelin wie ein durch Nausea wirkendes Expectorans, z. B. Ipecacuanha, lindernd beeinflussen, während in Fällen von nervösem Asthma die Respirationswirkungen einen heilsamen Erfolg wohl erklärlich machen. Auf die Athmung wirkt das Lobelin nach den Untersuchungen von Dreser[2] in kleineren Gaben in doppelter Weise. Es erregt die Respirationscentren im verlängerten Mark und lähmt zugleich die Endigungen der Vagusfasern in der Lunge. Die Folge der centralen Erregung ist eine Steigerung der Respirationsfrequenz und eine Erhöhung der absoluten Kraft und der Arbeitsleistung der Respirationsmuskeln, wodurch die Respirationsbewegungen ungemein verstärkt werden. Eine Erregung der Vagusfasern in der Lunge führt zur Contraction und Ver-

---

1) Arch. d. Pharmacie. 47. 257. 1861.
2) Arch. f. exp. Path. u. Pharmak. 26. 237. 1889.

engerung der feineren Bronchien. Wenn nun eine krampfhafte
Contraction der letzteren und die dadurch bedingte Behinderung
des Luftzutritts zu den Lungenalveolen die Ursache des nervösen Asthmas ist, so wird durch die Lähmung der Vagusendigungen, wie sie durch das Lobelin zu Stande kommt, das
Hinderniss für den freien Luftzutritt zu den Alveolen beseitigt.
Da durch die Erregung der Respirationscentren die Athembewegungen ausserdem verstärkt werden, so trägt auch diese
Wirkung zur Beseitigung der asthmatischen Athembeschwerden
bei. Es ist darnach auch verständlich, dass das Lobelin nur in
solchen Fällen das Asthma günstig beeinflussen kann, in denen
das letztere von einer krampfhaften Contraction der Bronchien
abhängt.

Das Sparteïn ist neuerdings. wie schon früher das Kraut
des Besenginsters, als Diureticum bei Herzkrankheiten empfohlen
worden, in Gaben von 20 mg, 3—4 mal täglich (Sée, 1885). Es
soll die Herzthätigkeit „reguliren und heben".

1. **Tinctura Lobeliae.** Lobelienkraut 1, Weingeist 10. Gaben 0,3
bis 1,0!, täglich 3,0!. Diese Tinctur wirkt ganz unsicher; zweckmässiger
ist sie aus den Samen herzustellen.

2. Herba Lobeliae, Lobelienkraut, indianischer Tabak; das blühende
Kraut der Lobelia inflata. Gaben 0,1—0,4, täglich 2,0--5,0, im Aufguss
0,1!, täglich **0,3** (Pharmakop.).

3. Herba Conii, Schierling; Blätter und blühende Spitzen des
Conium maculatum. Gaben 0,25—**0,2!**, täglich **0,6!**

16. Gruppe des Physostigmins.

Das in den Calabarbohnen, den Samen von Physostigma
venenosum, enthaltene Alkaloïd Physostigmin, $C_{15}H_{21}N_3O_2$,
zeichnet sich durch seine eigenartige Wirkung auf die Muskeln
und vielleicht auf alle contractilen Substanzen aus, eine Wirkung,
zu der sich fast gleichzeitig eine Lähmung des Centralnervensystems gesellt.

In den Calabarbohnen finden sich noch zwei andere Alkaloïde, das
krystallisirende Eseridin, welches schwach physostigminartig wirkt, und
das strychninartig tetanisirende Calabarin (vgl. S. 96).

Die **Wirkung des Physostigmins** auf die peripheren
Organe betrifft die in ihnen enthaltenen quergestreiften und
glatten Muskeln, die in einen Zustand directer Erregung
versetzt werden, der vielleicht von einer hochgradigen Steigerung

der Erregbarkeit derselben abhängt. Nervöse Gebilde dieser Organe werden nicht direct von dem Gift beeinflusst. Das reine, namentlich calabarinfreie Physostigmin haben zuerst Harnack und Witkowski[1]) eingehend untersucht.

Die Erregung der Skelettmuskeln macht sich an Säugethieren und bisweilen auch an Fröschen durch fibrilläre Zuckungen bemerkbar, die an ersteren meist sehr lebhaft sind und unmittelbar nach dem Tode an Stärke noch zunehmen. Am besten kommen diese Zuckungen zur Anschauung, wenn man das Physostigmin Katzen oder Kaninchen direct in das Blut einspritzt.

Dass die fibrillären Zuckungen in der That einer directen Muskelwirkung und nicht der Vermittelung des Nervensystems ihren Ursprung verdanken, ergiebt sich daraus, dass sie sowohl nach der Durchschneidung der zum Muskel tretenden Nervenstämme, als auch bei voller Chloroformnarkose, sowie bei vorsichtiger, aber vollständiger Curarisirung fortbestehen. Nur wenn die letztere zu stark ist, wobei die Muskelerregbarkeit leidet, hören sie auf.

An vorher curarisirten und dann mit Physostigmin vergifteten Froschmuskeln findet man bei der Reizung mit dem Oeffnungsinductionsschlag die Erregbarkeit erheblich erhöht (Harnack und Witkowski), die Leistungsfähigkeit dagegen nicht vermehrt, sondern nach grösseren Gaben sogar vermindert (Kobert[2])).

Der Unterschied zwischen der Wirkung des Coffeïns und Physostigmins auf den Muskel muss darin gesucht werden, dass das Physostigmin den Muskel in einen Zustand erhöhter Erregbarkeit versetzt oder auch wohl direct erregt, seine Arbeitsleistung aber bis zum Eintritt der Ermüdung nicht, wie das Coffeïn, steigert.

Am Herzen werden durch diese Muskelwirkung kräftigere Contractionen hervorgerufen, die an Säugethieren zu einer Steigerung des Blutdrucks auch dann führen, wenn zuvor Atropin, Curare oder Chloralhydrat gegeben waren, woraus hervorgeht, dass die Druckerhöhung weder von einer Lähmung der Hemmungsvorrichtungen, noch ausschliesslich von einer Gefässverengerung abhängig ist. Die Blutdrucksteigerung ist von einer Verlangsamung der Pulsfrequenz begleitet, die aber bei chloralisirten und dann vergifteten Thieren ausbleibt.

Der durch das Muscarin bewirkte diastolische Herzstillstand bei Fröschen wird durch das Physostigmin soweit aufgehoben, dass regel-

---

1) Arch. f. exp. Path. u. Pharmak. 5. 401. 1876, ausführl. Literatur.
2) Arch. f. exp. Path. u. Pharmak. 15. 73. 1881.

mässige Contractionen eintreten, doch lässt sich an der Beschaffenheit der Pulse leicht erkennen, dass die Muscarinwirkung noch fortdauert und nur durch die Erregung des Herzmuskels überwunden wird. Auch Vagus- und Sinusreizung veranlassen keinen Stillstand mehr. Der letztere stellt sich aber an dem erst mit Muscarin und dann mit Physostigmin vergifteten Herzen wieder ein, wenn man durch kleine Mengen eines muskellähmenden Giftes, z. B. Apomorphin oder neutrale Kupferoxydlösungen, die Erregbarkeit des Herzmuskels abstumpft, und dadurch die Physostigminwirkung beseitigt. Atropin hebt dann schliesslich auch diesen Stillstand auf, falls die Muskulatur noch genügend erregbar ist.

Die Erregung der glatten Muskeln verursacht am Darm bis zum heftigen Krampf gesteigerte peristaltische Bewegungen und erzeugt Contractionen des Magens, der Milz, der Blase und des Uterus, die durch nervenlähmende Gaben von Atropin nicht beeinflusst werden. Die Erscheinungen dieser Physostigminwirkung sind Würgen, Erbrechen, Durchfälle und Harnentleerung.

Wenn man in passender Weise, z. B. durch vorsichtige Injection in das Blut, einem Thier nacheinander Muscarin, Atropin und Physostigmin (an Katzen von letzterem etwa 5 mg) beibringt, so sieht man besonders schön am Darm erst einen Krampf, dann nach Atropin völlige Erschlaffung und schliesslich durch das Physostigmin wieder einen neuen Krampf auftreten.

Die durch Physostigmin sowie durch Muscarin hervorgerufenen, stärkeren Darmbewegungen werden durch elektrische Reizung der in den Nebennieren verlaufenden Hemmungsfasern vollständig unterdrückt. Erst wenn nach grösseren Gaben der beiden Gifte statt der Bewegungen eine krampfartige Zusammenziehung des Darms eintritt, hört der hemmende Einfluss der Nebennierenreizung auf (Jacobj[1]).

Am Auge bringt das Physostigmin, indem es den Sphincter Iridis und Tensor Chorioïdeae zu krampfhafter Contraction veranlasst, Pupillenverengerung und Accommodationskrampf hervor. Die Pupille lässt sich aber durch dieses Myoticum selbst an Katzen nicht bis zur Berührung der Irisränder verkleinern, wie es durch Muscarin an diesen Thieren leicht zu erreichen ist. Vielleicht wirkt dem Sphincter ein selbstständiger Dilatator entgegen, trotzdem dessen Existenz neuerdings bezweifelt wird.

Die gleiche Reihenfolge entsprechender Veränderungen wie am Darm wird auch am Auge durch die drei genannten Gifte hervorgebracht, und zwar erst durch Muscarin Verengerung der Pupille und Krampf der Accommodation, dann durch Atropin Erweiterung der ersteren und Lähmung

---

1) Arch. f. exp. Path. u. Pharmak. 29. 201. 1891.

der letzteren und schliesslich durch Physostigmin wieder Verengerung und Krampf.

Das Physostigmin macht auch die atropinisirte Pupille enger, weil es die Irismuskeln erregt, die durch mässige Gaben von Atropin nicht gelähmt werden. Ebenso erweitert das letztere in der Regel die durch Physostigmin enger gemachte Pupille, indem es durch Lähmung der Oculomotoriusendigungen den gewöhnlichen, vom Gehirn ausgehenden und die Verengerung verstärkenden Tonus beseitigt.

Eigenthümlich ist die durch das Physostigmin bewirkte Steigerung der Drüsensecretionen, die Vermehrung des Schleims, Speichels, der Thränen und des Schweisses. Man kann wohl daran denken, dass es sich hier um eine directe Erregung der vielleicht contractilen Drüsenzellen handle. Damit liesse sich die Thatsache in Einklang bringen, dass auch an der atropinisirten Unterkieferdrüse durch Physostigmin Speichelfluss entsteht, nicht aber die Beobachtung erklären, dass das Calabarextract die durch Atropin gelähmten Endigungen der Speichelnerven wieder erregbar macht (Heidenhain[1])).

Das **centrale Nervensystem** wird in allen seinen Theilen von dem Physostigmin sehr rasch gelähmt und der Tod in Folge des Respirationsstillstandes unter den Erscheinungen einer acuten Erstickung herbeigeführt. Der allgemeinen Lähmung geht bei manchen Thierarten, namentlich Katzen, eine hochgradige Aufregung voraus, die sich in ungestümem Hin- und Herrennen kund giebt und von der heftigen Dyspnoe abzuleiten ist. Die tödtlichen Gaben betragen durchschnittlich 0,5—1 mg pro kg Säugethier. Wenn Meerschweinchen durch das Brown-Séquard'sche oder Westphal'sche Verfahren zu epileptiformen Krämpfen disponirt sind, so stellen sich diese Anfälle nach mässiger Physostigminvergiftung in den nächsten Tagen in ungewöhnlich grosser Zahl ein (Harnack und Witkowski). Danach ist wenig Hoffnung, mit dem Physostigmin bei der Behandlung von Krankheiten des centralen Nervensystems etwas auszurichten und Krämpfe oder krampfartige Zustände damit zu beseitigen, ganz abgesehen davon, dass diese Anwendung stets mit Gefahren verbunden ist, weil da, wo überhaupt wirksame Mengen gegeben werden, leicht auch Collaps sich einstellt. Dementsprechend sind die empirischen

---

1) Pflüg. Arch. 5. 309. 1872.

Resultate wenig günstig ausgefallen. Das früher vielfach geübte Probiren mit diesem Mittel scheint gegenwärtig nachgelassen zu haben.

Von den Wirkungen auf periphere Organe lassen sich nur die am Auge ohne alle Gefahr hervorrufen. Ihre Bedeutung besteht einmal in der Pupillenverengerung und dem Accommodationskrampf, der bei lähmungsartigen Zuständen der betreffenden Apparate gleichsam als gymnastisches Mittel verwendet werden könnte. Dann aber erfahren im Innern des Auges auch die Muskeln der Gefässe eine Erregung. Die letzteren werden dadurch enger, und es treten ganz veränderte Circulationsverhältnisse im Auge ein, die auf die Ernährungsvorgänge im letzteren von dem grössten Einfluss sein können. Die nächste Folge ist eine Abnahme des intraocularen Druckes. Von dieser Gefässwirkung müssen die günstigen Erfolge abgeleitet werden, die bei der Behandlung des acuten Glaukoms zuerst von Laqueur (1876) beobachtet sind. Pilocarpin und Muscarin, die keinen Einfluss auf die Gefässe haben, sind für diesen Zweck unbrauchbar. Auch für die Verengerung der Pupille eignet sich das Physostigmin weit besser als jene beiden Alkaloïde, weil die Wirkung eine längere Dauer hat.

Physostigminum salicylicum, salicylsaures Physostigmin. Farblose oder schwach gelbliche, in 85 Wasser lösliche Krystalle. Die Lösung nimmt bald eine rothe, später braune Färbung an, ohne dass die Wirksamkeit wesentlich abgeschwächt wird. Eine geringe Verunreinigung mit dem Calabarin ist für die Anwendung in der Augenheilkunde nicht störend. Von Ophthalmologen wird das Physostigmin häufig noch Eserin genannt, was unberechtigt ist, da ersterer Name die Priorität hat. Gaben 0,001!, täglich bis 0,003!

17. Gruppe des Apomorphins.

Das Apomorphin, welches von Mathiessen und Wright (1870) zuerst rein dargestellt und auf seine Wirkungen geprüft wurde, entsteht aus dem Morphin unter der Einwirkung von concentrirter Mineralsäure durch Abspaltung von Wasser und hat keine narkotischen Wirkungen mehr, sondern verursacht an Säugethieren anfangs eine hochgradige Erregung und darauf eine Lähmung des Gehirns und der Medulla oblongata und wirkt ausserdem lähmend auf die quergestreiften Muskeln.

An Fröschen wird die Muskelerregbarkeit nach Gaben von 0,5—5,0 mg vermindert, nach 10 mg gänzlich vernichtet, ohne dass hernach Todtenstarre eintritt. Aehnlich verhält sich der Herzmuskel. An Säugethieren ist diese Muskelwirkung nicht mit Sicherheit festzustellen, und es treten ausschliesslich die Veränderungen der Gehirn- und Medullarfunctionen in den Vordergrund, die Erregungserscheinungen namentlich bei Kaninchen, welche nach 5—10 mg heftige Unruhe, Aufregung und grosse Schreckhaftigkeit zeigen, besonders bei Berührung, Lärm und anderen Eindrücken auf die Sinnesorgane. Daneben stellt sich ein lebhafter Trieb zu spontanen Bewegungen ein, der die Thiere zu fortwährendem Hin- und Herlaufen, zu Sprüngen gegen die Wand und zum Benagen aller Gegenstände veranlasst, die in ihre Nähe kommen (Harnack[1])).

Der Tod erfolgt bei diesen Thieren erst nach 10—20 mg durch Erstickung, indem das Respirationscentrum nach der anfänglichen Erregung, welche ihren Ausdruck in der Steigerung der Athemfrequenz findet, später einer Lähmung unterliegt. Dem Tode gehen Lähmungserscheinungen und heftige Convulsionen voraus, die zu einer Zeit auftreten, in der die Respirationsstörungen noch nicht soweit gediehen sind, um die Annahme von Erstickungskrämpfen zu rechtfertigen.

Aehnliche Erregungszustände werden bei Katzen und Hunden beobachtet. Doch treten bei den letzteren die Convulsionen erst nach der Injection von 0,5 — 0,6 g Apomorphin in das Blut auf.

Bevor aber nach grösseren Mengen des Alkaloïds alle diese Wirkungen und die davon abhängigen Erscheinungen sich geltend machen, wird durch weit kleinere Gaben als einziges Symptom der Apomorphinwirkung **Erbrechen** herbeigeführt, das mit allen seinen charakteristischen Begleiterscheinungen sich ganz regelmässig bei Menschen und bei allen Thieren einstellt, die überhaupt diesem Vorgange unterworfen sind[2]).

An Hunden erfolgt das Erbrechen nach subcutaner Einspritzung von 0,5—1,0 mg Apomorphinhydrochlorat in 2—3 Minuten, bei erwachsenen Menschen nach 5—10 mg selten später als innerhalb 15 Minuten. Bei Kindern in den ersten Lebensjahren genügen 0,5—2,0 mg.

<hr>

1) Arch. f. exp. Path. u. Pharmak. 2. 254. 1874.
2) Vergl. V. Siebert, Unters. üb. die physiol. Wirk. des Apomorphins. Diss. Dorpat 1871.

Dem Eintritt des Erbrechens geht der Symptomencomplex voraus, der durch die **Nausea** charakterisirt ist: Uebelkeit, ein Gefühl von Abspannung, Erschlaffung und Schwäche der Muskelkraft, die Empfindung ausbrechenden Schweisses oder ein leichtes Hitzegefühl, vermehrte Speichel- und wohl auch Schleimabsonderung und unmittelbar vor dem Erbrechen eine starke Vermehrung der Pulsfrequenz. Bei Gaben, welche rasch Erbrechen herbeiführen, können diese Erscheinungen mehr oder weniger fehlen. Kleine Gaben, nach denen es nicht zum Erbrechen kommt, verursachen längere Zeit andauernde Uebelkeit, Muskelerschlaffung, Vermehrung der Secretionen und Abnahme der Pulsfrequenz.

Solche nauseosen Gaben aller Brechmittel werden als sogenannte **Expectorantien** in Lungenkrankheiten, insbesondere bei Bronchialkatarrhen angewendet, um die Entleerung zähen Schleims durch Husten und Räuspern zu erleichtern. Dadurch wird der Hustenreiz gemildert und der kranken Schleimhaut die zu ihrer Heilung erforderliche Ruhe verschafft. Diese expectorirende Wirkung hängt jedenfalls mit der **Vermehrung der Secretionen** zusammen, die im Stadium der Nausea auftritt und vermuthlich auch die Schleimsecretion betrifft. Wie aber diese und die übrigen Erscheinungen dieses Stadiums und des Brechacts zu erklären sind, kann hier nicht näher erörtert werden. Sicher ist, dass es sich dabei nicht um eine directe Wirkung des Brechmittels handelt.

Die vor dem Eintritt des Erbrechens besonders an Hunden auffällige **Steigerung der Pulsfrequenz** muss von einer durch den Brechact bedingten Erregung der pulsbeschleunigenden Nerven abhängig gemacht werden, weil auch in diesem Falle, wie bei der Reizung jener Nerven, die Zunahme der Pulszahlen von keinerlei Veränderungen des Blutdrucks begleitet ist.

Dass das Erbrechen nach Apomorphin der Erregung centraler Gebiete seinen Ursprung verdankt, kann mit Sicherheit angenommen werden. Es ist der erste, man könnte sagen zarteste unter den Erregungszuständen, in welche später ausgedehntere Gebiete des Centralnervensystems versetzt werden. Man wird dabei an die Thatsache erinnert, dass der Reflexreiz, welcher beim Kitzeln des Gaumens entsteht, Erbrechen erzeugt, während energische Eingriffe auf diese Gegend des Rachens oft unwirksam bleiben.

Unterstützt wird diese centrale Wirkung, welche das Erbrechen herbeiführt, dadurch, dass das Apomorphin, wie Versuche am ausgeschnittenen, überlebenden Hundemagen lehren, auch direct die automatischen Centren dieses Organs erregt und Contraction desselben hervorruft (Schütz[1]).

Als Brechmittel verdient das Apomorphin vor dem Brechweinstein, dem Emetin oder der Ipecacuanha und auch vor dem Kupfersulfat den unbedingten Vorzug, weil es sich subcutan anwenden lässt, ohne an der Injectionsstelle Entzündung zu erzeugen, wie es die genannten Mittel so leicht thun. Auch erfolgt die Wirkung sehr rasch und zwar nach verhältnissmässig kleinen Mengen, während die gefahrdrohenden Erscheinungen erst nach weit grösseren Gaben eintreten. Die therapeutische Bedeutung des Erbrechens oder des Brechacts zu erörtern, ist nicht die Aufgabe der Arzneimittellehre.

Wie in anderen Fällen, können auch die durch das Apomorphin hervorgerufene Nausea und das Erbrechen gelegentlich schlimme Folgen haben, welche namentlich bei Kindern in Collapszuständen bestehen. Das Mittel selbst ist daran unschuldig, denn dass dabei eine directe Muskelwirkung, wie sie nur an Fröschen beobachtet ist, im Spiele sein sollte, erscheint im höchsten Grade unwahrscheinlich.

Mehrere in der Quebrachorinde enthaltene Alkaloïde, namentlich Quebrachin, Aspidosamin, Quebracha'min und Aspidospermin, stimmen hinsichtlich ihrer Wirkungen in vieler Beziehung mit dem Apomorphin überein (Harnack und Hoffmann[2]). Sie erzeugen an Säugethieren Erregungszustände des Centralnervensystems und Respirationslähmung, an Fröschen ausserdem Muskel- und Herzlähmung. Erbrechen tritt nur nach Aspidosamin ein, aber selbst an Hunden erst nach 30 mg. Die übrigen Alkaloïde verursachen dagegen auch nach grossen Gaben an Hunden bloss ein hochgradiges Nausea-Stadium mit allen seinen oben angegebenen charakteristischen Erscheinungen und können daher mit Vortheil als Expectorantien dienen. Ausserdem kommt in dyspnoïschen Zuständen, gegen welche die Quebrachorinde hauptsächlich empfohlen wurde, vielleicht auch die Verminderung einer krankhaft gesteigerten Erregbarkeit der Respirationscentren in Betracht (Harnack und Hoffmann).

---

1) Arch. f. exp. Path. und Pharmak. **21**. 341. 1886.
2) Ztschr. f. klin. Med. **8**. 471. 1884.

Apomorphinum hydrochloricum, salzsaures Apomorphin, Apomorphinhydrochlorat. In Wasser lösliche, grauweisse Krystalle. Die Lösung wird bald grün und bei längerem Stehen fast schwarz, ohne dadurch an Wirksamkeit wesentlich einzubüssen. Gaben als Brechmittel subcutan 0,005—**0,02**!, täglich bis **0,06**! Bei Kindern 0,0005—0,002. Als Expectorans innerlich 0,001—0,002 alle 2—3 Stunden. Nur in Lösungen.

18. Gruppe des Emetins.

Das Emetin, $C_{30}H_{40}N_2O_5$ (Kunz, 1887), der wirksame Bestandtheil der Ipecacuanha, ist ein amorphes oder nur schwer krystallisirendes (Podwyssotzki, 1879), farbloses, aber am Lichte sich schnell gelb oder braun färbendes Alkaloïd, das keine deutlich krystallisirenden Salze liefert. Praktisch kann es nicht verwendet werden, weil es beim Aufbewahren nicht nur jene Dunkelfärbung annimmt, sondern unter theilweisem Verlust seiner Wirksamkeit auch eine Zersetzung erleidet.

Ein zweites in der Ipecacuanha vorkommendes Alkaloïd, das Cephaëlin, welches ebenfalls Erbrechen bewirkt, unterscheidet sich von dem Emetin dadurch, dass es aus seiner Lösung in Natronlauge nicht in Aether übergeht.

Die Ipecacuanha wurde ursprünglich als Brechmittel angewendet, später in den verschiedensten Krankheiten, namentlich des Magens und Darmkanals, unter anderen auch bei Durchfällen und gegen die Ruhr, gebraucht und dient gegenwärtig nur noch als Expectorans.

Das Emetin hat zuerst Podwyssotzki[1]) rein dargestellt und auf seine Wirkungen geprüft.

Gaben von 5—10 mg Emetin verursachen zunächst Unregelmässigkeiten der Schlagfolge und der einzelnen Ventrikelcontractionen des Froschherzens und führen schliesslich Stillstand des letzteren im erschlafften und deshalb diastolischen Zustande mit Verlust der Erregbarkeit herbei. Doch kann nach diesen Mengen noch Erholung der Thiere erfolgen. Grössere Gaben von 10 mg aufwärts, lähmen an Fröschen zugleich das centrale Nervensystem und vermindern die Leistungsfähigkeit der Muskeln, ohne indessen ihre Erregbarkeit bis zum Eintritt des Todes der Thiere zu vernichten.

An Menschen und solchen Säugethieren, bei welchen Erbrechen eintritt, verursachen das Emetin und die Ipecacuanha

<hr>

[1] Arch. f. exp. Path. u. Phar   **11**. 231. 1879.

wie andere Brechmittel, zuerst Nausea mit ihren Begleiterscheinungen, dann Erbrechen, dem sich leicht Durchfälle anschliessen, und zuletzt tiefgreifende Veränderungen an der Darmschleimhaut und in anderen Organen.

Das Nausea-Stadium gestaltet sich ganz ähnlich wie nach Apomorphin (vergl. S. 156), doch hält es unter den gleichen Bedingungen weit länger an, weil das Emetin langsamer als das Apomorphin resorbirt, aber auch länger im Organismus zurückgehalten wird. Aus diesem Grunde verdient das Emetin in Form der Ipecacuanha als Expectorans den Vorzug vor dem Apomorphin, denn seine Wirkung kann leichter über einen grösseren Zeitraum in gleichmässiger Weise ausgedehnt werden, während die des Apomorphins rasch vorübergeht.

Bei Anwendung der Ipecacuanha kann bis zum Eintritt des Erbrechens eine Stunde und mehr vergehen, während es sich nach Apomorphin zuweilen schon in wenigen Minuten und selten später als nach einer Viertelstunde einstellt. Da in manchen Fällen gleichzeitig mit dem Erbrechen auch Durchfälle auftreten, so ist die Ipecacuanha kein zweckmässiges Brechmittel und kann in dieser Beziehung als veraltet angesehen werden. Ueber das reine Emetin liegen an Menschen keine Erfahrungen vor.

Das Zustandekommen des Erbrechens ist noch im Unklaren. Die Ansicht, dass es durch Erregung peripherer, centripetalleitender Nerven der Verdauungsorgane auf reflectorischem Wege ausgelöst wird, hat ebensoviel für sich, wie die Annahme, dass central gelegene Theile, etwa ein Brechcentrum, in Erregung versetzt werden.

Die schwersten Grade der Vergiftung durch Ipecacuanha kommen an Menschen kaum vor, weil grosse Gaben des Giftes durch Erbrechen entleert werden, bevor sie zur vollen Wirkung gelangen. An Säugethieren, namentlich an Hunden, entwickeln sich bei jeder Art der Application von Emetin allmälig heftige Darmerscheinungen, bestehend in einfachen oder blutigen Durchfällen, mit Schwellung, Röthung und Ekchymosirung der Schleimhaut, ähnlich wie bei der Vergiftung mit Arsen-, Platin-, Antimon- und Eisenverbindungen und mit Sepsin. Dabei handelt es sich wahrscheinlich um eine directe Vergiftung der Wandungen der Darmcapillaren durch das Emetin. Auch die Lungen befinden sich häufig, besonders bei Kaninchen (Duckworth, 1869), im Zustande hochgradiger Congestion, ödematöser Infiltration und rother Hepatisation.

Bei subcutaner oder intravenöser Injection erfolgt der Tod durch Herzlähmung; bei Katzen nach 0,09—0,1 g Emetin subcutan und schon nach 0,02—0,05 g intravenös. Vorher aber sinkt die Blutdruckcurve fast auf die Nulllinie herab, während die einzelnen Pulse ähnlich wie in der Chloroform- und Chloralhydratnarkose (vergl. S. 27 und 39) sich 50—60 mm über die Abscisse erheben (Podwyssotzki). Es werden also die Gefässe oder vielmehr die Capillarwandungen früher gelähmt als das Herz, ganz in derselben Weise, wie man es bei den oben genannten Metallvergiftungen beobachtet, welche die gleichen Darmerscheinungen hervorbringen.

Die Ipecacuanha und das Emetin, wenigstens das unreine, wirken vielleicht in Folge einer Vergiftung der Capillarwandungen auch entzündungserregend. Bei subcutaner Injection entstehen leicht Abscesse, in Salbenform auf die Haut gebracht Pusteln, an den Schleimhäuten Reizung und Entzündung, z. B. an der Conjunctiva und der Bronchialschleimhaut, wenn verstäubte Ipecacuanha hineingelangt.

Die Frage, ob die Ipecacuanha bei gewissen Darmleiden vielleicht in Folge ihres Einflusses auf die Capillaren durch Veränderung der Ernährungsverhältnisse der Darmschleimhaut in der That nützlich werden kann, wie man früher angenommen hat, lässt sich zur Zeit weder auf Grund von directen Erfahrungen, noch nach rationellen Grundsätzen beantworten.

1. **Radix Ipecacuanhae**, Ipecacuanha, Brechwurz.   Die Wurzeläste von Uragoga Ipecacuanha (Psychotria Ipecacuanha, Cephaëlis Ipecacuanha). Gaben als Brechmittel 1,0 alle 10—15 Minuten, in Pulvern; als Expectorans im Aufguss 1:200, esslöffelweise, 2—3 stündlich.

2. **Vinum Ipecacuanhae**, Brechwein. Ipecacuanha 1, Xereswein 10. Gaben 0.2—0.5 (5—15 Tropfen), 2—3 stündlich.

3. **Sirupus Ipecacuanhae.** Der Auszug aus 1 Ipecacuanha auf 100 Sirup.   Gaben als Expectorans 1—2 Theelöffel, 2—3 stündlich.

19. Gruppe des Aconitins.

Diese Gruppe umfasst die verschiedenen, zum Theil noch ungenügend untersuchten Alkaloïde der Aconitum- und Delphiniumarten.

Die Aconitine sind nach Art des Atropins und Cocaïns zusammengesetzte Verbindungen verschiedener Basen (Aconine) mit aromatischen Säuren, namentlich Benzoësäure. Wahrscheinlich gehört das Delphinin auch chemisch zu den Aconitinen. Besonders zu nennen sind folgende hierher gehörige Alkaloïde:

1. **Aconitin**, $C_{34}H_{47}NO_{11}$, im Aconitum Napellus. Es giebt davon eine amorphe und krystallisirte Modification (Duquesnel'sches Aconitin), die hinsichtlich ihrer chemischen Zusammensetzung und pharmakologischen Wirkung vollkommen mit einander übereinstimmen. Beim Kochen mit Wasser zerfällt das Aconitin erst in Essigsäure und Pikroaconitin (Isoaconitin) und das letztere bei weiterem Erhitzen in Aconin, $C_{25}H_{41}NO_{9}$, und Benzoësäure (Freund und Beck, 1894; Dustan, 1894).

2. **Pseudaconitin** oder Nepalin, $C_{36}H_{49}NO_{12}$, in der Wurzel von Aconitum ferox; krystallinisch. Spaltet sich in Pseudaconin, Essigsäure und Protocatechu-Dimethyläthersäure (Veratrumsäure).

3. **Japaconitin**, $C_{34}H_{49}NO_{11}$, in der Wurzel von Aconitum Japonicum; krystallinisch. Zerfällt in Japaconin, Essigsäure und Benzoësäure.

Ausserdem kommen noch verschiedene Aconitine in anderen Aconitumarten vor: in dem Aconitum septentrionale, einer Varietät von Aconitum Lycoctonum. nach Rosendahl (1894) das Lappaconitin. Septentrionalin und Cynoctonin, von denen nur das erstere krystallinisch erhalten wurde.

Im Aconitum Lycoctonum finden sich das Lycaconitin und Myoctonin (Dragendorff.)

4. **Delphinin**, $C_{31}H_{49}NO_{7}$, in den Samen von Delphinium Staphisagria. Amorphe und krystallinische Modification, welche qualitativ und quantitativ gleich wirken. Das Staphisagrin scheint sich aus dem Delphinin zu bilden.[1]) Es entspricht vielleicht den Aconinen.

Das frühere sog. deutsche Aconitin des Handels bestand anscheinend aus einem Gemenge von amorphem Aconitin und Aconin und vielleicht noch anderen Umwandlungsproducten.

Jede mit völlig reinen, nicht mit den Spaltungsproducten verunreinigten Aconitinen gewonnene neue Thatsache bestätigt ihre enge pharmakologische Zusammengehörigkeit und beseitigt immer mehr die noch bestehenden Angaben über Differenzen hinsichtlich der Stärke und Eigenartigkeit ihrer Wirkungen. So konnten Harnack und Mennicke[2]) die früher angegegebenen Unterschiede zwischen dem krystallisirten (Duquesnel'schen) Aconitin und dem Japaconitin nicht nachweisen.

Die therapeutische Bedeutung dieser Basen und der Aconitpräparate, welche letztere im achtzehnten Jahrhundert von Störck in den Arzneischatz aufgenommen wurden, ist gegenwärtig zwar keine grosse, indessen verdienen die Aconitine wegen ihrer ausserordentlich grossen Giftigkeit, der in neuester Zeit sogar ein Arzt aus Unvorsichtigkeit zum Opfer gefallen ist, eine besondere Beachtung.

------

1) Boehm und Serck, Arch. f. exp. Path. u. Pharmak. 5. 311. 1876.
2) Berl. klin. Wochenschr. 1883. No. 43.

An peripheren Organen verursachen die Aconitine eine mehr oder weniger heftige Erregung und darauffolgende Lähmung der Endigungen und Endapparate zahlreicher, wenn nicht aller sensiblen, motorischen und secretorischen Nerven. Ob die einzelnen Alkaloïde hinsichtlich dieser Wirkungen erhebliche Unterschiede aufweisen, lässt sich auf Grund der bisherigen lückenhaften Angaben nicht beurtheilen.

Mit Fett oder Alkohol in die Haut eingerieben oder in wässriger Lösung auf die Schleimhäute des Mundes, Rachens, der Nase oder in den Magen gebracht, erzeugen die Aconitine einschliesslich des Delphinins, jedoch mit Ausnahme des früheren deutschen Handelspräparates, in Folge der Erregung der sensiblen Nervenendigungen ähnlich wie das Veratrin Prickeln und Stechen, Wärmegefühl und schmerzhaftes Brennen an der Haut, bittern und brennenden Geschmack im Munde, unangenehme Sensationen im Rachen, Niesen und Erbrechen. Die beiden letzteren Vorgänge werden durch die sensible Erregung auf reflectorischem Wege hervorgerufen; ebenso Dyspnoe durch Erregung der Endigungen der sensiblen Vagusfasern in der Lunge bei innerlicher Anwendung. Bei letzterer Art der Einverleibung hat man nach Delphinin auch Jucken und Stechen in der Haut beobachtet (Albers, 1858). Merkliche Röthung oder andere Erscheinungen entzündlicher Vorgänge sind an den Applicationsstellen nicht vorhanden.

Nach kurzer Zeit geht die Erregung in eine Lähmung der Nervenendigungen über, die ähnlich wie nach Cocaïn zur Verminderung des Gefühlsvermögens, der Temperatur- und Tastempfindung und anderer Sensationen führt. Hierauf beruhte die Anwendung des Aconitins als schmerzstillendes Mittel bei Neuralgien, das jetzt durch das Cocaïn mindestens überflüssig geworden ist.

Die Vermehrung der Speichelsecretion, der Hautabsonderung bei Fröschen und was sonst von derartigen Erscheinungen zur Beobachtung kommt, ist auf eine directe oder reflectorische Erregung der Speichel- und anderer Drüsennerven zu beziehen.

An Fröschen und an Säugethieren fehlen mehr oder weniger starke fibrilläre Muskelzuckungen niemals. Sie sind von der Erregung der Endigungen der motorischen Nerven abhängig zu machen, die schliesslich eine Lähmung wie nach Curarin erfahren, jedoch erst nach dem Eintritt der Lähmung des Centralnervensystems. Die Muskeln selbst werden durch das Gift nicht verändert.

Ein sehr eigenthümliches Verhalten zeigt bei der Aconitinvergiftung das Froschherz (Boehm[1]). Erst schlägt es in Folge der Erregung der motorischen Ganglien rascher und lebhafter, dann mit beginnender Lähmung der letzteren und bei gleichzeitiger Erregung der Hemmungsvorrichtungen langsamer und in ähnlicher Weise unregelmässig wie nach Digitalin. Endlich tritt diastolischer Herzstillstand ein, der anfangs durch Atropin aufgehoben wird (S. Ringer, 1880). Im nächsten Stadium beseitigt das letztere den Stillstand nicht mehr, weil die Hemmungsvorrichtungen gelähmt sind und die motorischen Ganglien ihre Functionsfähigkeit so weit verloren haben, dass sie nicht mehr automatisch Herzcontractionen auszulösen vermögen. Wenn ihnen aber jetzt durch Vagusreizung, wahrscheinlich unter Vermittelung der Acceleransfasern, von aussen neue Erregungen zugeführt werden, so fängt das Herz wieder an zu schlagen, bis endlich völliges Absterben desselben erfolgt.

In dieser Aufeinanderfolge lassen sich diese Erscheinungen allerdings nur schwierig zu Wege bringen, insbesondere weil bei der geringsten Ueberschreitung der erforderlichen Gaben die Erregungen gar nicht oder nur undeutlich zur Wahrnehmung kommen, die Lähmung dagegen ausserordentlich rasch Platz greift. Der elastische Widerstand des Froschherzmuskels wird im Gegensatz zu der Wirkung der Gifte der Digitalingruppe durch das Aconitin vermehrt, d. h. die Dehnbarkeit vermindert (Durdufi[2]).

Das Delphinin wirkt auf das Herz wie die Aconitine; das Staphisagrin dagegen ist ohne Wirkung auf dasselbe.

Auch an Säugethieren sind diese Herzwirkungen nachzuweisen, aber selbst die Herzlähmung tritt gegenüber den Wirkungen auf das Centralnervensystem gewöhnlich wenig deutlich hervor.

Nach kleineren Gaben der Aconitine und in den Anfangsstadien ihrer Wirkung hängt ausserdem das Verhalten der Pulsfrequenz und des Blutdrucks nicht bloss von den directen Veränderungen der Herzfunctionen, sondern auch von verschiedenen anderen bei den einzelnen Aconitinarten

1) Studien über Herzgifte. Würzburg 1871.
2) Arch. f. exp. Path. u. Pharmak. 25. 441. 1889.

wohl etwas wechselnden Einflüssen, insbesondere von Erregungen der centralen Ursprünge der Gefässnerven und der herzhemmenden Vagusfasern ab. So erklärt es sich, dass man bald Pulsverlangsamung ohne Blutdruckerniedrigung (deutsches Aconitin), bald erstere und letztere zugleich (Pseudaconitin), bald wieder Zunahme der Pulsfrequenz und Blutdrucksteigerung (Delphinin) beobachtet hat.

Am blossgelegten Hundeherzen, dessen Bewegungen nach Roy und Adami durch einen „Myocardiographen" registirt wurden, sah Matthews[1]) nach der Einspritzung von Aconitin in das Blut Ventrikel und Vorhöfe unabhängig von einander schlagen und fibrilläre Contractionen des Ventrikelmuskels auftreten, Veränderungen, die er von einer Steigerung der Erregbarkeit des Herzmuskels abhängig macht.

Sehr intensiv sind die **Wirkungen der Aconitine auf das Centralnervensystem.** Der Verlauf der Aconitinvergiftung wird bei Säugethieren durch die Wirkung auf die Respirationscentren und ihre Folgen beherrscht. Die auf reflectorischem Wege eingeleitete Dyspnoe (siehe oben) wird durch die directe Erregung dieser Centren verstärkt, und dann durch Lähmung der letzteren Respirationsstillstand und Erstickung unter Convulsionen hervorgebracht. Auch hier können beginnende Lähmung und reflectorische Erregung sich combiniren, wie es nach Pseudaconitin beobachtet ist (Boehm und Ewers[2])). Die Verminderung und das Schwinden der Reflexerregbarkeit, die besonders früh nach Delphinin eintreten, ferner die ebenfalls nach letzterem besonders stark ausgesprochene Lähmung der Gefässnervencentren, die den Verlust des Gefässtonus noch vor der Abnahme der Herzthätigkeit bedingt, so dass stärkere Pulserhebungen das Sinken des Blutdrucks begleiten, weiter die allgemeine Unempfindlichkeit, endlich zum Theil die Convulsionen, die an Fröschen nur in einzelnen Fällen nach Delphinin beobachtet wurden, sind als directe, von der Erstickung unabhängige Giftwirkungen anzusehen.

Tödtliche Gaben der Aconitine sind an Fröschen 0,02 mg, an Kaninchen 0,1—0,3 mg, an Hunden für das ganze Thier 0,5 mg. Gaben von 1,0 mg Pseudaconitin Hunden in die Jugularis injicirt verursachen sofortigen Tod (Böhm und Evers). Etwas schwächer scheint das Delphinin zu wirken.

---

1) Journ. of experim. Medicine. 2. 503. 1897.
2) Arch. f. exp. Path. u. Pharmak. 1. 385. 1873.

Vergiftungen an Menschen durch arzneiliche Aconitpräparate und durch die Wurzelknollen sind nicht sehr selten. Dabei handelte es sich meist um leichtere, nicht tödtlich verlaufende Grade derselben. Ein hervorragendes Interesse beanspruchen die bekannten von Busscher[1]) und von Tresling beschriebenen Fälle, in denen in Winschoten in Holland bei einem Manne nach dem Einnehmen von französischem krystallisirtem Aconitinnitrat, das vom Apotheker an Stelle des früher gebräuchlichen deutschen, amorphen Aconitins verabfolgt worden war, eine schwere Vergiftung auftrat, während der behandelnde Arzt, der von der Arznei genommen hatte, um ihre Unschädlichkeit zu erweisen, sich durch eine Gabe von 3—4 mg eine tödtliche Vergiftung zuzog. Der Tod trat nach $4\frac{1}{2}$ Stunden ein. Die hauptsächlichsten Symptome bestanden in allgemeiner, collapsartiger Schwäche, Brennen im Schlund bis zum Magen hin, Schlingbeschwerden, Kopfschmerz, intensives Frostgefühl, Erbrechen, wechselnde Pupillenweite, Convulsionen, Tod durch allgemeine Lähmung.

Bei dem erwähnten Manne traten die ersten Vergiftungserscheinungen, insbesondere starkes Kältegefühl, nach 0,3 mg ein. Nach 1,2 mg erreichte die Vergiftung mit folgenden Erscheinungen einen hohen Grad: Brennen im Schlunde, hochgradiges Kältegefühl, grosse Schwäche, kalter Schweiss, Erbrechen, Krämpfe. Lähmung des Gehör- und Sehvermögens, erschwertes Athmen. Diese Gabe nahm er 5 mal, und jedesmal wiederholten sich die genannten Erscheinungen.

Die in früherer Zeit ziemlich zahlreichen empirischen Indicationen für die Anwendung der Aconitpräparate sind gegenwärtig, wenigstens in Deutschland, fast vollständig aufgegeben. Eine rationelle Grundlage für den Gebrauch der Alkaloïde ergiebt sich aus ihren Wirkungen vorläufig nicht.

1. Tubera Aconiti, Eisenhutknollen; die Wurzelknollen von Aconitum Napellus. Gaben 0,03—0,1!, täglich bis 0,3!

2. Tinctura Aconiti. Aconitknollen 1, verd. Weingeist 10. Gaben 0,1—0,5!, täglich bis 1,5!

1) Berlin. klin. Wochenschr. 1880. 338 u. 356.

20. Gruppe des Veratrins.

In den Veratrumarten finden sich verschiedene Alkaloïde, die zum Theil wenigstens wie die Aconitine aus ätherartigen Verbindungen von Basen und Säuren bestehen. Zwei davon, das Veratrin und Protoveratrin, zeichnen sich durch ihre grosse Giftigkeit aus, sind chemisch gut charakterisirt und schliessen sich auch in Bezug auf ihre Wirkungen eng an die Gruppe des Aconitins an.

Das **Veratrin**, $C_{37}H_{53}NO_{11}$, findet sich in den Samen von Veratrum Sabadilla, kommt dagegen nicht im Veratrum album vor; amorphe harzartige Masse. Zerfällt in Veratrumsäure und Verin, $C_{26}H_{45}NO_8$.

Cevadin oder krystallisirtes Veratrin, $C_{32}H_{49}NO_9$, ebenfalls in dem Sabadillsamen. Spaltet sich in Methylcrotonsäure und Cevin, $C_{27}H_{43}NO_8$. Es geht leicht in eine in Wasser lösliche und eine unlösliche amorphe Modification über, welche sich in einander überführen und in das krystallisirte Alkaloïd zurückverwandeln lassen (Schmidt und Köppen, 1877) Das käufliche, auch von der Pharmakopöe vorgeschriebene Veratrin ist ein Gemenge von Veratrin und krystallisirtem und amorphem, löslichem und unlöslichem Cevadin. Diese Bestandtheile stimmen in ihren Wirkungen qualitativ und quantitativ anscheinend vollständig mit einander überein (Boehm und Lissauer). Unter Veratrin schlechtweg ist im Folgenden das Gemenge dieser Modificationen gemeint.

Das **Protoveratrin**, $C_{32}H_{51}NO_{11}$, ist neben dem schwach giftigen Jervin und anderen unwirksamen Alkaloïden in dem Rhizom von Veratrum album enthalten, bildet eine krystallisirbare und eine amorphe Modification (Salzberger, 1890) und erreicht an Giftigkeit nahezu die Aconitine.

Die Wirkungen des Veratrins und Protoveratrins betreffen in demselben Sinne, wie die der Aconitine, einerseits anscheinend ausnahmslos die Endigungen aller sensiblen, motorischen und secretorischen Nerven und andererseits zahlreiche, insbesondere im Mittelhirn und dem verlängerten Mark gelegene Gebiete des Centralnervensystems. Von den Aconitinen unterscheiden sich diese Alkaloïde durch ihre Wirkungen auf die quergestreiften Muskeln, die besonders nach Veratrin sehr eigenartig sind. Eingehende pharmakologische Untersuchungen über das Cevadin oder krystallisirte Veratrin haben Boehm und Lissauer[1]), über das Protoveratrin Boehm und Watts Eden[2]) ausgeführt.

<hr>

1 Arch. f. exp. Path. u. Pharmak. 23. 30. 1887.   2) Ibid. 29. 440. 1892.

Alle genannten nervösen Gebiete versetzen die beiden
Alkaloïde anfänglich in eine entweder scharf hervortretende oder
nur angedeutete Erregung und lähmen sie darauf rasch und vollständig. Unter allen Gehirnfunctionen werden Empfindung und
Bewusstsein direct am wenigsten betroffen, wie das auch mit
krystallisirtem Veratrin ausgeführte Versuche ergeben haben
(Boehm und Lissauer).

Die kleinste tödtliche Gabe des krystallisirten Veratrins beträgt für
Frösche 0,5—1,0 mg, für Kaninchen pro kg Körpergewicht 2,5 mg (Lissauer, 1887), die des Protoveratrins für Frösche 0,1—0,5 mg, für Kaninchen
pro kg Körpergewicht 0,1 mg. Das Protoveratrin ist also für letztere Thierart 25 mal so giftig als das Veratrin (Watts Eden).

Unter den **peripheren Organen** werden die quergestreiften
Muskeln an Fröschen durch das Veratrin in einen eigenartigen
Zustand versetzt, in welchem sie sich bei Reizung zwar in der normalen Weise rasch verkürzen, aber nur sehr langsam wieder auf
die frühere Länge ausdehnen. Daher erfolgt an Fröschen, welche
mit $^1/_{20}$—$^2/_{20}$ mg Veratrin vergiftet sind, bei der Ausführung der
gewöhnlichen Fortbewegungen die Streckung der Gliedmassen
rasch und leicht wie unter normalen Verhältnissen; ihre Beugung
und das Anziehen an den Rumpf dagegen erfordern eine verhältnissmässig sehr lange Zeit, so dass die Bewegungen der Thiere
ungeschickt, steif und ungeordnet erscheinen (v. Bezold und
Hirt, 1867). Diese Wirkung kommt auch an curarisirten Muskeln
zu Stande, und jede einzelne Zuckung der letzteren ist mit einer
grösseren Wärmebildung, also mit einem massenhafteren Stoffumsatz als normal verbunden (Boehm und Fick[1]).

Doch wirkt das Veratrin auf die beiden in einem Muskel
enthaltenen Faserarten nicht gleich stark. Die Wirkung auf die
für die rothen Muskeln typischen, schmalen, grauen Fasern mit langsamem Zuckungsverlauf, deren einfache Zuckungen niedrig, die Tetani dagegen hoch sind, ist überwiegend, während die breiten, hellen Fasern
mit schnellem Zuckungsverlauf, deren Zuckungen hoch, die Tetani niedrig
sind, weniger verändert werden. Hierdurch entstehen Unregelmässigkeiten
der Zuckungscurve (Overend[2]).

Auch an Säugethieren lässt sich diese Muskelwirkung leicht
nachweisen (Rossbach und Clostermeyer, 1879).

[1] Verhandl. der Würzb. phys. med. Ges. 3. 198. 1872.
[2] Arch. f. exp. Path. u. Pharmark. 26. 1. 1889.

Das Protoveratrin bringt niemals jene bedeutende Verzögerung der Wiederausdehnung des contrahirten Muskels
hervor, wie das Veratrin, und die Muskelcurve zeigt daher keine
sehr auffallende Abweichung von der Norm. Dagegen sind beim
Beginn einer schwachen Protoveratrinvergiftung, am Frosch
nach 0,1—0,3 mg, die absolute Muskelkraft und die Gesammt-
leistung des Muskels erheblich vermehrt, im weiteren Verlauf der
Vergiftung aber stark herabgesetzt. Die Muskeln ermüden bei
wiederholten Reizen rascher als die normalen und werden schliesslich völlig gelähmt.

In ähnlicher Weise gestalten sich bei Fröschen die Erscheinungen der Veratrinwirkung am Herzmuskel. Die Systole vollzieht sich wie gewöhnlich, der Uebergang in die Diastole erfordert relativ viel Zeit (Boehm, 1871).

Dieses lange Verharren im mehr oder weniger contrahirten Zustande
verleiht dem Herzen in vielen Fällen das Aussehen, welches es nach Digi-
talinvergiftung hat. Diese Aehnlichkeit ist schon zu Anfang der Vergiftung
vorhanden. Während die Vorhöfe zu dieser Zeit unverändert fortpulsiren,
sinkt die Zahl der Ventrikelcontractionen plötzlich auf die Hälfte herab,
und diese selbst werden dabei unregelmässig und peristaltisch (vergl. Digitalin). Noch ähnlicher der Digitalinwirkung sind die Erscheinungen nach
Protoveratrin. Die Pulsfrequenz wird beschleunigt, und nach vorausgehender Peristaltik kommt es zum systolischen Herzstillstand.

Bei fortschreitender Wirkung werden die Muskeln gelähmt, namentlich leicht der Herzmuskel der Säugethiere und
wahrscheinlich auch die in demselben eingebetteten motorischen
Ganglien.

Die Erscheinungen seitens der Drüsen und des Verdauungskanals, die in Absonderung eines schäumenden Secrets
an der Haut von Fröschen, in Speichelfluss, Ekel, Erbrechen
Kolikschmerzen, reichlichen Stuhlentleerungen bei Säugethieren
bestehen und ohne Zeichen von Entzündung auftreten, sind in
Bezug auf ihr Zustandekommen durch Vermittelung von Nerven-
oder Drüsenelementen noch nicht genauer untersucht.

Auf die Endigungen der motorischen Nerven der Skelettmuskeln, der Hemmungsfasern des Herzens, der sensiblen Nerven
der Haut und der Schleimhäute und der centripetal leitenden
Fasern in der Lunge wirkt das Veratrin erst erregend oder
reizend und dann lähmend ein.

Besondere Beachtung verdient unter diesen Wirkungen die

Erregung der Empfindungsnerven der Haut, der Zunge, des Rachens, des Magens und der Conjunctiva. Auf der Nasenschleimhaut reizt das Alkaloïd daher zum Niesen, an den Augen ruft es Thräuen, auf der Zunge Brennen, im Rachen und Magen Kratzen und prickelnde Empfindungen hervor. Wird es, in einer fettigen Masse vertheilt oder in einer alkoholischen Flüssigkeit gelöst, auf die Haut gebracht, so entstehen erst Wärmegefühl und Prickeln, die sich bis zum brennenden und stechenden Schmerz steigern können, ohne dass Röthung oder andere Erscheinungen einer entzündlichen Reizung auftreten. Darauf folgt eine Abstumpfung der localen Empfindung mit einem Gefühl von Kälte und Pelzigsein. Auf Grund dieser Wirkung fand das Veratrin in Salbenform als locales Anästheticum bei Neuralgien, namentlich des Gesichts und der Supraorbitalregion vielfach Verwendung. Jetzt ist es durch das Cocaïn verdrängt worden. Nach Protoveratrin erfolgt die locale Anästhesie anscheinend ohne vorherige Erregung.

Unter den Wirkungen des Veratrins auf **das Centralnervensystem** treten am Frosch tetanische Krämpfe, am Säugethier heftige Convulsionen und eine Lähmung der Gefäss- und Respirationscentren am schärfsten hervor.

Die Pulsfrequenz und der Blutdruck werden von verschiedenen Seiten her in mannigfacher Weise beeinflusst. Daran betheiligen sich in wechselnder Combination nach Stärke und Aufeinanderfolge hauptsächlich periphere und wohl auch centrale Erregung und darauf folgende Lähmung der Hemmungsvorrichtungen für die Herzthätigkeit, ferner früh und stark auftretende, durch centrale Lähmung der Vasomotoren bedingte Gefässerweiterung und schliesslich eine directe Verminderung der Leistungsfähigkeit des Herzmuskels und seiner automatischen Centren.

In derselben Weise gestalten sich die Wirkungen des Protoveratrins. Doch treten an Kaninchen nur zuweilen Convulsionen auf. Bemerkenswerth sind Anfälle von Dyspnoe, welche mit regelmässigen Respirationen abwechselnd stundenlang sich wiederholen können.

Alle diese Wirkungen, insbesondere auch die energische Herabsetzung der Herzthätigkeit, führen selbst in ihren schwächeren Graden am Menschen zu Erscheinungen, die denen entsprechen, welche man in ihrer Gesammtheit als **Collaps** bezeichnet.

Das Zustandekommen des letzteren wird noch besonders dadurch begünstigt, dass das Veratrin wie die eigentlichen Brechmittel, Apomorphin,

Emetin und Brechweinstein, in hohem Masse Nausea mit ihren Begleiterscheinungen (vergl. S. 156 und 157) erzeugt, welche bei kleinen Kindern und schwächlichen Leuten für sich allein einen Collaps einzuleiten im Stande sind.

Das Veratrin kann daher als ein Mittel angesehen werden, durch welches man einen künstlichen Collaps herbeizuführen vermag. Schwindel, Verdunkelungen des Gesichts, Gefühl allgemeiner Schwäche und Hinfälligkeit, erst Beschleunigung, dann Verlangsamung, sowie Schwäche und Unregelmässigkeit des Pulses, Uebelkeit, Würgen und andere Gastrointestinalsymptome, zuweilen Tage lang anhaltendes krampfhaftes Schluchzen (Wachsmuth), Kälte und Blässe der Haut und des Gesichts sind die Erscheinungen, welche man nach wiederholten und sogar nach einzelnen Gaben von durchschnittlich 3 mg essigsaurem Veratrin an Gesunden und Kranken hat auftreten sehen.

Es ist ferner leicht erklärlich, dass die Störung so zahlreicher Functionen auch eine erhebliche Abnahme der Körpertemperatur herbeiführt. Das kann noch leichter bei Kranken mit hohen Fiebertemperaturen zu Wege gebracht werden.

Daher hat man das Veratrin früher vielfach als antipyretisches Mittel empfohlen und angewendet, namentlich bei Pneumonie und acutem Gelenkrheumatismus, die selber weniger leicht Collaps erzeugen, als z. B. der Typhus. Die Temperaturherabsetzung, die mit einer starken Verminderung der Respirations- und Pulsfrequenz verbunden ist, gelingt zwar sicher, doch darf nicht vergessen werden, dass es sich dabei vielmehr um die Erzeugung eines künstlichen Collaps als um eine Entfieberung handelt (Wachsmuth. 1863).

Vielleicht liesse sich die Wirkung des Veratrins auf die Muskeln mit Vortheil therapeutisch verwenden, wenn es möglich wäre, sie ohne Gefahr in erheblichem Grade hervorzurufen.

1. Veratrinum, Veratrin. Alkaloïd der Samen von Veratrum Sabadilla (vergl. S. 166). Bildet mit Säuren leicht lösliche Salze. Gaben 0,002—0,005!, täglich bis 0,015! In Mixturen; weniger zweckmässig in Pillen.

2. Rhizoma Veratri, weisse Nieswurz; von Veratrum album. Wirksamer Bestandtheil Protoveratrin.

Tinctura Veratri. Nieswurz 1. verd. Weingeist 10.

21. Gruppe des Colchicins.

In den Samen und wahrscheinlich auch in anderen Theilen der Herbstzeitlose (Colchicum autumnale) findet sich eine erst in neuerer Zeit genauer untersuchte krystallisirbare, stickstoffhaltige, den Alkoloïden nahe stehende, aber nicht basische Verbindung, für die der Name **Colchicin** beibehalten worden ist.

Letzteres ist nach den eingehenden Untersuchungen von Jacobj[1]) über das Colchicumgift an sich nicht giftig, wird aber durch Oxydation in eine giftige Verbindung übergeführt, welche als Oxydicolchicin aufgefasst werden muss und in den Extracten und anderen Präparaten sowie in dem unreinen „Colchicin" des Handels enthalten ist.

Das **Colchicin**, $C_{22}H_{25}NO_6$, krystallisirt in Verbindung mit Chloroform in Form glänzender Säulen, ist in heissem Wasser leicht löslich und spaltet sich beim Erhitzen mit verdünnten Mineralsäuren in Methylalkohol und Colchiceïn, ist also der Methyläther des letzteren (Zeisel, 1883 und 1886). Das Colchiceïn, welches bei den früheren Versuchen zur Reindarstellung des Colchicumgiftes als einziger in dieser Richtung in Betracht kommender krystallisirbarer Bestandtheil gewonnen wurde, ist der ebenfalls giftige, saure Acetotrimethyläther der stickstoffhaltigen Colchicinsäure (Zeisel, 1888).

Das **Oxydicolchicin**, $(C_{22}H_{24}NO_6)_2O$, findet sich in den Colchicumpräparaten. Ob es schon in der frischen Pflanze und den Samen vorkommt, ist noch nicht bekannt. Es bildet eine völlig amorphe, rothbraun gefärbte Masse, die Lösungsmitteln und Reagentien gegenüber sich im Wesentlichen wie das Colchicin verhält. Künstlich kann es durch Einwirkung von Ozon auf trockenes Colchicin dargestellt werden und entsteht auch beim Durchleiten von colchicinhaltigem Blut durch überlebende Organe (Jacobj).

Die früheren pharmakologischen Untersuchungen sind mit Gemengen von krystallisirbarem Colchicin und Oxydicolchicin ausgeführt, die wahrscheinlich auch Colchiceïn enthielten (Schroff, 1856; Albers, 1856; Harnack, 1874; Rossbach und Schaitanoff, 1876; Roy, 1879 u. A.).

Die Wirkungen dieser Gemenge einerseits und des Colchicins (Laborde und Houdé, 1887; Jacobj, 1890), sowie des Oxydicolchicins andererseits stimmen an Säugethieren qualitativ vollständig mit einander überein.

1) Arch. f. exp. Path. u. Pharmak. 27. 119. 1890.

An Fröschen bleiben Gaben von 50—100 mg reinen Colchicins fast ohne Wirkung, während das Oxydicolchicin schon in Mengen von 5 mg an diesen Thieren mehr oder weniger ausgesprochene Krämpfe sowie eine der Veratrinwirkung ähnliche Verzögerung des Verlaufs der Muskelcurve und schliesslich durch centrale Lähmung den Tod herbeiführt. In den Versuchen von Harnack[1]) mit käuflichem Colchicin schwand auch die Muskelerregbarkeit an Fröschen, aber erst nach Gaben von 50 mg.

An Warmblütern ist auch das reine Colchicin sehr giftig, indem an Hunden schon 1 mg, an Kaninchen 2—3 mg pro kg Körpergewicht den Tod verursachen. Da es an Fröschen ganz unwirksam ist und da seine Wirkungen an Warmblütern vollständig mit denen des Oxydicolchicins übereinstimmen, so folgt aus diesen Thatsachen, dass das an sich ungiftige Colchicin im Organismus der Warmblüter, nicht aber in dem der Frösche in das giftige Oxydicolchicin umgewandelt wird.

An Säugethieren verursachen das Colchicin und Oxydicolchicin in erster Linie heftige **Magen- und Darmerscheinungen** in Form eines Brechdurchfalls. An Hunden und Katzen treten Nausea, Würgen, Erbrechen, Tenesmen und Durchfälle, an Kaninchen nur die letzteren ein.

Diese Erscheinungen hängen von einer hochgradigen Verstärkung der normalen Magen- und Darmbewegungen ab. Atropin hebt dieselben auf. Es handelt sich daher um eine Wirkung auf die nervösen motorischen Gebilde in der Darmwand. Diese werden aber nicht, wie durch das Muscarin, direct in Erregung versetzt, sondern es wird nur ihre Erregbarkeit gesteigert. Das lässt sich daraus schliessen, dass die Contractionen nicht gleichzeitig und nicht mit gleicher Heftigkeit am ganzen Darm auftreten, sondern sich nur dort einstellen, wo die Darmschleimhaut seitens des Darminhalts gerade von einem Reize getroffen wird.

Die Darmschleimhaut zeigt bei Thieren nach dem Tode öfters starke Röthung, Schwellung und Ekchymosirung (Roy, 1879; Jacobj). Doch werden diese Erscheinungen, insbesondere auch bei Vergiftungen an Menschen, nach dem Tode nicht selten vermisst.

Zu dem Brechdurchfall, der durch diese Wirkungen auf den Magen- und Darmkanal bedingt wird, gesellen sich allmälig die

1) Arch. f. exp. Path. u. Pharmak. 3. 62. 1874.

Erscheinungen der **Lähmung des Centralnervensystems.** Zuerst werden die Bewegungen der Thiere träge, dann stellt sich Schwäche in den hinteren Extremitäten ein, so dass der Hintertheil des Körpers beim Gehen hin- und herschwankt, weiter werden die Hinterbeine schlaff nachgeschleift, während sich das Thier auf den Vorderbeinen mühsam fortzubewegen sucht. Diese aufsteigende Paralyse ergreift schliesslich auch die Vorderbeine. Zu dieser Zeit wird auch die Athmung verändert. Während das Volumen der Athemzüge zunimmt, sinkt ihre Frequenz sehr rasch, bis ein völliger Athemstillstand, zuweilen unter Convulsionen, den Tod herbeiführt.

Schon während der frühen Stadien der Vergiftung macht sich, regelmässig an Hunden, nicht immer bei Kaninchen, eine Abnahme der Hautsensibilität bemerkbar, die zuweilen rasch in völlige Anästhesie übergeht, so dass die Thiere gegen Nadelstiche und andere Eingriffe ganz unempfindlich werden. Man hat diese Erscheinung von einer Lähmung der peripheren Endigungen der sensiblen Nerven abhängig gemacht, obgleich auf die Oberfläche der Haut gebrachte Colchicinlösungen die Sensibilität nicht alteriren (Rossbach, 1879). Indessen handelt es sich dabei offenbar nur um eine Theilerscheinung der Lähmung der centralen Gebiete des Nervensystems. Dagegen wirkt das Colchicin bei subcutaner Application entzündungserregend (Jacobj).

Eine **Wirkung auf das Herz** lässt sich, entgegen früheren Angaben, bei Säugethieren nicht nachweisen. Der Blutdruck erscheint auch nach dem Auftreten der allgemeinen Lähmung wenig verändert, und die Gefässnervencentren sowie die herzhemmenden Vagusfasern behalten ihre Erregbarkeit bei.

Dagegen verursacht das Gift sowohl an Fröschen, als auch an Säugethieren die für das Veratrin charakteristische Verlängerung des absteigenden Schenkels der Zuckungscurve sowie eine raschere Ermüdbarkeit der Muskeln.

Bei der **Vergiftung mit Colchicumpräparaten an Menschen** gestalten sich die Erscheinungen wie an Hunden und Katzen. Der Verlauf ist ein langsamer. Zuerst stellt sich, gewöhnlich 2—3 Stunden nach der Aufnahme des Giftes, ein ungemein heftiger Brechdurchfall ein, der zuweilen ohne längere Unterbrechung tagelang anhalten kann, nur dass bald an Stelle des Erbrechens qualvolles Würgen, an die der Durchfälle heftige Tenesmen

treten. Diese Erscheinungen hören schliesslich auf, und der
Kranke befindet sich im Zustande des Collaps, der zum Theil
auf die Erschöpfung in Folge des Brechdurchfalls, zum Theil
auf eine directe Lähmung des Centralnervensystems zurückzuführen ist. Ausserdem hat man neben mehr zufälligen Symptomen
starke über einzelne oder mehrere Glieder verbreitete Muskelzuckungen beobachtet.

Von den geschilderten Wirkungen lässt sich eine rationelle
Indication für die **therapeutische Anwendung** des Colchicins
und der Colchicumpräparate nicht ableiten. Stoerck (1763)
empfahl sie warm als Diureticum gegen Wassersuchten, weil er
an sich selbst nach dem Einnehmen von Colchicumhonig Harndrang beobachtete. Diese Anwendung ist in Vergessenheit gerathen. Dagegen hat sich der Gebrauch bei rheumatischen und
gichtischen Leiden erhalten, obgleich man kein grosses Vertrauen
mehr darauf setzt. Auch ist die Anwendung nicht ungefährlich,
und es sind aus alter und neuer Zeit in der Literatur eine ganze
Reihe von Vergiftungen verzeichnet, die durch die arzneiliche
Anwendung veranlasst wurden.

1. Semen Colchici, Zeitlosensamen; von Colchicum autumnale.
2. Tinctura Colchici. Colchicumsamen 1, verd. Weingeist 10.
Gaben 0,3—**2,0**! täglich bis **6,0**!
3. Vinum Colchici. Colchicumsamen 1, Xereswein 10. Gaben
0,5—**2,0**!. täglich bis **6,0**!

22. Gruppe des Solanins.

Das Solanin ist eine sehr schwache Base, deren meist
amorphe Salze beim Behandeln mit Wasser ihre Säure fast vollständig verlieren. Es kommt in verschiedenen Solanumarten vor.
namentlich im schwarzen Nachtschatten (Solanum nigrum), im
Bittersüss (S. dulcamara), in den Tomaten (S. Lycopersicum) und
in den Kartoffeln. Reichliche Mengen davon scheinen insbesondere die Samenknollen der Kartoffeln zu enthalten.

Das Solanin wirkt local entzündungserregend und
nekrotisirend. An den Stellen, wo es subcutan injicirt wird,
entstehen leicht Abscesse. Die übrigen Wirkungen betreffen
das Blut, den Darmkanal und das Centralnervensystem
(Perles [1])).

1) Arch. f. exp. Path. u. Pharmak. 26. 88. 1889.

Die Resorption des Solanins erfolgt selbst bei subcutaner Injection nur sehr schwer und langsam. Daher lassen sich seine Wirkungen. inbesondere die auf das Centralnervensystem, in ausgesprochener Weise nur durch Einspritzung des Giftes in das Blut zur Anschauung bringen.

Die Wirkungen auf das Centralnervensystem führen zu convulsivischen Muskelzuckungen und Krämpfen, die durch eine allgemeine Lähmung abgelöst werden, an der sich die Respiration frühzeitig betheiligt. Der Tod erfolgt im tiefsten Koma und kann durch künstliche Respiration nicht aufgehalten werden, obgleich sich ein directer Einfluss auf das Herz und die Gefässe nicht nachweisen lässt. An Kaninchen beträgt die tödtliche Gabe bei rascher Einspritzung 10—20 mg.

Die Erscheinungen seitens des Darmkanals beschränken sich bei dieser Applicationsweise bei Hunden auf Erbrechen und bei Kaninchen auf verstärkte Peristaltik. Um so bedeutender sind die Veränderungen an der Schleimhaut des Dünndarms, die mit Einschluss der Follikel geschwellt und durch Erweiterung und Ueberfüllung der Gefässe tief roth gefärbt erscheint und mit punktförmigen Ekchymosen bedeckt ist. Im blutgefärbten Darminhalt finden sich abgestossene Epithelien und ausgetretene Leukocyten.

Ein Zusatz von 0,2—0,3 % Solanin in Form einer Lösung von 10 % bewirkt eine sofortige Auflösung der rothen Blutkörperchen, die auch bei der Einspritzung des Giftes in das Blut, obgleich nur in mässigem Grade, zu Stande kommt und den Uebergang von Hämoglobin in den Harn verursacht, welcher auch Eiweiss enthält. Die Nieren finden sich nach dem Tode des Thieres im Zustand einer acuten parenchymatösen Nephritis, die nicht oder wenigstens nicht ausschliesslich von dem Durchtritt des gelösten Hämoglobins abhängig gemacht werden kann. Es handelt sich hierbei, sowie bei den entsprechenden Veränderungen an der Darmschleimhaut, offenbar um die Folgen einer entzündlchen Reizung, die von der Ausscheidung des Solanins durch diese Organe bedingt wird.

Bei sehr langsamer Einspritzung in das Blut sind zur tödtlichen Vergiftung bedeutend grössere Mengen Solanin erforderlich, und der Tod erfolgt erst nach mehreren Stunden, ja sogar erst nach 2 Tagen. Wird das Solanin subcutan eingespritzt, so sind die tödtlichen Gaben sogar 10 mal grösser, als

bei der raschen Einspritzung in das Blut. Die Einführung des
Giftes in den Magen verursacht bei Hunden Erbrechen und
bleibt daher ohne weitere Folgen. Wird der Eintritt des Erbrechens durch Unterbindung der Speiseröhre verhindert, so kommt
es nach Gaben von 0,4—0,5 g zu Durchfällen, und nach der
Tödtung der Thiere zeigt die Darm-, aber auch die Magenschleimhaut ähnliche Veränderungen — Schwellung, Röthung,
Hämorrhagien —, wie sie nach der Einspritzung des Solanins in
das Blut zu Stande kommen. Nephritis war in diesen Fällen
nicht nachzuweisen. Kaninchen sterben nach der Einführung
von 0,3 g in den Magen nach etwa 12 Stunden unter den Erscheinungen einer centralen Lähmung.

Die Symptome, welche v. Schroff an Menschen[1] durch
Gaben bis zu 0,2 g Solanin erzielte, waren: Schläfrigkeit, Kopfschmerz, Betäubung, geringe Krämpfe in den unteren Extremitäten, kleiner, frequenter Puls, Kratzen im Halse, Heiserkeit,
trockene Haut, normale Pupille, Brechreiz ohne Erbrechen, normale Stuhl- und Harnentleerungen. Clarus nahm 0,4 g, wonach
starkes Erbrechen, Schweiss und Athembeschwerden eintraten.

Beim Erhitzen mit verdünnten Säuren zerfällt das Solanin in Zucker
und Solanidin, welches eine ziemlich starke Base ist und im Wesentlichen wie das Solanin wirkt.

Von den Vergiftungen an Menschen mit solaninhaltigen Pflan-
zentheilen sind nur die Fälle, in denen die Samenknollen der
Kartoffelpflanze den Anlass gaben, auf das Solanin allein zu beziehen. Die Symptome nach dem Genuss der Beeren von Solanum nigrum und Solanum dulcamara deuten auf die Gegenwart atropinartig wirkender Bestandtheile in diesen Pflanzen
hin, und solche Bestandtheile sind auch in der That in denselben
von E. Schmidt und Schütte (1891) nachgewiesen.

Ein besonderes Interesse beanspruchen die Massenvergiftungen, welche in Frankreich und in Deutschland bei einer
grossen Anzahl von Soldaten in Folge des Genusses von Kartoffeln vorkamen und welche auf den Solaningehalt der letzteren
bezogen werden müssen.

Nach den eigens zur Aufklärung der Ursache dieser Massenvergiftungen
von G. Meyer[2] ausgeführten Bestimmungen enthalten gute reife Kartoffeln

---

1 Ueb. Vergiftungen durch Solanin und durch solaninhaltige Kartoffeln an Menschen vergl. Arch. f. exp. Path. u. Pharmak. 36. 373. 1895.

2) Arch. f. exp. Path. u. Pharmak. 36. 361. 1895.

im November, December und Januar ungeschält in 1 kg 0,042—0,045 g Solanin, geschält 0,020—0,024 g, später, vom März bis zum Juni, ungeschält 0,078—0,116 g, geschält 0,040—0,066 g. In jungen, unreifen Kartoffeln fand Meyer in 1 kg 0,201—0,236 g, in den Keimen 0,8—5,0 g Solanin. Der Gehalt an letzterem kann in schlechten, kranken Kartoffeln einen hohen Betrag erreichen. Eine Sorte mit Pilzwucherungen durchsetzter Kartoffeln enthielt in 1 kg nicht weniger wie 1,34 g Solanin.

Es erschien von vorne herein wahrscheinlich, dass diese Zunahme des Solaningehaltes in den alten und schlechten Kartoffeln von niederen Organismen, speciell von Bakterien, bedingt werde, und die zur Entscheidung dieser Frage auf Veranlassung von Schnell[1]) von R. Weil[2]) ausgeführten Untersuchungen haben diese Vermuthung bestätigt. Während in 7 Litern Kartoffelwasser, das durch Auspressen zerriebener roher Kartoffeln nach Zusatz der gleichen Gewichtsmenge Wasser erhalten war, kein Solanin nachgewiesen werden konnte, erhielt Weil aus je 6 Liter eines solchen durch Erhitzen sterilisirten Auszuges, nachdem er jede der beiden Portionen mit einer verschiedenen, aus kranken Kartoffeln gezüchteten Bakterienspecies geimpft und zwei Monate hatte stehen lassen, 0,041 und 0,073 g Solanin. Die gleichen Bakterien bildeten in Bouillon, in der sie sich ebenfalls gut entwickelten, kein Solanin. Aus welcher Substanz das letztere in den Kartoffeln entsteht, ist noch nicht festgestellt.

Die Symptome in jenen Massenvergiftungen stimmen durchgängig mit denen einer an Menschen und Thieren experimentell hervorgerufenen Solaninvergiftung überein. Sie betreffen dem entsprechend den Verdauungskanal und das Centralnervensystem und traten ausnahmslos nach dem Genuss theils „neuer", unreifer, theils alter ausgekeimter Kartoffeln auf. Charakteristisch ist, dass bei der Gesammtheit der Fälle zwar alle Symptome der Solaninvergiftung zur Beobachtung kamen, dass dagegen bei einer grösseren oder geringeren Anzahl der Vergifteten einzelne Symptome fehlten. Regelmässig vorhanden waren Kopfschmerz, Abgeschlagenheit, Uebelkeit, Erbrechen und mehr oder weniger heftiger Durchfall, ferner Kolikschmerzen oder wenigstens Empfindlichkeit des Unterleibes, häufig leichte Benommenheit, Schwindel und Temperatursteigerungen bis zu 39° und darüber, mit Pulsbeschleunigung und Schweissausbruch. Nicht selten war das Gesicht congestionirt, die Lippen leicht bläulich gefärbt. In einem kleineren Theil der Fälle gesellten sich zu diesen Erscheinungen Ohrensausen, Pupillenerweiterung, Lichtscheu und Krämpfe. Von anderen Vergiftungen durch verdorbene Nah-

---

1) Vergl. Apothekerzeitung 1900. Nr. 16.
2) Arch f. Hyg. 38. 330. 1900.

rungsmittel, wie Fleisch, Wurst, Käse, Fische, unterscheidet sich diese Kartoffelvergiftung ganz scharf dadurch, dass unter 673 zum Theil sehr schwer Erkrankten kein einziger Todesfall vorkam.

Aus den im Vorstehenden mitgetheilten Thatsachen ergiebt sich, dass gute Kartoffeln niemals zu einer Solaninvergiftung Anlass geben werden, dass dagegen in neuen, unreifen, sowie in alten, ausgekeimten, namentlich aber in kranken Kartoffeln der Solaningehalt eine Höhe erreichen kann, bei welcher derartige Kartoffeln nach reichlichem Genuss schwere, obgleich nicht lebensgefährliche Vergiftungen hervorrufen können. Solche Kartoffeln dürfen daher niemals als Nahrungsmittel für Menschen Verwendung finden.

In neuerer Zeit haben solaninhaltige Droguen, namentlich die Stengel des Bittersüss (Sol. dulcamara) auch therapeutische Anwendung gefunden, später und noch in neuester Zeit auch das Solanin und zwar merkwürdiger Weise als schmerzstillendes Mittel[1]). Das Solanin wirkt allerdings in gewissem Sinne local anästhesirend, aber nur dadurch, dass es, wie Perles richtig bemerkt, auf die Gewebe, also auch auf die Nerven, nekrotisirend wirkt.

23. Gruppe des Chinins.

Von den zahlreichen Chinaalkaloïden gehören zu dieser Gruppe nur das Chinin, $C_{19}H_{20}N_2$ (OH) (OCH$_3$), das Conchinin und sicherlich auch das Cupreïn, $C_{19}H_{20}N_2(OH)_2$. dessen Monomethyläther das Chinin ist.

Das Chinin vergiftet unter geeigneten Bedingungen alle Organelemente des Thierkörpers. sowohl solche, denen, wie den Muskeln und Nerven, specifische Functionen zugewiesen sind, als auch jene Protoplasmastätten, an welchen sich bloss Vorgänge der Ernährung und des Stoffumsatzes abspielen.

Auf die letzteren wirkt es stärker als die Fiebermittel der beiden folgenden Gruppen und unterscheidet sich von diesen in therapeutischer Beziehung auch noch besonders dadurch, dass es Wechselfieber und andere Malariakrankheiten heilt, was jene nicht zu thun vermögen.

1 Vergl. Metz, Ueb. d. therap. Wirkungen des Solanins bei Nervenkrankheiten. Diss. Strassburg 1891.

Der allgemeine Charakter der Chininwirkung an allen Organen ist mit grosser Wahrscheinlichkeit so zu deuten, dass das Alkaloïd bei seiner vollen Wirkung die Organelemente zum Absterben bringt, wobei die Functionen oder die Functionsfähigkeit und die Ernährungsvorgänge derselben, wie beim Absterben aus anderen Ursachen, zuerst erhöht. dann vermindert und schliesslich ganz vernichtet werden. Zwar ist diese Erhöhung der Lebenserscheinungen bisher noch nicht an allen Organen beobachtet, auf die das Alkaloïd lähmend wirkt, doch erweist jede genauere Untersuchung ihr Vorhandensein.

Die Wirkungen des Chinins auf die niedersten Organismen lassen sich nur nach den Veränderungen beurtheilen. welche die Bewegungserscheinungen derselben erfahren.

Bei Infusorien aller Art werden die Bewegungen sofort unterdrückt, wenn die Flüssigkeiten, in denen sich jene befinden, 0,5—1,0 pro Mille Chinin enthalten (Binz [1])). Unter den gleichen Bedingungen stellen auch die farblosen Blutkörperchen ihre amöboïden Bewegungen ein. An Fröschen wird die Auswanderung dieser Gebilde aus den Gefässen, z. B. an dem entzündeten Mesenterium, gehemmt, entweder in Folge dieser lähmenden Chininwirkung (Binz [2])), oder der unter dem Einfluss der letzteren auftretenden Kreislaufsstörungen, während Infusorien und andere Entozoën, die sich im Blute dieser Thiere finden, bei der Chininvergiftung weder gelähmt noch getödtet werden (Zahn [3])).

Ob die Bewegungen dieser niedersten Organismen, bevor sie abgeschwächt und schliesslich aufgehoben werden, eine Verstärkung erfahren, wie es die oben ausgesprochene Regel erfordert, ist schwer zu beobachten, und die beobachteten Erscheinungen sind noch schwerer zu deuten.

Auch über die Bedeutung der von O. Hertwig beschriebenen Veränderungen, welche der Theilungsprocess der Zellkerne unter der Einwirkung des Chinins erfährt, lässt sich vorläufig ein sicheres Urtheil nicht gewinnen.

---

1) Vergl. Binz, Das Chinin. Berlin 1875.

2) Arch. f. mikrosk. Anat. 3. 383. 1867. Vgl. auch Kerner, Pflüg. Arch. 3. 129. 1870; 5. 27. 1872.

3) Zur Lehre von der Entzündung und Eiterung. Diss. Heidelberg 1872.

Weit weniger stark als auf die genannten Gebilde wirkt das
Chinin auf Bakterien und auf Fäulniss- und Gährungs-
organismen im Allgemeinen ein. Ihre Bewegungen werden erst
dann unterdrückt und ihre Fortentwickelung gehemmt, Gährungs-
und Fäulnissvorgänge verhindert und aufgehoben, wenn der Chinin-
gehalt der Flüssigkeiten oder Massen 2—8 p. Mille erreicht.

Von den **contractilen Organelementen** sind in neuester Zeit
die quergestreiften Skelettmuskeln des Frosches und Kaninchens. sowie der Herzmuskel der erstgenannten Thierart von
Santesson[1]) auf ihr Verhalten unter der Einwirkung des
Chinins auf das sorgfältigste untersucht worden. Diese Untersuchungen haben in vollster Klarheit die Absterbeerscheinungen
ergeben.

Die Versuche wurden zunächst an Muskeln von Fröschen
ausgeführt, welche mit 5—10 mg salzsauren Chinins vergiftet
waren.

Die Arbeitsleistung der Muskeln eines derartig vergifteten Frosches bei Einzelzuckungen mit steigender Belastung
bis zu der Gewichtsgrösse, die der Muskel gerade noch zu
heben vermag, ist im Vergleich zu dem Arbeitsquantum der
Muskeln des normalen Thieres um das 2—6 fache vermehrt.
Auch das Arbeitsmaximum oder die grösste Arbeit, die der
Muskel bei einer einzelnen Zuckung zu leisten vermag, ist vergrössert und tritt bei einer stärkeren Belastung ein, als am unvergifteten Muskel. Endlich ist auch die absolute Kraft gesteigert, d. h. der Muskel vermag ein grösseres Gewicht gerade
noch zu heben als vorher. — Wenn ein vergifteter Muskel bei
starker Belastung in gleichen Zeiten rasch nach einander eine
grössere Zahl von Einzelzuckungen auszuführen hat, so leistet
er, entsprechend der Vermehrung der Arbeit bei jeder einzelnen
Zuckung, auch für eine bestimmte Anzahl derselben eine viel
grössere Arbeit, als der nicht vergiftete Muskel, aber nur im Anfang während einer gewissen Zeit, dann nimmt die Arbeit ab
und der Muskel ermüdet viel früher als der normale und
erholt sich dann weit schwerer oder unvollständiger. oder er stirbt
wohl ganz ab und verfällt der Todtenstarre. Die gesammte, bis zur

---

1) Arch. f. exp. Path. u. Pharmak. 30. 411 und 448. 1892; 32. 321.
1893.

Ermüdung geleistete Arbeit ist dabei geringer als die des unvergifteten Muskels. Diese Wirkung des Chinins ist so zu deuten, dass das Contractionsvermögen der Muskeln anfangs erhöht wird, indem bei gleichbleibender Contractionsdauer die Geschwindigkeit der Kraftentfaltung gesteigert ist; dann wird die letztere beschränkt oder ganz aufgehoben.

Die Resultate sind die gleichen, ob die Muskeln curarisirt sind oder nicht, so dass es sich in der That um eine Wirkung auf die contractile Muskelsubstanz selbst handelt.

In derselben Weise wie bei Fröschen verhalten sich die direct am lebenden Thier untersuchten Muskeln von Kaninchen, welche durch Injection von 0,05—0,1 g milchsauren Chinins in das Blut vergiftet sind. Es tritt zwar auch nach der Injection einer Kochsalzlösung in das Blut eine nicht unbedeutende Steigerung der Muskelleistung hervor, allein sie ist nach Chinin um das Mehrfache grösser. Circulationsstörungen spielen bei ihrem Zustandekommen keine Rolle.

An dem isolirten, mit Nährflüssigkeit durchspülten, arbeitenden Froschherzen bleibt das Chinin noch wirksam, wenn jene auch nur 1:50000 von dem Alkaloïd enthält. Wegen der stark hervortretenden Wirkungen auf die Elasticitätsverhältnisse des Herzmuskels ist eine Erhöhung der Leistungsfähigkeit desselben nicht nachweisbar. Die Dehnbarkeit des Muskels wird grösser, das Herz erschlafft sehr stark und dilatirt sich in der Diastole weit mehr als das normale, während es sich in der Systole weniger zusammenzieht, so dass das Volum des Herzens grösser, das der einzelnen Pulse dagegen kleiner wird. Da zugleich die Pulsfrequenz eine Abnahme erfährt, so erscheint die Arbeitsleistung des vergifteten Herzens erheblich vermindert. Auch die absolute Kraft des Herzens wird durch das Chinin herabgesetzt. Dagegen ist das letztere im Stande, aus irgend einem Grunde bestehende Unregelmässigkeiten der Herzcontractionen zu beseitigen; wahrscheinlich geschieht das in solchen Fällen, in denen die Unregelmässigkeiten von partiellen krampfhaften Zuständen oder von einer Verminderung der Dehnbarkeit einzelner Partien des Herzmuskels abhängen, die das Chinin durch seine erschlaffende Wirkung beseitigt. Umgekehrt kann die letztere, wenn sie nicht den ganzen Herzmuskel gleichmässig betrifft, auch Unregelmässigkeiten der Herzthätigkeit hervorrufen.

Die Abnahme der Pulsfrequenz hängt nicht von einer Erregung der hemmenden Vorrichtungen, sondern von der Veränderung des Herzmuskels ab. da Atropin an dieser Wirkung nichts ändert.

Im Wesentlichen wie das Chinin wirken das Conchinin, Cinchonin und Cinchonidin auf das Froschherz. Grössere Gaben dieser Alkaloïde, und zwar Chinin und Cinchonidin im Verhältniss von 1:5000, Conchinin und Cinchonin erst in etwas grösserer Concentration, bringen in wenigen Minuten das Herz zum Absterben.

Am Menschen und an Säugethieren veranlassen kleinere Gaben des Alkaloïds zunächst Zunahme der Pulsfrequenz und Hand in Hand mit dieser eine Steigerung des Blutdrucks.

Die Ursache dieser Erscheinungen seitens der Kreislaufsorgane ist noch nicht genügend aufgeklärt. Man leitete sie von einem Nachlass des Tonus der herzhemmenden Vagusfasern ab, in Folge verminderter Erregbarkeit ihrer centralen Ursprünge (Schlockow, 1861) oder ihrer peripheren Endapparate (Block, 1870; Jerusalimsky 1875). Eine Lähmung dieser Apparate kommt indessen erst nach grösseren Gaben zu Stande (Jerusalimsky sie ist aber auch unter diesen Verhältnissen nicht immer nachzuweisen (Schlockow, Lewizky, 1869) oder wenigstens keine vollständige (Binz, 1875). Es wird die Blutdrucksteigerung auch von einer directen Affection des Herzmuskels abhängig gemacht (Lewizky), durch welche in Folge einer Zunahme der Dehnbarkeit desselben („Extensibilität" nach Chirone, 1875) eine Vergrösserung des Pulsvolums hervorgebracht wird. Das erscheint am Säugethierherzen nicht unmöglich, obgleich am Froschherzen nur das Gegentheil nachgewiesen ist (vergl. S. 181). Auch an fiebernden Kranken kann die Energie der Herzcontractionen nach Chinin zunehmen und der Dikrotismus des Pulses verschwinden (Sée und Bochefontaine, 1883).

Grössere Gaben Chinin. beim Menschen etwa von 1 g ab, verursachen von vorne herein Abnahme der Pulsfrequenz und Sinken des Blutdrucks, die von einer beginnenden Lähmung des Herzens bedingt werden. Die letztere führt schliesslich im Verein mit der Lähmung der Respirationscentren den Tod herbei.

Ueber das Verhalten der glatten Muskeln ist noch wenig bekannt. Ziemlich übereinstimmend ist von zahlreichen Forschern eine Verkleinerung der Milz unter dem Einfluss des Chinins sowohl an Menschen als auch an Thieren beobachtet worden. Ob es sich dabei um eine directe Erregung der glatten Muskelfasern oder um eine durch andere Ursachen herbeigeführte

Abnahme des Blutgehalts handelt, lässt sich zur Zeit mit Sicherheit nicht entscheiden. Auch die in Folge der Durchschneidung der zuführenden Nervenplexus vergrösserte Milz erfährt durch das Chinin eine Verkleinerung (Mosler, 1872; Jerusalimsky[1])). Analoge Contractionen, die am Uterus und in Form verstärkter Peristaltik am Darm eintreten, hat man von einer Erregung der glatten Muskelfasern abhängig zu machen gesucht (Monteverdi, 1872; Chirone, 1875).

Die **Wirkungen des Chinins auf das Nervensystem** betreffen nur die cerebro-spinalen Theile des letzteren, während in den peripheren Gebieten besondere Veränderungen sich nicht nachweisen lassen, bis auf die erwähnte etwas zweifelhafte Lähmung der Endigungen der herzhemmenden Fasern des Vagus und eine atropinartige Wirkung auf die Speichelnerven bei directer Injection des Alkaloïds vom Gange aus in die Drüse (Heidenhain[2])).

An Menschen treten zunächst Gehirnerscheinungen in den Vordergrund. In den leichtesten Graden der Wirkung wird die Empfindlichkeit der sensiblen Sphäre im Sinne einer schwachen Morphinwirkung herabgesetzt. Die Anwendung des Chinins zur Unterdrückung von rheumatischen und neuralgischen Schmerzen ist wenigstens in vielen Fällen auf diese Wirkung zurückzuführen.

An Fröschen ruft das Chinin eine ähnliche Narkose hervor wie das Morphin. Auch an höheren Thieren wird die Sensibilität merklich herabgesetzt.

Nach grösseren Gaben Chinin stellen sich an Menschen Erscheinungen ein, die man in ihrer Gesammtheit als Chininrausch bezeichnet. Sie bestehen in Schwindel, Kopfschmerz, Ohrensausen, Schwerhörigkeit und selbst Taubheit, Empfindlichkeit gegen Licht, Verdunkelung des Gesichtsfeldes und Doppelsehen, Verwirrung der Ideen, Schlafsucht und Betäubung. Diese Erscheinungen, die nicht alle zusammen in jedem Falle aufzutreten brauchen, gehen nach dem Aussetzen des Mittels bald vorüber. Doch hat man auch dauernde Störungen der Sinnesorgane, besonders Taubheit, seltener Amblyopien und sogar Blindheit nach grösseren Chiningaben und nach Erholung von schwereren Vergiftungen beobachtet.

--- ---

1) Jerusalimsky, Ueb. d. physiol. Wirk. des Chinins. Berlin 1875.
2) Pflüg. Arch. 9. 345. 1874. Anmerk.

Ob bei diesem Chininrausch neben den unzweifelhaften Lähmungszuständen auch eine directe Erregung einzelner Gehirngebiete im Spiele
ist, lässt sich mit Sicherheit nicht entscheiden. Doch erscheint das nicht
unwahrscheinlich. Die Störungen der Sinnesfunctionen hat man mit Hyperämien des Gehörorgans und der Retina in Zusammenhang gebracht, indess
ohne genügende Begründung.

Das Endstadium der Chininwirkung an Menschen
bilden Bewusstlosigkeit mit Delirien gepaart, Koma und zuweilen
Convulsionen. Der Tod erfolgt an Menschen durch Collaps, d. h.
durch eine allgemeine Lähmung des Centralnervensystems und
vielleicht auch der Herzthätigkeit. An Thieren tritt nach subcutaner Injection von „amorphem" Chinin Respirationslähmung
ein, welche vor dem Herzstillstand zu Stande kommt (Heubach [1])
und welcher eine Steigerung der Athembewegungen vorausgeht
(Jerusalimsky, a. a. O.).

Die Wirkungen des Chinins auf das Rückenmark
und auf die motorischen Centren der Medulla werden an
Säugethieren durch die bald eintretenden Veränderungen der
Respirations- und Herzthätigkeit mehr oder weniger verdeckt.
Durch kleinere Gaben von „amorphem" Chinin wird die Reflex-
erregbarkeit des Rückenmarks und der Gefässnervencentren an
Kaninchen nicht herabgesetzt (Heubach), während an diesen
Thieren nach 0,012—0,04, an Hunden nach 0,16—0,18 g pro kg
Körpergewicht bei der Injection in das Blut zugleich mit dem
Eintritt eines sehr niederen Blutdrucks die Erregbarkeit der ge-
nannten Centren sowohl für die reflectorische wie auch für die
directe Erregung durch Erstickung aufgehoben ist (v. Schroff [2]).

Convulsionen treten bei Menschen und Säugethieren häufig,
aber nicht ausnahmslos auf. Ihr Ursprung lässt sich vorläufig
nicht mit genügender Sicherheit beurtheilen. An Fröschen ist
nach 1—5 mg Chinin die Reflexerregbarkeit regelmässig gesteigert (Heubach), und es kann zu tetanusartigen Anfällen
kommen. Es muss noch bemerkt werden, dass an dieser Thierart die gesammten Erscheinungen seitens des Gehirns und Rückenmarks von der allerdings früh eintretenden Herzlähmung unabhängig sind.

Bei der Beurtheilung der höchsten Grade der Chininwirkung ist besonders zu berücksichtigen, dass der Gesammtorganismus der
verschiedenen Thierarten an den Folgen der Lähmung solcher Functionen

1) Arch. f. exp. Path. u. Pharmak. 1. 1875.
2) Wien. med. Jahrb. 1875. 175.

zu Grunde geht, die vor allen anderen für seinen Fortbestand von Wichtigkeit sind. An Warmblütern wird dem entsprechend der Tod durch Re-
spirations- und Herzlähmung herbeigeführt. Wenn der Respirationsstillstand
eintritt, so ist auch die Herzthätigkeit bereits so weit herabgesetzt, dass von
einer Unterhaltung des Kreislaufs nicht die Rede sein kann. Frösche
würden die Lähmung des Centralnervensystems und der Respiration über-
stehen, wenn die Herzlähmung nicht vorhanden wäre.

**Der Einfluss des Chinins auf die Körpertemperatur und
den Stoffwechsel** ist ein sehr verwickelter, und dies macht es
schwierig, die eigentlichen Grundwirkungen und ihre Folgen
scharf auseinander zu halten. Obgleich man sich vielfach bemüht
hat, das Verhalten der Temperatur und des Stoffwechsels unter
dem Einfluss des Chinins festzustellen, so haben doch die darauf
gerichteten Untersuchungen theils unklare und schwankende, theils
einander widersprechende Resultate geliefert. Das hängt einerseits von den complicirten Wirkungen des Chinins selbst und
andererseits von den angewandten Methoden und Versuchsbedingungen ab.

Es kann wohl als feststehend angenommen werden, dass geeignete kleinere Gaben von Chinin an Menschen und Thieren
die normale Körpertemperatur nicht von vorne herein vermindern, sondern dass, wenigstens anfangs, eine Steigerung
derselben eintritt (Waldorf, 1843; Duméril, Demarquay und
Lecomte, 1851; Bonwetsch, 1869; Jansen[1], Friedmann[2]).
Nach grösseren, nicht vergiftenden Gaben fand man meist eine
Temperaturabnahme, die indessen an normalen Menschen
und Thieren nur unbedeutend zu sein pflegt. Grösser ist dieser
Einfluss bei fiebernden Menschen und an Thieren mit künstlich
gesteigerter Temperatur. Indessen wird das Chinin in Bezug auf
diese Wirkung von den Stoffen der Antipyrin- und Salicylsäuregruppe erheblich übertroffen. In den Versuchen von Gottlieb[3]
an Kaninchen, deren Temperatur durch den Stich in das Corpus
striatum gesteigert war, brachten Gaben von 0,05—0,10 g Chinin
bei subcutaner Injection keine oder nur eine sehr geringe, Gaben
von 0,15—0,2 nur eine mässige Herabsetzung hervor.

----

1) Unters. üb. d. Einfl. des schwefels. Chinins auf d. Körperwärme u.
d. Stickstoffumsatz. Diss. Dorpat 1872. Literatur.

2) Ueb. den Einfl. von Chloralhydrat, Chinolin, Chinin u. Antipyrin
auf d. Wärmeproduction von Kaninchen. Erlanger Diss. Würzburg 1890.
S. 36—45.

3) Arch. f. exp. Path. u. Pharmak. 26. 419. 1890.

In Bezug auf das Verhalten des Stoffwechsels ist die Menge
der stickstoffhaltigen Bestandtheile des Harns am eingehendsten untersucht. Dass eine Steigerung der Harnstoff-
und Gesammtstickstoffausscheidung selbständig vorkommen oder
der Verminderung vorausgehen kann, ergiebt sich unzweifelhaft
aus den Versuchen von Unruh[1]), von Oppenheim[2]) und von
Irisawa[3]) an Menschen. Auf die anfängliche Steigerung der
Stickstoffausscheidung folgt dann eine oft bedeutende Verminderung
derselben. In der Regel aber ist von vorne herein eine Abnahme derselben beobachtet worden, anscheinend weil in den
üblichen 24 stündigen Versuchsperioden die anfängliche Steigerung
des Stickstoffumsatzes durch die bald darauf folgende Verminderung desselben verdeckt wird. Sicher ist, dass das Chinin nicht
in dem Masse wie die Stoffe der Antipyrin- und Salicylgruppe
eine Zunahme der Stickstoffausscheidung zu veranlassen vermag,
die letztere dagegen weit intensiver als jene in der entgegengesetzten Richtung beeinflusst.

Sehr bedeutend ist die Verminderung der Stickstoffausscheidung nach grösseren Chiningaben. Kumagawa[4])
verabreichte einem Hunde von 27 kg Körpergewicht an 9 auf-
einanderfolgenden Tagen in täglichen Gaben von 0,5—1,5 g zusammen 9 g Chininhydrochlorid und fand darnach eine Verminderung der Stickstoffausscheidung von 8—16$\%$, während unter
denselben Verhältnissen Salicylsäure, Salol und Acetanilid eine
sehr ansehnliche Vermehrung derselben hervorbrachten. An einem
Hunde, welcher am 7. Hungertage bei einem Körpergewicht von
5 kg 0,5 g Chinin erhielt, nahm die Harnstoffmenge an diesem
Tage im Vergleich zum 6. Tage um 36$\%$ ab und erreichte am
9. Tage nahezu wieder den Betrag des 6. Tages (Prior[5])). An
Hühnern wurde die Harnsäureproduction nach innerlicher Darreichung von Chinin in Folge der gestörten Verdauung und
Resorption der Nahrung vermindert. nach subcutaner Injection
vermehrt gefunden (Jansen[6])).

Die Verminderung betrug z. B. in einem Falle am Menschen nach

<hr>

1) Virch. Arch. **48**. 227. 1869.
2) Pflüg. Arch. **23**. 475. 1880.
3) Arch. f. Anat. u. Physiol. Physiol. Abth. 1894. 203.
4) Virch. Arch. **113**. 134. 1888.
5) Pflüg. Arch. **34**. 237. 1884.
6) a. a. O. oben S. 185.

1.6 g Chininchlorhydrat 24 % (Kerner [1])); in einem anderen Falle verminderte sich die Menge des Harnstoffs nach 1,8 g um 39 % (Schulte und Zuntz [2])) und in einem Versuche von Prior an sich selbst nach 4 g um 29 %.

Auf die Menge der ausgeschiedenen Kohlensäure scheint das Chinin direct einen nachweisbaren Einfluss nicht auszuüben. Sie war in Versuchen mit dem Pettenkofer'schen Respirationsapparat an Katzen bald ein wenig vermindert, bald um ein Geringes vermehrt (Bauer und v. Boeck [3])). Bei tracheotomirten Kaninchen, welche durch Müller'sche Ventile athmeten, liess sich in Bezug auf Kohlensäureausscheidung und Sauerstoffverbrauch während einer Viertelstunde zwischen vergifteten und unvergifteten Thieren ein Unterschied nicht nachweisen (Strassburg [4])).

An dem Zustandekommen der geschilderten Veränderungen der Temperatur und des Stoffwechsels unter dem Einfluss des Chinins betheiligen sich je nach den Bedingungen, unter denen diese Wirkungen herbeigeführt werden, die verschiedensten Factoren.

Zunächst kommen dabei Störungen der Magen- und Darmfunctionen in Betracht. Das Chinin verursacht regelmässig, obwohl nur in beschränktem Grade, entzündliche Vorgänge an den Stellen seiner Application, namentlich leicht an den Schleimhäuten, aber auch Abscessbildung nach subcutaner Injection. Es entstehen daher bei seinem Gebrauch, sogar schon nach täglichen Gaben von 5—10 mg, wenn dieselben längere Zeit fortgesetzt werden (H. Schulz [5])), katarrhalische Zustände des Magens und Darms, Empfindlichkeit des Epigastriums gegen Druck, Uebelkeit und Erbrechen. In Folge dessen wird die Verdauung und Resorption der aufgenommenen Nahrung vermindert und ein Ausfall an Stoffwechselproducten herbeigeführt. In dieser Weise ist die Abnahme der Harnsäureausscheidung bei Hühnern nach der innerlichen Darreichung von Chinin zu erklären.

<hr>

1) Pflüg. Arch. 3. 97. 1870.

2) Schulte, Ueb. d. Einfl. d. Chinin auf einen Oxydationsprocess im Blute. Diss. Bonn 1870.

3) Ztschr. f. Biolog. 10. 336. 1874.

4) Arch. f. exp. Path. u. Pharmak. 2. 334. 1874.

5) Virch. Arch. 109. 21. 1887.

Es ist ferner leicht verständlich, dass in Folge der energischen Einwirkung des Chinins auf die Respiration und das Herz in ähnlicher Weise wie beim Veratrin (vergl. S. 170) durch die Anfangsstufen eines Collaps sowohl die Temperatur als auch der Stoffwechsel vermindert werden können. Wenn in acuten Krankheiten mit continuirlichem Fieber durch eine energische Anwendung des Mittels ein rascher, bedeutender Temperaturabfall erzwungen wird, so fehlen dabei wohl niemals die Anfänge einer collapsartigen Wirkung, wie sie nach Veratrin in reinerer und intensiverer Weise zu Stande kommt.

Die selbstständige Wirkung des Chinins auf die Temperatur und den Stoffwechsel besteht darin, dass es einerseits direct die elementaren Stätten des Stoffwechsels beeinflusst und andererseits durch Vermittelung gewisser Gehirngebiete die Wärmeabgabe nach aussen verändert.

Es ist sehr wahrscheinlich, dass beide Gebiete nach kleineren Gaben zunächst einen gewissen Grad von Erregung erfahren, deren Folgen sich durch die angeführte Temperatursteigerung und die auf verstärkten Eiweisszerfall zurückzuführende vermehrte Stickstoffausscheidung geltend machen.

Die experimentellen Beweise für die directe Wirkung des Chinins auf die Stoffwechselstätten sind zur Zeit zwar noch sehr spärlich, fehlen aber doch nicht ganz. Dahin gehören vor allen Dingen die Beobachtungen, dass das Chinin die Säurebildung im Blut vor und nach der Gerinnung desselben hindert (Binz[1]) und die Hippursäuresynthese in der Niere in bedeutendem Grade hemmt (A. Hoffmann[2]). Es ist daher wahrscheinlich, dass das Alkaloïd auch im lebenden Organismus die in den Geweben ablaufenden, unzweifelhaft von Fermentwirkungen abhängigen Spaltungen, Oxydationen und Synthesen bis zu einem gewissen Umfange beeinträchtigt und dem entsprechend den Stoffwechsel und die Wärmebildung herabsetzt.

Dieses Verhalten steht durchaus in Einklang mit den oben beschriebenen Wirkungen auf die contractilen Substanzen und auf das Protoplasma niederer Organismen. Dass das Chinin auch auf ungeformte Fermente oder Enzyme hemmend wirkt, hat seit den zuerst von Buchheim (1849) ausgeführten Gährungsver-

1) Arch. f. exp. Path. u. Pharmak. 1. 18. 1873.
2) Arch. f. exp. Path. u. Pharmak. 7. 233. 1877.

suchen mit Zuckerlösung und Hefe genügende Bestätigung gefunden.

Auf die **Wärmeabgabe** hat das Chinin im Vergleich zu den Stoffen der Antipyrin- und Salicylsäuregruppe nur einen geringen Einfluss. Die Natur dieser Wirkung wird bei jenen Gruppen näher betrachtet werden.

Wie früher die Chinarinde nach ihrer Einführung aus den westlichen Indianergebieten Südamerikas nach Europa, so verdankt das Chinin den hohen Ruf, in welchem es seit seiner Entdeckung steht, der ihm eigenartigen **Wirksamkeit gegen Wechselfieber und gegen Malariakrankheiten im Allgemeinen.**

Schon einmalige grössere (1,5—2,0 g) oder mehrere rasch hinter einander verabreichte kleinere Gaben sind oft im Stande, den Eintritt der Fieberanfälle zu verhindern und die Krankheit ein für alle Mal zu unterdrücken. Dabei scheint das Chinin, wie die Antipyretica der folgenden beiden Gruppen, zunächst nur die Temperatursteigerung während des Anfalls zu verhindern, indem es die Wärmeabgabe nach aussen begünstigt. Für diese Auffassung spricht die auf den ersten Blick überraschende Thatsache, dass bei Wechselfieberkranken nach dem Einnehmen von Chinin zu der Zeit, in welcher der Fieberanfall eintreten sollte, die Steigerung der Körpertemperatur zwar ausbleibt, die Stickstoffausscheidung durch den Harn aber noch gesteigert (Sidney Ringer, 1859) und die Wärmeabgabe erhöht ist (Naunyn u. Hattwich [1])).

Die Ansichten über die Natur der Chininwirkung beim Wechselfieber haben in neuester Zeit eine bestimmtere Gestaltung erhalten, seit Laveran (1890) eigenartige niedere Organismen im Blute Malariakranker entdeckt hat, die man allerdings ohne inductive Grundlagen, als Ursache der Malaria ansieht. Diese Organismen soll das Chinin tödten und damit die Ursache der Krankheit beseitigen, und zwar soll sich der Vorgang der Abtödtung in der Weise gestalten, dass nur die Sporen und die jüngsten, aus den Sporen hervorgegangenen Formen sicher zu Grunde gehen, während die in die Blutkörperchen eingedrungenen und die voll entwickelten, in der Sporenbildung begriffenen Parasiten, welche den Fieberanfall bei ihrem Zerfall hervorrufen, von dem Chinin weit weniger beeinflusst werden. Eine während der Sporenbildung verabreichte Chiningabe unterdrückt daher nur das Fieber und nicht den von dem Zerfall der

---

1) Hattwich, Ein Beitrag zu den Unters. über die Ursachen der Temperatursteigerung bei fieberhaften Krankheiten. Diss. Berlin 1869.

Parasiten bei der Sporenbildung abhängigen Anfall, verhindert aber die Entwickelung neuer Generationen des Parasiten und führt dadurch die Heilung herbei. Diese Anschauung steht in der That mit der oben angegebenen Fortdauer des Stickstoffzerfalls und der Wärmeabgabe im Einklang.

Nach den Untersuchungen von Lo Monaco und Panichi[1]) veranlasst das Chinin die Auswanderung der Parasiten aus den rothen Blutkörperchen, worauf sie im Serum zu Grunde gehen. Sie beobachteten an Malariablut das Verhalten der Parasiten unter dem Mikroskop. Verdünnte Lösungen von salzsaurem Chinin in physiologischer Kochsalzlösung verursachen bloss eine abwechselnde Contraction und Wiederausdehnung derselben und ein Ausstrecken der Pseudopodien. Lösungen von mittlerer Concentration bewirken eine Verstärkung dieser Bewegungserscheinungen und eine Loslösung der Parasiten vom Blutkörperchen. Sie fanden ferner, dass Gaben, die dieser Concentration äquivalent sind, den Fieberanfall bei Malariakrankheiten unterdrücken. Doch ist die Widerstandsfähigkeit der Parasiten in den einzelnen Entwickelungsphasen und bei den verschiedenen Malariaformen eine ungleiche.

Von anderen Substanzen wirken das γ-Phenylchinolin und das γ-Phenylchinaldin (Methylphenylchinolin) sowie das Methyl- und Dimethylphosphin auf Infusorien und Amöben ebenso stark oder noch stärker als das Chinin, üben aber auf Malariafieber keinen oder nur einen geringen Einfluss aus, indem sie nicht, wie das Chinin, die Malariaparasiten aus dem Blute zum Verschwinden bringen (Grethe[2]), Tappeiner[3]), Mannaberg[4])).

Bei der Beurtheilung der **Bedeutung des Chinins in fieberhaften Krankheiten im Allgemeinen** müssen die verschiedenen, die Temperatur und den Stoffwechsel betreffenden Zustände und Vorgänge scharf auseinander gehalten werden. Das Wesen des eigentlichen Fiebers besteht in der eigenartigen Verknüpfung von Temperatursteigerung und verstärktem Zerfall von Gewebseiweiss. Es giebt aber auch Fieber oder Temperatursteigerungen ohne erheblichen Eiweisszerfall, wie bei Kaninchen nach dem Wärmestich und bei Menschen während mancher sehr plötzlich auftretender Temperatursteigerungen, z. B. bei Halsentzündungen, und umgekehrt hochgradigen Eiweisszerfall mit mässiger Temperaturerhöhung, wie sie bei den septischen Fiebern vorkommen. Wo es bloss darauf ankommt, die gesteigerte Körpertemperatur herabzusetzen, also im Wesentlichen beruhigend zu wirken (vergl. Gruppe des Antipyrins), da ist das Chinin wegen seines

---

1) Arch. di Farmacol. 1899. 157. Atti della R. Accadem. dei Lincei. Scr. Vol. X. 2. semestre. 272. 1901.

2) Dentsch. Arch. f. klin. Med. 56. 189. 1895.   3) ibid. 56. 309.

4) ibid. 59. 185. 1898.

schädlichen Einflusses auf die Verdauungsorgane und das Centralnervensystem sowie auch wegen seiner geringen temperaturherabsetzenden Wirkung (vergl. oben S. 185) weniger brauchbar als die Fiebermittel der Antipyringruppe. Die den Eiweisszerfall einschränkende Wirkung bedingt dagegen seinen Vorzug bei solchen fieberhaften Krankheiten, in denen in Folge der Vergiftung der Gewebe mit septischen und anderen Stoffen der Eiweisszerfall das eigentliche Wesen des Zustandes bildet.

Von besonderen Erscheinungen, die beim Chiningebrauch vorkommen, sind namentlich Schweiss und Hautexantheme zu nennen, die ebenso häufig nach der Anwendung der Stoffe der Antipyringruppe auftreten und, wie auch die Anwendung gegen Neuralgien, dort weitere Berücksichtigung finden werden.

Das Chinin wird, wenigstens im Organismus des Hundes, bis auf 10—12 % vollständig zerstört. Der Rest findet sich im Harn in Form eines schwach basischen Umwandlungsproducts (Merkel[1])).

1. **Chininum hydrochloricum**, salzsaures Chinin. In 3 Weingeist und 34 Wasser lösliche Krystalle, welche bei 100° getrocknet 9 % Wasser verlieren. Gaben 0,05—0,1, mehrmals täglich. Bei hohem Fieber und bei Intermittens vor dem Anfall 0,5—2,0.

Bei der Behandlung der Malariakrankheiten, insbesondere in den Tropen, kommt es sehr darauf an, möglichst grosse Chiningaben rasch zur Resorption zu bringen. Für diesen Zweck hat man verschiedene Lösungen hergestellt, welche bis 50 % Chinin enthalten. Verschiedene Stoffe, namentlich Antipyrin[2]), Urethan (Gaglio) und Harnstoff erhöhen die Löslichkeit des Chininhydrochlorids sehr stark.

2. **Chininum sulfuricum**, schwefelsaures Chinin. In 800 Wasser lösliche, meist noch Cinchonidin enthaltende Krystalle. Gaben wie beim salzsauren Chinin. Ueberflüssig.

3. **Chininum tannicum**, gerbsaures Chinin. Schmeckt schwach bitter und wird deshalb in Gaben von 0,1—0,5 g bei Kindern angewendet. Enthält 30—32 % Chinin.

4. **Chininum ferro-citricum**. Ueberflüssiges und irrationelles Präparat.

5. **Cortex Chinae**, Chinarinde; Zweig- und Stammrinde von Cinchona succirubra

Die folgenden Chinapräparate haben im Wesentlichen die Bedeutung aromatischer und bitterer Mittel.

6. **Extractum Chinae aquosum**; aus der Chinarinde mit Wasser dargestellt. Dünnes Extract, welches nur ein Drittel der in der Rinde vorkommenden Alkaloïde enthält und daher irrationell ist.

---

1) Arch. f. exp. Path. u. Pharmak. **47**. 165. 1902.
2) Vergl. Santesson. Skandinav. Arch. f. Physiol. **7**. 385. 1897.

7. **Extractum Chinae spirituosum**; aus der Chinarinde mit verdünntem Weingeist dargestelltes, trockenes Extract; überflüssig. **Gaben** 0,5—1,0.

8. **Tinctura Chinae.** Chinarinde 1, verd. Weingeist 5. **Gaben** 1,0—3,0, täglich bis 20,0.

9. **Tinctura Chinae composita.** Chinarinde 6, Pomeranzenschalen 2, Enzianwurzel 2, Zimmt 1, verd. Weingeist 50. **Gaben** 1—2 Theelöffel, täglich bis 30,0.

10. **Vinum Chinae, Chinawein.** Aus Chinarinde 40, Pomeranzentinctur 2 auf Xereswein 1000.

24. Gruppe des Antipyrins.

Während man früher vergeblich bemüht war, das Chinin durch andere bitter schmeckende Pflanzenstoffe zu ersetzen, hat man in neuester Zeit an seiner Stelle zahlreiche Chinolin- und Benzolderivate in verschiedenen Krankheiten mit Erfolg in Anwendung gebracht. Zwar ist es bisher noch nicht gelungen, für das Chinin einen Ersatz bei der Behandlung von Wechselfiebern zu finden, dafür hat sich aber eine ganze Reihe unter den genannten Verbindungen wider Erwarten gut als fieberberuhigende Mittel im Allgemeinen bewährt.

Zu dieser Gruppe können alle Anilin-, p-Amidophenol-, Chinolin- und Hydrazinderivate gerechnet werden, welche hauptsächlich durch eine Art narkotischer Wirkung auf die wärmeregulirenden Gehirncentren in erster Linie fieberhafte oder fieberartige Temperaturen herabzusetzen vermögen und im Vergleich zu dieser Wirkung auf andere Gebiete des Centralnervensystems und auf die Circulationsorgane nur einen geringen Einfluss ausüben. Sie wirken ausserdem weniger stark auf die Stätten des Stoffwechsels als das Chinin und weit weniger antiseptisch als die Stoffe der Carbol- und Salicylsäuregruppe. Fäulniss- und Gährungsvorgänge werden erst dann vollständig aufgehoben oder verhindert, wenn von den Stoffen dieser Gruppe mindestens 20—40 g in einem Liter der fäulnissfähigen oder faulenden Massen enthalten sind.

Unter den ausserhalb der Chiningruppe stehenden Fiebermitteln, deren Reihe durch die Salicylsäure eröffnet wurde, spielten anfangs verschiedene Chinolinderivate eine grosse Rolle; zuerst die Muttersubstanz derselben, das Chinolin, dann das Kaïrin, die bald durch das Antipyrin und das Acetanilid übertroffen und verdrängt wurden. Von Chinolinderivaten ist auch das basische Thallin (Methyläther eines Oxychinolins) bereits veraltet.

Das **Phenyldimethylpyrazolon** oder **Antipyrin** zeichnet sich

sich durch seine neutrale Beschaffenheit und ungemeine Leichtlöslichkeit in Wasser aus.

Auch verschiedene Verbindungen des Antipyrins, z. B. mit Resorcin
(Resopyrin), mit Salicylsäure (Salipyrin), mit Chloral (Hypnal) hat
man für therapeutische Zwecke zu verwerthen gesucht, sowie auch einzelne
den Aniliden entsprechende Verbindungen des Phenylhydrazins mit Säuren,
namentlich mit Essigsäure (Pyrodin) und mit Lävulinsäure (Antither-
min). Das Tolypyrin ist Tolyldimethylpyrazolon.

Wird das nach Art des Carbols wirkende sehr giftige
Anilin in die, Anilide genannten, Säureverbindungen über-
geführt, so sind diese weit weniger giftig, und es treten die anti-
pyretischen und narkotischen Wirkungen in den Vordergrund.
Eine grössere Bedeutung hat unter dem Namen Antifebrin das
Acetanilid erlangt, das in Wasser nur sehr wenig löslich ist.

Das am Stickstoffatom methylirte Acetanilid hat man Exalgin genannt.

Den Aniliden reihen sich die Phenine oder Phenetidine
an, die aus dem Aethyläther des p-Amidophenol, $H_2NC_6H_4—OC_2H_5$,
dem p-Phenetidin, und verschiedenen Säuren in derselben Weise
entstehen, wie die Anilide aus dem Anilin. Dem Acetanilid entspricht das **Phenacetin**, welches in Wasser sehr schwer löslich ist.
Es wird neben dem Antipyrin und Acetanilid praktisch vielfach
verwendet. Mit grossem Erfolg ist neuerdings das Milchsäure-
Phenetidin oder **Lactophenin** in Anwendung gekommen, das in
Wasser leichter löslich ist als das Phenacetin.

Eine brauchbare Verbindung ist das in Wasser allerdings fast
unlösliche Malakin, in welchem ein Salicylaldehydrest mit dem Phenetidin verbunden ist. Endlich sind noch das Triphenin oder Propion-
säure-Phenetidin, das Glykokoll-Phenetidin oder Phenokoll, ferner die
Verbindung des letzteren mit Salicylsäure, welche unter dem Namen
Salokoll in den Handel gebracht wird, und endlich das Salicylsäure-
Phenetidin oder Salophen zu nennen.

Die Zahl der zu dieser Gruppe gehörenden Verbindungen
ist begreiflicher Weise eine fast unbeschränkte. Der Grundcharakter der Wirkung ist bei allen der gleiche, so dass die
einzelnen Stoffe in rein wissenschaftlicher Beziehung kein besonderes Interesse bieten. Sie unterscheiden sich in praktischer
Hinsicht hauptsächlich dadurch von einander, dass die einen,
neben der beruhigenden, antipyretischen und narkotischen Wirkung, leichter eine Lähmung gewisser Gehirngebiete und dadurch
Collaps herbeiführen, als andere, und dies ist für die therapeutische Anwendung der letzteren ausschlaggebend.

Was die **Wirkung der Stoffe dieser Gruppe auf normale Thiere und gesunde Menschen** betrifft, so concentrirt sich dieselbe fast ausschliesslich auf das **Centralnervensystem**. Im Wesentlichen sind die Wirkungen bei allen die gleichen und betreffen hauptsächlich die motorischen Functionsgebiete des Mittelgehirns und verlängerten Marks, die, zum Theil nach vorübergehender, in Form von Convulsionen sich äussernder Erregung eine Lähmung erfahren, welche schliesslich Collaps und Respirationsstillstand herbeiführt.

Am stärksten wirken auf die genannten Gebiete die Muttersubstanzen der hierher gehörenden „Antipyretica", das Anilin, p-Amidophenol, Chinolin und Phenylhydrazin.

Das **Anilin**, $C_6H_5.NH_2$, steht in Bezug auf Giftigkeit fast auf einer Stufe mit dem Carbol und hat mehrfach zu Vergiftungen an Menschen Veranlassung gegeben. Die Symptome bestanden in Schwindel, Somnolenz, grosser collapsartiger Schwäche, cyanoseartiger Verfärbung der Haut und der Schleimhäute, convulsivischen Zuckungen und ausgebildetem Collaps. Erbrechen und andere Erscheinungen seitens des Magens hängen von der localen Wirkung auf den letzteren ab. Der Harn nimmt in Folge der Bildung von p-Amidophenol aus dem Anilin[1]) eine oft sehr dunkle Färbung an.

Das **p-Amidophenol** wirkt ähnlich, aber anscheinend nicht so stark wie das Anilin. An Menschen setzt es in einer Gabe von 0,5 g die fieberhaft gesteigerte Temperatur recht energisch herab, ohne eine allgemeine Beruhigung herbeizuführen.[2])

Das **Chinolin** wirkt schwächer als die beiden vorgenannten Stoffe, so dass es, wie erwähnt, ursprünglich als Antipyreticum angewendet wurde. Doch lähmt es immerhin noch stark die motorischen Gebiete und erzeugt leicht Collaps. Seine Salze verursachen in Gaben von 0,10—0,15 g pro kg Körpergewicht an Kaninchen Schläfrigkeit, Regungslosigkeit und Unempfindlichkeit; 0,2—0,4 auf einmal oder in mehreren Gaben subcutan injicirt bewirken den Tod rasch durch allgemeine Lähmung. Doch führen auch schon kleinere Mengen eine tödtliche, aber langsam verlaufende Vergiftung herbei. Stockman[3]) fand an Fröschen

---

1) Arch. f. exp. Path. u. Pharmak. 8. 12. 1877.

2) Vergl. Hinsberg u. Treupel, Arch. f. exp. Path. u. Pharmak. 33. 216. 1894.

Journ. of Physiol. 15. 245. 1893.

und Kaninchen keinen Unterschied zwischen den Wirkungen des Chinolins und Isochinolins.

Das **Phenylhydrazin** bringt in erster Linie Veränderungen des Blutes hervor, das eine braune Färbung annimmt (G. Hoppe-Seyler [1]), die wahrscheinlich zum Theil von Methämoglobin, zum Theil von der Bildung eines Farbstoffs aus dem Phenylhydrazin abhängt.

Zahlreiche Derivate der vorstehend genannten Stoffe, darunter das Kaïrin und Thallin, bilden in Bezug auf die Wirkung auf das Central-nervensystem den Uebergang zum Antipyrin und den übrigen gebräuchlichen Antipyretica.[2]

Sie erzeugen in tödtlichen Gaben eine allgemeine Lähmung des Nervensystems, die bis zum Tode von leichteren krampfhaften Zuckungen oder ausgesprochenen Convulsionen begleitet ist.

Beim **Antipyrin** sind die lähmenden Wirkungen auf die motorischen Gebiete des Mittelgehirns noch mehr in den Hintergrund gerückt, so dass es in grösseren Gaben als temperatur-herabsetzendes und beruhigendes Mittel gereicht werden kann, ohne dass Collaps entsteht. Eine regelrechte Narkose dagegen ohne gleichzeitige Collapserscheinungen lässt sich auch durch das Antipyrin nicht erzielen. Krampfhafte Zuckungen oder Convulsionen begleiten regelrecht die Lähmung. An Fröschen sind die Krämpfe nach Gaben von 50—60 mg sehr ausgesprochen (Coppola, 1884).

Das **Acetanilid** oder Antifebrin bewirkt an Hunden in Gaben von 0,5 g für 1 kg Körpergewicht bei der Einverleibung durch den Magen Mattigkeit, Taumeln und Schlaf (Cahn und Hepp, 1887). Bei der Injection dieser Mengen in das Blut tritt der Tod unter Convulsionen durch Collaps ein (Lépine [3]).

Dem Acetanilid schliessen sich das Phenacetin, Phenokoll, Malakin und andere Anilide und Phenine an. In Bezug auf die narkotische Wirkung, die nach Phenacetin am deutlichsten ist, stehen sie mit dem Antipyrin annähernd auf gleicher Stufe.

Ganz besonders scharf tritt die narkotische Wirkung nach

<hr>

1) Zeitschr. f. physiol. Chem. 9. 34. 1885.

2) Vergl. Lépine, Archives de Médec. expérim. et d'Anat. path. 1889. 855; 1890. 448. Ausführl. Literatur insbes. üb. Kaïrin, Thallin, Acetanilid, Antipyrin, Phenacetin.

3) Revue de Médecine. 1887. 306. 520.

der Einverleibung von Lactophenin (Lactophenetidin) hervor. Es gelingt durch dieses Mittel an Kaninchen eine Narkose hervorzurufen, die sehr viel Aehnlichkeit mit der nach Chloralhydrat hat. Das Thier ist bewegungslos und ohne Bewusstsein, die Reflexe bei schmerzhaften Eingriffen haben aufgehört, während Respiration und Circulation ungestört von statten gehen, dann nehmen diese Erscheinungen allmälig wieder ab und nach einiger Zeit hat sich das Thier völlig erholt.

Eine selbständige Wirkung auf das **Herz** haben die genannten Stoffe überhaupt nicht. Selbst bei schweren Vergiftungen hält sich der Blutdruck annähernd auf normaler Höhe. Veränderungen desselben und der Pulsfrequenz bei Thierversuchen hängen von dem Einfluss dieser Substanzen auf das Centralnervensystem, insbesondere auf das verlängerte Mark ab, dessen Centren, wie es die Convulsionen darthun, vor der Lähmung eine Erregung erfahren.

An gesunden Menschen hat man nach der Anwendung dieser Substanzen in einmaligen Gaben von 2—4 g oder täglichen bis zu 10 g nur in einzelnen Fällen leichtere Störungen des Wohlbefindens beobachtet, bestehend in Schläfrigkeit, zuweilen Kopfweh und Cyanose des Gesichts und der Extremitäten, Magenbeschwerden, Pulsverlangsamung und etwas Schweiss. Die Körpertemperatur bleibt nach kleineren Gaben unverändert oder steigt ein wenig; nach grösseren wird sie meist nur um wenige Zehntelgrade, seltener um mehr als einen Grad herabgesetzt.

Auch an Thieren haben kleinere Mengen nur einen geringen Einfluss auf die Körperwärme; grössere Gaben, welche bereits die ersten Anfänge der Lähmung des Centralnervensystems und Collapszustände hervorbringen, vermindern namentlich an Kaninchen die Temperatur um mehrere Grade.

Ganz besonders leicht wird die gesteigerte **Temperatur fiebernder Kranker** durch die Stoffe dieser Gruppe herabgesetzt. In Fällen von Typhus und bei anderen acuten fieberhaften Krankheiten geht die Temperatur zuweilen schon nach einer einmaligen Darreichung entsprechender Mengen dieser Mittel auf die Norm, zuweilen sogar unter dieselbe herab. Wird das Antipyreticum jetzt nicht von neuem gegeben, so beginnt die Temperatur alsbald anzusteigen und erreicht allmälig wieder die frühere Höhe. Durch wiederholte Gaben von passender Grösse lässt sich die Fiebertemperatur meist dauernd beseitigen.

Die specielleren Verhältnisse dieser „Entfieberung“, insbesondere die Abhängigkeit ihrer Stärke und Dauer von der
Menge und der Art der Anwendung dieser Substanzen gestalten
sich ziemlich verschieden nach dem Charakter des Fiebers und
der Individualität des Kranken.

Es giebt wohl keine fieberhafte Krankheit, in welcher, einzelne Fälle abgerechnet, jeglicher Erfolg in dieser Richtung ausbleibt. Dagegen ist die Stärke der ohne besondere Gefahr überhaupt zu erzielenden Temperaturverminderung in den einzelnen
Fällen eine sehr ungleiche. Dabei scheint es weniger auf die
Natur der Krankheit als auf den Charakter des Fiebers
anzukommen. Die hohen, continuirlichen, in der Steigerung
begriffenen oder auf voller Höhe befindlichen Fieber weichen in
allen Krankheiten dieser antipyretischen Behandlungsweise weit
schwerer als jene, welche in Folge der Beschaffenheit der Krankheit von vorne herein oder im Stadium des Abfalls einen inter-
mittirenden oder remittirenden Charakter haben. Daher sind die
Fieber bei Phthise und in den späteren Tagen des Typhus dieser
Behandlungsweise besonders leicht zugänglich. In letzterer Krankheit hat man dies Verhalten auch bei der Anwendung von Chinin
beobachtet (Liebermeister). Aus der Nichtbeachtung dieser
Verhältnisse erklärt es sich wohl auch, dass die Pneumonie
von den Einen zu den Krankheiten gerechnet wird, in denen die
Fiebertemperatur leicht herabgedrückt wird, während Andere die
entgegengesetzte Erfahrung gemacht haben. In einzelnen wiederholt beobachteten Fällen verschiedener Krankheiten, anscheinend
am häufigsten bei septischen und pyämischen Fiebern, wie sie
in Folge von Eiterungen entstehen, konnte die Temperatur durch
dieses Mittel überhaupt nicht herabgesetzt werden.

Was die Dosirung und ihr Einfluss auf Stärke und Verlauf
der antipyretischen Wirkung betrifft, so liegen darüber unzählige
Angaben vor, die sich aber ihrem Inhalt nach schwer in kurzer,
zusammenfassender Form wiedergeben lassen.

Ganz im Allgemeinen gestalten sich diese Verhältnisse allerdings
ziemlich einfach. Wenn man von den kleinsten wirksamen Gaben aus-
geht, die für das Acetanilid 0,2—0,3, für das Antipyrin, Phenacetin und
Lactophenin 0,5—0,7 zu betragen scheinen, so nimmt mit der Steigerung derselben auch der Temperaturabfall zu, bis das normale Niveau erreicht ist. In manchen Fällen hat man insbesondere bei Phthise auch
subnormale Temperaturen von 34—35° beobachtet. Bei weiterer Steige-

rung beginnen die toxischen Gaben, über die beim Menschen keine ausreichenden Erfahrungen vorliegen.

In den acuten fieberhaften Krankheiten bringen 1,0—2,0 Acetanilid, 3,0—4,0 Phenacetin oder Lactophenin oder 5,0—6,0 Antipyrin auf 2—3 Gaben vertheilt, innerhalb 3—4 Stunden einen oft mehrere Stunden anhaltenden Temperaturabfall von 2—3° hervor, so dass die Norm meist erreicht wird. Steigt die Temperatur wieder, so müssen die Einzelgaben von 0,4—0,5 Acetanilid, 1,0—1,5 Phenacetin oder Lactophenin oder 1,0—2,0 Antipyrin erneuert werden. Vom letzteren betragen die zur Erzeugung und Unterhaltung eines fieberfreien Zustandes erforderlichen Tagesgaben 4—10 g. Nur beim Fieber der Phthisiker sind meist schon 1—2 g täglich ausreichend. Bei Kindern werden 0,1—0,2 Antipyrin und 0,05—0,1 Thallin pro dosi gegeben und je nach dem Lebensalter häufiger oder seltener wiederholt.

Zugleich mit dem Temperaturabfall tritt nach der Anwendung dieser Antipyretica eine Verlangsamung der Pulsfrequenz ein, die als eine Folge der Abkühlung und nicht einer directen Wirkung dieser Substanzen anzusehen ist.

Zuweilen erfolgt die Entfieberung ohne weitere Aenderungen im Zustande des Kranken. Häufig ist indess der Abfall und das Wiederansteigen der Temperatur von mehr oder weniger ausgesprochenen Erscheinungen begleitet, die man in der klinischen Ausdrucksweise als „Nebenwirkungen“ zu bezeichnen pflegt. Es sind Schweiss, Frösteln oder Schüttelfröste, Cyanose, Hautexantheme, Erbrechen und andere Magenstörungen.

Schweissausbruch ist auch an Gesunden beobachtet worden. Bei Fiebernden tritt er während des Temperaturabfalls ein und steht mit diesem in demselben genetischen Zusammenhang wie die sogenannten kritischen Schweisse. Er kann gelegentlich nach allen Stoffen dieser Gruppe sehr profus werden. Durch Atropin wird er unterdrückt (v. Noorden, 1884; Pusinelli, 1885), ebenso durch Agaricin, ohne dass dadurch der antipyretische Effect vermindert wird (v. Noorden).

Frösteln und Schüttelfröste sind häufige, aber keineswegs regelmässige Erscheinungen, die sich nach dem Abfall beim Wiederansteigen der Temperatur einstellen und daher dem Froststadium beim Beginne fieberhafter Krankheiten entsprechen. Je rascher die Temperatur nach dem Abfall wieder ansteigt, desto ausgesprochener pflegt der Schüttelfrost zu sein.

Hautexantheme sind eine besonders häufige Erscheinung nach Antipyrin, kommen aber auch nach den übrigen hierher

gehörenden Stoffen vor, und zwar sowohl am Rumpf, wie an den
Extremitäten. Sie sind bald erythematös oder masernähnlich,
bald miliaria- oder urticariaartig. Sie stellen sich meist erst nach
dem Verbrauch grösserer Mengen, z. B. nach 20—60 g Antipyrin, seltener schon nach wenigen Gaben dieser Mittel ein und
verschwinden nach dem Aussetzen derselben bald wieder. Doch
können sie dann bei jeder Einzelgabe von neuem auftreten
(Cahn, 1884). Hinsichtlich ihrer Genese lässt sich nur vermuthen. dass sie von einer Erweiterung der Hautgefässe abhängig
sind, ähnlich wie die Exantheme nach Morphin (vergl. S. 106)
und Atropin (vergl. S. 133).

Eine eigenthümliche Erscheinung ist die Cyanose, die gelegentlich nach der Anwendung jedes dieser Antipyretica eintritt
und ihren Sitz hauptsächlich im Gesicht und an den Händen
hat. Die Ursache derselben scheint eine Methämoglobinbildung
im Blute zu sein, die von Dittrich[1]) durch Acetanilid und von
Dennig[2]) durch Phenacetin an Hunden regelmässig hervorgerufen werden konnte. Die Ursache dieser Methämoglobinbildung
ist noch unklar.

Gastrische Störungen spielen bei dieser Gruppe von
Antipyretica eine weit geringere Rolle als beim Chinin. Die
häufigste Erscheinung ist Erbrechen, das nach dem Gebrauch
aller dieser Mittel vorkommen kann.

Gehirnsymptome, wie sie fast regelmässig nach grösseren
Chiningaben und nicht selten auch nach Salicylsäure auftreten,
fehlen hier fast vollständig. Nur ganz vereinzelt hat man nach
Antipyrin und nach anderen Stoffen leichtes Ohrensausen, Kopfweh. Hitze und Turgescenz zum Kopf beobachtet.

Zu den schlimmsten bei der „Entfieberung" vorkommenden
Ereignissen gehört der im Ganzen selten eintretende, leichtere
oder schwerere Collaps, der nicht nur nach grossen, sondern
gelegentlich auch nach kleineren Gaben, z. B. nach 4—5 g Antipyrin, sich einstellt und deshalb in diesen Fällen nicht von den
Wirkungen dieser Substanzen auf das Nervensystem oder das
Herz abhängig gemacht werden darf. Es handelt sich vielmehr
um eine Folge des raschen Temperaturabfalls und des Schwindens

1) Arch. f. exp. Path. u. Pharmak. 29. 273. 276. 1891.
2 Deutsches Arch. f. klin. Med. 65. 524. 1899.

der übrigen Fiebererscheinungen, wie dies auch beim Aufhören
der letzteren aus anderen Ursachen vorkommt. Meist war der
Collaps wahrscheinlich schon vor der Anwendung des Fieber-
mittels vorhanden, wurde aber durch die febrilen Erregungszustände verdeckt und trat erst nach ihrer Beseitigung deutlich
hervor. Selbst subnormale Temperaturabfälle brauchen nicht
mit Collaps verbunden zu sein, wenn dieser nicht schon vorher
bestand.

Es fragt sich nun, **in welcher Weise die Stoffe dieser
Gruppe die Temperaturherabsetzung zu Wege bringen.** Wir
haben gesehen, dass der Collaps nicht als Ursache der Temperaturherabsetzung anzusehen ist. Daher kann es' sich nicht
um Collapstemperaturen handeln, wie sie nach Anwendung von
Veratrin (vergl. S. 170) und zuweilen auch nach Chinin (vergl. S. 188)
vorkommen. Wir sind daher zur Erklärung dieser Wirkung auf
eine von Collapszuständen unabhängige Verminderung der Wärmeproduction oder auf eine Vermehrung der Wärmeabgabe an-
gewiesen.

Zur sicheren Beantwortung der Frage, ob und in welchem
Masse diese Mittel durch eine directe Einwirkung auf die
Stätten des Stoffwechsels die Wärmeproduction vermindern, fehlt es zur Zeit noch an ausreichenden Stoffwechseluntersuchungen. Einiges ist über das Verhalten der Stickstoffausscheidung bekannt. Aber auch das ist nicht genügend, um
sich auch nur für einen dieser Stoffe eine klare Vorstellung von
seinem Einfluss auf den Stickstoffumsatz zu bilden, und zwar,
wie es erforderlich ist, in continuirlicher Folge von den ersten
Anfängen dieser Wirkung nach den kleinsten überhaupt wirksamen Gaben bis zu den höchsten, aber collapsfreien Graden derselben. Mit ziemlicher Gewissheit darf angenommen werden, dass
alle diese Antipyretica im normalen Zustande des Organismus,
in derselben Weise wie in geringem Grade das Chinin, in
höherem die Salicylsäure, in kleineren Gaben die Stickstoffausscheidung vermehren, in grösseren dagegen
vermindern.

In den Versuchen von Kumagawa[1] am Hunde blieben tägliche
Gaben von 2—3 g Acetanilid ohne merklichen Einfluss auf die Stickstoffausscheidung, nach 4—5 g täglich dagegen wurde dieselbe im Mittel

------

1) Virch. Arch. **113**. 134. 1888.

um 30—35%, im Maximum um 78—79% vermehrt. Darauf folgte im Verlauf von 25 Tagen eine Ausgleichung der vorausgegangenen Mehrausscheidung durch eine nachfolgende Minderausscheidung. Vergiftungserscheinungen waren nach den genannten Gaben nicht aufgetreten. Das Thallin verursachte nach Gaben von 0,5—5,0 g, wobei in 4 Tagen zusammen 9 g gegeben wurden, an einem Hunde von 36 kg Körpergewicht eine Steigerung der Stickstoffausscheidung um 6—26%. Dagegen brachten 51 g Antipyrin während 16 Tagen, also täglich durchschnittlich 3 g, weder eine Vermehrung noch eine Verminderung des ausgeschiedenen Stickstoffs hervor. — Am gesunden Menschen und bei Typhuskranken wurde nach Antipyrin die Stickstoffausscheidung ansehnlich vermindert, bei ersterem um 10% (Umbach und Nencki[1]), bei letzteren nach 4—5 g um 15—30% (Engel, 1886; Riess[2]). Es ist anzunehmen, dass auch bei Menschen nach kleineren Gaben oder zu Anfang der Wirkung der Stickstoff in vermehrter Menge ausgeschieden wird, denn die Salicylsäure bewirkt diese Vermehrung in gleicher Weise an Menschen und Hunden.

Wenn demnach die Fiebermittel in kleineren Gaben den Zerfall der stickstoffhaltigen Körperbestandtheile verstärken und erst nachträglich eine ausgleichende Verminderung desselben herbeiführen, so lässt sich, entgegen den früheren Anschauungen, kaum annehmen, dass ein verringerter Eiweisszerfall und eine davon abhängige Verminderung der Wärmeproduction die Ursache der Temperaturherabsetzung sei. Es muss daher zur Erklärung der letzteren das Hauptgewicht auf die Vermehrung der Wärmeabgabe nach aussen gelegt werden. Diese Wirkung lässt sich durch sehr anschauliche Versuche an Thieren mit Sicherheit nachweisen.

Werden an Kaninchen durch einen einfachen Stich bestimmte Regionen des Gehirns, besonders das Corpus striatum, verletzt, so folgt darauf eine Temperatursteigerung, die bis zu 42° hinaufgehen kann, ohne dass an den Thieren andere Veränderungen oder krankhafte Erscheinungen irgend welcher Art wahrzunehmen sind. Die Fresslust ist erhalten, die Respiration bleibt unverändert und auch die Menge der Kohlensäure des arteriellen Blutes wird nicht vermindert (G. Wittkowsky[3]), während sie bei der durch Vergiftung mit septischen Stoffen herbeigeführten Temperatursteigerung eine sehr bedeutende Abnahme erfährt (Geppert, 1881; Minkowski[4]).

1) Arch. f. exp. Path. u. Pharmak. **21**. 161. 1886.
2) Arch. f. exp. Path. u. Pharmak. **22**. 127. 1886.
3) Arch. f. exp. Path. u. Pharmak. **28**. 283. 1891.
4) Arch. f. exp. Path. u. Pharmak. **19** 209. 1885.

Ueber das Verhalten der Wärmeabgabe und Wärmebildung nach dem Stich haben die bisherigen calorimetrischen Untersuchungen keine übereinstimmenden Resultate ergeben. Während Gottlieb[1]) in der Zeit des Ansteigens der Körpertemperatur eine bis 30% betragende Abnahme der Wärmeabgabe fand, ergaben die Versuche von Schultze[2]) eine bedeutende Steigerung derselben bei starker Erhöhung der Wärmeproduction, die nach Gottlieb nur im weiteren Verlauf gesteigert wird. Es ergiebt sich aus diesen Versuchen die Folgerung, dass die bisherigen calorimetrischen Methoden zur Erlangung constanter Resultate an lebenden Thieren noch nicht ausreichend sind.

Injicirt man den Thieren während des Maximums der durch diesen „Wärmestich" hervorgerufenen Temperatursteigerung 0,5 g Antipyrin subcutan, so tritt bald ein Sinken der Temperatur ein, und diese wird binnen 1—2 Stunden prompt bis auf die normale Höhe herabgesetzt, beginnt aber nach durchschnittlich 2 Stunden wieder zu steigen und erreicht gewöhnlich nach 6 bis 8 Stunden den Grad der Steigerung, den sie vor der Anwendung des Antipyrins gehabt hat (Gottlieb[3])). Wie das Antipyrin wirken in entsprechenden Gaben alle übrigen Stoffe dieser Gruppe.

Da auch das Morphin, wie bereits erwähnt (vergl. S. 106 u. 107), in Gaben von 0,01—0,02 g, die noch nicht einmal narkotisirend wirken, ganz sicher die durch den Wärmestich gesteigerte Temperatur herabsetzt, und da eine directe Wirkung dieses Mittels auf die Stätten des Stoffwechsels ausgeschlossen ist, so folgt daraus mit Gewissheit, dass das Morphin und die Stoffe der Antipyringruppe die Nervengebiete lähmen oder beruhigen, durch deren Erregung nach dem Gehirnstich die Temperatursteigerung verursacht wird.

Dass es sich dabei, wenigstens im Wesentlichen, um eine Vermehrung der Wärmeabgabe handelt, ergiebt sich indirect aus dem Verhalten der mit den genannten Gaben Morphin oder Antipyrin vergifteten Thiere im Wärmekasten bei 31—32° C. Sie behalten, wie unvergiftete Thiere, ihre normale Temperatur bei. Da die Wärmeabgabe bei diesen hohen Aussentemperaturen bedeutend vermindert sein muss, so folgt daraus, dass in diesen Versuchen die Regulation durch Einschränkung der Wärmebildung nicht nachweisbar beeinträchtigt sein kann. Erst nach grossen Gaben Morphin oder Antipyrin werden auch die Gehirn-

<hr>

1) Arch. f. exp. Path. u. Pharmak. 28. 167. 1891.
2) Arch. f. exp. Path. u. Pharmak. 43. 193. 1899.
3) Arch. f. exp. Path. u. Pharmak. 26. 419. 1890.

gebiete gelähmt, deren Thätigkeit die Wärmeproduction einschränkt. Solche Thiere erfahren bei Aussentemperaturen von 31—32⁰ rasch eine Erwärmung.

In Bezug auf die Vermehrung der Wärmeabgabe nach Antipyrin stimmen die directen calorimetrischen Versuche von Gottlieb an Kaninchen mit Wärmestich und von Stühlinger[1]) an fiebernden Kaninchen nach Bakterieninfection wenigstens mit einander überein.

Für die Erklärung des Zustandekommens dieser Vermehrung der Wärmeabgabe bietet das Verhalten des Gefässsystems an gesunden und kranken Menschen werthvolle Anhaltspunkte. Nach übereinstimmenden Angaben verschiedener Beobachter tritt nach dem Gebrauch arzneilicher Gaben von Kaïrin, Antipyrin, Thallin und wohl auch aller anderen Mittel dieser Kategorie eine Erweiterung der Hautgefässe ein, die sich auch plethysmographisch nachweisen lässt. An dieser Erweiterung betheiligen sich die übrigen Gefässbezirke des Körpers nicht. Die Spannung in den Arterien nimmt im Gegentheil eher zu, wie sphygmographische und andere Bestimmungen ergaben (Cahn, Halla, Maragliano, v. Noorden, Pribram u. A.). Diese Verschiedenheit in dem Verhalten der Gefässe der Haut und der übrigen Körpertheile ist von besonderer Wichtigkeit. Wenn im Organismus alle Gefässe sich gleichzeitig erweitern, so sinkt der Blutdruck, die Haut wird blutleer, blass und kalt, weil ihr wenig Blut zugeführt wird. Unter diesen Umständen wird weniger Wärme nach aussen abgegeben. Zur Temperatursteigerung in Folge von Wärmeretention kommt es dabei allerdings nicht, weil die Verlangsamung der Circulation bei niederem Blutdruck den Stoffumsatz und die Wärmebildung beeinträchtigt. Wenn nun im Fieber, aber auch bei normaler Körpertemperatur die Hautgefässe sich erweitern, während die Spannung in allen grösseren Arterien vermehrt oder wenigstens nicht vermindert ist, so werden unter diesen Umständen reichliche Mengen von Blut durch die erweiterten Gefässe der Haut getrieben und die Bedingungen zur Abkühlung des fieberwarmen Blutes überaus begünstigt. In Fällen, in denen in Folge besonderer Umstände die Arterienspannung bei der antipyretischen Behandlung eine niedere bleibt, könnte man sie vielleicht zweckmässig durch die

---

1) Arch. f. exp. Path. u. Pharmak. **43.** 166. 1899.

Stoffe der Digitalingruppe erhöhen, um mehr Blut in die Haut gelangen zu lassen. Die Combination von Chinin und Digitalis ist bereits empfohlen worden.

Was den Nutzen der Anwendung der Antipyretica in fieberhaften Krankheiten und die Bedeutung der Temperaturherabsetzung betrifft, so muss zunächst hervorgehoben werden, dass nach übereinstimmenden Urtheilen aller Beobachter durch diesen Eingriff weder der Charakter der Krankheit, z. B. des Typhus, geändert, namentlich schwere Fälle nicht in leichtere umgewandelt werden, noch auch ihr Verlauf abgekürzt wird. Auch die Einschränkung des Consums von Körperbestandtheilen, die wohl immer mit der Temperaturherabsetzung verbunden ist, hat nicht die grosse Wichtigkeit, die man ihr früher zugeschrieben, da das Fieber nur in selteneren Fällen von dieser Seite her die Gefahr bedingt. Die ganze Bedeutung dieser Mittel liegt vielmehr in der Beseitigung der hauptsächlichsten Fiebersymptome und der dadurch erzielten Beruhigung des Kranken, die sowohl eine subjective als auch eine objective ist. Die Pulsfrequenz wird vermindert, die Respiration ruhiger, das Sensorium freier, das Gefühl der Fieberhitze, sowie lästige und quälende Empfindungen, selbst solche schmerzhafter Natur, werden gemässigt oder ganz unterdrückt. Bei dieser Beruhigung spielt sicherlich auch die Beseitigung der Folgen der Ueberhitzung einzelner Organe durch die Entfieberung eine nicht zu unterschätzende Rolle. Man könnte diese Antipyretica auch schlechtweg als Fiebernarkotica bezeichnen.

Bei der Auswahl unter den gegenwärtig gebräuchlichen Stoffen muss dasjenige Mittel als das zweckentsprechendste bezeichnet werden, welches nicht nur die Fiebertemperatur herabsetzt, sondern daneben auch eine stärkere selbständige beruhigende Wirkung in dem oben angegebenen Sinne hat. Eine stark hervortretende Wirkung auf die Körpertemperatur ist nicht vortheilhaft, weil sie zum Collaps führen kann. Je stärker die temperaturherabsetzende Wirkung ist, desto mehr scheint die beruhigende zurückzutreten. Ziemlich gleich stark beruhigend wirken das Antipyrin und Acetanilid. Gegen sie stehen die meisten der oben genannten Stoffe zurück. Beide aber werden von dem Phenacetin übertroffen. Am stärksten beruhigend wirkt das Lactophenin, durch welches man, wie erwähnt, an Kaninchen sogar eine wahre Narkose hervorrufen kann, bei der aber auch noch andere Gehirngebiete betheiligt sind als bei der Narkose nach den nicht antipyretisch wirkenden Stoffen der Alkohol- und Chloroformgruppe. Das Malakin, welches Salicylaldehydphenetidin ist und das, Salophen genannte, Acetparamidophenolsalol schliessen sich in Bezug auf ihre Anwendung gegen acuten Gelenkrheumatismus der Salicylsäure an.

Auch bei Wechselfiebern sind diese Antipyretica nicht ganz unwirksam. Sie verhindern wenigstens in einzelnen Fällen theilweise oder vollständig den Eintritt der Fieberanfälle. Diese kehren aber bald wieder, falls nicht inzwischen aus anderen Ursachen Heilung erfolgt. Die Stoffe dieser Gruppe haben, wie der klinische Ausdruck lautet, keine „antitypische" Wirkung, auch vermögen sie acute Milzanschwellungen nicht zu verkleinern.

Wegen der morphinartigen narkotischen Wirkung werden die Stoffe dieser Gruppe auch als **schmerzstillende Mittel** gebraucht. Sie erweisen sich besonders wirksam bei Neuralgien, gegen rheumatische Schmerzen, bei Migräne und bei Kopfschmerz im Allgemeinen.

Die Schicksale dieser Substanzen im Organismus lassen sich noch nicht mit Sicherheit übersehen. Der Harn nimmt nach dem Gebrauch grösserer Gaben derselben häufig, wie nach Carbol, eine mehr oder weniger dunkle Färbung an und wird nach Antipyrin und Thallin beim Zusatz von Eisenchlorid purpurroth. Dabei finden sich in demselben neben den unveränderten Substanzen gepaarte Schwefel- und Glykuronsäuren und andere nicht näher untersuchte Umwandlungsproducte.

1. **Antipyrinum,** Pyrazolonum phenyldimethylicum, Antipyrin, Phenyldimethyl-Pyrazolon. Farbloses, neutral reagirendes, in Wasser in allen Verhältnissen lösliches, krystallinisches Pulver. Selbst sehr verdünnte Lösungen geben mit Eisenchlorid eine tiefrothe, mit salpetriger Säure eine blaugrüne Färbung. Gaben vergl. S. 197.

2. **Salipyrinum,** Pyrazolonum phenyldimethylicum salicylicum, Salicylsäure-Antipyrin. In 200 Wasser löslich.

3. **Acetanilidum,** Antifebrin. Farblose, in 230 kalten Wassers lösliche Krystallblättchen. Gaben 0,2—0,5!, täglich 4,0!

4. **Phenacetinum,** Phenacetin. Farblose, in Wasser fast unlösliche Krystallblättchen. Gaben 0,5—1,0!, täglich 3,0!

*5. **Lactophenin** (Lactophenetidin). Weisses, krystallinisches Pulver; in Wasser weit leichter löslich als das Phenacetin. Gaben 0,5—1,0, täglich 3,0.

C. Nerven- und Protoplasmagifte der aromatischen Reihe.

Die Verbindungen der aromatischen Reihe zeigen hinsichtlich gewisser Wirkungen und ihres Verhaltens im Organismus eine Uebereinstimmung, die es gerechtfertigt erscheinen lässt, ihnen unter diesem Titel eine zusammenfassende Behandlung angedeihen zu lassen, obgleich zahlreiche giftige Verbindungen, namentlich manche Pflanzenstoffe der folgenden Reihe, in denen ebenfalls eine aromatische Grundlage angenommen werden muss, nicht hierher zu zählen sind.

Abgesehen von dem Verhalten der aromatischen Substanzen im Organismus, in welchem sie Oxydationen, Synthesen, Spaltungen und in beschränkterem Masse Reductionen erfahren, kommen sowohl ihre allgemeinen Wirkungen auf die Protoplasmagrundlage aller lebenden Wesen als auch die specifischen Wirkungen auf das Nervensystem in Betracht. Der Combination dieser Wirkungen unter einander in den verschiedensten Abstufungen bis zum Abtödten des Protoplasmas verdanken sie die grosse Rolle, die sie als antiseptische, antipathogene und antipyretische Mittel spielen. Bei einer Anzahl dieser Verbindungen, z. B. den Gerbsäuren, treten die localen Veränderungen der Applicationsstellen derartig in den Vordergrund, dass sie zu besonderen Gruppen zusammengestellt werden müssen.

25. Gruppe der Salicylsäure.

Zu dieser Gruppe können die aromatischen Säuren und ihre Ester, sowie einige Aether der zweiwerthigen Phenole gerechnet werden. Sie bilden mit den Stoffen der vorstehenden und der folgenden Gruppe eine Reihe, etwa in der Weise, dass das eine Ende von der Salicylsäure und parallel mit ihr von dem Antipyrin, das andere von dem Carbol gebildet wird und alle übrigen sich dazwischen gruppiren, indem ein Theil die Mitte der Reihe einnimmt, also der Salicylsäure nicht näher steht als dem Carbol. Die hier befolgte Gruppirung geschieht nur der leichteren Uebersichtlichkeit wegen.

Von hervorragenderem Interesse in wissenschaftlicher wie in praktischer Hinsicht sind vorläufig nur die Salicylsäure und ihr Phenylester, das Salol. Die **Wirkung der Salicylsäure auf das Nervensystem** betrifft die gleichen, im Mittelhirn und dem verlängerten Mark gelegenen Functionsgebiete, wie die der Stoffe der vorigen Gruppe, nur scheinen die Erregungszustände, insbesondere auf die sogenannten Krampfcentren und die Respiration, noch ausgesprochener als bei jenen zu sein. Gleichzeitig mit diesen Erregungszuständen, die sich in beschleunigter, keuchender Respiration und convulsivischen Krämpfen äussern, stellen sich Erscheinungen des Collaps und lähmungsartige Zustände, besonders in den hinteren Extremitäten, ein.

Eine local ätzende Wirkung hat die Salicylsäure nicht. Doch kann sie nach grösseren Dosen durch ihren Einfluss auf die Magenschleimhaut Erbrechen und andere gastrische Symptome hervorbringen. Bei Hunden tritt Erbrechen auch nach subcutaner Einspritzung, also unabhängig von einem directen Einfluss auf die Magenschleimhaut ein.

Der **Einfluss der Salicylsäure auf die Körpertemperatur und den Stoffwechsel** im gesunden Zustande und in fieberhaften Krankheiten ist dem Charakter nach der gleiche, wie bei den Stoffen der Antipyringruppe. Auch die Begleiterscheinungen, namentlich die Pulsverlangsamung und alle die mehr oder weniger regelmässigen und häufigen sowie die zufälligen und selteneren „Nebenwirkungen“, insbesondere Schweiss bei beginnender Entfieberung, Schüttelfröste beim Wiederansteigen der Temperatur, ferner gastrische Störungen, Hautexantheme, Cyanose, Gehirnsymptome und Collaps, sind die gleichen wie dort.

Die Salicylsäure ruft, wie das Chinin, leicht Gehirnsymptome hervor, bestehend in Schwerhörigkeit, Ohrensausen, Schwindel, Kopfschmerz, Benommenheit und selbst Delirien. Sie erzeugt auch nicht selten Collaps, besonders dann, wenn sie in Form des rasch resorbirbaren Natriumsalzes gegeben wird.

Sehr bemerkenswerth ist die anfängliche starke Vermehrung der Stickstoffausscheidung durch den Harn, die an Thieren und bei gesunden Menschen nach dem Gebrauch dieser Säure (Jaffé und Wolfsohn, 1876) sowie auch der Benzoësäure eintritt. Sie betrug z. B. am Hunde im Stickstoffgleichgewicht 10—13% (Kumagawa[1]), und auch bei mangelnder Nahrungsaufnahme während des Natriumsalicylatgebrauchs

---

[1] a. a. O. oben S. 200.

18—20% (C. Virchow, 1881), beim Menschen nach 9 und 15 g 11% (Salomé, 1885) der vorher bestehenden Ausscheidung. Die Verminderung der Stickstoffausscheidung tritt consecutiv ein und ist inconstant. Auch das Salol bewirkt beim Hunde einen vermehrten Eiweisszerfall (Kumagawa).

Die Salicylsäure und ihr Natriumsalz werden gegenwärtig fast nur noch gegen acuten Gelenkrheumatismus angewandt. Sie unterdrücken in dieser Krankheit nicht nur das Fieber, sondern kürzen auch den Verlauf desselben ab und lindern die heftigen Schmerzen.

Statt der Salicylsäure wendet man auch vielfach ihren von Nencki und Sahli (1886) zuerst empfohlenen Phenylester unter dem Namen Salol in täglichen Gaben von 5—8 g an. Das **Salol** schmeckt besser und macht weniger leicht Magenstörungen als das salicylsaure Natrium, kann aber, da es sich im Organismus in Salicylsäure und Carbol spaltet, zu Vergiftungen durch letzteres Veranlassung geben. Empfehlenswerth dürften auch für diesen Zweck die weiter unten erwähnten Salicylsäureester des Glycerins sein.

Auch **andere Salicylsäureester** hat man in den letzten Jahren für die gleichen Zwecke wie die Salicylsäure und das Salol empfohlen und mit wechselndem Erfolg angewendet. Unter diesen Estern enthält das Kresalol an Stelle des Phenyls im Salol Kresyl oder Methylphenyl, das Guajacolsalol den Monomethylätherrest des Brenzcatechins, das Alphol und Betol α- und β-Naphtyl und das Aspirin Acetyl. Ob sie vor der Salicylsäure und dem Salol einen Vorzug verdienen, lässt sich vorläufig weder auf Grund experimenteller Thatsachen noch praktischer Erfahrungen mit einiger Sicherheit beurtheilen. Ihnen wird in der Regel nachgerühmt, dass sie manche unangenehme Wirkungen („Nebenwirkungen") der Salicylsäure nicht haben. So fand Dreser[1]) in Versuchen am Williams'schen Froschherzapparat, dass das Aspirinnatrium die Arbeitsleistung des Herzens erhöht, während das Natriumsalicylat sie herabsetzt. Hierher gehören auch das Saligenin, welches Orthooxybenzylalkohol, also der Alkohol der Salicylsäure ist. Seit es synthetisch aus Carbol und Formaldehyd dargestellt werden kann, wird es aus denselben Gründen wie die vorstehend genannten Ester auch therapeutisch empfohlen. Sein Glykosid ist das in Salixarten enthaltene Salicin, das nach den Untersuchungen von Marmé (1878)

1) Pflüg. Arch. 76. 306. 1899.

wie alle Glieder dieser Gruppe Convulsionen, Sinken des Blutdrucks und Respirationsstillstand verursacht.

Die **Benzoësäure** schliesst sich in ihren Wirkungen der Salicylsäure an, sie wirkt aber weit schwächer als diese. Die Gaben, die zur Erzielung einer therapeutischen Wirkung erforderlich sind, schädigen durch ihren localen Einfluss leicht den Magen, indem sie Störungen seiner Functionen, unangenehme Sensationen und Erbrechen hervorrufen.

Von den übrigen aromatischen Säuren verdient nur noch die Cinnamyl- oder **Zimmtsäure**, $C_6H_5.CH=CH-COOH$, einer besonderen Erwähnung. Sie wurde in Form von Einspritzungen in das Blut von Landerer (1892) gegen Tuberculose empfohlen. Ihr Natriumsalz, welches unter dem Namen Hetol in den Handel kommt, wird auch in Form subcutaner Injectionen angewendet. Wie andere entzündungserregende Substanzen verursacht die Zimmtsäure nach ihrer Einspritzung in das Blut eine enorme Vermehrung der Zahl der Leukocyten im letzteren und, wahrscheinlich durch eine chemotactische Wirkung, auch eine verstärkte Auswanderung derselben aus ihren Bildungsstätten (Richter und Spiro [1])). Die entzündungserregende Wirkung dieser Säure ist es, welche zur langsamen Narbenbildung und zur Heilung der Tuberculose führen soll.

Die meisten aromatischen Säuren, insbesondere die Salicylsäure, haben auch **antiseptische Wirkungen**. Die letztere hat man vielfach zur Conservirung von Nahrungsmitteln anzuwenden versucht, und es fragt sich, ob eine solche Anwendung aus Gesundheitsrücksichten statthaft ist. Es handelt sich dabei um die Frage, ob die dauernde, vielleicht jahrelang fortgesetzte Aufnahme kleiner Mengen von Salicylsäure schädlich werden kann. Die Frage lässt sich nicht mit Sicherheit beantworten. Doch ist die Möglichkeit, vielleicht sogar die Wahrscheinlichkeit nicht ausgeschlossen, dass alle dem Organismus fremdartigen Stoffe bei einer derartigen schwachen, aber dauernden Einwirkung schliesslich nicht ohne Einfluss auf die Gesundheit bleiben werden. Deshalb ist ihr Zusatz zu Nahrungsmitteln entschieden zu beanstanden.

Die Ester der Salicylsäure können auch zur **Desinfection des Darmkanals** dienen.

Eine besondere Berücksichtigung verdienen die den gewöhnlichen neutralen Fetten analogen Glycerinester der aromatischen Säuren

[1] Arch. f. exp. Path. u. Pharmak. 34. 289. 1894.

Schmiedeberg, Pharmakologie (Arzneimittellehre, 4. Aufl.).　14

und vielleicht auch die Glycerinäther der Phenole. Sie passiren wie die Fette den Magen unverändert und werden dann im Darm allmälig verdaut, wobei der aromatische Paarling in Freiheit gesetzt wird und zur Wirkung gelangt. Nach dem Eingeben von Benzoësäure-Glycerinester findet sich bei Hunden freie Benzoësäure sogar in den Fäces, so dass ihr Einfluss sich auf den ganzen Darmkanal erstreckt (1883). Diese Spaltung erfolgt, wie von vorne herein anzunehmen war, durch das Pankreasenzym (Blank und Nencki, 1886).

1. **Acidum benzoïcum**, Benzoësäure. In 370 Wasser lösliche Krystallblättchen. Gaben 0,2—0,5, täglich 2,0—10,0.

2. **Adeps benzoatus**, Benzoëschmalz. Benzoësäure 1, Schweineschmalz 99.

3. **Acidum salicylicum**, Salicylsäure. In 500 Wasser lösliches, weisses, krystallinisches Pulver. Gaben 0,5—1,0, täglich bis 15,0, in Emulsionen und Pulvern.

4. **Pulvis salicylicus cum Talco**, Salicylstreupulver. Salicylsäure 3, Weizenstärke 10, Talk 87.

5. **Sebum salicylatum**, Salicyltalg. Salicylsäure 2, Benzoësäure 1, Hammeltalg 97.

6. **Natrium salicylicum**, Natriumsalicylat; in 0,9 Wasser löslich. Gaben wie bei der Salicylsäure, aber in wässriger Lösung.

7. **Lithium salicylicum**, Lithiumsalicylat. In 20 Wasser löslich.

8. **Salolum**, Phenylum salicylicum, Salol, Salicylsäure-Phenylester. Weisses, krystallinisches, in Wasser fast unlösliches Pulver. Gaben 1,0—2,0 täglich 6,0—8,0.

26. Gruppe des Carbols.

Man könnte diese Gruppe auch ganz im Allgemeinen als Gruppe der einwerthigen Phenole und ihrer Aether bezeichnen, weil diese Verbindungen das Hauptinteresse in Anspruch nehmen. Aber ihnen müssen auch die Kohlenwasserstoffe der aromatischen Reihe sowie manche Verbindung der Naphtalingruppe angegliedert werden.

Vielseitig in Bezug auf seine Geschichte, seine Wirkungen, seine Schicksale im Organismus und seine praktische Bedeutung ist das **Carbol** oder die **Carbolsäure**, $C_6H_5.OH$, auch wohl schlechtweg Phenol genannt. Der Charakter der Wirkung aller übrigen Verbindungen dieser Gruppe stimmt mit dem des Carbols überein, und für die quantitativen Abweichungen kann dieses als Massstab dienen.

Dem Carbol fehlen auch die **localen Wirkungen** nicht. Es ist sogar ein starkes Aetzmittel, dessen concentrirtere Lö-

sungen an der äusseren Haut brennenden Schmerz, Schrumpfung
und Ablösung der Epidermis bewirken, wobei die betroffene
Stelle sich erst röthet und dann eine braune Färbung annimmt.
Die unverdünnte Substanz erzeugt einen trockenen Aetzschorf,
der sich später ohne Eiterung abstösst. Verdünntere Lösungen
verursachen leicht ein directes Absterben der Gewebe. Diese
ätzende und nekrotisirende Wirkung, die durch die Flüchtigkeit
sehr begünstigt wird, kann bei der praktischen Anwendung des
Carbols in verschiedener Weise störend und schädlich werden.
Bei innerlicher Anwendung entstehen leicht Appetitlosigkeit, Magen-
schmerz, Uebelkeit und Erbrechen, bei Vergiftungen sogar Gastroenteritis. Entzündliche Zustände der Wundflächen, sogar locale
Gangrän der Finger und Zehen, Nephritis bei der Ausscheidung
durch die Nieren sind die besonders hervorzuhebenden übrigen
Folgezustände.

Aehnlich gestaltet sich das locale Verhalten anderer Phenole, namentlich auch des Kreosots und des Rohkresols, welche Gemenge von Phenolen
und Phenoläthern bilden. Diese Substanzen sowie auch das Brenzkatechin
haben wie das Carbol die Eigenschaft, Eiweissstoffe, namentlich an lebenden Geweben, zum Gerinnen zu bringen. Davon hängt zum Theil auch
die Bildung der Aetzschorfe ab.

Das Carbol wird von allen Applicationsstellen, auch von
der äusseren Haut und von Wundflächen aus, sehr leicht resorbirt. Im Organismus paart es sich mit Schwefelsäure und
Glykuronsäure, wobei es zum Theil in die Dioxybenzole, Brenzkatechin und Hydrochinon, umgewandelt wird. Auch diese erscheinen im gepaarten Zustande im Harn. Nach der Entleerung
des letzteren werden die Dioxybenzole durch fermentative Spaltung aus den gepaarten Verbindungen in Freiheit gesetzt, erleiden dann an der Luft eine Oxydation und bedingen dabei die
bekannte dunkle Farbe des Carbolharns, welche natürlich
auch dann auftritt, wenn von vorne herein Brenzkatechin oder
Hydrochinon gegeben werden.

Auch zahlreiche andere aromatische Substanzen verursachen solche
dunkle Färbungen des Harns. Es handelt sich dabei wohl immer um
Zersetzungsproducte von mehrwerthigen Phenolen. Nach Naphtalin wird
der Harn braun.

Die Wirkungen des Carbols auf das Nervensystem betreffen in erster Linie das verlängerte Mark, dessen verschiedene
Centren anfänglich in der Regel erregt und hernach gelähmt
werden, in zweiter Linie wird dann das Gehirn und Rückenmark

ergriffen. Es verursacht dem entsprechend an Thieren Muskelzuckungen und Krämpfe, die zum Theil auch von einer tetanisirenden Wirkung auf das Rückenmark abhängen, ferner frequente
und dyspnoïsche Athmung und Steigerung des Blutdrucks.
Letzteres hat man bei langsamer Resorption des Giftes von· der
Haut beobachtet (Hoppe-Seyler, 1872). Einspritzung einer
Carbollösung in das Blut führt dagegen von vorne herein eine
Lähmung der Ursprünge der Gefässnerven und starkes Sinken
des Blutdrucks anscheinend ohne Veränderung der Herzthätigkeit
herbei (Gies, 1880). Die Pulsfrequenz wird von den Krämpfen
beeinflusst. Ausserdem machen sich vor der allgemeinen, zum
Tode führenden Lähmung Sensibilitäts- und Motilitätsstörungen
bemerkbar.

An Menschen treten bei der Carbolvergiftung vor
allem Gehirnsymptome auf; anfangs Kopfschmerz, Schwindel,
Mattigkeit, Eingenommenheit des Kopfes, dann Betäubung, Delirien. Daneben hat man vermehrte Schweiss- und Speichelsecretion beobachtet, letztere in hervorragendem Masse auch bei
Thieren. Ob Atropin diese Hypersecretionen beseitigt, ist nicht
bekannt. Von einer vermehrten Schleimsecretion in den Bronchien
hängt vermuthlich der Husten ab, der sich zuweilen beim Carbol-
gebrauch einstellt.

Der Tod erfolgt an Menschen und Thieren unter den Erscheinungen des Collaps durch gleichzeitige Lähmung der
Functionsgebiete des Mittelhirns, der Respirations- und Gefässnervencentren und kann durch künstliche Respiration nicht abgewendet werden.

Aehnliche Wirkungen auf das Nervensystem wie das Carbol bringen
die drei Dioxybenzole, Brenzkatechin, Hydrochinon und Resorcin, hervor. Ersteres wirkt am stärksten (Brieger, 1879); doch sind alle weniger
giftig als das Carbol. Das Gleiche gilt in Bezug auf den Grundcharakter
der Wirkung von dem Naphtalin, Naphtol und vielen anderen aromatischen
Verbindungen. Das Pyrogallol, das sehr giftig ist, verändert auch das
Blut, welches bei der Vergiftung eine chokolade- oder kaffeebraune Färbung annimmt (Jüdell, 1868). Letztere wird durch die Zersetzungsproducte
des Pyrogallols und anscheinend auch durch Methämoglobin bedingt.

Die **Anwendung der aromatischen Verbindungen als Desinfectionsmittel** ist eine Errungenschaft der neuesten Zeit.

Im Jahre 1832 stellte Reichenbach aus dem Holztheer
eine Flüssigkeit dar, die er Kreosot nannte und die sich später
als ein Gemenge von Phenolen und Phenoläthern erwies.

Da das Kreosot sich auch im Rauche fand, und letzterer Fleisch und andere animalische Producte zu conserviren vermag, so gelangte Reichenbach zu dem Schluss, dass dieser Körper der fäulnisswidrige Bestandtheil des Rauches sei, und fand diese Annahme durch besondere Versuche bestätigt. Die gleichen fäulnisswidrigen Eigenschaften zeigte die bald darauf von Runge aus dem Steinkohlentheer dargestellte Carbolsäure.

Obgleich schon in früheren Zeiten der Theer und andere Producte der trockenen Destillation als Antiseptica dienten, und später auch das Kreosot bei fauligen Geschwüren empfohlen wurde, „um die Fäulniss der abgeschiedenen Materien zu verhindern", so fanden doch diese Thatsachen wenig Beachtung, und es ist der neuesten Zeit vorbehalten geblieben, der Carbolsäure und anderen aromatischen Substanzen eine wichtige Rolle bei der chirurgischen Wundbehandlung zuzuweisen.

Die desinficirende Wirkung der aromatischen Substanzen beruht darauf, dass sie, in derselben Weise wie es beim Chinin bereits auseinandergesetzt ist (vgl. S. 178 und 179), Gährungs- und Fäulnissorganismen, Parasiten und pathogene Gebilde vergiften und vernichten oder ihre Weiterentwickelung verhindern. Da es sich dabei um keine eigentlich chemisch zerstörende oder ätzende, sondern um eine moleculare Wirkung (vergl. S. 3, 4 und 18) handelt, so ist die Möglichkeit nicht ausgeschlossen, dass es specifische Gifte für bestimmte Arten solcher Mikroorganismen giebt.

Wegen dieser Molecularwirkung bieten die Desinfectionsmittel dieser Kategorie gegenüber dem Chlor und den meisten Metallsalzen den in vielen Fällen wichtigen Vortheil, dass sie in den faulenden und gährenden Gemengen nicht an eiweissartige Substanzen gebunden und in Folge dessen nicht unwirksam gemacht werden, sondern ungehindert ihren giftigen Einfluss auf Bakterien und andere niedere Organismen entfalten können. Selbst das Carbol, welches Eiweiss zum Gerinnen bringt, bildet mit diesem keine Verbindung (Bill, 1872).

Am wirksamsten von allen aromatischen Verbindungen sind die Phenole und ihre Aether. Unter diesen hat die grösste praktische Bedeutung als Desinfectionsmittel das Carbol. In flüssigen und festen Gemengen organischer Stoffe werden Gährungs- und Fäulnissvorgänge unterdrückt oder ihr Eintreten verhindert, wenn solche Gemenge 0,5—1,0 % Carbol enthalten. Dem letzteren schliessen sich hinsichtlich der Stärke der desinficirenden Wirkung das Kresol, Thymol, Guajacol, Kreosol und das hauptsächlich aus einem Gemenge der beiden letzteren bestehende Kreosot, sowie die Kohlensäureester des letzteren, das sogenannte Kreosotcarbonat und das Guajacolcarbonat an. Schwächer als diese Substanzen und das Carbol wirken die Dioxybenzole Brenzkatechin, Hydrochinon, Resorcin und endlich das Pyrogallol und β-Naphtol; sie sind aber immerhin noch ganz kräftige Desinfectionsmittel. Das Pyrogallol unterdrückt Gährungen und Fäulnissvorgänge in Mengen von 1—3% der zu desinficirenden Massen (Bovet, 1879). Vom Thymol, welches sich erst in 1100 Theilen Wasser löst, muss denselben wenigstens soviel zugesetzt werden, dass sie von dem Mittel beständig gesättigt sind.

Die Kohlenwasserstoffe wirken wegen ihrer Unlöslichkeit in Wasser nur dann stärker antiseptisch, wenn sie bei gewöhnlicher Temperatur in genügendem Masse flüchtig sind, um mit ihren Dämpfen die zu desinficirenden Objecte zu imprägniren. Es muss aber stets ein grosser Ueberschuss des Mittels, z. B. des Naphtalins, angewendet werden, damit die Dämpfe sich während längerer Zeit in voller Stärke entwickeln.

Auch die Farbstoffe der aromatischen Reihe, darunter die Anilinfarben, wirken desinficirend. Seit einigen Jahren haben das Methylviolett und das Auramin unter dem Namen blaues und gelbes Pyoktanin praktische Anwendung gefunden (Stilling).

Die **Auswahl der einzelnen Desinfectionsmittel** hängt im Wesentlichen von den Objecten ab, die desinficirt werden sollen.

Handelt es sich um Auswurfsmassen, z. B. menschliche Dejectionen, Latrineninhalt, so ist die Auswahl nur durch die Kosten beschränkt. Man wird daher nicht die reine Carbolsäure, geschweige denn andere chemisch reine Stoffe anwenden, sondern sich mit den rohen Theerbestandtheilen begnügen, die hier keinerlei Nachtheile haben. Das Vermischen solcher Massen mit roher Carbolsäure oder in Ermangelung derselben mit Theer und das Austheeren der Behälter erfüllt in vielen Fällen den Zweck vollständig.

Sollen dagegen Wohnräume, Behälter zum Aufbewahren von Nahrungsmitteln, Hausgeräthe, Kleider und andere Gebrauchsgegenstände desinficirt werden, so ist bei der Auswahl darauf Rücksicht zu nehmen, dass solche Gegenstände durch die angewandten Mittel nicht beschädigt oder mit fest haftenden übelriechenden Substanzen, z. B. Carbol, verunreinigt werden. Die Anwendung dieser Mittel ist daher für solche Zwecke im

Ganzen eine beschränkte, zumal die Imprägnirung aller Theile in den seltensten Fällen ausführbar ist.

Von der Verwendung als Zusatz zu Nahrungsmitteln und Getränken sind die meisten dieser Desinfectionsmittel, abgesehen von ihrem meist unangenehmen Geruch und Geschmack, wegen ihrer giftigen Wirkungen auf den Organismus ausgeschlossen. Von den zur vorigen Gruppe gehörenden Substanzen wird gegenwärtig für derartige Zwecke vielleicht noch die Salicylsäure, hauptsächlich wohl zur besseren Conservirung des Bieres, gebraucht.

Die giftigen Wirkungen sind auch bei der localen Desinfection am lebenden Organismus, insbesondere an Operations- und anderen Wunden, bei der Auswahl der anzuwendenden Mittel zu berücksichtigen.

Je stärker eine Substanz auf das lebende Protoplasma im Allgemeinen giftig wirkt und je weniger sie dabei nach ihrer Resorption das Nervensystem afficirt, desto leichter lässt sich durch dieselbe an den Applicationsstellen die Desinfection ohne Schädigung des Gesammtorganismus herbeiführen. Zwar sind auch Substanzen von dieser Beschaffenheit in Folge ihrer Wirkungen auf das Protoplasma nicht ungiftig, wenn sie in grösseren Mengen in das Blut gelangen, indessen kann ihre Anwendung derartig regulirt werden, dass an den Applicationsstellen eine genügend starke Desinfection erfolgt, ohne dass schädliche Mengen resorbirt werden. Denn an jenen befindet sich das Mittel in grösserer Concentration und wirkt deshalb antiseptisch, während nach der allmälig erfolgenden Resorption durch Vertheilung im Organismus eine solche Verdünnung herbeigeführt wird, dass eine merkliche Wirkung nicht eintritt. Eine geschickte Handhabung gestattet daher auch die Anwendung solcher Substanzen, die wie das Carbol sehr stark auf das Nervensystem wirken und leicht resorbirt werden.

In manchen Fällen können die in Wasser unlöslichen, festen, aber bei gewöhnlicher Temperatur noch flüchtigen Kohlenwasserstoffe den Vorzug verdienen, weil ihre Resorption langsam erfolgt und die Ausscheidung mit dieser Schritt hält, und weil sie deshalb, selbst wenn sie nicht ganz ungiftig sind, in grossem Ueberschuss auf die Wunden gebracht werden dürfen. Darauf beruht die Bedeutung des Thymols und des von Fischer empfohlenen Naphtalins. Obenan steht aber immer noch das Carbol.

In den letzten Jahren ist eine grössere Anzahl von aromatischen Verbindungen in reinem oder rohem Zustande oder in Form von Gemengen als Desinfectionsmittel bei der Wundbehandlung in den Handel gebracht und empfohlen worden, darunter die bereits oben (S. 213 u. 214) genannten und einige andere Phenoläther (Eugenol), dann einzelne Sulfosäuren und deren Salze (Aseptol oder Sozolsäure, Asaprol), die Phenylborsäure, das schon oben genannte Pyoktanin und Gemenge von Rohkresolen in verschiedener Form (Lysol, Saprol, Creolin). Es war in Rücksicht auf die starke antiseptische Wirkung des Jodoforms geboten, Jodsubstitutionsproducte aromatischer Verbindungen einer methodischen Prüfung zu unterziehen. Gegenwärtig finden sich verschiedene solcher Substanzen im Handel. Es genügt, hier das Jodthymol (Aristol), das Trijodkresol (Losophan) und verschiedene jodirte Sulfonsäuren (Sozojodol, Pikrol, Loretin, Antiseptol) zu nennen. Sie sind, wie bereits oben S. 56 hervorgehoben ist, nicht wirksamer als die jodfreien Verbindungen.

Der Vorzug, den die Desinfectionsmittel aus der aromatischen Reihe gegenüber den Metallsalzen, z. B. dem Zinkchlorid, in vielen Fällen bei der antiseptischen Wundbehandlung verdienen, besteht darin, dass sie keine Gewebszerstörung, wenigstens nicht in grösserem Umfange, hervorbringen.

Als Mittel zur Bekämpfung der Lungentuberculose durch Desinfection hat man ausser Carbol und Kreosot noch Guajacol, Guajacolcarbonat, Alantol, Eucalyptol und anderes innerlich und in Dampfform inhalirt empfohlen und angewendet. Dass die Zimmtsäure nicht zur Desinfection, sondern wegen ihres Einflusses auf die Bildung von Leukocyten und auf eine erhöhte Ausfuhr derselben in das Blut gegen Tuberculose empfohlen wird, ist bereits oben S. 209 erwähnt.

Die Stoffe dieser Gruppe vernichten allerdings nicht nur die Fäulnissorganismen und deren Keime, sondern verursachen auch in der Umgebung der Applicationsstelle ein Absterben von Gewebselementen, die dann abgestossen werden, so dass der Effect der gleiche ist wie bei der eigentlichen Aetzung. Indess geschieht dieses in den meisten Fällen nur in beschränktem Masse. Selbst das in concentrirtem Zustande heftig ätzende und nekrotisirende Carbol führt in den verdünnten Lösungen, wie sie gewöhnlich zur Anwendung kommen, zu keiner erheblichen Zerstörung der Gewebe. Dabei werden die niederen Organismen wohl nicht immer einfach vernichtet, sondern nur in ihrer Entwickelung gehemmt. Das genügt indess, um sie während der Dauer der antiseptischen Behandlung unschädlich zu machen, bis an den Wunden und Geschwüren die Heilung eingetreten ist.

Bei der Desinfection am lebenden Organismus kommt auch der Verdauungskanal in Betracht. Die Mundhöhle und der Magen bieten der Application geeigneter Desinfectionsmittel dieser Klasse keine besonderen Schwierigkeiten. Bei Magenkatarrhen, die von Gährungsvorgängen abhängen, ist das Carbol in Gaben von 0,05—0,10 g ein sehr wirksames Mittel. Da im Darm

schon unter gewöhnlichen Verhältnissen Fäulnissvorgänge stattfinden, so wird bei krankhaften Zuständen um so öfter Veranlassung geboten sein, hier eine Desinfection vorzunehmen. In
die tieferen Theile des Darmkanals gelangen aber nur die
schwerer resorbirbaren Substanzen. Daher müssen die an dieser
Localität als Antiseptica in Anwendung gezogenen aromatischen
Verbindungen hinsichtlich ihrer Löslichkeit und Resorbirbarkeit
im Magen die gleichen Eigenschaften haben, wie die als Abführmittel und als Anthelmintica dienenden Stoffe.

Unter den bekannteren Mitteln sind in dieser Richtung das
schwer lösliche Thymol und das Menthol von Wichtigkeit;
ersteres ist auch zur Tödtung eines gefährlichen Darmparasiten,
des Anchylostoma duodenale, benutzt worden.

Als. Fiebermittel können die Stoffe dieser Gruppe nicht
gebraucht werden, weil sie leicht Collaps verursachen. Dieser folgt
entweder sehr bald auf die Verminderung der Körpertemperatur
oder fällt mit ihr zusammen oder wird selbst die Ursache des
Sinkens derselben. Beim Carbol hat man es immer mit Collapstemperaturen zu thun, wenn sein Einfluss in dieser Richtung
überhaupt zur Wahrnehmung kommt.

1. **Acidum carbolicum**, Carbolsäure, Carbol, Phenol. Krystallinische,
farblose oder schwach röthlich gefärbte, bei 16° in 15 Wasser lösliche
Masse. Gaben 0,05— 0,1!, täglich bis 0,3! in Pillen oder stark verdünnten
Lösungen.

2. **Acidum carbolicum liquefactum**, verflüssigte Carbolsäure,
eine Mischung von 10 Carbolsäure und 1 Wasser. In 14 Wasser löslich.

3. **Aqua carbolisata**, Carbolwasser; enthält 2% Carbolsäure.

4. **Kreosotum**, Kreosot. Aus Buchenholztheer gewonnene, gelbliche,
sich an der Luft bräunende Flüssigkeit, welche vorwiegend aus Guajacol
und Kreosolen besteht. Gaben 0,5!, täglich 1,5!

5. **Pilulae Kreosoti**. Jede Pille enthält 0,05 Kreosot.

6. **Cresolum crudum**, rohes Kresol. Gemenge von Toluolphenolen.
Gelbbraune, in Wasser nicht völlig lösliche Flüssigkeit.

7. **Liquor Cresoli saponatus**, Kresolseifenlösung. Rohes Kresol 1,
Kaliseife 1 zusammengeschmolzen.

8. **Aqua cresolica**. Kresolseifenlösung 1, Wasser 9.

9. **Thymolum**, Thymol, $C_6H_3(C_3H_7)(CH_3)(OH)$, findet sich im Thymianöl.
Farblose, in 1100 Wasser lösliche Krystalle. Gaben 0,1—1,0, in alkoholischen Lösungen und Emulsionen.

10. **Mentholum**, Menthol, Pfefferminzcampher. Farblose, in Wasser
fast unlösliche, mit Wasserdämpfen leicht flüchtige Krystalle vom Geruch
und Geschmack der Pfefferminze.

11. **Naphtalinum**. Farblose Krystallblätter. Unlöslich in Wasser.

12. **Naphtolum**, β-Naphtol. Farblose, in 1000 kaltem Wasser, leicht in Kali- und Natronlauge lösliche Krystallblättchen. Aeusserlich in Form von Salben oder alkoholischen Lösungen.

13. **Resorcinum**, Resorcin, Metadioxybenzol. Farblose oder gelbliche Krystalle, in Wasser sehr leicht löslich. Gaben 0,2—0,5.

14. **Pyrogallolum**, Pyrogallol, Pyrogallussäure. In 2—3 Wasser lösliche Blättchen; zersetzt sich an der Luft bei Gegenwart von Alkalien rasch unter Schwarzfärbung. Aeusserlich in Lösungen oder Salbenform.

15. **Pix liquida**, Holztheer; vornehmlich von Pinus silvestris und Larix sibirica. —

16. **Aqua picis**, Theerwasser; mit gepulvertem Bimstein gemischter Theer wird mit Wasser geschüttelt. Die Flüssigkeit kann wie schwaches Carbolwasser verwendet werden.

17. **Benzoë**, Benzoëharz; von Styrax Benzoïn. Harz- und Benzoësäure enthaltend.

18. **Tinctura Benzoës**. Benzoë 1, Weingeist 5.

19. **Balsamum peruvianum**, Perubalsam; von Toluifera Pereirae (Myroxylon Pereirae). Bestandtheile: Cinnameïn (Zimmtsäure- Benzyläther) und Styracin (Zimmtsäure-Zimmtäther).

20. **Styrax**, Storax. Durch Auskochen und Auspressen der inneren Rinde von Liquidambar orientalis gewonnene dickflüssige, graue Harzmasse.

21. **Balsamum tolutanum**, Tolubalsam. Harz der Toluifera Balsamum (Myroxylon Toluifera).

Von den flüssigen Harzen und Balsamen dienen der Perubalsam und der flüssige Storax auch zur Tödtung von Krätzmilben.

D. Nerven- und Muskelgifte der Campher- und Terpenreihe.

Die Campher und Terpene sind sogenannte Cycloverbindungen. Sie enthalten wie die aromatischen Verbindungen einen oder wie die Naphtalingruppe zwei geschlossene Ringe, unterscheiden sich aber von jenen durch einen grösseren Gehalt an Wasserstoff und durch mancherlei Reactionen. Auch in pharmakologischer Hinsicht weichen sie erheblich von den Verbindungen der aromatischen Reihe ab. Einzelne Campher, wie das Menthol, werden wegen der Art ihrer Anwendung zweckmässig der Carbolgruppe zugewiesen, während die Bedeutung der Terpene hauptsächlich von ihren localen nutritiven Wirkungen abhängt, so dass sie daher bei den Agentien dieser Kategorie ihren Platz finden mögen.

27. Gruppe des Camphers.

Der gewöhnliche **Campher** und verschiedene andere Campherarten sind Erregungsmittel des centralen Nervensystems, namentlich der verschiedenen Functionscentren des verlängerten Marks, aber auch des Grosshirns.

An Säugethieren und am Menschen beherrschen heftige, periodisch in kurzen Intervallen auftretende epileptiforme Krämpfe derartig das Vergiftungsbild, dass die von der Erregung der betreffenden Medullargebiete abhängigen Störungen der Respiration und der Pulsfrequenz unmittelbar gar nicht zur Wahrnehmung kommen. An curarisirten Thieren lässt sich eine ebenfalls periodische und daher von der Erregung der Gefässnervencentren abhängige Steigerung des arteriellen Blutdrucks nachweisen.

Den Convulsionen gehen an Säugethieren und Menschen Erregungszustände der psychischen Sphäre voraus. Charakteristisch ist bei Thieren ein verstärkter Bewegungstrieb. Hunde traben unablässig an den Wänden des Zimmers umher. Schwindel, Kopfschmerz, Verwirrung der Ideen, Delirien, erst Steigerung, dann Abnahme der Pulsfrequenz, Röthe des Gesichts, Bewusstlosigkeit und Convulsionen sind die gewöhnlichen Erscheinungen nach kleineren Gaben an Menschen.

An Fröschen bleiben die Krämpfe vollständig aus. Nur an Sommerfröschen lassen sich zuweilen einige Andeutungen einer krampfhaften Erregung nachweisen. Es tritt vielmehr von vorne herein allgemeine Lähmung ein, und dann sind die Endigungen der motorischen Nerven unerregbar geworden. Auch wenn man sie durch die bekannte Versuchsanordnung vor dieser curarinartigen Wirkung schützt, stellen sich dennoch Krampferscheinungen in den intacten Gliedern nicht ein. Es scheint, dass der Campher an diesen Thieren das Rückenmark lähmt, und zwar so, dass auch dadurch die Fortleitung der von dem verlängerten Mark ausgehenden Erregung zu den Muskeln verhindert wird (Wiedemann[1])).

In ausgesprochener Weise wirkt der Campher erregend auf das Herz. An tief mit Chloralhydrat narkotisirten Kaninchen wird der sehr niedrige Blutdruck zuweilen auf das Doppelte erhöht, z. B. von 38 auf 80 (Maki[2])) und von 26—30 auf

---

1) Arch. f. exp. Path. u. Pharmak. 6. 216. 1876.
2) Ueb. d. Einfl. des Camphers, Coffeïns und Alkohols auf das Herz. Diss. Strassburg 1884.

60—65 mm Hg (Alexander-Lewin[1])). Da die Gefässnervencentren in der Narkose gelähmt sind, so ist in diesem Falle eine Erregung derselben und eine davon abhängige Gefässverengerung als Ursache der Blutdrucksteigerung ausgeschlossen. Die Erregung des Herzmuskels lässt sich am Froschherzen direct nachweisen. Wird das letztere durch Muscarin oder durch Gifte, welche die Muskelerregbarkeit abschwächen oder die motorischen Ganglien lähmen, zum Stillstand gebracht, so ruft Campher bei jeder Art der Application wieder lebhafte Pulsationen hervor. Am normalen Froschherzen führt diese Campherwirkung zur Verlangsamung der Pulsfrequenz durch Verlängerung der Systolen und zur Verminderung des Pulsvolums durch Einschränkung der diastolischen Ausdehnung. Der Campher wirkt demnach einer Erschlaffung des Herzmuskels entgegen.

Die Erregung der Respirationscentren durch den Campher hat in Thierversuchen eine Steigerung des geathmeten Luftvolums zur Folge (A.-Lewin).

Die therapeutische Bedeutung des Camphers ist auf Grund dieser Wirkungen darin zu suchen, dass durch gleichzeitige Erregung der Respirations- und Gefässnervencentren sowie des Herzmuskels in collapsartigen Zuständen, wie sie im Verlaufe erschöpfender acuter Krankheiten auftreten, eine Kräftigung der Respiration und der Herzthätigkeit herbeigeführt und zugleich einer in solchen Fällen wohl selten fehlenden Lähmung der Gefässnervencentren entgegengewirkt wird. Von der Steigerung des Blutdrucks und der Beschleunigung der Circulation hängen dann die heilsamen Folgen dieses Mittels ab, dessen Anwendung nur dadurch beeinträchtigt wird, dass seine Resorption wegen der geringen Flüchtigkeit bei gewöhnlicher Temperatur und wegen der Unlöslichkeit in Wasser grossen Unregelmässigkeiten unterliegt, und dass dem entsprechend die Wirkung nach Stärke und Dauer sich nicht genügend reguliren lässt. Dazu kommt, dass der Campher anscheinend rasch im Organismus in verschiedene Camphoglykuronsäuren umgewandelt und dadurch unwirksam gemacht wird. Daher treten die ersten Erscheinungen der Campherwirkung: vermehrtes Wärmegefühl und gesteigerte Pulsfrequenz an Menschen bald schon nach 0.03—0.06 g, bald

---

1) Arch. f. exp. Path. u. Pharmak. 27. 220. 1890.

erst nach 0,35—0,70 g ein (Jörg, 1827); die Störungen der Gehirnfunction erfolgten nach Gaben von 3—4 g.

Diese Unzuverlässigkeit des Camphers bei seiner therapeutischen Anwendung lässt es geboten erscheinen, für denselben unter den zahlreichen Gliedern dieser Gruppe einen passenden Ersatz zu suchen.

Vergiftungen an Menschen mit Campher sind sehr selten. Ganz zuverlässig beobachtete Todesfälle in Folge von Resorption scheinen überhaupt nicht vorgekommen zu sein. Sicher ist, dass nach Gaben von 10—15 g schwere Vergiftungserscheinungen auftreten, wie heftige Magenschmerzen in Folge localer Reizung, psychische Exaltationszustände, Erregungen der sensiblen Gebiete in Form von Empfindungen in der Haut und von Hallucinationen des Gesichts und Gehörs, später auch wohl Lähmungszustände der letzteren, dann heftige epileptiforme Krämpfe im comatösen Zustande.

Von den übrigen festen **Campherarten** und von **Campherderivaten** sind bisher pharmakologisch näher untersucht das künstliche Borneol aus gewöhnlichem Campher (Pellacani[1])), das natürliche Borneol oder der Borneo- oder Dryobalanopscampher und das künstliche, inactive Borneol aus Terpentinöl (Stockman[2])), dann der bei der Spaltung der Camphoglykuronsäure entstehende Oxycampher oder das Campherol, sowie das bereits (S. 217) genannte Menthol (Pellacani, 1883), ferner das Bornylamin und der Amidocampher (Alexander-Lewin) und schliesslich von andersartigen Derivaten das Campheroxim (Zehner[3])) und die ebenfalls dieser Gruppe angehörende Camphersäure (Wagener[4])).

Am weitesten entfernt von dem Campher stehen hinsichtlich ihrer Wirkungen das Borneol, das Bornylamin und Campheroxim. Ersteres verursacht nur an Katzen deutliche Convulsionen, an Kaninchen sind sie kaum angedeutet, es stellt sich vielmehr von vorne herein Lähmung ein. Alle drei wirken lähmend auf das Herz, das Campheroxim in eigenartiger Weise auch auf die Skelettmuskeln, während die Endigungen der motorischen Nerven am Frosch verschont bleiben.

---

1) Arch. f. exp. Path. und Pharmak. 17. 369. 1883.
2) Journ. of Physiol. 9. 65. 1888.
3) Ueb. der Wirkung des Campheroxims. Diss. Marburg 1892.
4) Unters. üb. d. Wirkung des Camphers u. der Camphersäure. Diss. Marburg 1889.

Im Wesentlichen wie der Campher verhalten sich das Campherol, der Amidocampher und die Camphersäure. Die beiden letzteren, die leicht zu gewinnen sind, kommen wegen der Leichtlöslichkeit ihrer Salze für therapeutische Zwecke in Betracht. Doch ist ihre Wirksamkeit geringer als die des Camphers. Die Camphersäure soll auch, wie das Agaricin, Nachtschweisse unterdrücken.

Ob der **Moschus** zu dieser Gruppe gerechnet werden kann, ist zwar noch nicht sicher gestellt, erscheint indessen sehr wahrscheinlich. Er verursacht in Gaben von 0,05—0,90 g an Menschen ähnliche Erscheinungen seitens des Pulses und des Gehirns wie der Campher (Jörg, 1825).

Das anscheinend ganz unwirksame Castoreum verdankte seinen Ruf als erregendes Mittel vermuthlich nur der Analogie seiner Abstammung mit dem Moschus.

1. **Camphora**, gewöhnlicher, rechtsdrehender oder Japancampher, von Cinnamomum Camphora. In Wasser fast unlösliche, krystallinische, farblose, sich fettig anfühlende Masse. Gaben 0,1—0,2, in Pulvern oder Emulsionen; subcutan 0,05 in 0,5—1,0 Aetherweingeist.

2. Vinum camphoratum, Campherwein. Campher 1, Weingeist 1, Gummischleim 3, Weisswein 45; enthält 2% Campher. Gaben 1—2 Theelöffel zweistündlich.

3. Oleum camphoratum. Campher 1, Olivenöl 9.

4. Oleum camphoratum forte. Campher 1, Olivenöl 4.

5. Acidum camphoricum, Camphersäure. Geruchlose, in 150 Wasser lösliche Krystallblättchen.

E. Nerven- und Muskelgifte der Toxinreihe.

Wir rechnen hierher eine Anzahl pharmakologischer Gruppen, die von stickstofffreien, den stärksten Nerven- und Muskelgiften angehörenden Pflanzenstoffen gebildet werden, deren chemische Constitution noch gänzlich unbekannt ist. Wenn wir aber berücksichtigen, dass manche Stoffe der Digitalingruppe denen der Saponingruppe hinsichtlich ihrer chemischen Eigenschaften so nahe stehen, dass z. B. Digitaleïn und Saponin durch die letzteren kaum von einander zu unterscheiden sind, und wenn wir ferner sehen, dass die giftigen Digitalis- und Oleanderbestandtheile durch Spaltung oder Umwandlung Substanzen liefern, die mit dem Pikrotoxin, Cicutoxin u. a. eine Gruppe bilden, so dürfen

wir wenigstens an die Möglichkeit denken, dass den Stoffen dieser
drei Gruppen und anderen stickstofffreien Nerven- und Muskelgiften aus dem Pflanzenreich ein gemeinsamer, eigenartiger,
chemischer Kern zu Grunde liegt, ähnlich wie das Chinolin in
den entsprechenden Alkaloïden.

28. Gruppe des Pikrotoxins.

An die Gruppe des Camphers schliesst sich die des Pikro-
toxins an, welche, wie die Digitalingruppe, eine Anzahl der
stärksten stickstofffreien Gifte des Pflanzenreichs umfasst. Das
Pikrotoxin, $C_{30}H_{34}O_{13}$, kommt in den von Anamirta Cocculus
stammenden Kokkelskörnern vor und spaltet sich sehr leicht in
das nach Art der Muttersubstanz stark giftige Pikrotoxinin
und das im reinen Zustande anscheinend unwirksame Pikrotin.
Hierher gehören ferner das im Wasserschierling, Cicuta virosa,
enthaltene harzartige **Cicutoxin** (Boehm[1])) sowie das mit ihm
identische, jedenfalls ihm sehr nahe stehende Oenanthotoxin
der Oenanthe crocata (Pohl[2])), dann das krystallisirbare, in
Wasser etwas lösliche **Coriamyrtin** aus der Coriaria myrtifolia
und endlich das Digitaliresin, Toxiresin und Oleandresin.
Die drei letzteren sind harzartige Spaltungsproducte des Digitalins und Digitaleïns, des Digitoxins und Oleandrins.[3])
Alle diese Substanzen, die man auch als Krampfgifte bezeichnet hat, verursachen durch Erregung der entsprechenden
Centren im verlängerten Mark heftige Convulsionen, krampfartige
Respirationsbewegungen, Pulverlangsamung und Blutdrucksteigerung. An Fröschen sind die Convulsionen ausserordentlich
charakteristisch. Nach Digitaliresin, Toxiresin und Oleandresin
geht den letzteren vollständige Bewegungslosigkeit voraus. In
Folge der heftigen Erregung der centralen Ursprünge der herzhemmenden Vagusfasern kommt es an diesen Thieren nach Pikrotoxin zu einem vollständigen diastolischen Herzstillstand, der
nach Vagusdurchschneidung sofort aufhört.

---

1) Arch. f. exp. Path. u. Pharmak. 5. 279. 1876.
2) Arch. f. exp. Path. u. Pharmak. 34. 259. 1894.
3) Vergl. Arch. f. exp. Path. u. Pharmak. 3. 31 u. 41. 1874; 4. 191.
1875; 16. 153. 1882.

Gottlieb[1] bestätigt die schon früher von einzelnen Beobachtern gemachten Angaben, dass das Pikrotoxin auch vom Rückenmark aus Krämpfe hervorrufen kann. Diese traten an verschiedenen Kalt- und Warmblütern in beiden durch den Schnitt getrennten Körperhälften ein, in der hinteren aber später als in der vorderen. An Fröschen bleiben sie dagegen in der ersteren aus.

In toxikologischer Beziehung kommt in unseren Gegenden nur der Wasserschierling, Cicuta virosa, in Betracht, dessen fleischige Wurzeln mit Wurzeln von Gemüsepflanzen verwechselt oder von Kindern für essbar gehalten werden. Die Symptome entsprechen den oben im Allgemeinen für die Stoffe dieser Gruppe angegebenen Wirkungen, bis auf das Erbrechen und die oft heftigen Leibschmerzen, die durchaus nicht regelmässig vorkommen und vielleicht nicht von directen Giftwirkungen, sondern von zufälligen Umständen abhängen. In den schwächeren Graden der Vergiftung bestehen die Erscheinungen in Benommenheit bis zum Sopor, erschwerter Respiration und einer krampfartigen Starre des Körpers, wobei das Bewusstsein, wenigstens beim Aufrütteln, erhalten ist. In den schweren Fällen zeigt sich der Gang erst unsicher und schwankend, und dann brechen die Vergifteten oft plötzlich bewusstlos zusammen, es treten heftige epilepsieartige Convulsionen auf, und in der Regel erfolgt der Tod.

In der Rebendolde, Oenanthe crocota, die in Frankreich häufig zu Vergiftungen Veranlassung gegeben hat, scheint neben dem Oenanthotoxin eine entzündungserregende Substanz, wie in der Gartenraute, enthalten zu sein, die im Magen und auch an der Haut entzündliche Reizung hervorbringt. Die von der Resorption abhängigen Symptome sind ganz ähnlich denen nach Wasserschierling.

Die Kokkelskörner dienten früher als Fischgift. Die gepulverten und in geeigneter Weise zu Pillen verarbeiteten Körner wurden in das Wasser geworfen und von den Fischen gefressen, die dann auf die Oberfläche des Wassers kamen, hier sehr lebhaft umherschwammen, aber nicht mehr untertauchen konnten. Es handelt sich dabei jedenfalls um eine verstärkte Ansammlung von Luft in der Schwimmblase und um den Verlust der Regulation dieses Luftgehalts.

1) Arch f. exp. Path. u. Pharmak. 30. 21. 1892.

Eine therapeutische Bedeutung haben diese Gifte bisher noch nicht erlangt. Doch ist es bemerkenswerth, dass mit Paraldehyd bis zur völligen Bewegungs- und Bewusstlosigkeit narkotisirte Kaninchen nach kleineren Pikrotoxingaben in kürzester Zeit soweit wieder belebt werden, dass sie sich ziemlich lebhaft fortbewegen. In der tiefen, durch Chloralhydrat, Chloroform, Paraldehyd und Urethan herbeigeführten Narkose wird durch das Pikrotoxin in ähnlicher Weise wie durch Campher der Blutdruck erhöht und das Gesammtvolum der Athemzüge in der Zeiteinheit vermehrt. Sicherer und gefahrloser als durch das Pikrotoxin wird dies durch das leichter resorbirbare Coriamyrtin erreicht, welches in der geringen Menge von 1 mg an Kaninchen Krampferscheinungen ohne anderweitige Wirkungen hervorruft und schon in kleinen Gaben die Athmung steigert (Köppen[1])). Diese Thatsachen bieten eine Handhabe für die praktische Verwerthung dieser interessanten Substanzen, insbesondere des Coriamyrtins, zur Bekämpfung von Lähmungszuständen der Functionscentren des verlängerten Marks.

29. Gruppe des Digitalins oder Digitoxins.

Eine Anzahl stickstofffreier, neutraler Pflanzenbestandtheile, von denen der grösste Theil zu den Glykosiden gehört, wirkt, abgesehen von quantitativen Unterschieden, in so gleichartiger Weise auf das Herz der verschiedensten Thierarten, dass jede dieser Substanzen in Bezug auf den Charakter dieser Wirkung wie eine getreue Copie der anderen erscheint. Sie werden schlechtweg als „Herzgifte“ bezeichnet. Directe Wirkungen derselben auf das Nervensystem lassen sich mit Sicherheit weder an Menschen noch an Thieren nachweisen.

Die wichtigsten von diesen Stoffen sind das Digitalin, Digitaleïn und Digitoxin, die sich in der Digitalis purpurea und auch in anderen Digitalisarten finden.

Das Digitalin ist ein in Wasser sehr wenig lösliches, amorphes oder nur sehr schwer krystallisirendes Glykosid, welches beim gelinden Kochen mit verdünnten Säuren das harzartige, zur Pikrotoxingruppe gehörende Digitaliresin liefert. Das von Kiliani im Wesentlichen nach dem ur-

---

1) Arch. f. exp. Path. u. Pharmak. 29. 327. 1892.

sprünglichen Verfahren [1] dargestellte, unter dem Namen „Digitalin Kiliani"
oder „Digitalinum verum" in den Handel gebrachte Präparat ist nicht
verschieden von dem „Digitalin".

Dem **Digitalin** schliesst sich in Bezug auf die meist sehr geringe
Löslichkeit in Wasser und wohl auch nach der elementaren Zusammensetzung eine grössere Reihe stickstofffreier, amorpher oder krystallisirbarer
Glykoside an, zu denen auch die wirksamen Bestandtheile verschiedener
afrikanischer Pfeilgifte gehören.

Zu den ältesten Arzneimitteln dieser Gruppe gehört die Meerzwiebel,
in deren Schalen das sehr wirksame, amorphe, aber nicht harzartige Scillaïn enthalten ist, mit welchem das Adonidin der Adonis vernalis,
A. cupaniana und amurensis die genannten Eigenschaften theilt. Dem
harzartigen Oleandrin verdankt der gemeine Oleander theilweise seine
grosse Giftigkeit. Harzartig ist auch das Apocynin, welches neben dem
Apocyneïn im indianischen Hanf (Apocynum cannabinum) vorkommt. —
Das krystallisirbare, in Wasser ziemlich leicht lösliche Strophantin
bildet den wirksamen Bestandtheil der von Strophantus hispidus stammenden Strophantussamen. Ihm nahe zu stehen scheint das von Arnaud
(1888) aus einem ostafrikanischen Pfeilgift dargestellte Quabaïn, während
das von Boehm (1889) in einem südwestafrikanischen Pfeilgift gefundene,
krystallisirbare Echujin die gleiche elementare Zusammensetzung wie das
Digitalin hat. Das Antiarin scheint in dem Milchsaft der javanischen
Antiaris toxicaria in einer in Wasser ziemlich leicht löslichen (Mulder; De
Vry und Ludwig, 1868) und einer sehr schwer löslichen Form (Betting, 1889)
vorzukommen. Den Digitalincharakter haben weiter die krystallisirbaren Glykoside Evonimotoxin in dem Resinoïd Evonimin von Evonimus atropur-
purcus, das Thevetin und Thevetosin, ersteres in Thevetia nereïfolia,
letzteres in Th. Iccotli und endlich das Urechitin und Urechitoxin,
beide in Urechitis suberecta.

Das in den Helleborusarten sich findende **Helleboreïn** repräsentirt
am besten die in Wasser leicht löslichen Gifte dieser Gruppe.

Das Digitaleïn unterscheidet sich von dem Digitalin im Wesentlichen nur durch diese Löslichkeit in Wasser. Mit ihm scheint das Neriin
des Oleanders identisch zu sein. Ebenso löslich sind das Convallamarin der Maiblumen, das Odallin aus den Samenkernen von Cerbera
Odallam, das bereits genannte Apocyneïn, ferner das Coronillin,
welches in der Coronilla scorpioïdes enthalten ist (Reeb sen. und Schlag-
denhauffen, 1897) und wohl auch in anderen Coronillaarten vorkommt,
und endlich das Cheiranthin aus den Samen des Goldlacks, Cheiranthus
Cheiri (Reeb jun.[2], 1898). Alle diese Substanzen sind Glykoside.

Dagegen sind das in Wasser gänzlich unlösliche **Digitoxin** der
Digitalisblätter, das Cerberin und nach den neueren Untersuchungen auch
das krystallisirte Tanghinin (Arnaud, 1889) keine Glykoside. Das
Cerberin ist ebenfalls krystallinisch und hat den gleichen Ursprung wie
das Odallin.

<hr>

1) Vergl. Arch. f. exp. Path. u. Pharmak. B. 27. 1874.
2) Arch. f. exp. Path. und Pharmak. 41. 302. 1898; 43. 130. 1899.

Die zu dieser Gruppe gehörenden Stoffe scheinen besonders in afrikanischen Pfeilgiften sehr verbreitet zu sein.[1]) In manchen Fällen wird es sich wohl um das Vorkommen von Strophantin, Quabaïn und Echujin handeln. Auch die Rabelaisia philippinensis enthält ein solches Herzgift (Plugge, 1896).

Das Bufotalin findet sich in dem Hautdrüsensecret der Kröte (Bufo vulgaris), ist stickstofffrei, löst sich leicht in Alkalien und wirkt genau wie die Stoffe dieser Gruppe (Faust[2])).

Von dem Erythrophleïn wird weiter unten die Rede sein.

Die Wirkung dieser Stoffe betrifft, abgesehen von localen Wirkungen, fast ausschliesslich den **Herzmuskel** und besteht in den schwächeren Graden ihrem Wesen nach darin, dass die Elasticitätsverhältnisse desselben ohne Beeinträchtigung seiner Contractilität in eigenartiger Weise verändert werden. Es wird nämlich nach Versuchen am Froschherzen auf der ersten Stufe der Wirkung der elastische Widerstand des Herzmuskels, den er einer auf ihm lastenden Flüssigkeitssäule entgegensetzt, vermindert, d. h. also seine Dehnbarkeit vermehrt. Doch kehrt das Herz sofort zu dem Ausgangsvolum zurück, wenn die Belastung durch die Flüssigkeitssäule aufhört, so dass also der Muskel zugleich eine grössere Dehnbarkeit und eine sehr vollkommene Elasticität erhält. In Folge dieser Elasticitätsänderungen tritt regelmässig eine Verstärkung der Diastole und Vergrösserung des Pulsvolums ein, so dass mit jeder Herzcontraction mehr Blut als vom unvergifteten Herzen ausgetrieben wird. Dabei aber erfährt die absolute Kraft des Herzens keine Vergrösserung.[3])

Am Froschherzen lässt sich zunächst eine Volumzunahme der einzelnen Pulse und eine mehr oder weniger starke Verlangsamung ihrer Schlagfolge nachweisen. Stärkere Grade der Wirkung machen sich durch eigenthümlich unregelmässige, sogenannte peristaltische Bewegungen des Herzventrikels kenntlich, bis schliesslich, meist sehr rasch, fast plötzlich, ein charakteristischer Stillstand des letzteren in systolischer Stellung eintritt, dem nach kurzer Zeit auch die Ruhe der Vorhöfe folgt.

Nur an Rana temporaria kommen die letztgenannten Wirkungen leicht und in typischer Weise zu Stande, weit weniger vollständig an R. esculenta. An dem Herzen der letzteren Art ist namentlich die „Peristaltik" kaum vorhanden, der Ventrikel kommt vielmehr allmälig zum Stillstand, und dieser ist ein verhältnissmässig labiler, indem er mit einzelnen oberflächlichen

---

1) Vergl. Lewin, Die Pfeilgifte. Virch. Arch. 136. 83. 403. 1894.
2) Arch. f. exp. Path. u. Pharmak. 47. 278. 1902.
3) Williams, Arch. f. exp. Path. u. Pharmak. 13. 1. 1880; Dreser, ibid. 24. 221. 1887; Durdufi, ibid. 25. 441. 1889.

Contractionen abwechselt und durch mancherlei Einflüsse vorübergehend
aufgehoben wird. Das Herz von Lacerta viridis verhält sich wie das
von R. temporaria, während nach Vulpian (1855) der Stillstand am Kröten-
herz schwer oder gar nicht zu Stande kommt. Das Herz von Krebsen und
Mollusken stellt seine Schläge ohne nachweisbare systolische Stellung ein.

Auch andere Einwirkungen können das Froschherz in einen
ähnlichen Zustand versetzen, wie die Digitalinstoffe. Dies geschieht,
wenn das Herz während der Systole gegen einen stärkeren Druck
zu arbeiten hat. Unter diesen Umständen erlangt die Diastole unabhängig von jeder directen Dehnung des Herzmuskels einen grösseren Umfang, wobei die Systole eine ganz vollkommene ist, so dass also bei verstärkter Arbeit eine Zunahme des Pulsvolums herbeigeführt wird (Williams,
1881). Auch eine physiologische oder isotonische, schwach alkalische
Chlornatriumlösung (0,6%) wirkt digitalinartig, wenn sie nicht zugleich
durch Gummi oder Eiweissstoffe einen gewissen Grad von Viscosität erhält
(Albanese[1])). Einfache Salzlösungen sind daher bei Versuchen am isolirten Herzen zur Erlangung zuverlässiger Resultate unbrauchbar.

Dass es sich bei den Stoffen dieser Gruppe um eine Wirkung auf
den Herzmuskel und nicht auf Nervengebilde handelt, ergiebt
sich sowohl aus dem Verhalten des Herzens selbst, als auch aus ver-
gleichenden Versuchen an den nervenlosen Herzen der niedersten Thiere.

Nach dem Eintritt des systolischen Stillstandes ist das Herz
noch nicht gelähmt, d. h. die Erregbarkeit oder besser ausge-
drückt die Fähigkeit, kräftige und frequente Pulsationen auszuführen, hat es nicht eingebüsst. Denn bringt man es durch einen
Flüssigkeitsdruck zur Ausdehnung, also gleichsam gewaltsam in
die diastolische Stellung zurück, so treten lebhafte Contractionen
ein, die beim Nachlassen des Druckes und der Ausdehnung aufhören, weil der Ventrikel sofort in seine systolische Stellung
zurückkehrt. Schliesslich wird der Muskel völlig unerregbar, er
stirbt ab. Doch behält er auch in diesem Zustande noch die
Eigenschaft bei, nach dem Aufhören der Ausdehnung rasch
wieder in die ausgeprägteste systolische Stellung überzugehen.
Aus diesen Thatsachen folgt mit Nothwendigkeit, dass es sich,
abgesehen von dem schliesslichen Absterben des Herzens, nur
um Veränderungen der Elasticitätszustände des Muskels handeln kann, während die Contractilität unverändert
bleibt. Die Thatsache, dass die Stoffe dieser Gruppe den Muscarinstillstand bis zu einem gewissen Grade aufheben (vergl. oben
S. 137), deutet darauf hin, dass sie auch eine erregende oder die
Erregbarkeit steigernde Wirkung auf den Herzmuskel ausüben.

---

1) Arch. f. exp. Path. u. Pharmak. 32. 296. 1893.

Diese Erregbarkeit oder Contractilität des Muskels ist nicht zu verwechseln mit der Erregbarkeit des Herzmuskels, während er eine Contraction ausführt. Letztere Erregbarkeit nimmt im aufsteigenden Schenkel der Zuckungscurve bis zum völligen Aufhören ab, im absteigenden Schenkel wieder zu und kommt dadurch zu Stande, dass das Herz nur maximale Contractionen ausführt und während derselben natürlich nicht zu noch weiter verstärkter Contraction angeregt werden kann. Es handelt sich also bei dieser „refractären Phase“ des thätigen Herzmuskels, für welche die Physiologen ein besonderes Interesse zu haben scheinen, eigentlich gar nicht um eine Aenderung der Erregbarkeit.

Die Vorhöfe schlagen noch eine Zeit lang fort, nachdem der Ventrikel bereits zum Stillstand gekommen ist. Wenn ihre Pulsationen dann aufgehört haben, so sind sie gleich völlig gelähmt. Ein durch veränderte Elasticitätsverhältnisse bedingter Stillstand, wie am Ventrikel, kommt bei ihnen nicht zu Stande, weil ihre Systole niemals zum Verschwinden des Innenraumes führt, so dass die Contractionen, wie am künstlich ausgedehnten Ventrikel, trotz der Vergiftung ohne Hinderniss weiter gehen können.

Die gleichzeitig mit der Zunahme des Pulsvolumens auftretende Verlangsamung der Pulsfrequenz hängt nicht im mindesten von einer Erregung der Hemmungsvorrichtungen des Herzens ab. Sie tritt ebensogut ein oder bleibt unverändert, wenn das Herz unter dem Einfluss jener kleinen Atropinmengen steht, die eine vollständige Lähmung der Hemmungsvorrichtungen bewirken, ohne den Herzmuskel im geringsten zu alteriren (vergl. oben S. 128).

Die Untersuchungen von Jacobj und Wybauw[1]) haben gezeigt, dass beim Eintauchen des Herzens in eine Helleboreïn enthaltende Nährflüssigkeit, also bei Berührung seiner äusseren Oberfläche mit dem Gift, zunächst nur die gewöhnliche Vergrösserung des Pulsvolums und die Verlangsamung der Frequenz eintreten, dass aber schliesslich der Ventrikel nicht, wie bei der innerlichen Anwendung des Giftes, in der Systole, sondern umgekehrt in der Diastole zum Stillstand kommt. Doch ist dieser, wie die Untersuchungen von Benedicenti[2]) ergeben haben, kein dauernder, sondern wird nach wenigen Minuten von spontan eintretenden Pulsationen unterbrochen, die bald wieder aufhören, um nach einer, meist gleich langen Pause von neuem sich ein-

____

1) Arch. f. exp. Path. u. Pharmak. 44. 368 u. 434. 1900.
2) Arch. f. exp. Path. u. Pharmak. 47. 1902.

zustellen. Diese Aufeinanderfolge von diastolischen Stillständen
und kräftigen, grossen Pulsationen kann sich einige Zeit hindurch
wiederholen, bis das Herz schliesslich dauernd im diastolischen Stillstand verharrt. Atropin hat auf alle diese Erscheinungen keinen
Einfluss. Wenn man es gleich während der ersten Ruhepause
applicirt hat, so könnte man meinen, dass die darauf folgende
Reihe von Pulsationen in Folge der Lähmung der Hemmungsvorrichtungen durch das Atropin eingetreten sei.

Die Modalitäten und Folgen der Grundwirkung des
Digitalins und aller übrigen Stoffe dieser Gruppe auf den Herzmuskel des Frosches gestalten sich im einzelnen ausserordentlich
verschieden. Sie hängen nicht nur, wie oben erwähnt, von der
Froschart, sondern auch von dem jeweiligen Ernährungs- und
Kräftezustand des Herzens ab, in nicht geringem Masse auch von
den Versuchsbedingungen. Daher ist es erklärlich, dass fast
jeder Experimentator etwas neues findet, was seine Vorgänger
nicht bemerkt oder nicht beachtet haben. In den, meist sehr
breiten und nicht immer klaren Beschreibungen solcher oft sehr
nebensächlichen Erscheinungen sich zurecht zu finden. ist eine
anstrengende und nicht immer lohnende Beschäftigung.

An Säugethieren rufen die Stoffe dieser Gruppe in geeigneten Gaben zunächst eine Steigerung des Blutdrucks hervor,
die unter allen Umständen zu Stande kommt, so lange das Herz
noch schlägt, mag es dabei krank oder gesund sein. Diese
Steigerung hängt von einer stärkeren Füllung der Arterien
in Folge der Vergrösserung der Pulsvolumina ab, derartig, dass
in der Zeiteinheit vom linken Herzen mehr Blut in die Aorta
getrieben wird als vor der Vergiftung, und zwar auch dann, wenn
die Zahl der Pulse in derselben Zeiteinheit eine Verminderung
erfahren hat.

Die Abhängigkeit der stärkeren Füllung der Arterien von
der in diesem Sinne veränderten Herzthätigkeit lässt sich auch
am Säugethier mit voller Sicherheit nachweisen. Wenn man an
tief chloralisirten Hunden, an denen wegen der völligen Erschlaffung der Gefässwandungen jede Herzcontraction an der
Blutdruckcurve eine starke Pulserhebung hervorbringt, Digitalin
oder eine andere der hierher gehörenden Substanzen injicirt, so
nehmen die Pulserhebungen an Höhe oft noch sehr bedeutend
zu, was nur durch eine Vergrösserung des Pulsvolumens zu erklären ist.

Diese Wirkungen wurden von **Bock** mit Hilfe der oben (S. 30) angegebenen Versuchsanordnung direct am isolirten Kaninchenherzen bestätigt. Besonders interessant und bedeutungsvoll ist die Thatsache, dass in diesen Versuchen bei schwachem und ermattetem Herzen der vom letzteren hervorgebrachte Druck unter dem Einfluss des Helleboreïns weit höher stieg, als bei kräftig arbeitendem. Dies steht mit der weiter unten erwähnten Beobachtung von **Fraser** in Einklang, dass die diastolische Ausdehnung besonders deutlich an geschwächten Herzen hervortritt. Waren die Herzschläge vor der Helleboreïninjection unregelmässig, so wurden sie nach derselben während der Drucksteigerung regelmässig. Die Pulsfrequenz wurde nur in einem Versuche verlangsamt, sonst blieb sie unverändert.

Blutdruckversuche von **Fraenkel**[1]) mittelst des Tonographen ergaben mit steigendem mittlerem Blutdruck eine **Vergrösserung der pulsatorischen Schwankung**, d. h. der Differenz zwischen dem Blutdruck in der Systole und Diastole des Herzens. Auch **Rolleston**[2]) (1888) hatte gefunden, dass sowohl der systolische wie der diastolische Druck im linken Vorhof und Ventrikel gesteigert werden. Dabei dauerte die systolische Steigerung länger als die diastolische.

Zugleich mit dieser Druckerhöhung, die man indirect durch die stärkere Spannung der Arterien auch am Menschen nachzuweisen im Stande ist, tritt eine oft sehr erhebliche **Verlangsamung der Pulsfrequenz** ein, die nur vermindert wird, wenn man die Vagi durchschneidet, und völlig aufhört oder ganz ausbleibt, wenn man die Hemmungsvorrichtungen nachträglich oder vorher mit Atropin lähmt. Die Pulsverlangsamung hängt daher von einer zum Theil centralen in der Bahn des Vagus fortgeleiteten, zum Theil localen oder peripheren Erregung der Hemmungsvorrichtungen des Herzens ab. Im Verlaufe einer stärkeren Vergiftung verlieren die herzhemmenden Vagusendigungen auch ohne Atropin ihre Erregbarkeit, und dann tritt Pulsbeschleunigung über die Norm ein. Auf die Blutdrucksteigerung haben diese Veränderungen der Pulsfrequenz keinen nachweisbaren Einfluss. Sie bleibt sowohl während der Verlangsamung als auch während der nachfolgenden oder von

1) Arch. f. exp. Path. u. Pharmak. 40. 40. 1897.
2) Die neuere engliche und amerikanische Literatur über die Digitalingruppe bei Cushny, The Journ. of exper. Medicine Vol. II. 233—298. 1897.

vornherein durch Atropin hervorgerufenen Beschleunigung der letzteren bestehen. Die Erregung der Hemmungsvorrichtungen im Centralnervensystem und im Herzen ist eine Folge des gesteigerten Blutdrucks. Sie kommt nicht zu Stande, wenn dieser ausbleibt, und fehlt deshalb auch am Froschherzen.

In dem erwähnten Versuch am chloralisirten Thier mit völlig erschlafften Gefässwänden tritt die Druckerhöhung ohne merkliche Beeinflussung der Pulsfrequenz ein und ist daher lediglich als Folge der Vergrösserung des Pulsvolumens anzusehen, indem in der Zeiteinheit eine grössere Menge von Blut in die Aorta getrieben und eine stärkere Füllung der Arterien herbeigeführt wird. Da aber, wie oben angegeben, die Blutdrucksteigerung auch dann nicht ausbleibt, wenn der Puls verlangsamt oder beschleunigt ist, so darf man annehmen, dass auch unter diesen Umständen die in einer bestimmten Zeit von dem vergifteten Herzen ausgetriebene Blutmenge, also seine relative Arbeitsleistung, grösser ist, als vor der Vergiftung. Die Contractionserscheinungen am blossgelegten, unter dem Einfluss der Digitalinwirkung stehenden Herzen hat Cushny[1]) mit Hilfe des „Myocardiographen" und „Cardiometers" genau untersucht.

Man hat sich seit längerer Zeit immer wieder bemüht, die Betheiligung einer Gefässverengerung an dem Zustandekommen der Blutdruckerhöhung nachzuweisen, unter anderem auf Grund von Durchströmungsversuchen an überlebenden Organen von Kaltblütern (Donaldson und Stevens, 1883; S. Ringer und Sainsbury, 1884) und von Säugethieren (Kobert, 1886). In diesen Versuchen bringt ein Zusatz von Digitalin und von anderen Substanzen dieser Gruppe zum durchströmenden Blut eine Verlangsamung des Stromes hervor, die sicher von einer Gefässverengerung abhängt. Allein diese Erscheinung ist nicht ganz constant, indem an der Niere häufig das Gegentheil — eine Beschleunigung der Ausflussgeschwindigkeit — beobachtet wird (Kobert und Thomson, 1886). Ferner übersteigen die dem Blut zugesetzten Giftmengen um das Vielfache die Gaben, welche direct in das Blut lebender Thiere gebracht bereits starke Steigerung des arteriellen Drucks bedingen. Endlich treten diese Gefässverengerungen auch an ganz faulen Organen ein (Kobert[2])). Alle diese Umstände machen es unwahrscheinlich, dass an dem Zustandekommen der Blutdrucksteigerung eine derartige Verengerung der Gefässe betheiligt ist.

Die Digitalis und alle übrigen therapeutisch benutzten Stoffe dieser Gruppe wären schlechte Mittel bei Herzkrank-

---

1) a. a. O. oben S. 131.
2) Arch. f. exp. Path. u. Pharmak. 22. 105. 1886. Literatur.

heiten, wenn sie die kleineren Arterien, um die allein es
sich hier handelt, enger machten und dem Durchtritt des
Blutes einen grösseren Widerstand bereiteten. Dadurch würde
die Circulation nicht begünstigt, sondern gehemmt werden, es
käme zu wenig Blut in die Nieren und das Eintreten einer verstärkten Harnabsonderung bliebe unverständlich. Das Coffeïn
wirkt weit unzuverlässiger diuretisch als das Theobromin, weil
es mehr als dieses die kleineren Arterien zur Contraction bringt.

Gottlieb und Magnus[1]) haben das Verhalten der Gefässe während
der Blutdrucksteigerung in der Weise zu ermitteln gesucht, dass sie einerseits die aus verschiedenen Venen ausfliessende Blutmenge und andererseits plethysmographisch das Volumen einzelner Organe bestimmten und
diese Werthe mit denen vor der Vergiftung verglichen. Sie fanden nach Anwendung von Strophantin, Digitalin und Convallamarin bei steigendem
Blutdruck eine Abnahme des Ausflusses aus den Venen des Darms und
anderer Unterleibsorgane, dagegen eine Steigerung desselben aus der
Femoralvene und plethysmographisch ein Abschwellen der Milz und Niere
und ein Anschwellen der Extremität. Nur nach einer anscheinend sehr
grossen Gabe von Digitoxin (0,1 g für einen Hund von 18,4 kg) trat auch
an der Extremität ein Abschwellen ein, das auch in anderen Versuchen
vorkam. Es lässt sich nicht übersehen, ob in diesen plethysmographi-
schen Versuchen das Ab- und Anschwellen der Organe in der That von
einem verminderten Blutgehalt oder von einem Wechsel zwischen Blut
und Gewebsflüssigkeit abhängt, und ob die Strömung in den nicht benutzten
Venen die gleiche war, wie in denen, an welchen die Ausflussgeschwindigkeit bestimmt wurde.

Von diesen Wirkungen lässt sich für therapeutische Zwecke
der erste Grad, die Erhöhung des Blutdrucks und die in der
Regel damit verbundene Verlangsamung der Pulsfrequenz, durch
geeignete kleine Gaben der Stoffe dieser Gruppe ohne besondere
Gefahr für das Leben auch an Menschen hervorrufen und
selbst längere Zeit unterhalten. Nur der stärkeren Füllung
der arteriellen Gefässe und der dadurch herbeigeführten
Drucksteigerung kann man eine wesentliche therapeutische
Bedeutung beimessen. Die übrigen Erscheinungen, namentlich
auch die Verlangsamung der Pulsfrequenz, auf die man bei der
Anwendung der Digitalis ein so grosses Gewicht gelegt hat,
sowie die Regulirung der Herzcontractionen sind nur Folgen
des erhöhten arteriellen Drucks oder der Veränderung des Herzmuskels. Die entzündlichen Vorgänge an den Applicationsstellen
treten nur gelegentlich als störende Momente ein.

1) Arch. f. exp. Path. u. Pharmak. 47. 135. 1901.

Wenn eine stärkere Füllung der Arterien und die davon abhängige Steigerung des arteriellen Drucks die Veränderungen sind, die man an Gesunden und Kranken durch diese Stoffe zu erzeugen im Stande ist, so ergeben sich die Indicationen für ihre rationelle Anwendung von selbst. Ueberall da, wo Krankheitserscheinungen von einer zu geringen Füllung der Arterien und einem abnorm niederen Blutdruck in Folge abnormer Blutvertheilung abhängen, können diese Mittel in gewissen Fällen nützlich werden.

Zu den Krankheiten, deren Folgezustände und Symptome im Wesentlichen von einem zu geringen Blutgehalt der arteriellen Gefässe und einem niederen Druck in denselben abzuleiten sind, gehören in erster Linie die Klappenfehler des Herzens. Sie verursachen zunächst Stauungen des Blutes in den Venen und Capillaren des grossen und kleinen Kreislaufs. Das führt weiter zur Verminderung der Harnsecretion, zu Respirationsstörungen und zum Auftreten von Wassersuchten. Wird in diesen Fällen der Blutdruck erhöht, so nimmt die Harnsecretion zu, die ausgetretene Flüssigkeit wird aus den Höhlen und Geweben des Körpers resorbirt, und die Respirationsstörungen schwinden.

Bei Insufficienz der Herzklappen wird der Blutkreislauf bei Anwendung dieser Mittel noch wesentlich dadurch gefördert, dass sie eine Verlängerung der Systole herbeiführen. In Folge dessen wird das Blut verhindert, sogleich wieder in das Herz zurückzutreten, und gewinnt mehr Zeit, aus den Arterien in die Venen überzufliessen. Die Versuche, welche diese Verlängerung der Systole erweisen, sind zwar nur am Froschherzen ausführbar (Dreser, 1887), doch lässt sich das gleiche Verhalten in Analogie mit allen übrigen Wirkungen wohl auch für das Säugethierherz annehmen.

Bei Wassersuchten in Folge von Herzkrankheiten tritt nach der Anwendung der Digitalis die Vermehrung der Harnabsonderung in den Vordergrund. Diese sogenannte diuretische Wirkung ist nur als Folge des erhöhten Blutdrucks zu betrachten. Hat letzterer die normale Höhe, so wird bei Menschen und Hunden in der Regel keine Vermehrung der Harnsecretion hervorgebracht. Es kann auf der Höhe der Wirkung bei Hunden die Harnmenge sogar abnehmen oder die Absonderung auch wohl ganz ausbleiben (Brunton und Power[1]). Nur an Kaninchen tritt regelmässig eine Steigerung der Diurese ein, die mehr als das zwanzigfache der normalen betragen kann (Pfaff, 1893).

Man hat bei der Beurtheilung des therapeutischen Effects der Digitalis ein grosses Gewicht auf die Verlangsamung der Pulsfrequenz gelegt. Da diese aber durch die Erregung der Hemmungsvorrichtungen zu Stande

---

[1] Centralbl. f. die med. Wissensch. 1874. 497.

kommt (vergl. oben S. 231), so muss diese Pulsverlangsamung auch an Kranken den Blutdruck, wie bei Vagusreizung, niedriger halten, als er ohne diese Hemmung sein würde. Auch an Herzkranken ist der Zusammenhang dieser Vorgänge der, dass durch die stärkere Füllung der Arterien eine Steigerung des Blutdrucks und durch diesen eine Verlangsamung der Pulzfrequenz herbeigeführt wird.

In welchen speciellen Fällen die stärkere Füllung der Arterien und die künstliche Erhöhung des Blutdrucks von Nutzen ist, das festzustellen ist die Aufgabe der speciellen Pathologie und Therapie.

Da das Herz unter dem Einfluss der Digitalinwirkung gezwungen ist, eine grössere Arbeitsleistung zu vollführen, so muss der Zustand seiner Muskulatur diesen Anforderungen gewachsen sein. Erkrankungen derselben, z. B. Degenerationen, Atrophien, Dilatation, können daher im Allgemeinen die Anwendung verbieten.

Ob die Digitalinwirkung auch in solchen Krankheiten von Nutzen ist, in denen eine geringe Füllung der Arterien nicht von Abnormitäten des Herzens, sondern von anderen Ursachen abhängig ist. lässt sich aus Mangel an rationellen Beobachtungen nicht entscheiden. Es liegt in dieser Richtung zunächst die Aufforderung nahe, in Lungenkrankheiten eine stärkere Füllung des arteriellen Systems herbeizuführen, wenn die Beschaffenheit des Pulses auf einen geringen Blutgehalt der Arterien hindeutet, um in dieser Weise die Circulation in den Lungen zu begünstigen und einen heilsamen Einfluss auf den entzündlichen Process auszuüben. Diese Entlastung des Lungenkreislaufs könnte bei der Pneumonie nützlich sein. Bisher hat man die Digitalis in dieser Krankheit bloss zur Bekämpfung des Fiebers und der hohen Pulsfrequenz angewendet. Eine Herabsetzung der Temperatur kommt unter dem Einfluss dieses Mittels nur in der Weise zu Stande, dass entweder die Ursachen des Fiebers, z. B. die pneumonische Exsudation, beseitigt oder durch den Einfluss auf die Circulation der Stoffwechsel und die Wärmebildung beeinträchtigt werden. Letzteres geschieht aber nur in den stärkeren Graden der Digitalinwirkung, wenn bereits die Herzlähmung beginnt. Der Effect ist dem eines Collaps gleich zu setzen, wie er im Verlaufe schwerer Erkrankungen in Folge lähmungsartiger Zustände des Herzens, der Respiration oder anderer Gebiete auftritt. Man kann durch einen künstlichen Collaps leicht die fieberhafte Körpertemperatur erniedrigen. Ganz abgesehen von der Frage, ob eine derartige Behandlung des Fiebers Nutzen schafft, ist sie für den Kranken jedenfalls mit Gefahren verbunden (vergl. S. 170).

Die Anwendung der Stoffe der Digitalingruppe bei Lungenkrankheiten darf nur darauf ausgehen, eine stärkere Füllung der Arterien und in Folge dessen vielleicht eine Begünstigung des Lungenkreislaufs zu Wege zu bringen, falls dieses indicirt erscheint. In diesem Sinne sind Erfolge auch in solchen Krankheitsfällen denkbar, in denen habituelle Lungencongestionen zu Lungenblutungen führen und das Auftreten von Tuberculose begünstigen. Auch ist es nicht unwahrscheinlich, dass eine längere Zeit unterhaltene stärkere Füllung der Arterien in derartigen Zuständen einen günstigen Einfluss auf die Ernährung im Allgemeinen auszuüben vermag. In früherer Zeit spielte die Digitalis sogar bei der Behandlung der ausgesprochenen Lungenschwindsucht eine grosse Rolle.

Geeignete kleine Gaben können jahrelang genommen werden, ohne Störungen der Pulzfrequenz oder andere unangenehme Folgen zu bedingen (Naunyn[1]); Kussmaul[2])). Bemerkenswerth sind die Versuche von Hare und Coplin (1897) an Ferkeln. Diese Thiere erhielten täglich steigende Gaben Digitalis und bekamen im Vergleich zu den Ferkeln im Parallelversuche, welche ohne Digitalis gehalten wurden, eine Hypertrophie des Herzens. Es könnte sich dabei um die Folge einer Gymnastik des Herzens unter dem Einfluss der Digitalis handeln.

In der Praxis sind die reinen wirksamen Stoffe erst in neuester Zeit in Anwendung gekommen; man gebraucht aber immer noch hauptsächlich die Digitalis, daneben Strophantuspräparate und in gewissen Fällen die Scilla.

Die Digitalisblätter enthalten ausser den drei genannten Bestandtheilen auch noch Digitaliresin und Toxiresin (vergl. S. 223), sowie das wenig wirksame, dem Saponin nahe stehende Digitonin. Es ist nicht wahrscheinlich, dass diese Substanzen beim Gebrauch der Digitalis eine Rolle spielen.

Bei der praktischen Anwendung der Digitalis kommt daher nur die Digitalinwirkung in Betracht. In der Meerzwiebel sind andere wirksame Bestandtheile als das Scillaïn bisher nicht aufgefunden worden.

Die Frage, welche der oben genannten **reinen Substanzen** sich **für therapeutische Zwecke** eignen, kann vorläufig nicht

<hr>

1) Therap. d. Gegenwart. Mai 1899.
2) ibid. Jan.—Febr. 1900.

mit voller Sicherheit beantwortet werden. Die einen sind schwer
oder gar nicht in der nöthigen Menge ohne übermässige Kosten
zu beschaffen, andere ihrer Resorptionsverhältnisse wegen
nicht sicher zu handhaben. Selbst die in Wasser löslichen Substanzen gehen nicht ganz leicht von den Applicationsstellen
in das Blut und die übrigen Körperflüssigkeiten und aus diesen
in die Gewebe über und werden insbesondere aus den letzteren
anscheinend nur langsam wieder ausgeschieden. Wenn dabei
die Ausscheidung mit der Resorption nicht völlig Schritt hält,
so kann es allmälig zu einer Anhäufung der wirksamen Bestandtheile im Organismus kommen, und es tritt die bei längerem
Gebrauch von Digitalis gefürchtete cumulative Wirkung ein,
welche darin besteht, dass unerwartet Unregelmässigkeiten der
Herzthätigkeit und Collapszustände — grosse Schwäche, Ge-
sichtsverdunkelungen, Verwirrung, Hallucinationen — sich einstellen. Man könnte den Grund der cumulativen Wirkung auch
darin suchen, „dass die chemische Veränderung der Organe, auf
welcher in letzter Instanz die Veränderung der physiologischen
Function beruht, nur sehr langsam zu Stande kommt und auch sehr
langsam wieder verschwindet" (van der Heide und Stokvis[1])).
Es würde sich dabei um eine wahre, nach der Ausscheidung des
Giftes fortbestehende, von molecularen Vorgängen abhängige
Nachwirkung auf den Herzmuskel handeln.

Bei den klinischen Versuchen mit den reinen Substanzen sind zuerst die in Wasser leicht löslichen Glykoside
Helleboreïn und Convallamarin zur Anwendung gekommen,
in der Erwartung, dass sie die günstigsten Resorptionsverhältnisse
und sichere Erfolge bieten werden. Diese Erwartung hat sich
nicht bestätigt. Kleine Gaben von Helleboreïn blieben ohne
Wirkung (Leyden[2]), grössere Mengen (0,05—0,15) riefen zuweilen ganz prompt die gewünschte Diurese ohne die unten noch
zu erwähnenden Durchfälle oder zugleich auch diese hervor
(Falkenheim[3])); in wieder anderen Fällen stellten sich nur die
letzteren ein, ohne dass Herzwirkung und Diurese zu Stande
kamen (Goertz[4])). Dieses Verhalten erklärt sich am einfachsten

---

1) Arch. f. exp. Path. u. Pharmak. 19. 127. 1885.
2) Deutsche med. Wochenschr. Nr. 25 u. 26. 1881.
3) Arch. f. klin. Med. 36. 84. 1884.
4) Ueber Helleboreïn. Ein Versuch zum Ersatz der Digitalis. Diss.
Strassburg 1882.

durch die Annahme, dass die Resorption des Helleboreïns vom Magen aus langsamer erfolgt als hernach die Ausscheidung aus dem Organismus oder seine Zersetzung im letzteren, so dass die zur Wirkung erforderlichen Mengen sich nur schwer ansammeln können. Aehnlich verhält sich das **Convallamarin**, sei es, dass dasselbe im reinen Zustande oder in Form eines Aufgusses der Blätter oder Blüthen der Maiblumen angewandt wird.

In neuester Zeit sind sehr eingehende Untersuchungen an Kranken mit dem reinen **Digitalin** angestellt worden, welches unter dem Namen Digitalinum verum in den Handel kommt. Zunächst ergaben genaue Versuche an Hunden, Katzen und Kaninchen, dass die Wirkung des reinen Digitalins auf Blutdruck und Harnabsonderung mit denen eines Aufgusses der Digitalisblätter völlig übereinstimmt (Pfaff[1]). In verschiedenen Krankheiten blieb nur in einzelnen Fällen, wie es auch nach der Anwendung der Digitalis vorkommt, ein günstiger Einfluss auf die gestörte Herzthätigkeit aus. In der Regel wurde der vorher kleine, schwache, unregelmässige und frequente Puls nach dem Gebrauch des Digitalins voller, gespannter, regelmässig und bedeutend verlangsamt (Paff, 1893; H. Paull, 1893; Jaquet und Stoitscheff[2]). Eine genaue quantitative Pulsuntersuchung nach der sphygmochronometrischen Methode von Jaquet und Von der Mühll (1892) ergab in 13 Fällen an Kranken im Minimum eine Verminderung der Pulszahlen um $7\,^0/_0$, im Maximum um $43\,^0/_0$ und im Mittel um $26{,}6\,^0/_0$. Vergleichende Untersuchungen an denselben Kranken mit Digitalin einerseits und mit Digitalis andrerseits zeigten dann weiter, dass beide Mittel die Verlangsamung der Frequenz und die Regulirung der Schlagfolge des Herzens durchschnittlich genau in demselben Masse herbeiführten. Wenn aber in einem der Fälle ein derartiger Einfluss nach Digitalin nicht nachgewiesen werden konnte, so blieb der Erfolg auch nach der Anwendung des Digitalisaufgusses aus (Jaquet und Stoitscheff). Klingenberg[3] dagegen meint, dass das Digitalin in Bezug auf die Beeinflussung des Pulses in schweren Fällen von Klappenfehlern die Digitalis quantitativ nicht ersetzen könne.

[1] Arch. f. exp. Path. u. Pharmak. 32. 1. 1893.

[2] Stoitscheff, Die Wirk. des Digitalinum verum verglichen mit derjenigen des Digitalisinfuses. Baseler Diss. Leipzig 1894.

[3] Arch. f. exp. Path. u. Pharmak. 33. 353. 1894.

Das Strophanthin scheint nicht allen Erwartungen zu entsprechen, vielleicht weil seine Wirkung in der Weise etwas abweichend ist, dass nach den Beobachtungen von Fraser[1] die diastolische Ausdehnung des Ventrikels schärfer hervortritt und besonders dann deutlich ist, wenn die Herzthätigkeit vorher abgeschwächt war. Bei dieser Wirkung sind die Hemmungsvorrichtungen nicht betheiligt. In manchen Fällen könnte gerade dieses Prävaliren der diastolischen Erweiterung des Herzens nützlich sein.

Was die Vermehrung der Harnsecretion durch das Digitalin in den bisher beobachteten Krankheitsfällen betrifft, so steht seine Wirksamkeit auch in dieser Beziehung ausser allem Zweifel. Nur in zwei von den von Klingenberg beschriebenen Fällen blieb die Diurese aus, während sie durch Digitalis hervorgerufen werden konnte. Es ist nicht ausgeschlossen, dass in den Digitalisaufguss feinvertheiltes Digitoxin im aufgeschwemmten Zustande übergeht und seine Wirksamkeit verstärkt.

Auch das **Digitoxin** hat bei Kranken Anwendung gefunden. Die zuerst von Masius (1893) beobachteten günstigen Erfolge nach täglichen Gaben von 1—2 mg haben inzwischen ihre volle Bestätigung gefunden. Marx[2] kam auf der Naunyn'schen Klinik zu dem Resultate, dass das Digitoxin ausserordentlich prompt und wie ein Digitalisaufguss wirkt. Als Gabe hat er 0,2 mg 2 bis 3 mal täglich angewendet. In einem Selbstversuche blieb eine Gabe von 1 mg Digitoxin ohne jede Wirkung, während an derselben Person 2 mg eine nicht weniger als 4 Tage dauernde lebensgefährliche Vergiftung hervorriefen (Koppe[3]). Bei einer anderen Person traten nach 4 mg nur gastrische Erscheinungen und eine Pulsverlangsamung bis auf 50 Schläge ein (van Aubel[4]). Ist das Gift einmal resorbirt, so wird es auch schwerer wieder ausgeschieden als die löslicheren Stoffe, z. B. das Digitalin, und die Wirkung kann eine nachhaltigere und auch eine cumulative sein.

An die Anwendung der wirksamen Digitalisbestandtheile in Form von subcutanen Injectionen ist kaum zu denken, weil sie alle mehr oder weniger leicht, auch wenn sie in Wasser löslich sind, phlegmonöse Entzündung verursachen. Das

---

1) Vergl. die ausführliche Monographie von Thos. Fraser, Strophanthus hispidus, its Natural History, Chemistry und Pharmakology. Transactions of the R. Society of Edinburgh. vol. 25. p. 955. 1890; vol. 26. p. 343. 1891.

2) Marx, Ueb. d. klin. Bedeutung des Digitoxinum crystallisat. Diss. Strassburg 1898.

3) Arch. f. exp. Path. u. Pharmak. 3. 289. 1875.

4) Extrait du Bull de l'Acad. de méd. de Belgique 1893.

Digitoxin thut dies schon in Gaben von 0,1—0,5 mg (Koppe, 1875). Auf die Entzündung kann Eiterung und Nekrose des Gewebes mit Bildung von Hyalin oder hyalinartiger Substanz folgen. Sorgfältige Versuche haben erwiesen, dass Entzündung und Eiterung unabhängig von Mikroorganismen auftreten (P. Kaufmann [1]), Dubler [2])).

Auch auf den Magen und Darmkanal üben diese Stoffe eine toxische Reizung aus, welche beim Gebrauch der Digitalis nicht selten zu gastrischen Störungen, Durchfällen und anderen Erscheinungen eines Gastrointestinalkatarrhs führt. Diese Folgen sind nicht selten ein Hinderniss für die Anwendung der Digitalis sowie auch der reinen wirksamen Stoffe dieser Gruppe. An Hunden tritt selbst bei subcutaner Injection, z. B. von Digitoxin, heftiges Erbrechen ein.

Die Meerzwiebel wirkt so stark auf den Darmkanal, dass man sie früher als Abführmittel angesehen hat. Das hängt vielleicht damit zusammen, dass in ihr grosse Mengen colloïdaler Stoffe vorkommen, darunter hauptsächlich das eigenartige Kohlehydrat Sinistrin, und dass solche Stoffe den Uebergang des Scillaïns in den Darm begünstigen, die Resorption aber beeinträchtigen.

Auch ein Alkaloïd, das **Erythrophleïn**, welches in der Rinde von Erythrophleum guineense (Sassy-Rinde) enthalten ist, wirkt digitalinartig auf das Herz. Die älteren Präparate riefen ausserdem, wie das Digitaliresin (vergl. S. 236), Convulsionen hervor (Harnack und Żabrocki, 1882) und verursachten auch locale Reizung mit nachfolgender Anästhesie (Lewin, 1888). Neuere Präparate des Handels hatten nur die Digitalin-, aber nicht mehr die Digitaliresin- oder Pikrotoxinwirkung (Harnack [3])).

Das in der Carica Papaya vorkommende Alkaloïd Carpaïn (Greshoff, 1890) soll ebenfalls das Herz nach Art des Digitalins beeinflussen.

1. **Folia Digitalis**, Fingerhutblätter; zur Blüthezeit gesammelte Blätter von Digitalis purpurea. Sie enthalten neben Digitalin, Digitaleïn und Digitoxin (vgl. S. 225 u. 226) die pikrotoxinartig wirkenden Zersetzungsproducte derselben, Digitaliresin und Toxiresin (vergl. S. 236) und das saponinartige Digitonin. Gaben 0,05—0,2!, täglich bis 1,0, als Aufguss.

—

1) Arch. f. exp. Path. u. Pharmak. 25. 397. 1889.
2) Ein Beitrag zur Lehre von der Eiterung. Habilitationsschr. Basel 1890.
3) Berlin. klin. Wochenschr. 1895. Nr. 35.

2. **Tinctura Digitalis.** Digitalisblätter 1, Weingeist 10. Gaben 0,05—1,5!, täglich bis 5,0!

*3. **Digitalinum, Digitalin, Digitalinum verum** des Handels. Weisses, in Wasser fast unlösliches Pulver. Gaben 0,002—0,006, 2—3 mal täglich, in alkoholischer Lösung.

*4. **Digitoxinum, Digitoxin.** In Wasser ganz unlösliche, farblose Kryställchen. Gaben 0,0002, 2—3 mal täglich, in alkoholischer Lösung.

5. **Bulbus Scillae,** Meerzwiebel; die gelblich weissen, fleischigen Schalen der Zwiebel von Urginea maritima (Scilla maritima). Das wirksame Scillaïn (vergl. S. 226) findet sich hauptsächlich in den rothen äusseren Schalen. Gaben 0,05—0,2!, täglich bis 1,0!, als Macerationsaufguss.

6. **Acetum Scillae.** Meerzwiebel 5, Weingeist 5, verdünnte Essigsäure 9, Wasser 36. Gaben 1,0—2,0!, täglich bis 10,0!

7. **Oxymel Scillae,** Meerzwiebelhonig. Meerzwiebelessig 1, Honig 2, auf 2 Theile eingedampft. Gaben 5,0—10,0.

8. **Tinctura Scillae.** Meerzwiebel 1, verd. Weingeist 5. Gaben 10—20 Tropfen.

9. **Semen Strophanthi;** von Strophanthus hispidus und S. Kombé.

10. **Tinctura Strophanthi.** Strophanthussamen 1, verd. Weigeist 10. Gaben 0,5!, täglich 1,5!

30. Gruppe des Sapotoxins.

Es giebt zahlreiche, im Pflanzenreich sehr verbreitete, amorphe, farblose oder gelblich gefärbte, in Wasser leicht zu stark schäumenden Flüssigkeiten lösliche, stickstofffreie Glykoside, die sich durch ihre Gleichartigkeit in chemischer Hinsicht auszeichnen und im ursprünglichen Zustande starke Gifte sind, aber durch Einwirkung von Alkalien in der Wärme in ungiftige Substanzen umgewandelt werden. Diese letzteren, die vielleicht der Mehrzahl nach untereinander identisch sind und auch vorgebildet in den Pflanzen vorkommen, nennt man Saponine, während man die giftigen als Sapotoxine bezeichnet. Eine scharfe chemische und pharmakologische Trennung der letzteren von den Saponinen ist bisher noch nicht erreicht[1]).

Sapotoxine und Saponine finden sich in einer grossen Anzahl von Pflanzen und als Drogen benutzter Pflanzentheile. Besonders zu nennen sind die Rinde von Quillaja Saponaria, die Wurzel von Saponaria officinalis (Seifenwurzel) und S. alba und von Polygala Senega, die Knollen von

---

1) **Kobert,** Arch. f. exp. Path. u. Pharmak. 23. 233. 1887; **Kruskal,** Arbeiten aus dem pharmakolog. Institut zu Dorpat VI. 1891; v. **Schulz,** ibid. XIV. 1896.

Cyclamen europaeum, die Sassaparilla und die Samen der Ackerrade von Agrostemma Githago.

Die wirksamsten Stoffe dieser Gruppe sind das **Sapotoxin** und die **Quillajasäure**, die beide neben einem gewöhnlichen Saponin in der Quillajarinde enthalten sind. Weniger giftig ist das Agrostemma-Sapotoxin. Ihm schliessen sich die Bestandtheile der noch gegenwärtig in manchen Ländern viel gebrauchten Sassaparilla, das Sarsasaponin, Parillin und Smilasaponin an. Diese Stoffe sind, mit Ausnahme des krystallisirbaren Parillins, in Wasser sehr leicht löslich und haben alle Eigenschaften der Saponine. Dem letzteren näher als dem Sapotoxin stehen das Senegin und Cyclamin. Das in Wasser leicht lösliche Digitonin, welches nicht mit dem sehr schwer löslichen, krystallisirbaren Digitonin von Kiliani verwechselt werden darf, ist fast unwirksam.

Das Sapotoxin der Quillajarinde wirkt ungemein heftig ertödtend und zerstörend auf alle lebenden Organelemente, mit denen es in Berührung kommt, indem das Protoplasmaeiweiss wie durch ätzende Substanzen gänzlich verändert und aller Lebenseigenschaften beraubt wird.

Bei der Injection des Sapotoxins in das Blut gehen die Thiere nach grossen, rasch tödtenden Gaben unter den heftigsten Krämpfen an Lähmung des Gehirns, namentlich aber der Respiration zu Grunde. Geringere, erst nach einigen Stunden den Tod bedingende Mengen, insbesondere von quillajasaurem Natrium, verursachen ausserdem heftige, dysenterieartige Darmerscheinungen und die entsprechenden Veränderungen an der Schleimhaut: Hyperämie, Blutaustritt, Oedem der Darmwand, Hyalinbildung an den Gefässen, Lockerung und nekrotischen Zerfall der Schleimhaut. Ausserdem finden sich Ekchymosen und Auflagerungen an den serösen Häuten des Herzens.

Nach den kleinsten, noch gerade lethalen Gaben (etwa 0,5—1,0 mg pro kg Körpergewicht) verläuft die Vergiftung langsam, und der Tod erfolgt nach einigen Tagen durch Collaps ohne Darmerscheinungen.

Neben all' diesen Wirkungen findet sowohl durch Sapotoxin und Quillajasäure als auch durch Saponin eine theilweise Auflösung der rothen Blutkörperchen statt, die indessen auf den Verlauf der Vergiftung keinen merklichen Einfluss zu haben scheint. Veränderungen der Muskeln am Rumpf und Herzen werden nur bei directer Application auf dieselben beobachtet.

Bei subcutaner Einspritzung des Giftes vollzieht sich die Resorption nur sehr langsam, die Vergiftungserscheinungen treten spät ein, und der Tod erfolgt erst am 3. oder 4. Tage meist ohne Darmerscheinungen durch allgemeine Lähmung. An der Injectionsstelle entwickelt sich eine starke, oft hämorrhagische Entzündung.

Auch im Magen und Darmkanal erzeugt das Sapotoxin eine entzündliche Reizung, die zu Nausea, Erbrechen und Durchfällen führt, während eine allgemeine Vergiftung ausbleibt. Die meisten Sapotoxine werden von der unversehrten Schleimhaut des Verdauungskanals nicht resorbirt. Nur das Agrostemma-Sapotoxin bringt vom Magen aus die gleichen Wirkungen hervor, wie nach der Einspritzung in das Blut, so dass also Vergiftungen mit Mehl, welches Ackerradesamen enthält, nicht ausgeschlossen sind.

An den Schleimhäuten des Mundes, Rachens, Kehlkopfes, der Nase und des Auges verursachen die Sapotoxine sensible und nutritive Reizung und in Folge dessen Räuspern, Speien, Gefühl des Ekels, Kratzen im Munde und Rachen, convulsivische Hustenanfälle, Niesen, Thränenfluss, ödematöse Schwellung der Lider. An der äusseren Haut entstehen nur bei der Einreibung mit Fett Jucken und Brennen und nach wiederholter Application ein schmerzhafter Pustelausschlag.

In Folge dieser localen Wirkungen des Sapotoxins und der Quillajasäure rufen die Präparate der Senega- und Seifenkrautwurzel sowie der Quillajarinde an Menschen ganz ähnliche Erscheinungen hervor wie die Brechmittel im Nausea-Stadium ihrer Wirkung, darunter namentlich Kratzen im Halse, Speichelfluss, Vermehrung und Verflüssigung des Bronchialschleimes, Hustenreiz. Man kann daher jene Präparate, von denen bisher fast nur die Senegawurzel in Gebrauch ist, in demselben Sinne als Expectorantien anwenden, wie die eigentlichen Brechmittel (vergl. Apomorphin und Emetin). Sie bieten gegenüber der Ipecacuanha den Vortheil, dass ihre wirksamen Bestandtheile nicht resorbirt werden, und dass deshalb die erforderlichen Grade der expectorirenden Wirkung unabhängig von den allgemeinen, durch die Resorption bedingten Erscheinungen lediglich durch die locale Wirkung auf die Magenschleimhaut erzielt werden können. Es liesse sich für diesen Zweck statt der Senegawurzel die billigere und wirksamere Quillajarinde gebrauchen.

Unentbehrlich sind indess die Stoffe dieser Gruppe als Expectorantien nicht, weil sich bei geschickter Handhabung der gleiche Zweck auch durch die Ipecacuanha erreichen lässt.

In Bezug auf die Anwendung der Sassaparilla in Form der berühmten Zittmann'schen Decocte bei der Behandlung der Syphilis ist Böcker vor nahezu 50 Jahren nach sorgfältigen historischen, kritischen und experimentellen Untersuchungen zu der Ansicht gelangt, „dass die Sassaparille vielleicht ein vortreffliches Heilmittel sein kann, dass dieses aber bis jetzt noch nicht bewiesen ist". Wir dürfen heute auch den Vordersatz dieses Ausspruches bezweifeln und dieser Droge im besten Falle nur schwach expectorirende Wirkungen zuschreiben.

1. Radix Senegae, Senegawurzel; von Polygala Senega. Wirksame Bestandtheile Sapotoxin und Saponin (Senegin). Gaben 5,0—15,0 täglich, auf 100—200 Aufguss.

2. Sirupus Senegae. Auf 100 Sirup der Aufguss von 5 Senegawurzel. Theelöffelweise mehrmals täglich.

3. Radix Sassaparillae, Sassaparilla; Wurzeln centralamerikanischer Smilax-Arten.

4. Decoctum Sassaparillae compositum, Zittmann'sches Decoct. Sassaparille 20, Zucker 1, Alaun 1, Anis 1, Fenchel 1, Sennesblätter 5, Süssholz 2 auf 500 Decoct.

5. Cortex Quillajae, Quillajarinde; von Quillaja Saponaria. Wirksame Bestandtheile s. S. 242.

31. Gruppe der Helvellasäure.

In der Stein- oder Speisemorchel oder Lorchel (Helvella esculenta), die beim Genuss in Folge ungeeigneter Zubereitung mehrfach zu Vergiftungen Anlass gegeben hat, findet sich als giftiger Bestandtheil die stickstofffreie Helvellasäure[1]), die eine sirupartige Masse bildet und in Wasser und Aether löslich ist. Durch Abkochen und Fortgiessen des Kochwassers wird sie aus den Lorcheln vollständig entfernt und diese sind dann ganz ungiftig. Auch durch Trocknen und namentlich bei längerem Aufbewahren verlieren sie ihre Giftigkeit vollständig. Die Helvellasäure wird vom Magen aus leicht, aber etwas langsam resorbirt, und die Vergiftungserscheinungen treten daher erst einige Stunden oder noch länger nach der Aufnahme des Giftes in den Magen ein.

1) Boehm und Külz, Arch. f. exp. Path. u. Pharmak. 19. 403. 1885.

An Hunden stellt sich, nachdem sie die wässrige Abkochung der Lorcheln gefressen haben, zuerst heftiges Erbrechen ein und dann entwickeln sich allmälig die übrigen Symptome, die wenigstens im Wesentlichen bei diesen Thieren davon abhängen, dass das Gift einen hochgradigen Zerfall der rothen Blutkörperchen verursacht. In Folge dessen treten im Harn reichliche Mengen Hämoglobin auf und die Nieren erscheinen nach dem Tode der Thiere bei der Section wegen der Ueberfüllung und Durchtränkung mit Hämoglobin schwarzroth gefärbt; die Epithelien der gewundenen Harnkanälchen sind zum Theil zerstört und die letzteren selbst mit Hämoglobinmassen und Cylindern erfüllt. In der Milz finden sich reichliche Ablagerungen von Hämoglobin. Regelmässig tritt am ersten oder zweiten Tage ein mehr oder weniger starker Icterus auf, der auch von der Auflösung der rothen Blutkörperchen abhängig gemacht werden muss.

Die Symptomenreihe in den Vergiftungsfällen an Menschen beginnt ebenfalls mit heftigem Erbrechen, selten von mässigem Durchfall begleitet, dann folgen nach einiger Zeit Gehirnerscheinungen. Benommenheit des Sensoriums, Sopor, zuweilen auch Delirien, Pupillenerweiterung, mehr oder weniger heftige convulsivische Krämpfe, in einzelnen Fällen icterische Hautfärbungen; das Auftreten von Hämoglobin im Harn oder andere Folgen einer Auflösung der rothen Blutkörperchen, ausser dem gelegentlichen leichten Icterus hat man bei Menschen nicht beobachtet [1]).

In der älteren Literatur finden sich auch Angaben über die Giftigkeit der Spitzmorchel (Morchella esculenta).

32. Gruppe des Sphacelotoxins (Mutterkorn).

Das Mutterkorn, welches eine hauptsächlich an Roggenähren vorkommende Entwickelungsstufe (Sklerotium) des Pilzes Claviceps purpurea ist, hat in mehrfacher Beziehung eine grosse praktische Bedeutung. Mit dem Getreide zu Brod verbacken erzeugt es eine chronische Vergiftungskrankheit, den Ergotismus, von dem man eine gangränöse und eine krampfhafte oder convulsivische Form, letztere auch Kriebelkrankheit genannt, unterscheidet. Sein

---

1) Ueb. die Versuche an Thieren und die Vergiftungen bei Menschen vergl. Bostroem, Deutsches Arch. f. klin. Medic. 32. 209. 1882; Ponfick, Virch. Arch. 88. 445. 1882.

wässeriger Aufguss verursacht ohne andere Erscheinungen eine Verstärkung der Wehen des schwangeren Uterus, wenn diese bereits im Gange sind, aber nicht die genügende Kraft haben, die Geburt oder die Ausstossung der Nachgeburt herbeizuführen. Bei dieser Anwendung sowie bei den Versuchen, dadurch Abort und Frühgeburt zu erzielen, erfolgen zuweilen nach grösseren Gaben sehr wirksamer Präparate acute Vergiftungen.

Die Bestandtheile des Mutterkorns, von welchen diese Wirkungen und Folgezustände abhängen, waren bis vor Kurzem trotz vielfacher Untersuchungen fast völlig unbekannt. Nur konnte vermuthet werden, dass in der Drogue mehrere wirksame Substanzen enthalten seien. Zuerst gelang es, zwei giftige Bestandtheile einigermassen zu isoliren und vor allem ihre Wirkungen näher festzustellen; es waren dies das Sphacelotoxin und das Alkaloïd Cornutin (Kobert[1])). Jetzt müssen wir nach den Untersuchungen von Jacobj[2]) den eigentlichen wirksamen Bestandtheil, das Sphacelotoxin, und seine Verbindungen mit zwei anderen, an sich ungiftigen Bestandtheilen des Mutterkorns unterscheiden.

Das reinste, bisher im freien Zustande dargestellte **Sphacelotoxin** bildet eine gelbe, aber sich bald grün färbende, nicht in Wasser, wohl aber in Alkalien lösliche, stickstofffreie, harzartige Masse, die sich sehr leicht zersetzt und unwirksam wird. Beständiger dagegen ist sie in ihren Verbindungen, dem Chrysotoxin und Secalintoxin (Ergotoxin).

Das **Chrysotoxin** ist die Verbindung des Sphacelotoxins mit dem unwirksamen, amorphen oder krystallisirten Ergochrysin, das sich, wie auch das Chrysotoxin in Alkalien leicht mit goldgelber Farbe löst und mit ihnen salzartige Verbindungen bildet. Das Chrysotoxin ist im freien Zustande leicht löslich in Alkohol, Aether und anderen derartigen Lösungsmitteln und bildet ein rein gelbes, geruch- und geschmackloses Pulver.

Das **Secalintoxin** (früher Ergotoxin) besteht aus einer Verbindung des Sphacelotoxins mit einer unwirksamen Base, dem Secalin, die mit dem Ergotinin von Tanret nicht identisch ist. Das Secalintoxin bildet eine in Alkohol, Benzol, weniger in Aether, leicht in Säuren lösliches, fast weisses, kreideartiges Pulver.

Das **Alkaloïd Cornutin** kommt im Mutterkorn nur in äusserst geringer Menge vor, ist aber dafür um so wirksamer. Es bildet im freien Zustande eine sirupartige Masse, die sich theilweise schon beim Eindampfen ihrer Lösungen zersetzt (Kobert, 1884). Durch seine Wirksamkeit ist es

------

1) Arch. f. exp. Path. u. Pharmak. **18.** 316. 1884.
2) Arch. f. exp. Path. u. Pharmak. **39.** 85. 1897.

leicht von anderen Mutterkornalkaloïden und von dem Secalintoxin dadurch zu unterscheiden, dass das letztere keine Krämpfe hervorbringt.

Zu den wirksamen Bestandtheilen des Mutterkorns muss endlich noch die **Ergotinsäure** gerechnet werden. Sie ist ein dem Saponin ähnliches, aber stickstoffhaltiges saures Glykosid und kommt im Handel in nicht ganz reinem Zustande unter jenem Namen und mit noch mehr fremdartigen Substanzen vermischt als **Sklerotinsäure** vor.

Die Wirkungen des Sphacelotoxins, Chrysotoxins und **Secalintoxins** bedingen im Wesentlichen sowohl die Giftigkeit des Mutterkorns, als auch seine therapeutische Bedeutung. Sie erzeugen Gangrän und verursachen Contractionen des schwangeren Uterus.

Die Gangrän lässt sich in allen ihren Entwickelungsphasen nur an Hähnen studiren, während sie unter den Säugethieren sich beim Schwein zwar entwickelt, jedoch bloss rudimentär in Form von Brandblasen an Ohren und Nase.

An Hähnen nehmen bei starker Vergiftung Kamm und Bartlappen zuweilen schon zwei Stunden nach der Einverleibung des Sphacelotoxins in den Magen eine gangränöse Schwarzfärbung und trockene Beschaffenheit an. Weit rascher entwickelt sich die Wirkung bei subcutaner Einspritzung. Nach monatelanger Anwendung kleiner Gaben wird der Kamm vollständig abgestossen. In einem Falle lösten sich sogar die Flügel ohne Blutung im Handgelenk ab (Kobert, 1884).

Das Secalintoxin ist weit wirksamer als das Chrysotoxin. Es bringt schon in Gaben von 0,02—0,03 g an Hühnern die charakteristische dunkle Verfärbung des Kammes hervor, während dazu vom Chrysotoxin 0.10—0,20 g erforderlich sind. Diesen Gaben entsprechen 5 mg des isolirten, aber bereits durch Zersetzung grünlich-braun gefärbten Sphacelotoxin's.

Die Ursache dieser Gangrän ist eine durch Stase des Blutstromes bedingte hyaline Thrombose der feineren Arterienästchen (v. Recklinghausen). Die Stase wird durch eine krampfhafte Contraction der Gefässe herbeigeführt, deren Ursache noch nicht ganz klar ist. Die nächste Folge dieser Gefässverengerung ist bei acuten Vergiftungen an allen Thierarten eine hochgradige Steigerung des Blutdrucks. Doch müssen Gefässcontraction und Stase lange genug dauern, um eine hyaline Gerinnung zu Stande kommen zu lassen. Daher ist es verständlich, dass die Gangrän an den peripheren Körpertheilen auftritt, in denen der Blutstrom von Hause aus träge ist. Unerklärlich ist die Prädisposition einzelner Thierarten und die Immunität anderer.

Die Erscheinungen seitens des Nervensystems bestehen bei allen Thierarten in hypnotischen Zuständen, an Säugethieren in Unruhe und Bewegungsdrang. Schliesslich erfolgt allgemeine Lähmung und Tod durch Respirationsstillstand.

Gleichzeitig mit der Gangrän der peripheren Körpertheile stellen sich bei Hähnen, Hunden und Katzen Erbrechen und Durchfälle ein. Die letzteren können nach einigen Tagen sehr profus werden. Dabei finden sich im Darm Blutextravasate und Verschwärungen der Plaques und solitären Follikel. Auch diese Veränderungen sind als gangränöse Vorgänge aufzufassen.

An Kaninchen sind Durchfälle, Motilitäts- und Sensibilitätsstörungen ohne Gangrän die Erscheinungen der chronischen Sphacelotoxinvergiftung.

Nach dem Tode lassen sich bei der acuten Form nirgends makroskopische pathologisch-anatomische Veränderungen nachweisen, so dass die Lähmung nicht als Folge von Gefässcontractionen, sondern als directe Sphacelotoxinwirkung aufzufassen ist. Bei chronischem Verlauf der letzteren finden sich Blutaustretungen in allen inneren Organen, auch im Gehirn und Rückenmark. Aber nur in einzelnen Fällen scheint zwischen ihnen und verschiedenen, während des Lebens beobachteten Erscheinungen ein Zusammenhang zu bestehen.

Die Contracturen an den Gliedern, die convulsivischen Muskelzuckungen und epileptiformen Anfälle, welche die krampfhafte Form des Ergotismus bei Menschen kennzeichnen, werden bei der Vergiftung mit cornutinfreiem Chrysotoxin oder Secalintoxin an Thieren nicht beobachtet.

Das Cornutin dagegen ist ein regelrechtes Krampfgift. Es erzeugt an Säugethieren lange anhaltendes Würgen, Erbrechen und Durchfälle und sodann tonische und klonische epileptiforme Krämpfe. Durch gleichzeitige Erregung der centralen Ursprünge der herzhemmenden Vagusfasern und der vasomotorischen Nerven werden Pulsverlangsamung und Gefässcontractionen bedingt. Letztere verursachen an curarisirten Thieren nach der Vagusdurchschneidung Steigerung des Blutdrucks. Der Tod erfolgt durch Respirationslähmung. An Fröschen verursachen Gaben von 30—50 mg Chrysotoxin allgemeine Lähmung, aber keine Krämpfe. Das Fehlen der letzteren beweist die völlige Abwesenheit von Cornutin in dem Chrysotoxin.

Wir sehen also nach Cornutin sowohl Gefässverengerung als auch Krämpfe eintreten. Man könnte daher meinen, dass von diesem Bestandtheil des Mutterkorns die krampfhafte Form des Ergotismus ausschliesslich oder im Wesentlichen, die gangränöse theilweise abhängig seien. Allein dieses Alkaloïd verursacht an Thieren nur acute, bald vorübergehende, mit dem Tode oder mit völliger Erholung endende Vergiftungen, niemals, selbst bei längerem Gebrauch, Gangrän oder andere dauernde Störungen. Ob es an Menschen chronische, epileptiforme und andere Krampfzustände hervorzurufen im Stande ist oder ob diese durch das Sphacelotoxin in Folge von Gefässcontractionen und Ernährungsstörungen im Gehirn in ähnlicher Weise wie die Gangrän bedingt werden, lässt sich vorläufig nicht entscheiden. Bei den Geistesstörungen ist kaum an eine andere Genese zu denken.

Was die **Anwendung des Mutterkorns in der Geburtshülfe** betrifft, so handelt es sich dabei in der Regel nur um eine Verstärkung bereits eingetretener Wehen während der Geburts- und Nachgeburtsperiode.

An trächtigen Hunden, Katzen und Kaninchen rufen Gaben von 0,1—0,2 g Chrysotoxin eine reguläre Wehenthätigkeit hervor, welche auch schon in der Mitte der Schwangerschaft zu einer sicheren und für das Mutterthier zwar ohne dauernden Nachtheil, aber nicht immer ohne Vergiftungserscheinungen verlaufenden Ausstossung der Föten führt (Jacobj).

Ob es dagegen gelingt, bei Menschen in den früheren Perioden der Schwangerschaft Uteruscontractionen und durch diese Abort und Frühgeburt herbeizuführen, ohne dass gleichzeitig Vergiftungserscheinungen sich einstellen, darf mindestens als zweifelhaft gelten. Jedenfalls ist zur Erzielung dieses Erfolges die Anwendung stärkerer Gaben völlig wirksamer Präparate erforderlich. Wenn es unter diesen Bedingungen in einzelnen Fällen auch gelingen mag, die Dosirung derartig zu reguliren, dass nur Uteruscontractionen und keinerlei schädliche Wirkungen eintreten, so ist doch die Gefahr einer Vergiftung, deren Folgen nicht zu übersehen sind, immerhin so gross, dass die Anwendung dieses Mittels für einen solchen Zweck zu widerrathen ist.

Man hat an Menschen und Thieren die Beobachtung gemacht, dass die Gangrän zuweilen erst mehrere Wochen nach der letzten Aufnahme von mutterkornhaltigem Brod oder von reinem Sphacelotoxin sich entwickelte. Daher ist jeder stärkere oder längere Zeit fortgesetzte Gebrauch dieses Mittels, wie er früher bei mancherlei Zuständen, z. B. bei chronischen Blutungen und bei Aneurysmen, üblich war, ebenfalls zu verwerfen.

Zur Verstärkung der Wehen dient gegenwärtig gewöhnlich ein Mutterkornaufguss, in welchem das Sphacelotoxin in Form von Chrysotoxin und Secalintoxin wahrscheinlich nicht gelöst, sondern durch das heisse Wasser wohl nur in feiner Vertheilung aufgeschwemmt ist. Bloss das frisch gesammelte Mutterkorn hat seine volle Wirksamkeit; dieselbe nimmt allmälig ab, und schon nach wenigen Monaten ist sie anscheinend vollständig verschwunden. Hieraus entspringt eine grosse Unsicherheit bei der Anwendung dieses Mittels, indem der gewünschte Erfolg das eine Mal ausbleibt, ein anderes Mal zugleich mit demselben Vergiftung eintritt, die schon nach einmaligen Gaben bedenklich werden kann.

Bei dieser nach arzneilichen Gaben beobachteten acuten Vergiftung treten Erbrechen, Kolikschmerzen und Durchfälle, Gefühl von Ameisenkriechen und Pelzigsein, schmerzhafte Contractionen der Glieder, Pulsverlangsamung, Betäubung auf. Erholung ist mindestens die Regel.

Wenn es gelänge von den beiden in Betracht kommenden Bestandtheilen den einen oder den anderen, namentlich das Chrysotoxin in genügend haltbarem Zustande darzustellen, so würde sich ein solches Präparat vortrefflich für die praktische Anwendung eignen.

Mit ähnlichen Verhältnissen hat man bei der vielfach geübten Anwendung des Mutterkorns gegen Blutungen zu rechnen. Hier kommen aber zu der durch die Beschaffenheit der Präparate bedingten Unsicherheit noch andere Momente hinzu, die den Erfolg zweifelhaft erscheinen lassen. Blutungen im Uterus werden in der bekannten Weise durch die Contractionen dieses Organs gestillt. An anderen Körpertheilen kann die Blutung unter dem Einfluss dieses Mittels nur durch eine Zusammenziehung der Gefässe zum Stehen kommen. Gelingt es wirklich, diese Gefässwirkung hervorzubringen, so ist mit dem Erfolg sicher auch die Gefahr da, ja es lässt sich annehmen, dass an einzelnen Organen sich leichter Gangrän entwickeln, als an anderen Blutstillung zu Stande kommen wird. Falls daher nach der Anwendung dieses Mittels Blutungen aufhören, so ist der Verdacht nicht ausgeschlossen, dass dabei andere Ursachen als die Wirkungen des Mutterkorns thätig gewesen sind.

Der letzte der genannten Mutterkornbestandtheile, die Ergotin- oder Sklerotinsäure, ist an Säugethieren wenig wirksam und bringt weder Vergiftungen noch Wehenverstärkung hervor. An Fröschen erzeugt sie eine eigenartige, interessante Lähmung des Rückenmarks.

1. **Secale cornutum**, Mutterkorn; das Sklerotium — die Ruheform — des vom Roggen gesammelten Pilzes Claviceps purpurea. Gaben 0,3—1,0, $^1/_4$—$^1/_2$ stündlich, im wässrigen Aufguss.

2. **Extractum Secalis cornuti**, Mutterkornextract. Der in Wasser und verdünntem Alkohol lösliche Antheil des Mutterkorns. Gaben 0,1—0,5, täglich bis 2,0, in Lösung.

3. **Extractum Secalis cornuti fluidum**. Wie andere Fluidextracte aus 100 Mutterkorn auf 100 Extract dargestellt. Gaben 0,3—1,0.

33. Gruppe des Cannabinons.

Verschiedene aus den in Indien und anderen heissen Gegenden Asiens gesammelten Zweigspitzen von Cannabis sativa hergestellte extractartige Präparate dienen im Orient und in Indien unter dem Namen Haschisch und Charas als weit verbreitete Genussmittel und werden in Europa noch gegenwärtig als Narcotica gebraucht. Diese Präparate des indischen Hanfs, deren Zusammensetzung und Wirksamkeit nach der Herkunft eine sehr wechselnde ist, enthalten neben sehr geringen Mengen der, wenigstens in einzelnen Sorten vorkommenden, strychninartig wirkenden Base Tetanocannabin (Hay, 1883) und dem in Bezug auf seine Wirkungen nicht näher charakterisirten, flüchtigen Alkaloïd Cannabinin (Siebold und Bradbury, 1881) als eigentlich wirksamen Bestandtheil eine amorphe, harzartige, bitterschmeckende Masse (Martius, 1855), die vor einigen Jahren unter dem Namen **Cannabinon** in den Handel kam und neuerdings von englischen Chemikern **Cannabinol** genannt und als ein bei 265—270° C. unter 20 mm Hg-Druck siedendes, rothes, ölartiges Harz beschrieben wurde. Doch erreichte die Substanz nicht die Wirksamkeit des Cannabispräparats, aus dem sie dargestellt war.[1] Diese Substanz verursacht an Menschen in erster Linie Exaltationszustände der psychischen Functionen, deren Symptome Verzückung, laute Fröhlichkeit, zuweilen auch ge-

[1] Vergl. Marshall, A contribution to the Pharmacology of Cannabis indica. Dundee 1899.

drückte Stimmung, ferner Ideenflucht, Gesichts- und Gehörs-
hallucinationen, Bewegungstrieb und Hallucinationen der Bewegung (Fliegen, Schwimmen, Reiten) sind. An Händen und Füssen
stellt sich das Gefühl von Ameisenkriechen ein. Auf die Exal-
tation folgen Depressionszustände, und es tritt Schläfrigkeit
und Schlaf ein. Nach grösseren Gaben (0,3 g) wurden bei
Selbstversuchen hochgradige Pulsbeschleunigung, heftige Unruhe,
Aufregung, Schwäche, Convulsionen mit Trismus, völlige Kraft-
losigkeit, dann Schlaf und Erholung beobachtet (Buchheim und
Kelterborn, 1859). Noch schwerere Vergiftungen sind aus
Unkenntniss durch die therapeutische Anwendung des Canna-
binons hervorgerufen worden, und zwar schon bei einer Gabe
von 0,2 g. In einem Falle traten Schwindel, Ideenflucht und
andere Erscheinungen schon nach einer Gabe von 0,015 g des
Extractum Cannabis indicae ein (Marshall).

Der Schlaf scheint in allen Fällen erst nach den Exaltationszuständen zu folgen. Von der Anwendung der Hanfpräparate
als Schlafmittel ist daher nicht viel zu erwarten. Das sog.
Cannabinum tannicum des Handels scheint ganz unwirksam
zu sein.

Auf den Inselgruppen Polynesiens bereiten die Eingeborenen
aus der, **Kawa** genannten Wurzel von Macropiper methysticum
in eigenthümlicher Weise durch Kauen ein Getränk, welches
narkotisch berauschend wirkt und dort die gleiche Rolle spielt,
wie die Coca in den Gegenden der südamerikanischen Cordil-
lieren. Der wirksame Bestandtheil kann nach Baldi[1] Cavaïn
genannt werden. Es ist eine gelblichgrüne oder bräunlichgrüne,
harzartige, auch in Wasser etwas lösliche, selbst beim Erhitzen
mit Alkalien und Säuren sehr beständige Masse. Lewin[2] bezeichnet mit dem Namen Kawahin einen krystallisirbaren unwirksamen Bestandtheil der Kawa. Er untersuchte aber auch
den harzartigen wirksamen Körper.

Das Cavaïn hat einen anfangs schwach bitteren. dann
scharfen, pfefferartigen Geschmack, dem eine Empfindung des
Taubseins und eine Verminderung der allgemeinen Empfindlichkeit im Munde folgt. Auch an den übrigen Schleimhäuten, be-

---

1) Baldi, La Terapia moderna. 1891. No. 10 u. 11.
2) L. Lewin, Ueb. Piper methysticum (Kawa). Berlin 1886. Ausführliche Literatur und Geschichte.

sonders deutlich am Auge, bringt es nach vorübergehender leichter Reizung eine mehr oder weniger vollständige Unempfindlichkeit hervor (Lewin). Nach der Resorption verursacht es an allen Thierarten Bewegungsstörungen, hypnotische Zustände, selbst ausgesprochene Narkose, verminderte Hautsensibilität, schliesslich vollständige allgemeine Lähmung ohne Krämpfe. Die tödtliche Gabe bei Einführung in den Magen scheint bei Katzen nicht unter 1 g zu liegen.

Vom Lactucarium, dem eingetrockneten Milchsaft der Lactuca virosa, gilt noch heute der Ausspruch Cullen's (1772), dass die Erfolge dieses Mittels in der Heilkunst noch nicht sicher gestellt sind.

Die nachstehenden Präparate werden noch gegenwärtig in verschiedenen Ländern gebraucht.

*1. Extractum Cannabis indicae. Aus der Herba Cannabis indicae hergestelltes, dickes, grünes Extrat. Gaben 0,05—0,10, 2—3 mal täglich.

*2. Extractum Cannabis fluidum; 100 Extract werden aus 100 Hanf hergestellt.

*3. Tinctura Cannabis indicae. Hanfextract 1, Weingeist 19. Gaben 0,5—1,0.

*4. Lactucarium. Gaben 0,1—0,3.

34. Gruppe der Agaricinsäure.

Die Agaricinsäure, $C_{16}H_{30}O_5$, oder Agaricussäure ist in dem zuerst von de Haën (1768) als schweissverminderndes Mittel empfohlenen Lärchenschwamm, Polyporus officinalis, neben anderen Bestandtheilen enthalten und findet sich anscheinend auch in einer anderen, in Japan vorkommenden und dort Toboshi genannten Polyporusart (Inoko).

Die Agaricinsäure, welche im unreinen Zustande in der deutschen Pharmakopöe unter dem Namen Agaricin aufgeführt ist, bildet im reinen Zustande eine krystallinische, weisse, pulverige, in kaltem Wasser nur sehr wenig, leicht in Alkalien lösliche Masse, die keinen bitteren Geschmack hat.

Die freie und an Basen gebundene Säure wirkt local reizend und entzündungserregend. Daher verursacht der Staub des Lärchenschwammes Niesen, Husten und Reizungserscheinungen seitens des Auges. Nach ihrer subcutanen Injection entsteht Eiterung, nach der innerlichen Application bei Katzen und Hunden treten Erbrechen und Durchfälle auf, ohne dass andere, von der Resorption abhängige Erscheinungen wahrgenommen werden, selbst wenn die Gabe 1,0 g erreicht.

Bei subcutaner oder sicherer bei intravenöser Injection ihres Natriumsalzes wirkt die Agaricinsäure an Säugethieren in Gaben von 0,1 g für 1 kg Thier schwach narkotisirend auf das Grosshirn und erst stark erregend und dann lähmend auf verschiedene im verlängerten Mark und in seiner Umgebung gelegene Functionsgebiete, namentlich auf die Respirations-, Gefässnerven- und Vaguscentren (vergl. Hofmeister[1]). Die wesentlichsten, von diesen Wirkungen abhängigen Erscheinungen sind Schläfrigkeit und Müdigkeit, anfänglich verlangsamte und vertiefte, dann krampfartige, dyspnoïsche Athemzüge, erst krampfhafte Zuckungen, dann ausgesprochene Convulsionen und Steigerung des Blutdrucks mit nachträglichem Absinken desselben. Der Tod wird durch die nachfolgende Lähmung der genannten Gebiete herbeigeführt. An Fröschen stellt sich nach Gaben von 25—50 mg von vorne herein allgemeine centrale Lähmung ein, und es erfolgt erst eine Abschwächung der Thätigkeit und zuletzt völliger Stillstand des Herzens.

Die Unterdrückung der Schweisssecretion durch die Agaricinsäure lässt sich experimentell an den Pfoten von Kätzchen nachweisen. Auf die Speichel- und Thränenabsonderung hat sie diesen Einfluss nicht. Das Mittel hebt aber nur den Einfluss der Nervenerregung auf die Schweissabsonderung auf, während es das Pilocarpin nicht unwirksam zu machen vermag. An Fröschen, besonders an R. temporaria, wird die Hautsecretion unterdrückt. Die Wirkung auf die Schweissdrüsen tritt zuweilen erst einige Stunden nach der Verabreichung des Mittels ein.

An Menschen wird die Agaricinsäure oder das Agaricin in Gaben von 0,005—0,01 g zur Unterdrückung von Schweissen namentlich bei Phthisikern benutzt. Doch werden auch grössere Gaben der reinen Säure gut vertragen; selbst 0,05—0,1 g verursachen nur leichte, rasch vorübergehende Nausea (Hofmeister und Kahler[2]). Dass auch die Camphersäure schweissvermindernd wirkt, ist oben (S. 222) erwähnt.

---

1) Arch. f. exp. Path. u. Pharmak. 25. 189. 1888.
2) Arch. f. exp. Path. u. Pharmak. 25. 201. 1888.

Agaricinum, Agaricin, rohe Agaricinsäure. In Wasser schwer lösliches, weisses Pulver. Gaben 0,01—0,02—0,1!

II. Nutritive Reizung (Aetzung) und locale Erregung verursachende organische Verbindungen.

Während bei den Nerven- und Muskelgiften die Wirkungen
erst nach der Resorption, vom Blute aus, wie man zu sagen
pflegt, zu Stande kommen, rufen zahlreiche Substanzen Veränderungen bloss an solchen Stellen des Körpers hervor, mit denen
sie zunächst in directe Berührung kommen, also an der äusseren
Haut und den Schleimhäuten der Respirations-, Verdauungs-
und Harnorgane sowie an der Conjunctiva. Wie bei den Giften
der vorigen Klasse sind diese Wirkungen meist molecularer
Natur.

Eine Resorption solcher Stoffe ist zwar nicht ausgeschlossen, sie
werden aber in Folge von Veränderungen, die sie vor oder nach der Aufnahme in das Blut erleiden, entweder unwirksam gemacht oder erfahren
bei der Verbreitung im Organismus eine so grosse Vertheilung und Verdünnung, dass in den einzelnen Organen gleichzeitig nur geringe Mengen
enthalten sind, die daher ohne Wirkung bleiben. Jedoch kann in den
Ausscheidungsorganen, namentlich in den Nieren und im Darm, wieder
eine Concentration eintreten, und an ihnen eine ähnliche Veränderung
wie an den ursprünglichen Applicationsstellen bedingt werden. Aus diesem
Grunde erzeugt das im Organismus unveränderliche Cantharidin nicht nur
an der Haut eine exsudative Entzündung, sondern verursacht auch entsprechende Veränderungen in den Nieren, wenn es nach der Resorption in
grösserer Menge durch die letzteren ausgeschieden wird.

Die Wirkungen dieser Klasse von pharmakologischen Agentien bestehen in einer nutritiven Reizung (Aetzung) der
betroffenen Gewebe, wodurch neben allen Graden entzündlicher
Ernährungsstörungen auch functionelle Erregungen nervöser und
musculöser Gebilde bedingt werden. Viele aromatisch, bitter
oder süss schmeckende und angenehm oder übel riechende Substanzen, die eigentlich Nervenmittel sind, verdanken ihre Bedeutung lediglich der localen Wirkung auf die Geruchs- und
Geschmacksorgane und haben deshalb ebenfalls hier ihren Platz
gefunden.

Bei Gemengen verschiedener Substanzen, die sich chemisch indifferent gegen einander verhalten, kann dennoch eine gegenseitige moleculare Einwirkung eintreten, so dass das Verhalten des einen oder des anderen der Bestandtheile sowohl bei der Resorption als auch den Geweben gegenüber durch die Gegenwart der übrigen Stoffe mehr oder weniger modificirt wird. In diesem Sinne giebt es entsprechend einer älteren Auffassung auch für die Wirkung sogenannte Corrigentia. Zu dieser Kategorie gehören vor allen Dingen die einhüllenden Mittel, welche im Munde, Magen und im Darmkanal in verschiedener Richtung eine grosse Rolle spielen und deshalb an die Spitze dieser Klasse von Arzneimitteln gestellt werden können.

Eine eigentliche pharmakologische Eintheilung der letzteren ist hier nicht durchführbar, weil man es in der Regel nicht mit chemisch reinen Verbindungen, sondern mit Droguen und deren Rohproducten zu thun hat, in denen häufig verschiedenartig wirkende Bestandtheile enthalten sind. In manchen Fällen kennt man die letzteren noch gar nicht und ist daher auch nicht im Stande, sie einer bestimmten Gruppe zuzuweisen. Man muss sich daher vorläufig damit begnügen, den therapeutischen Zweck in den Vordergrund zu stellen und darnach die Eintheilung vorzunehmen, obgleich die Terpentinöle und die Senföle sowie einzelne Kategorien von Abführmitteln auch pharmakologisch gut klassificirbar sind.

I. Einhüllende Mittel.

Gummi, Zucker, Pflanzenschleim und andere pharmakologisch indifferente Substanzen dienen bei der Herstellung von Pillen, Kügelchen (Granules), Plätzchen (Pastillen), Pulvern, Kapseln, Oblaten und ähnlichen Arzneiformen zur mechanischen Einhüllung der wirksamen Stoffe. Aber abgesehen davon haben die in Wasser löslichen oder quellbaren colloïdalen Pflanzenbestandtheile, wie Gummi, Schleim, Stärkekleister, Dextrin, die man allenfalls zu einer Gruppe des Gummis vereinigen könnte, noch eine besondere Bedeutung als einhüllende Mittel. Sie vermögen vor allen Dingen den scharfen, namentlich sauren Geschmack vieler Substanzen zu mildern, gleichsam einzuhüllen, obgleich sie selber ganz geschmacklos sind. Bei gleichem Säuregehalt schmeckt eine Flüssigkeit, z. B. Limonade, weit weniger sauer, wenn sie diese colloïdalen Körper enthält, als ohne dieselben, wovon man sich durch einen einfachen Versuch mit

Gummilösung oder Stärkekleister und Weinsäure leicht überzeugen kann.

Eine grosse Rolle spielen in dieser Beziehung die mit dem
Namen Pectinstoffe bezeichneten colloïdalen Substanzen der
Obstarten und Früchte. Der saure Geschmack der letzteren
hängt nicht bloss von der Säuremenge und dem Zuckergehalt,
sondern im Wesentlichen von dem Verhältniss der ersteren zur
Quantität des Gummis und der Pectinstoffe ab. In der Himbeere
findet sich auf die Gewichtseinheit Säure weniger Zucker, als in
der Johannisbeere; sie enthält aber 13 mal soviel von jenen colloïdalen Bestandtheilen als die letztere (Fresenius), die deshalb sauer
schmeckt, während jene eine süsse Frucht ist.

Aehnlichen Verhältnissen begegnet man beim Bier. Das
letztere schmeckt unter sonst gleichen Bedingungen, d. h. bei
gleichem Gehalt an Alkohol und Hopfenbestandtheilen, weniger
wässrig und weniger bitter, wenn es grössere Mengen colloïdalen
Extracts enthält.

Dass diese eigenthümliche einhüllende Wirkung colloïdaler
Stoffe sich auch bis in den Magen und Darm hinein erstreckt,
ist in Betreff der Empfindungen unzweifelhaft. Sehr anschaulich
spricht dafür die Beobachtung von H. Quincke[1]), dass ein
Knabe von 16 Jahren, mit vollständigem Oesophagusverschluss
und künstlicher Magenfistel, warme in den Magen eingegossene
Milch „weich und sanft“, gleiche Mengen warmen Wassers
dagegen „schwer und hart“ empfand. Das spricht dafür, dass
auch der reizende Einfluss scharfer und ätzender Agentien auf
die Schleimhaut durch colloïdale Stoffe abgeschwächt wird. Ferner
kann man mit Sicherheit annehmen, dass alle unverdaulichen
colloïdalen Substanzen, namentlich Gummi und Pflanzenschleim,
nicht nur längere Zeit im Verdauungskanal verweilen, sondern
auch die Resorption anderer Stoffe zu verzögern im
Stande sind.

Diese Verzögerung der Resorption hat durch directe Versuche von
verschiedener Seite eine volle Bestätigung gefunden. Nach Brandl[2]) setzen
Stärke, arabisches Gummi und Pflanzenschleim aus der Althäawurzel die
Resorption von Traubenzucker, Pepton und Jodnatrium bis zum zwanzig-
fachen herab. Tappeiner[3]) fand, dass die Verzögerung der Resorption
nicht im Magen, sondern im Darm stattfindet.

<hr>

1) Arch. f. exp. Path. u. Pharmak. 25. 381. 1889.
2) Ztschr. f. Biolog. 29. 277. 1892.
3) Münch. med. Wochenschr. 1899. Nr. 38. 39.

Stoffe wie Gummi und Pflanzenschleim, in denen die Gruppe OH mehrfach vertreten ist, haben die Eigenschaft, sich mit anderen Stoffen mehr oder weniger fest zu verbinden, sie gleichsam zu fixiren und in Folge dessen an der raschen Resorption zu hindern. Aus dem gleichen Grunde ist es fast unmöglich, derartige colloïdale Substanzen völlig asche-frei darzustellen.

Wenn Nahrungsmittel zu lange im Magen und Darmkanal zurückgehalten werden, so können sie Gährungen und abnorme Zersetzungen erleiden und zu Gesundheitsstörungen Veranlassung geben. Die Schwerverdaulichkeit mancher Gemüse und Früchte, die Schädlichkeit der Kunstweine, der sogenannte „schwere" Charakter der consistenten Biere sind zum grossen Theil auf solche colloïdale Stoffe zurückzuführen.

Zur Herstellung von Kunstwein und zur Verbesserung von Trauben-wein dient nicht selten der rohe, aus Stärke oder direct aus Kartoffeln hergestellte Traubenzucker (Dextrose). Man hält solche Weine im Allge-meinen mit Recht für gesundheitsschädlich und hat sich Mühe gegeben, in dem Kartoffelzucker giftige Substanzen nachzuweisen. Das ist allerdings nicht gelungen. Allein dieser Zucker enthält häufig bedeutende Mengen aus den Kartoffeln stammender, gummiartiger, zum Theil unverdaulicher und schwer resorbirbarer Stoffe, die in der oben angegebenen Weise bei fortgesetztem und namentlich übermässigem Genuss solcher Kunstweine allmälig die Functionen der Verdauungsorgane gründlich ruiniren.

Man kann aber diesen Einfluss des Gummis, Pflanzenschleims und ähnlicher Colloïde auf die Resorption anderer Substanzen mit Vortheil bei der Herstellung solcher Arzneiformen benutzen, deren wirksame Bestandtheile in den Darm überzugehen bestimmt sind, aber schon im Magen leicht resorbirt werden. Zu ihnen gehören vorzugsweise die Gerbsäuren und das Opium, die daher bei Darmkatarrhen gern mit schleimigen Abkochungen oder in Form der rohen Pflanzenextracte gegeben werden.

Auch die Bevorzugung anderer Extracte gegenüber den in ihnen enthaltenen reinen, wirksamen Bestandtheilen bei der Behandlung von Darmkrankheiten, z. B. die Wahl des Opiums statt des Morphins, des Belladonna- und Krähenaugen-extracts statt des Atropins und Strychnins, kann darin ihre Er-klärung finden, dass die colloïdalen Antheile solcher Extracte den Uebergang der Arzneistoffe in den Darm begünstigen.

I. Folgende Präparate und Droguen werden ihrer colloïdalen Bestandtheile wegen in dem erwähnten Sinne hauptsächlich zur Aufnahme von Arzneistoffen verwendet, welche auf den Darm wirken sollen.

1. **Mucilago Salep**, Salepschleim. Wie Stärckekleister aus 1 Saleppulver auf 100 Wasser bereitet.

2. **Amylum Tritici**, Weizenstärke. In Form von Stärkeschleim oder Stärkekleister, 1:15, wie Salepschleim angewendet.

3. **Mucilago Gummi arabici**, Gummischleim. Gummi 1, Wasser 2.

4. **Emulsiones**, Emulsionen. Sie sind dazu bestimmt, mit Hilfe colloïdaler Stoffe in Wasser unlösliche, fett- oder harzartige Stoffe in feiner Vertheilung suspendirt zu erhalten. Emulsionirbare Substanz (z. B. Oel, Campher) 2, Gummi arab. 1, Wasser 17. Samenemulsionen, aus 1 Thl. Samen (Mohn- und Hanfsamen, süsse Mandeln) auf 10 Thl. Colatur. Die Emulsionirung wird durch die colloïdalen Bestandtheile der Samen vermittelt.

5. Tubera Salep; die Wurzelknollen verschiedener Orchis-Arten und anderer Orchideen. Sie enthalten neben Stärke viel Pflanzenschleim.

6. Gummi arabicum, arabisches Gummi; von verschiedenen Acacia-Arten. Besteht im Wesentlichen aus einer Calciumverbindung der Arabinsäure.

7. Tragacantha, Traganth; der eingetrocknete Schleim zahlreicher Astragalus-Arten. Besteht aus dem in Wasser quellbaren, aber nicht löslichen neutralen Bassorin. Wie Salep und arab. Gummi angewendet.

8. Carrageen, irländisches Moos; von Chondrus crispus und Gigartina mammillosa. Enthält einen eigenartigen Schleim.

9. Lichen islandicus, isländisches Moos; der ganze Thallus von Cetraria islandica. Enthält ein amylonähnliches Kohlehydrat, das Lichenin.

Diese beiden Flechten wurden früher für specifische Nährmittel in Krankheiten gehalten und in Form von Gallerten, Gelatina Carrageen (1:10 Gelatine) und Gelatina Lichenis islandici (1:10 Gelatine), angewendet. Doch haben sie, wie die Gummiarten, nur die Bedeutung einhüllender Mittel. Warum sie in der Pharmakopöe beibehalten sind, ist unverständlich.

10. Amygdalae dulces, süsse Mandeln; dienen zur Herstellung der Mandelemulsionen: Mandelmilch.

II. Als Einhüllungsmittel bei der Herstellung verschiedener Arzneiformen dient häufig das **Süssholz** und der **Süssholzsaft.** Sie enthalten ein eigenartiges, süssschmeckendes, amorphes, quellbares Glykosid, die Glycyrrhizinsäure, welche in grösseren Mengen abführend wirkt.

1. **Radix Liquiritiae**, Süssholz; von der russischen Form der Glycyrrhiza glabra.

2. **Succus Liquiritiae depuratus**, gereinigter Süssholzsaft. Durch Extraction des rohen Süssholzsaftes (Lakriz) mit Wasser und Eindampfen der klaren Lösung bereitet.

3. Succus Liquiritiae, roher Süssholzsaft, Lakriz. Wässriges, durch Auskochen des Süssholzes bereitetes festes Extract.

4. Sirupus Liquiritiae; enthält auf 100 Thl. das wässrig ammoniakalische Extract von 20 Thl. Süssholz.

5. Pulvis gummosus. Süssholz 3, arab. Gummi 5, Zucker 2. Als Einhüllungsmittel für pulverförmige Arzneistoffe.

III. Die folgenden Droguen enthalten **Pflanzenschleim** und dienen in Form von Abkochungen, Theeaufgüssen und in Substanz zur Herstellung von Expectorantien, Brustthee und erweichenden Umschlägen.

1. **Radix Althaeae**, Eibischwurzel; von Althaea officinalis.
2. **Sirupus Althaeae.** Eibischwurzel 2, Weingeist 1, Zucker 63 auf 100 Sirup.
3. Folia Malvae und 4. Flores Malvae; von Malva neglecta und M. silvestris. 5. Flores Verbasci, Wollblumen; die Blumenkronen von Verbascum phlomoïdes und thapsiforme. 6. Folia Farfarae, Huflattichblätter; von Tussilago Farfara.

II. Specifische Geruchs- und Geschmacksmittel.

Zu den Mitteln, durch welche man in methodischer Weise Geruchs- und Geschmacksempfindungen hervorruft, gehören hauptsächlich die Zuckerarten und ätherischen Oele. Bei der Anwendung kommt es entweder bloss auf die angenehmen Empfindungen — Wohlgeschmack und Wohlgeruch — an, oder man sucht durch die specifische Erregung dieser Sinne auf reflectorischem Wege entferntere Gebiete, namentlich das Centralnervensystem, zu beeinflussen.

a) **Genussmittel und Geschmackscorrigentien.** Wohlschmeckende und angenehm riechende Pflanzenbestandtheile und in neuester Zeit auch Producte der chemischen Industrie gebraucht man einerseits zur Verbesserung des Geschmacks und Geruchs schlecht schmeckender und übelriechender Arzneien (Geschmackscorrigentien) und andererseits zur Herstellung von erfrischenden Getränken und anderen Genussmitteln. Es kommt dabei wenig oder gar nicht auf eine besondere Wirkung der einzelnen Bestandtheile, sondern lediglich auf den Genuss an, den sie Gesunden und Kranken bereiten. Die Limonaden, welche aus Zucker und Säuren oder sauren Fruchtsäften hergestellt werden, sind passende Mittel, um dem Organismus kühles Wasser in grösseren Mengen in angenehmer Form zuzuführen. Sie hätten keine andere Bedeutung, als jede indifferente, wässrige Flüssigkeit, wenn man sie statt durch den Mund in Form eines Klystiers appliciren wollte.

Auch bei der Anwendung des Zuckers in diesem Sinne kommt nicht seine Bedeutung als Nahrungsmittel, sondern nur der süsse Geschmack in Betracht. Daher können auch andere süss schmeck-

ende Dinge hierher gerechnet werden. Zu diesen Süssstoffen
oder Süssmitteln gehört das, **Saccharin** genannte, o-Sulfobenzoë-
säureimid, das im freien Zustande und in Form seiner in Wasser
sehr leicht löslichen Alkalisalze einen ausserordentlich süssen,
aber von dem des Rohrzuckers etwas verschiedenen, weniger angenehmen Geschmack hat. Das Saccharin ist im gewöhnlichen
Sinne nicht giftig, hat aber antiseptische Eigenschaften und soll
den Eintritt der ammoniakalischen Gährung des Harns verzögern,
mit dem es unverändert ausgeschieden wird (**Aducco** und **U. Mosso**,
1886). Man braucht es, sowie das **Dulcin**, oder p-Phenetolcarbamid,
als Ersatz des Zuckers zur Versüssung der für Diabetiker bestimmten Speisen und als Geschmackscorrigens.[1] Ob diese Stoffe
auch bei lange andauerndem Gebrauch ganz unschädlich sind,
lässt sich trotz der darüber ausgeführten Versuche an Thieren
vorläufig noch nicht entscheiden. Doch ist es mindestens
nicht unbedenklich, derartige im Organismus unveränderliche Substanzen längere Zeit hindurch öfters zu
gebrauchen, weil sie bei ihrer Ausscheidung durch die
Nieren diese allmälig krank machen könnten.

Nicht nur süsse und saure, sondern auch aromatisch
und bitter schmeckende Substanzen können in der verschiedensten Combination zur Herstellung von Genussmitteln für
Kranke benutzt werden. Es ist keine undankbare Aufgabe des
Arztes, dieser Seite der Krankenbehandlung eine besondere Aufmerksamkeit zuzuwenden. Ein zweckmässig gewähltes Genussmittel ist zuweilen grössere Dienste zu leisten im Stande, als
manches viel gepriesene Recept.

Zu dieser Kategorie von therapeutischen Agentien gehören
ausser den folgenden Präparaten auch die weiter unten aufgeführten Gewürze, verschiedene ätherische Oele, namentlich
die der Citrusarten, eine Anzahl organischer Säuren, das
Fleischextract, der Wein und die coffeïnhaltigen Genussmittel, bei deren Gebrauch es nicht immer auf die specifischen Wirkungen der betreffenden Bestandtheile ankommt.

Es giebt auch Substanzen, welche durch eine locale Wirkung
im Munde bestimmte Geschmacksempfindungen unterdrücken oder
abstumpfen, andere dagegen unbeeinflusst lassen. So hört nach

---

1) Die Literatur, auch in klinischer Beziehung, vgl. bei **Naunyn**,
Der Diabetes melitus. Wien 1898. 368 und 369.

dem Kauen der Blätter einer afrikanischen Schlingpflanze, der Gymnema silvestris, die Geschmacksempfindung für süsse und bittere Stoffe auf, während sie für salzige und saure fortbesteht. Die Wirkung hängt von einer Säure, der Gymnemasäure, ab (Edgeworth, Berthold, 1887).

1. **Saccharum**, Zucker, Rohrzucker. 2. **Elaeosacchara**, Oelzucker; 1 Thl. eines ätherischen Oels (Citronen-, Pfefferminzöl) auf 50 Thl. gepulverten Zucker. 3. Saccharum Lactis, Milchzucker; in 7 Thl. Wasser löslich. 4. **Sirupus simplex**, weisser Sirup; enthält 60% Zucker. 5. **Sirupus Rubi Idaei**, Himbeersirup. 6. Sirupus Cerasorum, Kirschensirup. 7. Sirupus Amygdalarum, Mandelsirup. Auf 100 Thl. Sirup werden 15 Thl. süsse und 3 Thl. bittere Mandeln verwendet.

8. **Folia Menthae piperitae**, Pfefferminze; von Mentha piperita. Wird auch als Theespecies zu 4—12 g auf 2 Tassen Thee gebraucht. 9. **Oleum Menthae piperitae.** Das ätherische, eigenartig riechende Oel der Pfefferminze besteht aus einem Terpen und dem campherartigen Menthol. 10. **Spiritus Menthae piperitae.** Pfefferminzöl 1, Weingeist 9. 11. **Rotulae Menthae piperitae.** Pfefferminzplätzchen; 1,0 g Pfefferminzöl auf 200,0 g Zuckerplätzchen. 12. Aqua Menthae piperitae, 1 Thl. Pfefferminzblätter auf 10 Thl. wässrigen Destillats. Schwach trübe Flüssigkeit. 13. Sirupus Menthae. Pfefferminzblätter 10, Weingeist 5, Zucker 65 auf 100 Sirup.

14. Mel depuratum, gereinigter Honig. 15. Mel rosatum, Rosenhonig; aus gereinigtem Honig und Rosenblättern. 16. Flores rosae, die Blumenblätter der Rosa centifolia. 17. Oleum Rosae, das ätherische Oel der Rosen. 18. Aqua Rosae; 4 Tropfen Rosenöl auf 1 Liter Wasser. 19. Fructus Vanillae; von Vanilla planifolia. Der riechende Bestandtheil ist das auch künstlich dargestellte Vanillin.

b) **Theespecies.** Sie sind eine besondere Art geschmacksverbessernder Mittel. Es kommt öfters vor, dass dem Organismus grössere Quantitäten warmen Wassers zugeführt werden müssen, z. B. um die Bedingungen der Schweissbildung oder in krampfartigen Zuständen eine allgemeine Erschlaffung herbeizuführen. Da aber das reine warme Wasser leicht Uebelkeit und sogar Erbrechen erregt, so setzt man demselben aromatisch schmeckende und wohlriechende Blüthen, Früchte und Kräuter, die sogenannten Theespecies, zu, wodurch ein solcher Aufguss sogar zu einem angenehmen Genussmittel werden kann. Besondere Wirkungen der geringen Mengen ätherischer Oele, die in solchen Drogen enthalten sind, kommen dabei kaum in Betracht. Ausser den nachstehenden lassen sich noch zahlreiche andere Pflanzenproducte zur Herstellung solcher Theeaufgüsse verwenden.

1. **Flores Sambuci**, Hollunder- oder Fliederblüthen; von Sambucus nigra; 5—15 g auf 2 Tassen Theeaufguss. 2. **Flores Tiliae**, Lindenblüthen; von Tilia ulmifolia und T. platyphyllos; 5—15 g auf 2 Tassen. 3. **Folia Salviae**, Salbeiblätter; von Salvia officinalis; 4—12 g auf 2 Tassen. Sie werden vorzugsweise als Zusatz zu adstringirenden Gurgelwässern gebraucht. Dabei kommt auch ihr Gerbsäuregehalt in Betracht. Das ätherische Oel enthält ein Terpen, gewöhnlichen Campher und das mit diesem isomere Salviol. 4. **Flores Chamomillae**, Kamillen; von Matricaria Chamomilla; 4—8 g auf 2—3 Tassen Theeaufguss. Das blau gefärbte, verschiedene Bestandtheile enthaltende ätherische Kamillenöl kommt auch wegen der Wirkung auf den Magen in Betracht. 5. **Species pectorales**, Brustthee. Eibischwurzel 8, Süssholz 3, Veilchenwurzel 1, Huflattichblätter 4, Wollblumen 2, Anis 2; 5—10 g auf 2—3 Tassen Theeaufguss.

c) **Riechmittel.** Zahlreiche flüchtige Substanzen werden als Riechmittel verwendet, nicht bloss um als Wohlgerüche dem Genusse zu dienen, sondern auch um von der Nasenschleimhaut aus reflectorische Einwirkungen auf das Centralnervensystem, insbesondere auf das verlängerte Mark, auszuüben. Einem solchen Vorgang verdankt bekanntlich das Niesen seine Entstehung.

Bei der durch scharfe und reizende Gase, Gasgemische und Dämpfe erzeugten Reizung der Nasenschleimhaut, wie sie insbesondere auch zu Beginn der Chloroformathmung zu Stande kommt (vergl. oben S. 28) erfolgt, besonders leicht bei plötzlicher Einwirkung, eine Verlangsamung und selbst ein Stillstand der Athembewegungen und der Herzcontractionen.[1])

Auch die specifisch riechenden Substanzen — ätherische Oele, Schwefelkohlenstoff — erzeugen in Versuchen an Kaninchen bei durchschnittenem Trigeminus durch Vermittelung des Olfactorius Verlangsamung der Athmung oder Stillstand in Exspiration Gourewitsch und Luchsinger[2])). Dieser durch Reizung der Nasenschleimhaut hervorgerufene Reflex bewirkt den Athemstillstand durch einen Exspirationskrampf[3]), als Folge starker Erregung der betreffenden Functionsgebiete des verlängerten

---

1) **Dogiel**, Arch. f. Anat. Physiol. 1866. 231. 415; **Holmgreen**, Jahresber., herausg. von **Virchow** u. **Hirsch**, 1867. I. 450; **Dieulafoy** u. **Krishaber**, Gaz. des Hôp. 1869. 214; **François-Franck**, in **Marey**, Physiol. expérim. II. 229. 1876.

2) **Gourewitsch**, Ueb. d. Beziehung des N. olfactorius zu den Athembeweg. Diss. Bern 1883.

3) **Kratschmer**, Ueb. Reflexe von der Nasenschleimhaut auf Athmung und Kreislauf. Wien. Acad. Ber. Juni 1870.

Marks. Auf solchen, aber schwächeren, nicht krampfhaften reflectorischen Erregungen des verlängerten Marks beruht der Nutzen der Riechmittel bei Ohnmachten, in asphyktischen und anderen Zuständen.

Man wählt für diesen Zweck nicht die rein specifisch riechenden Substanzen, sondern solche flüchtige Verbindungen, welche zugleich oder ausschliesslich eine stärkere sensible Reizung hervorbringen. Flüchtige Fettsäuren, besonders die Ameisen- und Essigsäure, Ammoniak, Senföl in grosser Verdünnung, verschiedene Aetherarten eignen sich dazu am besten. Als Volksmittel dienen die beim Verbrennen von Federn und beim Glimmen einer Kerze auftretenden Producte, unter denen sich im letzteren Falle das reizende und übelriechende Acroleïn findet.

d) **Uebelriechende Substanzen als Nervenmittel.** Manche specifisch unangenehm riechende Pflanzenbestandtheile finden bei allgemein gesteigerter sensibler und motorischer Empfindlichkeit des Nervensystems, insbesondere in hysterischen Zuständen, eine ausgedehntere Anwendung. Es sind dies namentlich der Asant und die Baldrianwurzel. Da sich in ihnen eigenartig wirkende Bestandtheile nicht nachweisen lassen, so ist man zu der Annahme gezwungen, dass die wohl nicht zu bezweifelnden heilsamen Folgen mit dem für nervenfeste Menschen üblen Geruch im Zusammenhang stehen und lediglich auf reflectorischem Wege zu Stande kommen. Der eigenthümliche Einfluss des Baldriangeruchs auf das psychische Verhalten der Katzen spricht für die Möglichkeit einer solchen specifischen reflectorischen Einwirkung.

Das flüssige Borneol des Baldrianöls, welches durch Oxydation in gewöhnlichen Campher übergeht, scheint in grossen Gaben wie der letztere zu wirken und könnte in ähnlichen Fällen von Nutzen sein.

1. **Asa foetida,** Asant; das Gummiharz von Ferula-(Peucedanum)-Arten des westlichen Hochasiens, besonders von Ferula Asa foetida und F. Narthex. Der eigenartig widerlich riechende Bestandtheil ist ein Gemenge von zwei schwefelhaltigen ätherischen Oelen. Die Asantbestandtheile verhielten sich bei Selbstversuchen völlig indifferent (Buchheim und Semmer, 1859).

Die Aqua foetida antihysterica, Prager- oder Stinktropfen, enthält Asant, Baldrian, Castoreum u. a.

2. **Radix Valerianae,** Baldrianwurzel; von Valeriana officinalis. Das ätherische Oel enthält neben Baldriansäure, welche allein den

eigenthümlichen Geruch zu bedingen scheint, verschiedene Verbindungen der Campherreihe, und zwar flüssiges **Borneol** und einen **Aether** und **Ester** desselben. 3. **Tinctura Valerianae.** Baldrianwurzel 1, verd. Weingeist 5. Gaben 20—50 Tropfen. 4. **Tinctura Valerianae aetherea.** Baldrianwurzel 1, Aetherweingeist 5. Gaben 20—50 Tropfen.

III. Aromatisch und bitter schmeckende Magenmittel.

Man schreibt seit den ältesten Zeiten vielen aromatisch und bitter schmeckenden Substanzen des Pflanzenreichs einen wohlthätigen Einfluss auf die Magen- und wohl auch auf die Darmfunctionen zu. Da die Bezeichnung aromatisch und bitter, die sich bloss auf den Geschmack bezieht, zugleich auch zur Charakterisirung der therapeutischen Bedeutung dieser Stoffe dient, so deutet schon dieser Sprachgebrauch darauf hin, dass man von ihrer Wirkung auf den Magen noch wenig weiss. In der That lässt sich mit einiger Sicherheit nur angeben, dass durch solche Mittel leichtere katarrhalische Erkrankungen der Magenschleimhaut und gewisse functionelle Störungen, wie Dyspepsien, denen keine tieferen anatomischen Veränderungen zu Grunde liegen, gelegentlich beseitigt, und lästige Empfindungen in den Verdauungsorganen häufig zum Schwinden gebracht werden. Deshalb sind derartige Mittel den meisten Kranken dieser Kategorie angenehm, und sie setzen in der Regel ein grosses Vertrauen auf dieselben.

Gewisse Substanzen, wie die, welche als Gewürze im Gebrauch sind, veranlassen eine allgemeine **Reizung der Magenschleimhaut.** Es ist von vorne herein nicht unwahrscheinlich, dass dadurch die während der Verdauung eintretende Hyperämie verstärkt, und die Bildung der Verdauungssäfte begünstigt wird. Doch haben die über die Secretion des Magensaftes und speciell der Salzsäure ausgeführten Versuche bisher keine constanten und klar zu übersehenden Resultate geliefert. Sicherer sind die Ergebnisse hinsichtlich der **Pankreassecretion,** die nach den Versuchen von **Gottlieb**[1]) durch alle örtlich reizenden Stoffe, wie namentlich Senf und Pfeffer, aber auch durch Säuren und Alkalien hauptsächlich von der Duodenalschleimhaut aus an Kaninchen eine erhebliche Steigerung erfährt. Verdauungsversuche an Hunden, denen durch eine Magenfistel in dünne Säckchen

1) Arch. f. exp. Path. und Pharmak. **33.** 261. 1894.

eingenähte Eiweissstücke theils für sich theils mit den betreffenden Arzneimitteln in den Magen gebracht wurden, ergaben, dass Salicin, Wermuthharz, Chinin, Pfeffer, Senf, Kochsalz und andere Stoffe die Eiweissverdauung nicht befördern, sondern constant ein wenig vermindern (Buchheim und Engel[1]), Buchheim und Schrenck[2])). Dabei kann es sich um eine antifermentative Wirkung gehandelt haben, durch welche die Lösung des Eiweisses in ähnlicher Weise beeinträchtigt wurde, wie es bei einzelnen dieser Substanzen in Bezug auf die Alkoholgährung festgestellt ist (Buchheim und Engel). Auf die von L. Wolberg[3]) gefundene sehr geringe Beschleunigung der Lösung des Fibrins unter dem Einfluss kleiner Chininmengen bei künstlichen Verdauungsversuchen ist kein Gewicht zu legen.

Während der Verdauung besorgen die Leukocyten den Transport mindestens eines beträchtlichen Theils der Eiweissstoffe und Peptone aus der Darmwand in den Kreislauf (Hofmeister[4])). Die verschiedensten Reizmittel, namentlich alkoholische Tincturen (Hirt[5])), ätherische Oele (Binz[6])) und Bitterstoffe (Pohl[7])) verursachen vom Verdauungskanal aus eine Vermehrung der im Blute kreisenden Leukocyten. Diese werden anscheinend mobiler gemacht, und es kann dadurch vielleicht jener Transport der stickstoffhaltigen Nährstoffe begünstigt werden.

Es erscheint nicht unwahrscheinlich, dass derartige Substanzen auch im Magen antiseptisch wirken und in krankhaften Zuständen zuweilen abnorme Zersetzungen und Gährungen des Mageninhalts verhindern, ohne die Eiweissverdauung zu stören.

Wenn man diese Möglichkeit zulässt und die Wahrscheinlichkeit berücksichtigt, dass eine gelinde Reizung der Magenschleimhaut vielleicht nicht den normalen, auf seiner Höhe befindlichen Verdauungsvorgang zu beschleunigen im Stande ist, ihn aber zu verstärken oder anzuregen und wieder in Gang zu

---

1) Buchheim, Beiträge zur Arzneimittellehre. Leipzig. 1849. S. 83.
2) Schrenck, De vi et effectu quorundam medicaminum in digestionem. Diss. Dorpat 1849.
3) Pflüg. Arch. 22. 291. 1880.
4) Arch. f. exp. Path. u. Pharmak. 22. 306. 1887.
5) Arch. f. Anat. u. Physiol. 1856. 196.
6) Arch. f. exp. Path. u. Pharmak. 5. 122. 1875.
7) Arch. f. exp. Path. u. Pharmak. 25. 51. 1888.

bringen vermag, sobald derselbe in Folge von leichteren Erkrankungen und durch Ueberreizung der Magenschleimhaut nach einem Uebermass im Essen und Trinken darniederliegt, so hat man in dieser Art der Wirkung der aromatischen und gewürzhaften Substanzen eine genügende Erklärung für die heilsamen Folgen, die man zuweilen nach ihrem Gebrauch bei der Behandlung der erwähnten Zustände des Magens beobachtet. Dass auch die Bewegungen des letzteren bei einer allgemeinen mässigen Reizung seiner Schleimhaut eine Verstärkung erfahren, und dass dadurch ebenfalls ein günstiger Einfluss auf die Verdauung ausgeübt wird, kann zwar vermuthet, aber vorläufig nicht erwiesen werden. Die Droguen, welche reichliche Mengen ätherischer Oele enthalten, werden zur Anregung der Darmbewegungen benutzt, um bei Koliken die angesammelten Gase zu entfernen.

Eine stärkere, mit Hyperämie verbundene Reizung der Magenschleimhaut, wie sie z. B. durch Senföl und Pfeffer hervorgerufen wird, befördert bedeutend die Resorption von Pepton und Zucker im Magen (Brandl[1])).

Es ist sehr schwer nach rationellen Grundsätzen eine Uebersicht der zahlreichen Droguen und ihrer Präparate zu geben, die sich in der Pharmakopöe noch jetzt finden und zu der Kategorie der Magenmittel gerechnet werden können. Vieles davon ist ganz veraltet, anderes völlig überflüssig, weil der gleiche Zweck sich zwar durch eine grosse Anzahl dieser Mittel erreichen lässt, dazu aber schon wenige derselben ausreichen. Man hat sich bei der Herstellung der Pharmakopöe offenbar nur deshalb gescheut, diese langen Reihen von Kräutern, Blüthen, Früchten und Wurzeln, die meist nur der Apotheker zu sehen bekommt, noch mehr zu lichten, weil man einerseits den Gedanken an die Möglichkeit einer noch zu entdeckenden specifischen Wirkung nicht aufgegeben hat und andererseits die alten Tincturen für besonders zweckmässig hält, in denen die Zahl solcher Bestandtheile eine recht grosse ist.

a) **Aromatische Gewürze und gewürzhafte Magenmittel.** Es sind im Wesentlichen ätherische Oele, denen die verschiedenen nachstehenden Droguen und die aus ihnen bereiteten Präparate ihre Bedeutung als Geschmacksmittel und Gewürze verdanken. Sie werden hauptsächlich als Zusatz zu anderen Arzneien verwendet.

Die den **Citrusarten** entstammenden Droguen enthalten neben den der Klasse der Terpene angehörenden ätherischen Oelen

---

1) Ztschr. f. Biolog. 29. 277. 1893.

auch aromatische und bittere Stoffe, wie das Limonin und Aurantiin.

1. Cortex Citri fructus, Citronenschalen; von Citrus Limonum. 2. Oleum citri; aus den frischen Citronenschalen ohne Destillation gewonnenes ätherisches Oel. 3. Cortex Aurantii fructus, Pomeranzenschalen; von den ausgewachsenen Früchten von Citrus vulgaris.

4. **Tinctura Aurantii.** Pomeranzenschalen 1, Weigeist 5. Gaben 20—60 Tropfen.

5. **Sirupus Aurantii.** Pomeranzenschalen 5, Zucker 60 auf 100 Sirup.

6. Fructus Aurantii immaturi, unreife Pomeranzen; enthalten in reichlicher Menge einen Bitterstoff und können daher auch den bitteren Mitteln angereiht werden.

Der **Kümmel, Fenchel** und **Anis** sind Samen (Früchte) von Umbelliferen und enthalten ebenfalls meist zu den Terpenen gehörende ätherische Oele. Sie wurden früher mit Vorliebe als sog. Carminativa zur Abtreibung von Darmgasen gebraucht.

Fructus Carvi, Kümmel; von Carum Carvi. 8. Oleum Carvi, Carvon; der sauerstoffhaltige Antheil des ätherischen Kümmelöls.

9. **Fructus Foeniculi,** Fenchel; von Foeniculum vulgare. 10. Oleum Foeniculi, ätherisches Fenchelöl. 11. Aqua Foeniculi; etwas trübes, wässriges Destillat (30) des Fenchels (1).

12. Fructus Anisi, Anis; von Pimpinella Anisum. 13. Oleum Anisi, Anethol, Aniscampher (vergl. oben S. 76). Weisse krystallinische Masse.

Der **Zimmt** enthält ein ätherisches Oel, welches im Wesentlichen aus dem eigenartig riechenden und brennend schmeckenden Zimmtaldehyd besteht. Die Präparate haben hauptsächlich die Bedeutung von Geschmacksmitteln.

14. Cortex Cinnamomi, chinesischer Zimmt; von Cinnamomum Cassia. 15. Oleum Cinnamomi, ätherisches Zimmtöl. 16. Aqua Cinnamomi. Zimmt 1, Weingeist 1 auf 10 wässriges Destillat. 17. Sirupus Cinnamomi; aus Zimmt, Zimmtwasser und Zucker hergestellt. 18. Tinctura Cinnamomi. Zimmt 1, Weingeist 5.

Das in den **Gewürznelken** vorkommende Nelkenöl besteht aus Eugenol und einem Terpen und wirkt heftig reizend an allen Applicationsstellen.

19. Caryophylli, Gewürznelken; die noch geschlossenen Blüthen von Eugenia aromatica (Caryophyllus aromaticus). 20. Oleum Caryophyllorum, Eugenol; ursprünglich farblose, an der Luft bald braun werdende Flüssigkeit. Ein ähnliches Oel enthält der Nelkenpfeffer oder Piment.

Die **Muskatnüsse** sind ziemlich stark giftig. Der wirksame Bestandtheil zersetzt sich leicht, anscheinend unter Bildung von ätherischem Oel. Das Muskatnussöl bildet ein Gemenge zur Klasse der Terpene und Campherarten gehörender Verbindungen. Das Muskatblüthenöl (Macisöl) ist ähnlich zusammengesetzt.

21. Semen Myristicae, Nuces Moschatae, Muskatnüsse; von Myristica fragrans. 22. Oleum Macidis, ätherisches Muskatnussöl.

Die **Kalmuspräparate** wurden früher bei Verdauungsschwäche sehr gerühmt, fanden aber auch in Form von Bädern als gelinde Hautreizmittel vielfache Verwendung.

23. Rhizoma Calami, Kalmuswurzel; von Acorus Calamus. Neben dem ätherischen Oel findet sich in ihr das bitter und aromatisch schmeckende, harzartige, stickstoffhaltige Glykosid Acorin. 24. Extractum Calami; aus der Wurzel mit Wasser und Weingeist ausgezogen. Gaben 0,3—0,8. 25. Tinctura Calami. Kalmuswurzel 1, Weingeist 5. Gaben 20—60 Tropfen. 26. Oleum Calami, ätherisches Kalmusöl; besteht aus zwei Terpenen, von denen das eine nur einen geringen Antheil bildet.

b) **Scharf schmeckende Küchen- und Arzneigewürze.** Sie enthalten theils ätherische Oele, theils anderartige, brennend oder scharf schmeckende, zum Theil noch wenig bekannte Bestandtheile. Von den unten aufgeführten Droguen entstammen die vier erstgenannten den Zingiberaceen, die drei übrigen den Umbelliferen. Ihnen schliessen sich noch mancherlei andere scharfe Gewürze an, darunter besonders der schwarze und der weisse Pfeffer, welche neben Piperin das brennend scharf schmeckende, harzartige Chavicin (Buchheim [1])) enthalten. Ausser der Reizung und Erregung der Magenschleimhaut bei innerlichem Gebrauch schrieb man insbesondere dem Ingwer und Pfeffer auch allgemeine und „erhitzende" Wirkungen zu.

Auch das in der Cotorinde vorkommende, in neuerer Zeit gegen chronische Durchfälle zuweilen mit Erfolg angewendete Cotoïn, welches der Monomethyläther des Benzophloroglucins, $C_6H_5\text{-}CO\text{-}C_6H_2(OH)_2 . (OCH_3)$ ist, hat einen beissend scharfen Geschmack. Es ist eine stickstofffreie, in Wasser wenig, leicht in Alkalien lösliche, neutrale Substanz, die bei der Einspritzung der alkalischen Lösung in das Blut an Thieren Hyperämie des Darms und gesteigerte Temperatur in der Bauchhöhle und im Rectum hervorruft. Die Erweiterung der Darmgefässe befördert den Blutstrom in denselben und begünstigt hierdurch bei chronischen Darmkatarrhen vermutblich Ernährung und Restitution

[1]) Arch. f. exp. Path. u. Pharmak. 5. 457. 1876.

der erkrankten Darmepithelien (Albertoni[1])). Bei hyperämischen Zuständen ist das Cotoïn dagegen contraindicirt. Aehnlich verhält sich das in der Paracotorinde enthaltene Paracotoïn.

1. Fructus Cardamomi, Malabar-Cardamomen; von Elettaria Cardamomum. Enthalten ein brennend gewürzhaft schmeckendes ätherisches Oel.

2. Rhizoma Zingiberis, Ingwer; von Zingiber officinale. Enthält ein ätherisches Oel, welches zu den Terpenen gehört, und eine bitter und scharf schmeckende Substanz, das Gingerol (Cardol?). 3. Tinctura Zingiberis. Ingwer 1, verd. Weingeist 5.

4. Rhizoma Zedoariae, Zitwerwurzel; von Curcuma Zedoaria (C. Zerumbet). Schmeckt bitterlich und brennend. Das ätherische Zitweröl hat einen campherartigen Geruch.

5. Rhizoma Galangae, Galgant; von Alpinia officinarum. Das ätherische Oel hat einen brennend scharfen Geschmack. Die krystallisirbaren, gelb gefärbten Bestandtheile Kämpferid, Galangin und Alpinin scheinen völlig unwirksam zu sein.

6. Tinctura aromatica. Zimmt 5, Ingwer 2, Galgantwurzel 1, Gewürznelken 1, Cardamomen 1, verd. Weingeist 50. Gaben 20—60 Tropfen.

7. Radix Angelicae, Engelwurz, Angelica; Rhizom von Archangelica officinalis. Enthält ätherisches Oel, welches einen gewürzhaften, brennenden Geschmack hat, ferner krystallisirbares, brennend und aromatisch schmeckendes Angelicin und das amorphe, in Wasser leicht lösliche Angelicabitter. 8. Spiritus Angelicae compositus. Angelica 16, Baldrian 4, Wacholderbeeren 4, Weingeist 75 und Wasser 125 auf 100 Destillat, welches mit 2 Campher versetzt wird.

9. Radix Pimpinellae, Bibernellwurzel; Rhizome und Wurzeln von Pimpinella Saxifraga und P. magna. Neben einem petersilienartig riechenden und bitterlich schmeckenden ätherischen Oele findet sich in der Wurzel das dem Peucedanin nahe stehende, ebenfalls krystallisirbare und in weingeistiger Lösung brennend schmeckende Pimpinellin (Buchheim, 1873). 10. Tinctura Pimpinellae. Bibernellwurzel 1, Weingeist 5. Gaben 10—20 Tropfen.

c) **Bittere Magenmittel.** Unter den eigentlichen Muskel- und Nervengiften zeichnen sich verschiedene Alkaloïde und andere Stoffe durch einen intensiv bitteren Geschmack aus, namentlich das Strychnin und Chinin. Sie werden daher bei der praktischen Anwendung in kleinen Gaben ebenfalls zu den bitteren Mitteln gerechnet. Man kann aber eine Gruppe von Bitterstoffen zusammenstellen, die dadurch charakterisirt ist, dass die zu ihr gehörenden Substanzen bei der innerlichen Anwendung keine

---

1) Arch. f. exp. Path. u. Pharmak. 17. 291. 1883.

auffälligeren Wirkungen auf das Nervensystem oder die Muskeln hervorbringen. Dann bleibt freilich als pharmakologisches Merkmal nur der bittere Geschmack übrig. Man kann zwar annehmen, dass diese Stoffe auf gewisse in der Magenwandung eingebettete, vielleicht nutritiven Zwecken dienende Nervenelemente einen analogen specifischen Einfluss ausüben, wie auf die Geschmacksnerven; indessen fehlt für eine solche Annahme vorläufig jede thatsächliche Grundlage. Nach der Aufnahme in das Blut sind einzelne dieser Stoffe sehr wirksam. Die krystallisirende **Hopfenbittersäure (Lupulinsäure)** verursacht bei der Injection ihrer mit Hilfe von Natriumcarbonat hergestellten Lösung in das Blut erst Erregung, dann Lähmung der im verlängerten Mark gelegenen Centren, insbesondere der Respiration, und ist bei dieser Anwendungsweise sehr giftig; weniger ist das bei der Einspritzung unter die Haut und fast gar nicht mehr bei der Einführung in den Magen der Fall. Im Biere findet sie sich nicht in unverändertem Zustande, sondern in Form eines harzartigen Umwandlungsproductes, das überhaupt kaum mehr wirksam ist (**Dreser**[1])). Nach der **Injection von Columbin und Cetrarin in die Venen** wurde, nach einer anfänglichen vorübergehenden Erniedrigung, eine Steigerung des arteriellen Blutdrucks beobachtet (**Köhler**[2])).

Von den Gewürzen unterscheiden sich die rein bitteren Mittel dadurch, dass sie **keine allgemeine Reizung der Magenschleimhaut** verursachen. Dagegen kommt ihnen in ähnlicher Weise wie jenen bis zu einem gewissen Grade eine **antiseptische** Wirkung zu. Bei einzelnen kommt auch ein Gehalt an Gerbsäure in Betracht.

In praktischer Hinsicht sind diese bitteren Pflanzentheile auch deshalb von Interesse, weil sie zur Herstellung der **bitteren Branntweine** dienen, die ebensowohl Genuss- als populäre Magenmittel sind.

Unter den nachstehenden Droguen und Präparaten verdient keines besonders bevorzugt zu werden. Der eine Praktiker wird mit Vorliebe dieses, der andere jenes Mittel anwenden.

1. **Lignum Quassiae, Quassia**; zerkleinertes Holz und Rindenstücke von Quassia amara und Picrasma excelsa. Die verschiedenen in diesen

<hr>

1) Arch. f. exp. Path. u. Pharmak. 23. 129. 1887.
2) Prager Vierteljahrsschr. f. Heilk. 120. 49. 1873.

Pflanzen enthaltenen krystallisirbaren, chem. indifferenten, in Wasser wenig löslichen Bitterstoffe werden Quassiin und Pikrasmin genannt (Massute[1]). Als Macerationsaufguss zu 1,0—4,0.

2. **Herba Absinthii**, Wermuth; Blätter und blühende Spitzen von Artemisia Absinthium. Der krystallisirbare Bitterstoff Absinthin ist in Wasser sehr wenig löslich. Das ätherische Oel enthält das mit dem Campher isomere Absinthol. 3. **Extractum Absinthii**; mit Weingeist und Wasser aus dem Wermuthkraut. Gaben 0,5—1,0. 4. **Tinctura Absinthii**. Wermuthkraut 1, verd. Weingeist 5. Gaben 20—30 Tropfen.

5. **Folia Trifolii fibrini**, Bitter- oder Fieberklee; die Blätter der Menyanthes trifoliata. Der Bitterstoff Menyanthin ist ein in kaltem Wasser schwer lösliches amorphes Glykosid. Gaben 1,0—4,0, als Abkochung. 6. **Extractum Trifolii fibrini**; aus dem Bitterklee mit heissem Wasser dargestellt. Gaben 0,5—2,0.

7. **Radix Gentianae**, Enzianwurzel; Wurzelstöcke und Wurzeläste von Gentiana lutea, G. pannonica, G. purpurea und G. punctata. Der Bitterstoff Gentiopicrin ist ein in Wasser leicht, in absol. Alkohol schwer lösliches, krystallisirbares Glykosid. Das Gentisin ist in jeder Beziehung indifferent. 8. **Extractum Gentianae**; aus der Enzianwurzel mit Wasser. 9. **Tinctura Gentianae**. Enzianwurzel 1, Weingeist 5. Gaben 20—60 Tropfen.

10. **Herba Centaurii**, Tausendgüldenkraut; das blühende Kraut der Erythraea Centaurium. Enthält vielleicht Gentiopicrin; das Erythrocentaurin ist indifferent.

11. **Tinctura amara**. Enzianwurzel 3, Tausendgüldenkraut 3, Pomeranzenschalen 2, Pomeranzen 1, Zitwerwurzel 1, verd. Weingeist 50. Gaben 20—60 Tropfen.

12. **Elixir Aurantii compositum**. Pomeranzenschalen 20, Zimmt 4, Kaliumcarbonat 1, Xereswein 100; der abgepressten Macerationsflüssigkeit werden zugesetzt: Enzianextract 2, Wermuthextract 2, Bitterkleeextract 2, Cascarillextract 2. Theelöffelweise. Stimmt in seiner Bedeutung mit jedem bitteren Branntwein überein.

13. **Elixir amarum**. Wermuthextract 2, Pfefferminzölzucker 1, aromatische Tinctur 1, bittere Tinctur 1, Wasser 5. Theelöffelweise.

14. **Herba Cardui benedicti**, Cardobenedictenkraut; die Blätter und blühenden Zweige des Cnicus benedictus (Carbenia benedicta). Der krystallisirbare Bitterstoff Cnicin ist in kaltem Wasser schwer löslich. 15. **Extractum Cardui benedicti**; mit heissem Wasser hergestellt. Gaben 0,5—1,0.

16. **Radix Taraxaci cum Herba**, Löwenzahn, Taraxacum vulgare. Der Bitterstoff Taraxacin ist krystallisirbar und in Wasser löslich. — Bei den sogenannten Frühlingscuren, zu denen frische Kräutersäfte, mit Vorliebe der Löwenzahn, verwendet wurden, kommt besonders die gelinde abführende und diuretische Wirkung der in den letzteren enthaltenen Salze

---

1) Arch. d. Pharmacie. **228**. Bd. 4. Heft. 1890.

organischer Säuren in Betracht. 17. **Extractum Taraxaci**, Löwenzahn-extract; aus der getrockneten Pflanze mit Wasser. **Gaben 0,5—1,0.**

18. **Radix Colombo**, Colombowurzel; von Iateorrhiza Columba oder palmata. Der krystallisirbare Bitterstoff Columbin ist in Wasser sehr wenig löslich. Ausserdem enthält die Wurzel das Alkaloïd Berberin und Columbosäure, die ebenfalls bitter schmecken. Die Stärke, welche in ihr vorkommt, und wohl noch andere colloïdale Substanzen vermitteln den Uebergang der genannten Bestandtheile in den Darm (vergl. S. 58). Das Mittel beseitigt Durchfälle. Doch lässt sich über die Art der Wirkung nichts Bestimmtes angeben, denn Gerbsäure scheint in der Drogue nicht vorzukommen. Vielleicht handelt es sich um eine ähnliche Wirkung auf die Darmgefässe wie beim Cotoïn (vergl. S. 270). **Gaben 0,5—1,0**, täglich 10,0 als Decoct.

19. **Cortex Cascarillae**; von Croton Eluteria. Der Bitterstoff Cascarillin ist krystallisirbar und in Wasser sehr schwer löslich. Das ätherische Oel besteht aus einem Terpen und anderen Kohlen- und Oxykohlenwasserstoffen. Auch der Gerbsäuregehalt kommt in Frage. **Einzelgaben 0,5—2,0, täglich 5,0—15,0**, als Abkochung 1:10. 20. **Extractum Cascarillae**; aus der Cascarillrinde mit heissem Wasser. **Einzelgaben 0,3—1,0, täglich 2,0—5,0.**

Eine Anzahl anderer, Bitterstoffe enthaltender Pflanzen reiht sich diesen an. Darunter sind besonders zu nennen die **Schafgarbe**, das blühende Kraut von Achillea Millefolium, mit dem sehr bitter schmeckenden Achilleïn, und die in den Alpen wachsende **Moschusschafgarbe**, Achillea moschata, in der sich das bittere, harzartige Ivaïn neben ätherischem Oel findet.

IV. Den verschiedensten Zwecken dienende, zum grossen Theil veraltete und obsolete Droguen und Präparate.

Die Mehrzahl der im Folgenden aufgeführten Droguen und Präparate, welche die Pharmakopöe den Aerzten noch bietet, lässt sich nach ihrem Zweck heute überhaupt nicht mehr charakterisiren. Da giebt es **Corrigentia** und **Adjuvantia** in Bezug auf die Wirkung anderer Mittel, **Antidyscrasica, Tonica, Nervina, Diapnoïca, Stomachica, Digestiva, Diuretica**, auch **Wundmittel**, also **Antiseptica**, und manches Andere.

Thatsächlich handelt es sich meist um schwache Wirkungen ätherischer Oele, die hauptsächlich der Terpen- und Camphergruppe angehören. Es braucht kaum besonders erwähnt zu werden, dass auch durch diese Agentien, z. B. durch die Arnica, manches therapeutische Resultat, namentlich bei der Anwendung als Geschmackscorrigentien, als Magen- und Haut-reizmittel u. dergl. erzielt werden kann. Einzelne hatten vermuthlich auch eine Bedeutung als Desinfectionsmittel und Antiseptica. Sie sind aber nach allen diesen Richtungen nichts weniger als unentbehrlich. Die Pharma-kologie kann mit diesen Kräutern, Wurzeln u. dergl. ebensowenig etwas anfangen, wie gegenwärtig die Therapie.

Die ätherischen Oele der nachstehenden Labiaten gehören chemisch und vermuthlich auch pharmakologisch der Terpen- und Camphergruppe an. Gewöhnlichen Campher enthalten das Lavendel- und Rosmarinöl.

1. **Spiritus Melissae compositus, Carmelitergeist;** weingeistiges Destillat aus Melisse, Citronenschalen, Muskatnuss, Zimmt, Gewürznelken. 2. Folia Melissae, Citronenmelisse; von der cultivirten Melissa officinalis. 3. Herba Thymi, Gartenthymian; blühende, beblätterte Zweige von Thymus vulgaris. 4. Oleum Thymi, ätherisches Thymianöl; enthält Thymol, Cymol und das Terpen Thymen. 5. Herba Serpylli, Quendel; beblätterte blühende Zweige von Thymus Serpyllum. Das ätherische Oel besteht hauptsächlich aus einem Terpen. 6. Flores Lavandulae, La-vendelblüthen: von Lavandula vera. 7. Oleum Lavandulae; das äthe-rische Lavendelöl enthält neben einem Terpen gewöhnlichen Campher. 8. Spiritus Lavandulae; weingeistiges Destillat der Lavendelblüthen. 9 Oleum Rosmarini, Rosmarinöl; von Rosmarinus officinalis; besteht aus einem Terpen, gewöhnlichem Campher und Borneol. 10. Species aromaticae. Pfefferminz, Quendel, Thymian, Lavendel je 2 Theile, Ge-würznelken und Cubeben je 1 Thl. Sie dienen besonders in Form von Kräuterkissen als gelindes Hautreizmittel.

Aetherische Oele, darunter ebenfalls Terpene und Campher-arten, aromatische und andere Bestandtheile sind in den folgen-den, verschiedenen Pflanzenfamilien entstammenden Droguen ent-halten.

11. Flores Arnicae; Blüthenköpfchen von Arnica montana. Be-standtheile: ätherisches Oel und Arnicin; letzteres ist eine gelbe, harz-artige, bitter schmeckende Substanz. 12. Tinctura Arnicae. Arnika-blüthen 1, verd. Weingeist 10. Gaben 10—20 Tropfen. 13. Fructus Lauri, Lorbeeren; von Laurus nobilis. 14. Oleum Lauri; grünliches Gemenge von fettem und aus Terpenen bestehendem ätherischen Oel. 15. Myrrha; Gummiharz der Commiphora abessinica und C. Schim-peri (Balsamea Myrrha; Balsamodendron Myrrha). Bestandtheile: äthe-risches Oel (Myrrhol), Harz (Myrrhin). „Balsamicum, Stomachicum, Em-menagogum" u. dgl. Gaben 0,3—0,6. 16. Tinctura Myrrhae; 1 Thl. auf 5 Weingeist. 17. **Mixtura oleoso-balsamica,** Hoffmann'scher Lebensbalsam. La-vendel-, Nelken-, Zimmt-, Thymian-, Citronen- und äther. Muskatnussöl

je 1 Thl., Perubalsam 4, Weingeist 240 Thle. Zu Einreibungen,
mittel, bei Zahnschmerzen.

18. **Rhizoma Iridis**, Veilchenwurzel; von verschiedenen Irisarten.
Bestandtheile: Gummi, ätherisches, campherartig erstarrendes Oel (Iris-
campher, $C_8H_{16}O_2$).

19. **Herba Meliloti**, Steinklee; von Melilotus officinalis. 20. Semen **Foenugraeci**, Bockshornsamen: von Trigonella Foenum graccum.
Schleim, Bitterstoff, riechendes Harz.

Zur Bereitung der veralteten Holztränke, die als blutrei-
nigende, schweiss- und harntreibende Mittel im Besonderen, als Antidyscrasica, Resolventia und Alterantia im Allgemeinen dienten und denen sich in neuerer Zeit die Condu-
rangorinde zuerst als Krebs- und dann als Magenmittel
angereiht hat, wurden vorzugsweise folgende Droguen verwendet.

21. **Lignum Sassafras**, Fenchelholz; das Holz der Wurzel von
Sassafras officinale (Laurus Sassafras, L.). Fenchelartig riechendes ätherisches Oel, aus 10% Safren, $C_{10}H_{16}$, und 90% Safrol, $C_{10}H_{10}O_2$, bestehend; letzteres krystallisirt, bleibt aber leicht flüssig.

22. **Lignum Guajaci**, Guajakholz; das Kernholz von Guajacum
officinale. Enthält Guajakharz.

23. **Radix Ononidis**, Hauhechelwurzel; von Ononis spinosa. Enthält das geruchlose, in Wasser fast unlösliche, krystallisirbare, kratzend
schmeckende Glykosid Ononin, ferner Ononid (Ononisglycirrhizin) und
Onocerin.

24. **Species Lignorum**, Holzthee. Guajakholz 5, Ononiswurzel 3,
Süssholz 1, Sassafrasholz 1.

25. **Cortex Condurango**, von Marsdenia Condurango (Gonolobus
Condurango). Als sicheres Mittel gegen Krebs empfohlen. Eine gewisse
Wirksamkeit bei Magenleiden ist wohl dem Gerbsäuregehalt zuzuschreiben. Enthält ausserdem ein eigenartiges Glykosid und in sehr geringer Menge eine strychninartig wirkende Base. 26. **Extractum Condurango fluidum**, Condurango-Fluidextract. 100 Condurango auf 100
Fluidextract. Gaben 1,0—1,5. 27. **Vinum Condurango**. Condurango-
rinde 1, Xereswein 10. Theelöffelweise.

28. **Herba Violae tricoloris**, Stiefmütterchen, Freisamkraut; von
Viola tricolor.

29. **Radix Levistici**, Liebstöckel, von Levisticum officinale. Enthält ätherisches Oel und ein unangenehm schmeckendes Balsamharz.

Das Löffelkraut wird beim Scorbut gebraucht, auf Grund
der Erfahrung, dass Seeleute, welche an dieser Krankheit leiden,
genesen, wenn sie in nördlichen Gegenden ein Land erreichen,
welches ihnen als einziges frisches Gemüse oder Salat dieses
Kraut bietet.

30. **Herba Cochleariae**, Löffelkraut; das blühende Kraut von Cochlearia officinalis. Das ätherische Löffelkrautöl ist das Senföl des secundären Butyls.

31. **Spiritus Cochleariae.** Getrocknetes Löffelkraut 4, Senfsamen 1 auf 15 Destillat. Die Combination von Löffelkraut und Senf hat keinen Sinn.

V. Desinfections- und Reizmittel für die Harnorgane.

Eine Anzahl namentlich den Terpenen angehöriger Pflanzenbestandtheile ist dazu bestimmt, nach der Resorption vom Magen aus meist im veränderten Zustande die Nieren zu passiren und dabei in verschiedener Weise heilsam zu wirken. Während man durch die Wacholderpräparate die Harnsecretion zu befördern sucht, will man durch den Copaivabalsam und die Cubeben namentlich auf die blennorrhoïsch erkrankte Schleimhaut der Harnröhre einen günstigen Einfluss ausüben.

In den Wacholderbeeren finden sich Alkalisalze organischer Säuren, welche in derselben Weise wie andere Salze dieser Art die Harnabsonderung zu vermehren im Stande sind. Ferner verursachen die Bestandtheile der ätherischen Oele, wenn sie im unveränderten Zustande in die Nieren gelangen, eine Reizung derselben, die in den höheren Graden zur Entzündung führen kann, in sehr mässiger Stärke dagegen nur die harnabsondernde Thätigkeit der Epithelien oder die Durchlässigkeit des Nierengewebes für das Wasser zu erhöhen scheint.

Die ätherischen Oele der genannten Droguen bestehen zum grossen Theil aus Terpenen, welche ihrer Flüchtigkeit wegen leicht resorbirt werden und im Organismus gepaarte Glykuronsäuren bilden. Diese gehen in Form leicht löslicher Salze in den Harn über. Ob sie dabei, wie andere Salze, die Ausscheidung des Wassers beschleunigen, ist noch nicht untersucht. Es wird ihnen in dieser Richtung kaum eine grosse Bedeutung zuzuschreiben sein. Dagegen spielen die gepaarten Verbindungen der Terpene wenigstens in gewissen Fällen eine wichtige Rolle im Harn, die darin besteht, dass der letztere gleichsam vor seiner Absonderung aseptisch gemacht wird. Dieses Verhalten ist zuerst nach dem Einnehmen von Copaivabalsam beobachtet, hat aber auch für andere Substanzen, namentlich der aromatischen Reihe, Geltung.

Der Harn, welcher von Menschen und Thieren nach dem Einnehmen von Copaivabalsam gelassen wird, geht in der Regel schwerer in Fäulniss über als unter gewöhnlichen Verhältnissen. Er bleibt längere Zeit völlig klar, und selbst wenn schliesslich sich Tripelphosphat abscheidet, und die Oberfläche sich mit Schimmelpilzen bedeckt, treten Fäulnissbakterien entweder gar nicht oder nur in geringer Menge auf. Aus dieser Beschaffenheit des Harns ergiebt sich die Bedeutung des Copaivabalsams und wohl auch der Cubeben bei der Behandlung der blennorrhoïsch erkrankten Harnröhrenschleimhaut von selbst. Wenn an derselben auch nur wenige Tropfen gewöhnlichen Harns hängen bleiben, so können sie unter solchen Verhältnissen leicht in Zersetzung übergehen und dadurch die Heilung verzögern. Wenn der Harn dagegen auch nur weniger leicht fault, so ist er relativ unschädlich, und damit ein Hinderniss für die Heilung beseitigt. Direct in die Harnröhre gebrachte Desinfectionsmittel werden den gleichen Erfolg deshalb nicht haben, weil der in solchen Zuständen öfters gelassene Harn sie fortschwemmt.

Von den Bestandtheilen des Copaivabalsams scheinen besonders die Terpene in Form von gepaarten Glykuronsäuren und zum Theil auch als Aetherschwefelsäuren im Harn aufzutreten. Mit der Glykuronsäure geben alle Terpene, auch das gewöhnliche Terpentinöl, gepaarte Verbindungen und sind daher geeignet, den Harn mehr oder weniger aseptisch zu machen. Nur kommt es bei dem praktischen Gebrauch darauf an, dass von den betreffenden Substanzen während einer nicht zu kurzen Zeit die nöthigen Mengen in den Magen gebracht werden können, ohne die Function des letzteren zu beeinträchtigen. Ob der Copaivabalsam und die Cubeben dieser Anforderung in der That am besten entsprechen und ob dadurch ihre Bevorzugung in der Praxis gerechtfertigt ist, oder ob andere Stoffe, namentlich der aromatischen Reihe, den Magen noch weniger schädigen und den Harn noch stärker aseptisch machen, muss durch methodische Untersuchungen festgestellt werden. In früherer Zeit hat man neben diesen Mitteln nicht nur die Wacholderbeeren und verschiedene Balsamharze, sondern auch das Terpentinöl gegen Blennorrhöen gebraucht und gerühmt, und in neuerer Zeit für den gleichen Zweck das Sandelholzöl warm empfohlen. Ungeeignet scheinen solche Substanzen zu sein, deren Glykuronsäureverbindungen sich leicht schon beim Stehen des Harns spalten. In diesem Falle begünstigt die frei gewordene Glykuronsäure die Entwickelung der niederen Organismen.

1. **Fructus Juniperi**, Wacholderbeeren; von Juniperus communis. Gaben 15,0—30,0 täglich, im Aufguss. 2. **Succus Juniperi inspissatus**, Wacholdermus; aus den frischen Beeren durch Abpressen mit heissem Wasser und Eindampfen gewonnen. Theelöffelweise. 3. Spiritus Juniperi. Wacholderbeeren 1, Weingeist 3, Wasser 3 auf 4 Destillat. Gaben 20—60 Tropfen. 4. Oleum Juniperi; ätherisches, aus zwei Terpenen bestehendes Oel der Wacholderbeeren. 5. Species diureticae, harntreibender Thee. Wacholderbeeren, Süssholz, Liebstöckel- und Ononiswurzel je 1 Thl. Gaben wie bei den Wacholderbeeren.

6. **Balsamum Copaïvae** Copaivabalsam; Harzsaft von verschiedenen Copaïfera-Arten; enthält Copaivaöl ($C_{10}H_{16}$), harzartige Copaivasäure und neutrales Harz. Gaben 1,0—4,0, in Kapseln, Emulsionen oder in Pillen mit gebrannter Magnesia.

7. **Cubebae**, Cubeben; die unreifen Früchte von Cubeba officinalis (Piper Cubeba). Sie enthalten das aus zwei Terpenen bestehende Cubebenöl, das chemisch indifferente, Protocatechusäure liefernde Cubebin ($C_{10}H_{10}O_3$) und die harzartige Cubebensäure. Gaben 1,0—5,0, täglich 30,0—50,0, gepulvert in Oblaten, Bissen oder Pillen.

8. **Extractum Cubebarum**; aus den Cubeben mit Weingeist und Aether. Gaben 0,3—1,0, täglich 2,0—5,0, in Gallertkapseln oder mit Cubebenpulver in Pillen.

9. Oleum Santali, Sandelöl; aus dem Holz von Santalum album. Dickliches, gelbliches, ätherisches Oel.

VI. Hautsalben und Pflaster.

Die aus Fetten, fetten Oelen, Paraffinen und anderen ähnlichen Substanzen hergestellten Salben haben eine weiche, butterartige Consistenz und dienen zu einfachem oder mit Einreiben verbundenem Bestreichen der Haut, entweder um diese mit der Fettmasse zu durchtränken und geschmeidig und widerstandsfähiger gegen äussere Schädlichkeiten zu machen, oder um wunde, beschädigte und von der Epidermis entblösste Hautstellen mit einem deckenden Ueberzug zu versehen, oder endlich, um Arzneistoffe an der Haut zu fixiren, namentlich solche, die an der letzteren in anderer Form nicht haften würden. Gewöhnlich handelt es sich um Substanzen, die an der Haut selbst, namentlich als Adstringentia und Antiseptica, zur Wirkung kommen sollen. Doch kann, wie namentlich bei der Anwendung der grauen Quecksilbersalbe, auch der Uebergang des wirksamen Bestandtheils in das Blut beabsichtigt werden.

Oele, Fette und Paraffine von flüssiger oder salbenförmiger Consistenz dringen beim Einreiben in die menschliche Haut in grösseren Mengen in diese ein und verbreiten sich dann weiter im Organismus. Bei Hunden und Kaninchen gelangt mit der Haut in innige Berührung gebrachtes Vaselin in den Körper und ist in den Organen, namentlich in den Muskeln, nachweisbar (Sobieranski[1])). Subcutan injicirtes flüssiges Paraffin verbreitet sich diffus in den Spalträumen des Bindegewebes und gelangt durch dieselben nach längerer Zeit mit Umgehung der Lymphgefässe in die Körperhöhlen, namentlich in die Bauch- und Brusthöhle, aber auch in die Schädelhöhle und die Knochenhöhlen. Das hier abgelagerte Paraffin ruft Bindegewebswucherung hervor. Das neugebildete Bindegewebe durchwuchert die Paraffinmassen und bringt sie in feine Vertheilung. In diesem der Emulsionirung gleichenden Zustande wird dann das Paraffin resorbirt, indem es, aber erst nach Monaten, in die Lymphbahnen übergeht (Juckuff[2])). Auch das aus dem Paraffin rein dargestellte Nonadecan, $C_{19}H_{40}$, verschwindet, allerdings sehr langsam, aus dem thierischen Organismus. An einer Ratte wurden nach zwei Monaten von der subcutan injicirten Substanz noch 42% im Körper wiedergefunden (H. Meyer[3])). Ein Theil scheint dann verbrannt, ein anderer in den Darm ausgeschieden zu werden. Sicher bleibt also das Paraffin längere Zeit unverändert im Organismus. Dieser Umstand darf bei der Anwendung des Paraffins als Salben statt der Fette nicht unberücksichtigt bleiben und kommt namentlich bei der Massage in Betracht, wenn bei derselben längere Zeit hindurch täglich grössere Mengen der unter dem Namen Vaselin bekannten Paraffinsalbe in die Haut eingerieben werden.

Nicht flüchtige Substanzen gehen in Form ihrer wässrigen Lösungen von der normalen, intacten Haut nicht durch die Epidermis in den Körper über, wenn die letztere genügend von dem Fett der Talgdrüsen durchtränkt ist. Wenn aber die Hautschmiere durch Waschen mit Alkohol oder Aether sorgfältig entfernt wird, so kann auch der Uebergang wässriger Lösungen, wenigstens in geringer Menge, erfolgen. Noch leichter dringen Substanzen in alkoholischer oder ätherischer Lösung durch die Epidermis.

---

1) Arch. f. exp. Path. u. Pharmak. 31. 329. 1893.
2) Arch. f. exp. Path. u. Bharmak. 32. 124. 1893.
3) Münch. med. Wochenschr. 1901. Nr. 11.

Ebenso gehen in Fetten und Salben gelöste Substanzen mit diesen zusammen durch die Epidermis. Darauf beruht z. B. die Wirksamkeit der Canthariden enthaltenden Pflaster und Salben und der Uebergang des Quecksilbers in Form seiner fettsauren Verbindungen bei der Schmiercur mittelst der grauen Salbe.

Man kann also in der That durch die Salben einerseits Arzneistoffe auf die tieferen Schichten der Haut einwirken lassen oder noch weiter in den Körper überführen, ohne die Epidermis zu verletzen, und andererseits das Eindringen nur in Wasser löslicher Stoffe und wahrscheinlich auch fester Partikel und niederster Organismen verhindern, wenn man die Haut gut einfettet. In neuester Zeit wird für diesen Zweck besonders das Wollfett der Schafe unter dem Namen Lanolin angewendet.

Das Ichthyol, welches eine sirupdicke, braune, unangenehm riechende Flüssigkeit bildet, wird durch trockene Destillation des in Tirol vorkommenden, aus Fischresten bestehenden bituminösen Gesteins und Ueberführen der Destillationsproducte in die Sulfosäure und deren Ammoniumsalz gewonnen. Es bildet gegenwärtig das Hauptmittel gegen alle Hautkrankheiten, wird aber auch innerlich bei Erkrankungen der Verdauungs-, Athmungs-, Geschlechts- und Harnorgane und subcutan bei schmerzhaften Affectionen angewendet und als ein richtiges modernes Universalmittel empfohlen, mit dem ein ähnliches, aus Braunkohlentheeröl bereitetes Product, das Thiol, in Wettbewerb zu treten sucht.

Die Linimente und der Opodeldok sind Salben, die neben Fett oder Seife auch Wasser und meist noch flüchtige, hautreizende Stoffe, wie Ammoniak und Campher, enthalten. Der flüssige Opodeldok ist eine solche in Alkohol gelöste Salbe.

Auch die Kataplasmen und Fomentationen können hier ihre Stelle finden. Es sind breiartige, aus quellbaren Substanzen namentlich aus ölhaltigen Samen hergestellte Massen, welche im erwärmten Zustande auf entzündete Hautstellen gebracht werden, um eine Resorption oder einen Zerfall von Entzündungsproducten herbeizuführen.

Es handelt sich dabei um die reinste Form der Wärmewirkung, ohne Austrocknung und Quellung der Gewebe. Denn es kann weder die erstere noch die letztere eintreten, weil einerseits durch die Feuchtigkeit des Kataplasmabreies die Verdunstung von der Haut verhindert wird und andererseits die quellbaren Substanzen das Wasser mit genügender Festigkeit binden, so dass es nicht in die Gewebe eindringen und diese nicht zur Quellung bringen kann. Trockene Wärme würde in solchen Fällen Reizung verursachen, und warmes Wasser die Haut durch Quellung zu sehr schädigen. Der Fett- oder Oelgehalt der Kataplasmen ist nützlich, weil diese dabei längere Zeit gleichmässig warm bleiben. Am häufigsten werden die ölhaltigen Leinsamen zur Herstellung von Kataplasmen benutzt. Die Industrie liefert letztere in Form von Papierblättern, welche auf der einen Fläche mit einer Schicht quellbarer Substanzen überzogen sind. Die Blätter werden im feuchten Zustande auf die Haut gebracht und vom Körper erwärmt.

Bei den erweichenden Kräutern kommt neben der Wärme auch die durch die ätherischen Oele hervorgebrachte gelinde Reizung als wirksames Moment mit in Betracht. Die warmen Moor- und Schlammbäder sind gewissermassen Kataplasmen für die ganze Haut.

Von den nachstehend aufgeführten Salben enthalten einzelne Bleiweiss oder Bleiseife (fettsaures Blei). Es ist zweifelhaft, ob dem Blei in dieser Form eine Bedeutung als Adstringens zukommt. Diese Salben sind vielmehr als reine Deckmittel anzusehen.

a) Reine Fettsalben.

1. **Unguentum Paraffini.** Festes Paraffin 1, flüssiges Paraffin 4.

2. **Adeps suillus, Schweineschmalz.** Schmelzp. 38—40°.

3. **Adeps Lanae anhydricus.** Fett aus der Schafwolle.

4. **Adeps Lanae cum Aqua.** Wasserhaltiges Wollfett.

5. **Unguentum Adipis Lanae.** Aus Wollfett, Olivenöl u. Wasser.

6. **Unguentum cereum, Wachssalbe.** Olivenöl 7, gelbes Wachs 3.

7. **Unguentum Diachylon.** Bleipflaster und Olivenöl zu gleichen Theilen.

8. **Unguentum Cerussae, Bleiweisssalbe.** Bleiweiss 3, Paraffinsalbe 7. 9. **Unguentum Cerussae camphoratum.** Bleiweisssalbe 19, Campher 1. 10. **Balsamum Nucistae, Muskatbalsam.** Wachs 1, Olivenöl 2, Muskatnussöl 6. 11. **Unguentum Rosmarini compositum, Rosmarinsalbe.** Schweineschmalz 16, Talg 8, gelbes Wachs 2, Muskatnussöl 2, Rosmarinöl 1, Wacholderbeeröl 1.

b) Wasserhaltige Salben und Linimente.

9. **Unguentum leniens**, Cold-Cream. Weisses Wachs 7, Walrat 8, Mandelöl 57, Wasser 28, Rosenöl 1 Tropfen.

10. **Unguentum Glycerini**, Glycerinsalbe. Weizenstärke 10, Wasser 15, Glycerin 90.

11. **Linimentum ammoniatum**, Linimentum volatile, flüchtige Salbe. Olivenöl 3, Mohnöl 1, Ammoniakflüssigkeit 1.

12. **Linimentum-ammoniato-camphoratum**, flüchtiges Campherliniment. Campheröl 3, Mohnöl 1, Ammoniakflüssigkeit 1.

13. **Linimentum saponato-camphoratum, Opodeldok.** Medicinische Seife 40, Campher 10, Weingeist 420, Thymianöl 2, Rosmarinöl 3, Ammoniakflüssigkeit 25.

14. **Spiritus saponato-camphoratus**, flüssiger Opodeldok. Campherspiritus 60, Seifenspiritus 175, Ammoniak 12, Thymianöl 1, Rosmarinöl 2.

c) Fette Oele und Salbenbestandtheile.

1. **Oleum Olivarum**, Olivenöl. 2. **Ol. Olivarum commune**, Baumöl. 3. **Ol. Amygdalarum**, Mandelöl. 4. **Ol. Papaveris**, Mohnöl. 5. **Ol. Lini**, Leinöl; zu Klystieren und Linimenten. *6. **Ol. Cocos**, Cocosöl; aus den Samen von Cocos nucifera; von Butterconsistenz. *7. **Ol. Cacao**, Cacaobutter; aus den Samen von Theobroma Cacao; talgartig spröde. 8. **Ol. Nucistae**, Muskatnussöl; aus den Muskatnüssen (vergl. S. 268). Gemenge von Fett, äther. Oel und Farbstoffen. 9. **Sebum ovile**, Hammeltalg. 10. **Cetaceum**, Walrat; der gereinigte, umkrystallisirte feste Inhalt besonderer Höhlen im Körper der Potwale, Physeter macrocephalus; besteht aus Palmitinsäure-Cetylester. 11. **Paraffinum liquidum**, flüssiges Paraffin; aus Petroleum gewonnene, farb- und geruchlose, ölartige Flüssigkeit. 12. **Paraffinum solidum**, festes Paraffin, feste, weisse, geruchlose Masse. 13. **Glycerinum**, Glycerin; farblose, neutrale, sirupartige Flüssigkeit. Spec. Gew. 1,225—1,235.

d) Kataplasmenbestandtheile.

1. **Semen Lini**, Leinsamen. Das Leinmehl, Farina seminum Lini, wird für Kataplasmen mit Wasser zu einem Brei angerührt.

2. **Placenta seminis Lini**; Leinkuchen; die Pressrückstände der Leinsamen.

3. **Species emollientes**, erweichende Kräuter. Eibisch- und Malvenblätter, Melilotus, Kamillen, Leinsamen je 1 Thl.

Den Salben schliessen sich die **Pflaster an.** Sie werden aus klebenden Gemengen von Harzen, Fetten und Bleiseifen (Bleipflaster) hergestellt und haben als Kleb- oder Heftpflaster im Wesentlichen eine mechanische Wirkung oder dienen als Schutz- und Deckmittel der Haut. Für diesen Zweck eignet sich besonders das Bleipflaster, mit dem das Bleiweisspflaster in Bezug auf das

Fehlen der reizenden Wirkung übereinstimmt. In manchen Fällen ist ein gewisser Grad einer nutritiven Reizung erwünscht, um den Zerfall oder die Schmelzung kranker Gewebstheile zu begünstigen. Man wählt dann die aus Harzen oder aus einem Gemenge der letzteren und Bleiseife bestehenden Pflaster, welche als reizend wirkenden Bestandtheil Terpentinöl oder andere meist flüchtige Substanzen, z. B. Campher, enthalten. Man nennt sie im populären Sinne Zugpflaster. Zu den Deckpflastern kann auch das Collodium gerechnet werden.

Von den Arzneipflastern finden gegenwärtig fast nur noch solche Anwendung, welche Canthariden und andere scharfe Stoffe enthalten. Es handelt sich dabei um eine besondere Applicationsweise der betreffenden, Entzündung mit Blasenbildung oder Eiterung erzeugenden Substanzen. Die Pflastermasse fixirt die letzteren an der Haut und vermittelt zugleich ihren Uebergang auf die Cutis, indem sie als Lösungsmittel der Hautschmiere und des wirksamen Bestandtheils, z. B. des Cantharidins, dient. Diese Pflaster sind bei den betreffenden Gruppen aufgeführt.

In der deutschen Pharmakopöe finden sich gegenwärtig, mit Ausnahme des Quecksilberpflasters, von dem man nicht bloss eine mechanische Wirkung erwartet, keine Pflaster mehr, die andere als local wirkende Arzneistoffe enthalten.

Die Belladonna-, Opium-, Schierlings- und andere derartige Pflaster sind mit Recht ausser Gebrauch gekommen. Zwar findet ein Uebergang von Alkaloïden in das Blut auch bei dieser Applicationsweise statt, indess liegt kein Grund vor, diese Art der Application, welche die grössten Unsicherheiten für die Resorption jener Stoffe bietet, zur Erzeugung allgemeiner Wirkungen zu verwenden. An der Haut selbst bringen nur wenige Alkaloïde (Cocaïn, Veratrin, Aconitin) überhaupt Wirkungen hervor.

Auch solche Pflaster sind mit Recht fortgelassen worden, welche sich von den einfachen Deck- und Heftpflastern bloss durch einen Gehalt an aromatisch- oder übelriechenden (Asant) und färbenden Bestandtheilen unterscheiden; denn solche Nebenbestandtheile sind für die Aufgaben, welche die Pflaster zu erfüllen haben, völlig gleichgültig.

a) Pflasterbestandtheile.

1. Resina Dammar, Dammarharz; von verschiedenen indischen Bäumen, aus der Familie der Dipterocarpaceen. 2. Colophonium, Geigenharz; vom Terpentin befreites Harz verschiedener Pinus-Arten. 3. Ammoniacum, Ammoniakgummi; von Dorema Ammoniacum. 4. Galbanum, Mutterharz; Gummiharz nordpersischer Ferulaarten. 5. Cera flava, gelbes Bienenwachs. 6. Cera alba, gebleichtes Bienenwachs. 7. Lithar-

gyrum, Bleiglätte, Bleioxyd, PbO. 8. Minium, Mennige, Pb₃O₄.
9. Cerussa, Bleiweiss, Bleicarbonat.

b) Pflaster.

1. **Emplastrum Lithargyri**, E. plumbi, E. Diachylon simplex, Bleipflaster. Durch Zusammenkochen gleicher Theile Olivenöl, Schweineschmalz und Bleiglätte dargestellt. Besteht aus den Bleiseifen verschiedener Fettsäuren, namentlich der Oelsäure.

2. Emplastrum Cerussac, Bleiweisspflaster. Bleipflaster 12, Olivenöl 2, Bleiweiss 7.

3. Emplastrum Lithargyri compositum, Gummipflaster. Bleipflaster 24, gelbes Wachs 3, Ammoniakgummi 2, Galbanum 2, Terpentin 2.

4. Emplastrum fuscum camphoratum, Mutterpflaster. Mennige 30, Olivenöl 60, gekocht und dann Wachs 15, Campher 1 zugesetzt.

5. Emplastrum saponatum, Seifenpflaster. Bleipflaster 70, gelbes
Wachs 10, medicin. Seife 5, Campher 1.

6. Emplastrum Hydrargyri. Quecksilber 2, Terpentin 1, Bleipflaster 6, gelbes Wachs 1, Wollfett 1.

7. **Emplastrum adhaesivum**, Heftpflaster. Bleipflaster 40, Vaselin 5,
Colophonium 35. Dammar 10, Kautschuk 10.

8. Collodium. Collodiumwolle 2, Aether 42, Weingeist 6.

9. **Collodium elasticum.** Collodium 94, Ricinusöl 1, Terpentin 5.

Eine besondere, ganz zweckmässige Art von Pflastern bilden
die neuerdings in den Handel gebrachten sog. Pflastermulle
oder Mullpflaster, die aus einer mit Hilfe von Gutta-Percha hergestellten, gut klebenden, auf Mull gestrichenen und mit Mull
bedeckten Pflastermasse bestehen.

VII. Hautreizmittel.

Eine wichtige Rolle spielt in der Therapie die Hautreizung.
Durch zahlreiche, den verschiedensten pharmakologischen Gruppen
angehörende Substanzen sucht man an beschränkteren und ausgedehnteren Stellen der Haut oder an der gesammten Körperoberfläche bald nur die gelinderen Grade einer sensiblen Erregung
oder nutritiven Reizung und die ersten Anfänge der Hautröthung, bald die intensivsten Formen der Reizung aller morphologischen Elemente der Haut mit exsudativer Entzündung hervorzurufen. Man will durch solche Eingriffe entweder
direct die Haut oder erkrankte Theile und krankhafte Producte
an derselben verändern oder indirect auf entferntere Organe
einwirken.

Mässige Grade der entzündlichen Reizung, besonders wenn sie längere Zeit hindurch unterhalten werden, können an den Applicationsstellen und in deren Nachbarschaft Exsudate, Gewebswucherungen und andere pathologische Producte zum Schwinden bringen, z. B. auch Trübungen an der Cornea.

Auf specifische nutritive oder functionelle Wirkungen kommt es dabei nicht an, wie man das beim Jod häufig angenommen hat, es handelt sich vielmehr im Allgemeinen um Veränderungen der Ernährungsvorgänge in den Geweben, die entweder direct durch Gewebsreizung oder indirect durch Gefässerweiterung und vermehrte Zufuhr von frischem Blut bedingt sein können. Von der grössten Bedeutung sind dabei aber die Intensität und Extensität sowie die Gleichmässigkeit dieser Wirkungen während der Zeit der Anwendung. Wie weit sich diese Veränderungen und ihre heilsamen Folgen in die Tiefe erstrecken, lässt sich weder im Allgemeinen noch in speciellen Fällen entscheiden. Zuelzer (1865) bestrich Kaninchen 14 Tage lang an der einen Seite mit Cantharidencollodium und fand dann eine Anämie der darunter liegenden tieferen Theile. Doch ist dieser Befund schwerlich für die Entscheidung jener Frage zu verwerthen.

An eine Erklärung der Wirkungen der Blasenpflaster und der in Form von Fontanellen hervorgebrachten chronischen Entzündungen und Eiterungen auf entferntere Organe darf um so weniger gedacht werden, als die erwarteten und zuweilen wohl auch beobachteten Erfolge vielleicht in keinem Falle mit völliger Sicherheit mit der Anwendung dieser Mittel in Zusammenhang gebracht werden können. Man liefe Gefahr etwas erklären zu wollen, was vielleicht gar nicht existirt.

Die stärkeren Reizmittel, welche bei temporärer Application lebhaften Schmerz und intensivere Hautröthung verursachen, verdanken ihren, wenigstens in gewissen Fällen wohl ausser Zweifel stehenden günstigen Einfluss auf verschiedene krankhafte, namentlich entzündliche, rheumatische und neuralgische Zustände, einer in Folge der Erregung der sensiblen Nerven auf reflectorischem Wege zu Stande kommenden Wirkung auf mehr oder weniger von der gereizten Stelle entfernte Organe.

Früher hat man den Heilerfolg von einer directen „Ableitung" von Blut aus dem erkrankten Organ abhängig gemacht. Jetzt wissen wir, dass sensible Reize auf reflectorischem Wege auf die Zustände und Functionen zahlreicher Organe von dem grössten Einfluss sind. Sicher ist, dass man solchen Einwirkungen in therapeutischer Beziehung eine grosse Rolle einräumen muss. Wie sich aber der Zusammenhang zwischen ihnen und dem Heilerfolg im Einzelnen oder auch nur im Grossen und Ganzen gestaltet, welche Bahnen die Reflexe einschlagen, welche von den möglichen Veränderungen das heilsame Moment bilden, das alles entzieht sich der Beurtheilung. Man muss sich einfach damit begnügen, die von der Haut aus zu Stande kommenden Reflexwirkungen zu registriren.

In ähnlicher Weise, wie durch jede stärkere Empfindung der Schlaf unterbrochen wird, können auch bei Ohnmachten und somnolenten Zuständen das geschwundene Bewusstsein und andere Gehirnfunctionen durch stärkere Hautreize wieder zur Thätigkeit erweckt werden.

Besonders mächtig ist die Einwirkung der letzteren auf die Respirations- und Circulationsorgane. Doch wird die Deutung der an Menschen und Thieren beobachteten Erscheinungen dadurch erschwert, dass der bei solchen Beobachtungen wohl nie fehlende psychische Einfluss auf die Functionen jener Organe sehr schwer ausgeschlossen werden kann. Auch fehlt es bisher an umfassenderen, methodisch durchgeführten Untersuchungen über den Gesammteinfluss der Hautreizung auf die verschiedenen Gebiete. Die vorhandenen Angaben beziehen sich auf einzelne sensible Nervengebiete.

Im Allgemeinen nimmt die Zahl der Athemzüge bei schwächeren sensiblen Reizen zu, bei stärkeren in bedeutendem Masse ab (P. Bert, 1869; Langendorff[1]). Darauf beruht wahrscheinlich auch das Stocken des Athems bei Menschen, wenn die Haut in grösserer Ausdehnung plötzlich mit kaltem Wasser in Berührung kommt. Dass es sich dabei um eine reflectorische Contraction der Bronchialmuskeln handelt, wie man früher wohl angenommen hat, ist zwar nicht unmöglich, erscheint aber weniger wahrscheinlich.

Die Gefässe werden durch sensible Reize auf reflectorischem Wege entweder verengert oder erweitert (Naumann, 1863[2]; Lovén[3]). Die verschiedenen Gefässgebiete verhalten sich in dieser

---

1) Jahresb., herausg. v. Virchow und Hirsch. 1878. I. 187.
2) Vergl. Pflüg. Arch. 5. 196. 1872.
3) Lovén, Erweiterungen von Arterien in Folge einer Nervenerregung. C. Ludwig, Arbeiten a. d. physiol. Instit. zu Leipzig. Ber. d. k. s. Ges. d. Wissensch. zu Leipzig. 18. 85. 1866.

Beziehung verschieden. Die Hautgefässe erfahren bei directer und reflectorischer Reizung leicht eine Erweiterung. An den inneren Organen verursacht ein mässiger Grad von Reizung in der Regel zunächst eine Gefässverengerung. In Folge dessen steigt der arterielle Blutdruck. Gewöhnlich wird dabei auch die Frequenz der Herzschläge grösser, wie es auch in anderen Fällen bis zu einer gewissen Höhe der Blutdrucksteigerung zu geschehen pflegt, wenn sich erhöhte Widerstände dem Austritt des Blutes aus dem linken Ventrikel entgegenstellen (v. Bezold und Stezinsky, 1867).

Auf die Verengerung der Gefässe folgt namentlich bei starker sensibler Reizung sehr bald eine Erweiterung derselben und in Folge einer, am Frosch in der Bahn des Sympathicus fortgeleiteten, reflectorischen Vagusreizung eine mehr oder weniger erhebliche Verlangsamung der Herzschläge. Erreicht die letztere einen höheren Grad, so sinkt bei Säugethieren der Blutdruck (Marcy und François-Frank, 1876).

Durch solche Veränderungen an den Kreislaufsorganen wird sicherlich auch die Blutvertheilung in den einzelnen Organen wesentliche Schwankungen erleiden, und diese hat man bei der Behandlung von Erkrankungen innerer Organe mit Hautreizmitteln als das heilsame Moment anzusehen. Am häufigsten pflegt man sie bei Hyperämien, Congestionen und entzündlichen Zuständen der Lungen, des Verdauungskanals, des Gehirns, Rückenmarks und der Häute der beiden letzteren anzuwenden. In diesen Fällen ist am ehesten ein Erfolg von einer, sei es auch nur vorübergehenden, Veränderung der Blutvertheilung zu erwarten.

Endlich hat man auch einen Einfluss der sensiblen Hautreize auf die Körpertemperatur und den Stoffwechsel beobachtet. Bei Reizung des centralen Abschnitts der sensiblen Nerven tritt unter Steigerung des arteriellen Blutdrucks und der Stromgeschwindigkeit eine Temperaturabnahme im Innern des Körpers ein (Heidenhain[1])), während gleichzeitig die Hauttemperatur in Folge der Erweiterung der Hautgefässe steigt (Heidenhain[2])). Auch starke Hautreize jeder Art veranlassen an Menschen und Thieren ein Sinken der Körpertemperatur

---

1) Pflüg. Arch. 3. 504. 1870.   2) ibid. 5. 77. 1872.

(Mantegazza, 1866; Naumann, 1867[1])), wahrscheinlich ebenfalls durch reflectorische Erweiterung der Hautgefässe und Steigerung des Blutdrucks bedingt, wodurch die Wärmeabgabe nach aussen vermehrt wird. Der Abnahme der Temperatur geht ein längeres oder kürzeres Stadium der Steigerung voraus (Naumann) oder es kommt zuweilen überhaupt nur zu dieser letzteren (Jacobson[2])), vermuthlich weil die Hautgefässe zeitweilig eine reflectorische Verengerung erfahren. Bei Kaninchen bewirken Salzbäder und Senfteige eine Vermehrung des Sauerstoffverbrauchs und eine Zunahme der Kohlensäureausscheidung (Roehrig und Zuntz[3]); Paalzow[4])).

Die Regeln und die näheren Indicationen und Contraindicationen für die Anwendung der Hautreizmittel in Krankheiten beruhen auf rein empirischer Grundlage und sind Sache der ärztlichen Kunst. Es muss aber nochmals darauf hingewiesen werden, dass es sich in keinem Falle, nicht einmal beim Jod, um eine specifische Wirkung handelt, und dass es daher nicht auf die Natur des Mittels an sich ankommt, sondern auf die Stärke und Dauer seiner Einwirkung an bestimmten, ausgedehnteren oder beschränkteren Hautstellen. Diese Verhältnisse in der richtigen Weise zu bemessen, ist für den concreten Fall die Aufgabe des Arztes.

Welches von den zahlreichen, für derartige Zwecke zu Gebote stehenden Mitteln jedes Mal zu wählen ist, um die gewünschte Beschaffenheit der Reizung sicher zu erzielen, das ergiebt sich aus den Eigenschaften und dem pharmakologischen Verhalten der einzelnen Substanzen.

Wenn man eine mässige Reizung der gesammten Körperoberfläche oder wenigstens grösserer Partien derselben durch Bäder, Waschungen und Einreibungen herbeizuführen wünscht, so wählt man dazu ausser verdünnten Lösungen von Säuren, Alkalien und Salzen, alkoholische Flüssigkeiten, ätherische Oele und flüchtige Stoffe im Allgemeinen.

Soll an einer beschränkten Hautstelle eine mit Röthung der letzteren verbundene starke sensible Reizung hervorgebracht

<hr>

1) Vergl. Pflüg. Arch. 5. 196. 1872.
2) Virch. Arch. 67. 166. 1876.
3) Pflüg. Arch. 4. 57. 1871.
4) Pflüg. Arch. 4. 492. 1871.

werden, so gebraucht man mit Vorliebe das Senföl in den weiter unten aufgeführten Formen. Zur Erzeugung von exsudativer Entzündung mit Blasenbildung dient vorzugsweise das Cantharidin in Form der Cantharidenpflaster.

Diesen therapeutischen Kategorien entsprechen drei pharmakologische Gruppen, und zwar die Terpentinölgruppe, zu der alle Terpene und viele Kohlenwasserstoffe und ätherischen Oele gerechnet werden können, ferner die Gruppe des Senföls und die des Cantharidins oder der sogenannten scharfen Stoffe.

1. Gruppe des Terpentinöls.

Alle bei gewöhnlicher Temperatur nicht zu schwerflüchtigen Substanzen ohne Ausnahme verursachen an den Applicationsstellen eine mehr oder weniger starke allgemeine Reizung. Diese ist davon abhängig zu machen, dass solche Stoffe in Dampfform rasch in die Gewebe eindringen, sich hier mit Leichtigkeit verbreiten und in molecularer Vertheilung gleichsam als Fremdkörper auf die Gewebselemente eine Reizung ausüben. Alle Wirkungen der Terpentinölarten und der Terpene im Allgemeinen scheinen ausschliesslich in dieser Weise zu Stande zu kommen.

Aber auch die vielen ätherischen Oele des Pflanzenreichs, sowie zahlreiche Stoffe der Fettreihe, z. B. Chloroform, Aethylenchlorid, Petroleum, ferner das Benzol, in mässigem Grade der Campher und andere flüchtige Verbindungen bedingen im Wesentlichen in dieser Weise die locale Reizung. Daher wirken auch die flüchtigen Säuren der Fettreihe, z. B. die Essigsäure, und unter den Alkalien das Ammoniak stärker reizend als die nicht flüchtigen Verbindungen dieser Gruppen. Das Senföl hat ausserdem specifisch reizende Eigenschaften und gehört daher einer besonderen Gruppe an.

Zu dieser Gruppe gehören in erster Reihe die verschiedenen Terpene der Coniferen, die sogenannten Terpentinöle, ferner auch jene Terpene, die bei zahlreichen Droguen bereits oben genannt sind. Alle Terpentinöle wirken annähernd gleich stark reizend; nur das Sadebaum- oder Sabinaöl zeichnet sich durch eine besonders starke entzündungserregende Wirkung aus. Es verursacht, in den Magen gebracht, leicht Gastroenteritis, führt in Folge der mit letzterer verbundenen Hyperämie des Uterus zu

Abort und Frühgeburt und erzeugt blutigen Harn. Doch erwies sich das Sabinaöl nach Versuchen an Kaninchen nicht giftiger als gewöhnliches Terpentinöl. Auch der Sabinaaufguss zeigte keine bemerkenswerthe Wirkung (Santesson [1])).

Die Erscheinungen, welche nach der Resorption grösserer Mengen der Terpentinöle auftreten, sind in ähnlicher Weise zu deuten, wie die Veränderungen, die diese und andere flüchtige Substanzen an den Applicationsstellen verursachen.

Wie an den letzteren, so können auch an den empfindlichen Nervenapparaten Erregungen zu Stande kommen, wenn grössere Mengen dieser flüchtigen Stoffe sich im Blute befinden und von hier aus in die Gewebe eindringen. Auf solche Erregungen des Rückenmarks und namentlich der Gefäss- und Respirationscentren ist die nach grossen Terpentinölgaben an Thieren beobachtete Steigerung des Blutdrucks, die Beschleunigung und der krampfartige Charakter der Athemzüge, sowie die Erhöhung der Reflexerregbarkeit (Kobert, 1878) zurückzuführen. Wenn die letztere dabei ursprünglich vermindert erscheint, so hängt das vermuthlich bloss davon ab, dass die von allen Seiten her thätigen Erregungen eine Reflexhemmung herbeiführen. Die grössten Gaben verursachen schliesslich eine allgemeine Lähmung, an der sich das Gehirn unter der Form narkotischer Zustände schon früher betheiligt. An Menschen können diese Terpentinölwirkungen ohne stärkere Reizung der Applicationsstellen nicht hervorgerufen werden.

Auf der local reizenden Wirkung des Terpentinöls, die sich tief in die Gewebe hinein erstrecken kann, beruht seine Anwendung bei Muskelrheumatismus, wobei man es als solches oder mit Salben gemischt in die Haut einreibt. Bei Lungenkrankheiten mit putridem Charakter lässt man seine Dämpfe inhaliren, damit es einerseits antiseptisch wirkt und andererseits auf die erkrankten Gewebe einen heilsamen Reiz ausübt. Es kann aber zweckmässig durch flüchtige Substanzen der aromatischen Reihe ersetzt werden. Die Terpentinöle gehen, wie oben (S. 276 u. 277) angegeben, in Form von Terpenglykuronsäuren in den Harn über. Dennoch verursachen sie sowohl bei innerlichem Gebrauch, der jetzt veraltet ist, als auch bei der Inhalation ihrer Dämpfe nicht selten Nierenreizung. Durch geringe Grade derselben wird die Harnabsonderung vermehrt, und man hat des-

1) Skand. Arch. f. Physiol. 11. 228. 1900.

halb das krystallinische, in Wasser lösliche Terpinhydrat als
Diureticum und auch in anderen Fällen statt des Terpentinöls
anzuwenden versucht. Bei der Einspritzung in das Blut verursacht es das Auftreten von Hämoglobin im Serum und im Harn[1]).

Das längere Zeit in Flaschen mit einem Luftraum aufbewahrte Terpentinöl enthält Ozon oder ein Superoxyd und
oxydirt Phosphor zu unterphosphoriger Säure. Es ist daher zur
Oxydation des Phosphors im Magen bei Vergiftungen mit letzterem
empfohlen worden. Wenn es in solchen Fällen gebraucht wird,
so muss darauf geachtet werden, dass es stark genug oxydirend
wirkt, sonst könnte es nur dazu beitragen, durch Lösung des
Phosphors dessen Resorption zu begünstigen.

Die Terpentinöle der Kiefern- und Fichtennadeln (Wald-
wolleöl) sowie der Krummholzkiefer oder Latsche (Oleum pini
pumilionis) unterscheiden sich in pharmakologischer Hinsicht von
dem gewöhnlichen Terpentinöl im Wesentlichen nur durch den
Geruch, der weniger scharf ist als beim letzteren.

Von den im Nachstehenden aufgeführten Präparaten kann
jedes für einen der oben genannten Zwecke Verwendung finden.
Jedoch genügen für alle Fälle nur einige wenige.

1. Oleum Terebinthinae, Terpentinöl; das ätherische Oel der
Terpentine verschiedener Pinus-Arten. Siedp. 155—162°.

2. Oleum Terebinthinae rectificatum; durch Destillation mit Kalkwasser gereinigtes, zum innerlichen Gebrauch bestimmtes Terpentinöl.
Gaben 5—20 Tropfen.

3. Terebinthina, gemeiner Terpentin; das Harz (Balsam) verschiedener Pinusarten. Besteht aus 70—85% Harz (Colophonium) und
15—30% Terpentinöl.

4. Unguentum Terebinthinae. Terpentin, gelbes Wachs, Terpentinöl je 1.

5. Unguentum basilicum, Königssalbe. Olivenöl 9, gelbes Wachs 3,
Colophonium 3, Talg 3, Terpentin 2.

6. Terpinum hydratum, Terpinhydrat. Farb- und fast geruchlose
in 250 kaltem und 32 siedendem Wasser lösliche Krystalle. Innerlich an
Stelle des Terpentinöls. Gaben 0,2—0,5, täglich 1,0—2,0.

7. Spiritus camphoratus, Campherspiritus. Campher 1, Weingeist 7,
Wasser 2.

8. Oleum Chloroformi, Chloroformöl. Chloroform 1, Olivenöl 1.

———

1) Lépine, Revue de Médec. 1885. 137. 638.

2. Gruppe des Senföls.

Das ätherische Oel des schwarzen Senfs (Sinapis nigra), welches Isosulfocyansäureallylester ist, entsteht in den zerkleinerten Senfsamen bei Gegenwart von Wasser durch die Einwirkung eines Fermentes, des Myrosins, auf die auch Sinigrin genannte Myronsäure, deren Kaliumsalz $(C_{10}H_{16}KNS_2O_9+H_2O)$ dabei in je 1 Mol. Senföl, $C_3H_5.NCS$, Zucker und saures schwefelsaures Kalium zerfällt. Das Senföl wirkt ungemein heftig entzündungserregend, weil es specifisch reizende Eigenschaften hat und als flüchtige Substanz leicht die Gewebe durchdringt. Es erzeugt an der Applicationsstelle in der kürzesten Zeit alle Stufen einer entzündlichen Reizung: Hautröthung, Schmerz, exsudative Entzündung mit Blasenbildung an der Haut und mit Ausgang in Eiterung und Gewebszerfall.

In den Samen des weissen Senfs, Sinapis alba, ist kein Sinigrin, sondern das Glykosid Sinalbin enthalten, welches sich durch Myrosin in Sinalbinsenföl, $C_7H_7O.NCS$, Glykose und Sinapin spaltet. Letzteres ist ein Derivat des Cholins und der Sinapinsäure und kommt im freien Zustande auch im schwarzen Senfsamen vor.

Man könnte das Senföl als universales Hautreizmittel verwenden, wenn es möglich wäre, die Stärke der Wirkung nach der Tiefe in genügender Weise zu reguliren. Das ist aber bei den höheren Graden der Reizung nicht zu erreichen, weil sich das veränderte Gewebe von dem gesunden nirgends scharf abgrenzt. Bringt man durch Sinapismen in derselben Weise wie durch Cantharidenpflaster Blasen an der Haut hervor, so befindet sich nicht nur die oberste Schicht der Cutis, welche das Exsudat liefert, im Zustand der Entzündung, sondern es werden auch die darunter liegenden Theile bis zu einer beträchtlichen Tiefe ergriffen und gehen leicht in Eiterung über. Daher erfolgt die Heilung solcher durch Senföl hervorgerufenen Blasenbildungen nur langsam.

In dem frisch bereiteten Senfteig und dem frisch angefeuchteten Senfpapier ist nur wenig Senföl enthalten. Erst nach einiger Zeit erreicht die Menge desselben ihr Maximum. Während der Application steigert sich daher die Wirksamkeit jener Präparate, ein Umstand, der bei der Bemessung der Stärke der Wirkung nach der Zeit, während welcher das Senfpflaster auf der Haut liegen bleibt, zu berücksichtigen ist.

Das Senföl wird auch synthetisch dargestellt. Die Isosulfocyansäureester anderer Alkoholradicale, die man in der Chemie schlechtweg als Senföle bezeichnet, haben bisher keine pharmakologische Untersuchung und keinerlei praktische Anwendung gefunden. Das Butylsenföl ist bei dem Löffelkraut (S. 276) erwähnt worden.

1. **Semen Sinapis**, Senfsamen; von Brassica nigra (Sinapis nigra). Die Samen von Sinapis alba können in derselben Weise gebraucht werden. Zur Herstellung von **Senfteigen** wird reines oder mit gewöhnlichem Mehl vermischtes Senfmehl mit Wasser zu einem dicken Brei angerührt, dieser auf Leinwand gestrichen, mit einer dünnen Gaze bedeckt und so lange liegen gelassen, bis Röthung und heftiges Brennen entsteht.

2. **Charta sinapisata**, Senfpapier; mit entöltem Senfsamenpulver überzogenes Papier. Es wird vor der Anwendung mit Wasser angefeuchtet.

3. **Spiritus Sinapis**, Senfspiritus. Senföl 1, Weingeist 49. Löschpapier oder Compressen werden damit befeuchtet und auf die Haut gebracht.

4. Oleum Sinapis [aethereum] Senföl; vergl. oben S. 292. Für sich wegen der heftigen Wirkung nicht anwendbar.

3. Gruppe des Cantharidins und Euphorbins oder der Phlogotoxine.

Pharmakologisch gehören dieser Gruppe zahlreiche heftig entzündungserregende, bei gewöhnlicher Temperatur nicht flüchtige, stickstofffreie Stoffe an. Anderartige Wirkungen rufen diese Stoffe entweder gar nicht hervor, oder solche treten der Entzündung gegenüber in den Hintergrund.

Die wichtigste und wirksamste Substanz dieser Gruppe ist das in den spanischen Fliegen enthaltene Cantharidin, das im krystallisirten Zustande eine Säureanhydrid ist, mit Alkalien leicht lösliche, ebenfalls sehr wirksame Salze bildet und aus diesen durch Säuren wieder als Anhydrid abgeschieden wird.

Auch das Euphorbin des Euphorbiumharzes ist ein Anhydrid, das aber durch seine Umwandlung in die Euphorbinsäure unwirksam wird. Die letztere geht bei der Abscheidung aus ihren Salzen nicht wieder in das Anhydrid über.

Im spanischen Pfeffer sind das krystallisirbare, in Kalilauge lösliche und daraus durch Kohlensäure fällbare Capsaïcin, $C_9H_{14}O_2$. (Thresh, 1876) und vielleicht auch noch ein ölartiger, ebenfalls in Kalilauge löslicher, dem Cardol analoger Körper, das Capsicol (Buchheim [1])), die brennend schmeckenden und locale Reizung verursachenden Bestandtheile.

Cantharidin, Euphorbin und Capsaïcin sind in Alkohol, Aether, flüssigen Kohlenwasserstoffen und in fetten Oelen löslich und durchdringen in diesen Lösungen, also auch in Form von Salben und Pflastern, leicht die Epidermis.

Zu dieser Gruppe gehören ferner das dem Euphorbin analoge harzartige Mezereïn, welches in der Seidelbastrinde, von Daphne Mezereum, enthalten ist, ferner das krystallisirbare, mit Wasserdämpfen flüchtige Anemonin, $C_5H_4O_2$, welches den scharfen Bestandtheil verschiedener Anemone- und Ranunculusarten bildet, dann besonders das in den Anacardiumfrüchten und dem Giftsumach (Rhus Toxikodendron) vorkommende ölartige Cardol ($C_{21}H_{30}O_2$), sowie das dem letzteren ähnliche Paradisol (Buchheim, 1873), ferner der noch unbekannte scharfe Bestandtheil der Gartenraute (Ruta graveolens) und endlich auch das Crotonöl, von dem bei den Abführmitteln die Rede sein wird. Das Bienengift, das heftig schmerz- und entzündungserregend wirkt, ist ein basischer Körper (Langer [2])).

Das Cantharidin wirkt ungemein stark entzündungserregend. Weniger als 0,1 mg, mit etwas Oel auf die menschliche Haut gebracht, erzeugt in einigen Stunden Blasen. Besonders in Form seiner Alkalisalze wird es leicht resorbirt und an den verschiedensten drüsigen Organen, serösen Höhlen und Schleimhäuten ausgeschieden, an denen es dadurch leicht eine entzündliche Reizung verursacht. Besonders sind die Nieren dieser Cantharidinwirkung ausgesetzt, und es ist nicht selten, dass nach der Anwendung von Cantharidenpflastern Nierenreizung mit Albuminurie und ausgebildeter Nephritis eintritt. Aber auch heftiges Erbrechen mit Entleerung blutigen Schleims hat man darnach beobachtet (Demme, 1887).

In früheren Zeiten wurden die Canthariden auch innerlich angewandt, im Alterthum hauptsächlich als Diureticum gegen Wassersucht, dann bei Krankheiten der Harn- und Genitalorgane, gegen Gicht, Bronchitis und andere Krankheiten. In neuerer Zeit ist das Cantharidin in Form von subcutanen Injectionen seines

---

1) Arch. d. Heilk. 14. 24. 1873.
2) Arch. f. exp. Path. u. Pharmak. 38. 381. 1897.

Kaliumsalzes bei Lungen- und Kehlkopftuberculose empfohlen worden, in der Absicht, an den kranken Geweben Exsudation hervorzurufen, die diesen nützen, den Bakterien aber schaden soll. Es ist leicht verständlich, dass eine entzündliche Reizung derartig erkrankter Gewebe in manchen Fällen eine Besserung herbeiführt, in anderen überhaupt ohne Einfluss ist und in einer letzten Reihe von Fällen die krankhaften Vorgänge und ihre Begleiterscheinungen nur steigert. Man hat in dieser Beziehung die gleichen Erfahrungen mit dem Cantharidin, wie gleichzeitig mit dem sogenannten Tuberculin gemacht. Für die subcutane Injection werden in den genannten Fällen nur sehr kleine Mengen von Cantharidin angewandt; gewöhnlich 0,2 mg alle 2 Tage, selten 0,3—0,4 mg. Aber selbst nach den kleineren Gaben können entzündliche Reizung der Injectionsstelle, Albuminurie und Harndrang auftreten.[1])

Das Cantharidin wirkt nach seiner Resorption auch direct auf das Centralnervensystem. Nach subcutaner Injection eines cantharidinsauren Salzes bekommen Katzen heftiges Erbrechen, die Respiration wird auffallend beschleunigt, es tritt Benommenheit und Dyspnoe und schliesslich, oft unter heftigen Convulsionen, durch Respirationsstillstand der Tod ein. An diesen Thieren sowie bei Hunden wirken schon wenige mg tödtlich. Dagegen sind Hühner und Frösche ganz unempfindlich gegen das Gift. Gaben von 15—30 mg Cantharidin als Kaliumsalz subcutan injicirt bringen an Hühnern weder eine Entzündung noch eine andere Wirkung hervor (Radecki, 1866). Hühner fressen Cantharidin ohne Schaden.

Auch Igel sind sehr resistent gegen das Cantharidin. Gaben von 30—50 mg rufen bei subcutaner Injection nur eine geringe Nierenschädigung hervor; 0,1 g bewirken schwere Nierenentzündung und nach einigen Tagen Tod. An Kaninchen verursacht schon 0,1 mg bei subcutaner Einspritzung eine erhebliche Nephritis und 1,0 mg pro kg Thier führt den Tod herbei. Eine Gewöhnung an das Cantharidin findet nicht statt (Ellinger[2])).

Die Wirkung des Cantharidins auf das Centralnervensystem hat anscheinend einen ähnlichen Charakter wie die des Carbols,

---

1) Vergl. Steidel, Ueb. d. innere Anwendung der Canthariden. Eine historische Studie. Diss. Berlin 1891.
2) Arch. f. exp. Path. u. Pharmak. 45. 89. 1900. Literatur.

kommt aber bei Vergiftungen an Menschen wegen der stark in den Vordergrund tretenden Entzündungserscheinungen kaum in zweiter Linie in Betracht.

Wenn das Cantharidin oder ähnliche specifisch reizende, aber bei gewöhnlicher Temperatur nicht flüchtige Stoffe in einem die Hautschmiere lösenden Vehikel, z. B. einer fettigen Salbe oder harzartigen Pflastermasse, auf die Haut gebracht werden, so durchdringen sie die Epidermis nur langsam, gelangen auf die Cutis und erzeugen zunächst nur hier eine exsudative Entzündung, die zu Blasenbildung führt, während die tieferen Schichten noch ziemlich intact bleiben. Es kann daher die Heilung rasch und leicht ohne Eiterung und Gewebszerfall eintreten. Darauf beruht die Bedeutung der Cantharidenpflaster als blasenbildende Mittel im Gegensatz zum Senföl (vergl. S. 292).

Von den übrigen hierher gehörenden Stoffen sind nur locale Wirkungen bekannt. Die Tinctura Capsici ist ganz zweckmässig als Zusatz zu Einreibungen, wenn eine anhaltendere Wirkung gewünscht wird, als sie gewöhnlich bei der Anwendung von flüchtigen Stoffen zu erzielen ist.

1. **Cantharides**, spanische Fliegen; der getrocknete Käfer Lytta vesicatoria; enthalten etwa 0,4% Cantharidin ($C_{10}H_{12}O_4$), welches ausserdem in verschiedenen Käferarten der Gattung Mylabris vorkommt. Gaben **0,05!**, täglich **0,15!**

2. **Emplastrum Cantharidum ordinarium**, Spanischfliegenpflaster. Canthariden 2, Olivenöl 1, gelbes Wachs 4, Terpentin 1; enthält 25% Canthariden.

3. Emplastrum Cantharidum perpetuum, Zugpflaster. Enthält 10% Canthariden und 2,5% Euphorbiumharz. Zieht keine Blasen.

4. Collodium cantharidatum, Cantharidencollodium. Enthält auf 1 Thl. den ätherischen Auszug von 1 Thl. Canthariden; zieht Blasen.

5. Unguentum Cantharidum, Spanischfliegensalbe. Cantharidenöl 3, gelbes Wachs 2; auf 100 Salbe 20 Thl. Cantharideu.

6. Oleum cantharidatum, Cantharidenöl. Canthariden 3, Olivenöl 10, im Dampfbad digerirt und ausgepresst. 7. Tinctura Cantharidum. Canthariden 1, Weingeist 10. Ehemals innerlich angewendet.

8. Euphorbium; Gummiharz der Euphorbia resinifera. Euphorbin vergl. oben S. 293.

9. **Tinctura Capsici.** Spanischer Pfeffer 1, Weingeist 10.

10. Fructus Capsici, spanischer Pfeffer; von Capsicum annuum. Capsaïcin und Capsicol vergl. oben S. 293 und 294.

VIII. Abführmittel.

Die hierher gehörenden, dem Pflanzenreich entstammenden Abführmittel entsprechen in Bezug auf die Natur ihrer Wirkung den Hautreizmitteln. Wie die letzteren an der Haut, so rufen sie im Darmkanal eine Reizung oder Erregung hervor, die zu **verstärkten peristaltischen Bewegungen** und in Folge dessen zu einer raschen Entleerung des Darminhalts führt. Letzterer behält dabei eine flüssigere Beschaffenheit, weil er keine Zeit zur Eindickung findet.

Nach der Anwendung von Abführmitteln erfolgt an Hunden die Fortbewegung eines an einem Kautschukschlauch befestigten und durch eine Magenfistel in den Darm eingeführten und darauf mit Wasser gefüllten Kautschukballons 2—7 mal so rasch als unter normalen Verhältnissen (**Hess und Tappeiner**, 1886; **Brandl und Tappeiner** [1])).

Jede reizend wirkende Substanz, welche nach ihrem Uebergang in das Blut keine allgemeine Vergiftung verursacht, liesse sich auch als Abführmittel verwenden, wenn es möglich wäre, sie unter allen Umständen local auf den Darmkanal zu appliciren. Allein alle flüchtigen, sowie alle in Wasser leicht löslichen, krystalloïden und rasch resorbirbaren Stoffe gehen schon vom Magen aus in das Blut und die Gewebsflüssigkeiten über und gelangen in Folge dessen gar nicht in den Darmkanal. Das geschieht mit Leichtigkeit nur dann, wenn eine Substanz entweder im Mageninhalt unlöslich ist oder eine colloïdale Beschaffenheit hat und dem entsprechend schwer resorbirt wird. Es kommt dabei besonders auch darauf an, dass solche Stoffe den Dickdarm erreichen, dessen peristaltische Bewegungen verstärkt werden müssen, damit die Eindickung des Darminhalts verhindert und seine Entleerung im flüssigen Zustande ermöglicht wird.

Die Wirkung dieser Klasse von Abführmitteln kann vorläufig nur von einer Verstärkung der peristaltischen Bewegungen namentlich des Dickdarms abgeleitet werden. Die Bewegungen des Dünndarms sind auch unter normalen Verhältnissen so lebhaft, dass der Inhalt desselben noch im flüssigen Zustande bis in den Dickdarm gelangt. Hier beginnt die Eindickung, und erst wenn diese durch eine beschleunigte Entleerung verhindert wird. treten Durchfälle ein.

---

1) Arch. f. exp. Path. u. Pharmak. **28.** 177. 1889.

Eine Vermehrung der Flüssigkeitsmenge durch Steigerung der Darmsecretionen oder durch Transsudation erscheint zwar von vorne herein nicht
unwahrscheinlich, hat sich aber bisher in keinem Falle nachweisen lassen,
weder direct an Thiry'schen Darmfisteln (Thiry, 1864), noch bei der Einführung von Senna, Coloquinthen und Senföldämpfen in den nach dem
Verfahren von Jacobj[1]) im erwärmten physiologischen Kochsalzbade
blossgelegten völlig leeren und ruhigen Dünndarm und den theilweise gefüllten Dickdarm hungernder Kaninchen (A. Flemming[2])), noch auch
bei der chemischen Untersuchung der flüssigen Entleerungen, welche sich
als Darminhalt und nicht als Transsudat erwiesen (Radziejewski[3])).
Wirkliche Transsudationen in den Darm kommen nur dann vor, wenn
durch diese Mittel selbst oder beim Experimentiren mit denselben am
blossgelegten Darm eine Entzündung des letzteren verursacht wird.

Meist wirken die Abführmittel dieser Klasse auf alle Elemente der Darmwand reizend und erregend. Daher tritt nach
grösseren Gaben, insbesondere von Crotonöl, Gutti und Coloquinthen leicht Magen- und Darmentzündung (Gastroenteritis) ein. Die entzündliche Reizung, aber auch jede stärkere
Peristaltik des Darms ist mit einer Hyperämie desselben verbunden, die in den intensiveren Graden zu Blutaustritt in und
auf die Schleimhaut Veranlassung giebt. Diese Hyperämie erstreckt sich auch auf die benachbarten Beckenorgane. Am
schwangeren Uterus können dadurch Contractionen eingeleitet
werden, die dann gewöhnlich mit Abort und Frühgeburt enden.
Die schärferen Abführmittel müssen daher in der Schwangerschaft mit Vorsicht gehandhabt werden. Auch in fieberhaften
Zuständen vermeidet man sie gern, weil jede Reizung das
Fieber zu verstärken vermag.

Keines der hierher gehörenden Abführmittel ist für die subcutane
Anwendung geeignet, weil sie meist nur bei localer Application die
Peristaltik verstärken. Ob das Podophyllotoxin trotz seiner Giftigkeit für
diesen Zweck brauchbar ist, lässt sich vorläufig noch nicht übersehen.

Eine schärfere pharmakologische Gruppirung der als
Abführmittel benutzten Substanzen ist zwar vorläufig nicht möglich, immerhin aber können sie in der folgenden Weise gegliedert
werden.

---

1) Arch. f. exp. Path. u. Pharmak. 29. 171. 1891.
2) Flemming, Exp. Beiträge z. Kenntn. d. Wirk. von salin. Abführmitteln. A. d. pharmak. Instit. zu Strassburg. Diss. Petersburg 1893.
3) Arch. f. Anat. u. Physiol. 1870. 376.

1. Gruppe des Crotonöls und Ricinusöls.

Das Crotonöl und Ricinusöl sind fette Oele, die daher den Magen unverändert passiren. Im Darm werden sie durch die Alkalien, die Galle und den pankreatischen Saft theils gelöst und emulsionirt, theils in freie Fettsäuren und Glycerin gespalten und verdaut. Dadurch finden sie hier die Bedingungen zur Entfaltung ihrer Wirkung, die in einer allgemeinen Reizung der Darmwand besteht.

Die wirksamen Bestandtheile dieser Oele sind nur sehr ungenügend bekannt. Im Crotonöl, welches an allen Applicationsstellen heftige Entzündung hervorbringt, ist eine eigenartige Fettsäure, die Crotonolsäure, enthalten, die nach den Untersuchungen von Buchheim[1] im freien Zustande auch an der Haut Entzündung hervorruft, während sie in Form ihres Glycerids hier unwirksam ist, im Darm jedoch abgespalten wird und zur Wirkung gelangt. Im gewöhnlichen Crotonöl findet sie sich zum Theil im freien Zustande. Das crotonolsaure Natrium bewirkte in einer Gabe von 0,06 g flüssige Stuhlentleerung, während der Crotonolsäureäthylester unwirksam war (Buchheim und Krich[2]).

Das Ricinusöl besteht fast ausschliesslich aus dem Glycerid der Ricinolsäure und enthält auch keinen besonderen „scharfen Stoff" vorgebildet. Die abführende Wirkung hängt nach Buchheim von der freien Ricinolsäure oder ihren Alkaliverbindungen ab, während ihr Glycerid, sowie auch ihr Aethylester unwirksam sind. Die Ricinolsäure besitzt die Eigenschaften eines „scharfen" Stoffes in um so höherem Grade, je reiner sie ist (Buchheim). H. Meyer[3] hat im Wesentlichen die Angaben von Buchheim bestätigt. Er fand aber auch den Methyl- und Aethylester und die aus ihnen wiedergewonnene Säure wirksam.[4] Die freie Säure ruft an Menschen leichter als das Ricinusöl, nach grösseren Gaben sogar constant, Ekel und Erbrechen hervor (H. Meyer und Gram[5]).

---

1) Arch. d. Heilk. 14. 4. 1873.
2) Virch. Arch. 12. 10. 1857.
3) Arch. f. exp. Path. u. Pharmak. 28. 145. 1890.
4) Arch. f. exp. Path. u. Pharmak. 38. 339. 1897.
5) Arch. f. exp. Path. u. Pharmak. 28. 150. 1890.

In den bei der Gewinnung des Oels durch Auspressen oder durch Extraction mit Aether und Alkohol entölten Samen bleibt eine Substanz zurück, die durch Wasser theilweise ausgezogen werden kann und ausserordentlich giftig ist, auch local entzündungserregend wirkt, bisher aber nicht isolirt werden konnte. Sie ist an verschiedene Eiweissstoffe gebunden und wird deshalb von manchen Autoren für eine Albuminsubstanz gehalten. Schon durch längeres Kochen mit Wasser, noch leichter unter der Einwirkung von Alkalien wird sie unwirksam. Auch in anderer Beziehung zeigt dieses Ricin ähnliche Eigenschaften wie die Fermente oder Enzyme. Es lässt sich von einem Eiweissstoff auf einen anderen übertragen, wird mit diesem zusammen gefällt und gelöst und ist in unübersehbar kleinen Mengen wirksam. Die tödtliche Gabe eines Präparats, das hauptsächlich aus Eiweiss bestand, betrug nur 0,04 mg pro kg Kaninchen. Cushny[1]) erhielt giftige Lösungen, die keine Biuretreaction gaben, also eiweissfrei zu sein schienen, nach der Concentration durch Eindampfen aber auf Zusatz einer sehr kleinen Menge von Kupfer beim Erwärmen mit Kali die violette Farbe zeigten. Lösungen, die M. Jacoby[2]) durch Trypsinverdauung, Aussalzen mit Ammoniumsulfat und Dialysiren erhalten hatte, gaben bei hoher Giftigkeit ebenfalls keine Eiweissreactionen. Im Ricinusöl ist dieses Ricin sicher nicht enthalten (Dixson, 1887; H. Meyer).

1. Oleum Crotonis, Crotonöl; aus den Samen von Croton Tiglium. Gaben $^{1}/_{10}$—1 Tropfen oder **0,05!**, täglich bis **0,15!**

2. **Oleum Ricini**, Ol. Castoris, Ricinusöl; aus den enthülsten Samen von Ricinus communis. Gaben 20,0—30,0 mit aromatischen Thees, schwarzem Kaffee, Bier u. dergl. als Geschmackscorrigentien.

2. Gruppe des Jalapins und Elaterins.

In zahlreichen Arten der Gattungen Convolvulus und Ipomea kommen verschiedene, aber einander sehr nahe stehende harzartige, stickstofffreie Säureanhydride vor, von welchen die abführende Wirkung dieser Droguen abhängt. Das Jalapin ist in einer besonderen Jalapenart enthalten, während der entsprechende Bestandtheil der gewöhnlichen Jalapenknollen Convolvulin ge-

1) Arch. f. exp. Path. u. Pharmak. **41.** 439. 1898.
2) Arch. f. exp. Path. u. Pharmak. **46.** 28. 1901.

nannt wird. In dem Scammoniumharz findet sich das Scammonin. Sie werden durch Erhitzen mit Alkalilösungen in unwirksame, in Wasser leicht lösliche Säuren umgewandelt.

Das Elaterin, der wirksame Bestandtheil der Eselsgurke und des aus letzterer gewonnenen Elateriums, ist ebenfalls ein in Wasser unlösliches Säureanhydrid, von bitterscharfem Geschmack, das schon in Gaben von 4—5 mg an Menschen stark abführend wirkt.

Jalapin, unter welcher Bezeichnung auch das Convolvulin zu verstehen ist, und Elaterin bleiben wegen ihrer Unlöslichkeit im Magen unverändert und gelangen leicht in den Darm, wo sie nach den Untersuchungen von Buchheim und seinen Schülern Daraszkewicz und Untiedt (1858) bei Anwendung der gewöhnlichen Gaben von den Darmflüssigkeiten, insbesondere von der Galle, gerade soweit gelöst werden, dass sie ihre erregende Wirkung auf die Darmwand entfalten können. Auch die Wirkung anderer Abführmittel wird durch die Galle begünstigt (Stadelmann [1])).

Das in den Coloquinthen enthaltene, schwer krystallisirbare, in Wasser lösliche Glykosid Colocynthin erzeugt im reinen Zustande nicht unter allen Umständen Durchfälle. Es bedarf daher anscheinend der Gegenwart colloïdaler Stoffe, wie sie sich in den Coloquinthen und dem Extract derselben finden, um seine sichere Ueberführung in den Darm zu vermitteln. Grössere Gaben dieses Abführmittels verursachen leicht Magen- und Darmentzündung.

Von den beiden wirksamen Bestandtheilen eines neueren Abführmittels, des Podophyllins, ist das Podophyllotoxin, $C_{23}H_{24}O_9 + 2H_2O$, wenig, und das aus diesem entstehende und mit ihm isomere (Kürsten [2])) Pikropodophyllin gar nicht in Wasser löslich. Beide sind stickstofffrei, krystallisirbar und gehören wahrscheinlich, wie Euphorbin, Jalapin und Elaterin, zu den Säureanhydriden. Ersteres erzeugt auch bei subcutaner Einspritzung heftige Durchfälle, ausserdem Erbrechen und Lähmungszustände des centralen Nervensystems. An Katzen erfolgt der Tod schon nach 1—5 mg des Podophyllotoxins (Podwyssotzki [3])). Im Darmkanal ist auch bei subcutaner Application die Schleim-

1) Arch. f. exp. Path. u. Pharmak. 37. 352. 1896.
2) Arch. d. Pharmacie 229. 220. 1891.
3) Arch. f. exp. Path. u. Pharmak. 13. 29. 1880.

haut insbesondere des Duodenum stark geröthet und unterhalb des letzteren mit Pseudomembranen bedeckt, so dass dieser Befund Aehnlichkeit mit dem bei Arsenikvergiftung hat (Neuberger[1])).

1. **Tubera Jalapae**, Jalapenknollen; die Wurzelknollen von Ipomea (Exogonium) Purga. Wirksamer Bestandtheil Convolvulin.

2. **Resina Jalapae**, Jalapenharz; durch Ausziehen der Jalapenknollen mit Weingeist gewonnen; besteht zum grossen Theil aus Convolvulin. Gaben 0,03—0,20 in Pillen, meist mit anderen Abführmitteln, besonders mit Aloë und Rhabarber.

3. **Sapo jalapinus.** Jalapenharz 1, medicinische Seife 1; trockenes Pulver. Gaben 0,1—0,3.

4. **Pilulae Jalapae.** Jalapenseife 3, Jalapenpulver 1; Pillen von 0,1 Gewicht. Gaben 2—6 Stück.

*5. Das **Elaterium anglicum**, der in Wasser unlösliche Antheil des Saftes der Eselsgurke, von Momordica Elaterium, findet sich in der deutschen Pharmakopöe nicht, ist aber ganz zweckmässig. Gaben 0,01—0,10.

6. **Fructus Colocynthidis**, Coloquinthen; die geschälte kürbisartige Frucht von Citrullus Colocynthis. Wirksamer Bestandtheil ist das in Wasser lösliche (1:8), sehr bitter schmeckende Glykosid Colocynthin. Gaben 0,01—0,1—**0,3**!, täglich **1,0**!, in Pulvern, Pillen oder Abkochung.

7. **Extractum Colocynthidis**; mit Weingeist und Wasser hergestellt. Gaben 0,10—**0,05**!, täglich bis **0,15**!

8. **Tinctura Colocynthidis.** Coloquinthen 1, Weingeist 10. Gaben 5—10 Tropfen bis **1,5**!, täglich bis **5,0**!

9. **Podophyllinum**, Podophyllin; der in Wasser unlösliche Antheil (Resinoïd) aus dem weingeistigen Extract von Podophyllum peltatum. Wirksame Bestandtheile **Podophyllotoxin** und **Pikropodophyllin.** Gaben 0,02—**0,10**!, täglich **0,3**!, in Pillen.

3. Gruppe des Chrysarobins und Cathartins.

Zu dieser Gruppe gehören von Abführmitteln Senna, Rhabarber, Faulbaumrinde und Aloë, denen sich wohl auch das Gutti anschliesst. In diesen Droguen finden sich verschiedene Anthracenderivate, theils für sich, theils mit Kohlehydraten zu Glykosiden verbunden. Das Chrysarobin, welches durch Oxydation in Chrysophansäure übergeht, bildet den Hauptbestandtheil des sogenannten Goapulvers, lässt sich aber auch in der Senna nachweisen (1885).

1) Arch. f. exp. Path. u. Pharmak. 28. 32. 1890.

Das Glykosid der **Sennesblätter** ist das völlig colloïdale, in Wasser sehr leicht lösliche, stickstofffreie Cathartin oder die Cathartinsäure, die leicht zersetzlich ist und bei der Spaltung gelb gefärbte Anthracenderivate liefert.

Nachdem zuerst festgestellt war, dass in der Senna eine im freien Zustande in Wasser und auch in wässrigem Alkohol lösliche, wirksame Substanz von saurem Charakter, an Calcium oder Magnesium gebunden, enthalten ist (Buchheim und seine Schüler Tundermann, 1856; Sawicki, 1857; Baumbach, 1857; Fudakowsky, 1859), welche Baumbach **Cathartinsäure** nannte, erkannte Kubly (1865) dann ihre glykosidische Natur, hielt sie aber für stickstoff- und schwefelhaltig.[1] Stockman[2] endlich zeigte, dass sie weder Stickstoff noch Schwefel enthält.

Das Cathartin oder ähnliche colloïdale, säureartige Glykoside finden sich auch in der **Rhabarberwurzel** und der **Faulbaumrinde.** In der letzteren kommt auch das krystallisirbare Glykosid Frangulin vor, das durch Säuren nicht in Frangulinsäure, sondern in das, Emodin genannte, Trioxymethylanthrachinon und eine Glykose gespalten wird (Schwabe[3])).

In der frischen Faulbaumrinde lässt sich das Frangulin nicht nachweisen; es entsteht daher wahrscheinlich aus dem colloïdalen Glykosid. In den drei letztgenannten Droguen, namentlich reichlich in der Rhabarber, finden sich auch noch andere Anthracenabkömmlinge, die vielleicht alle einfache oder intermediäre Spaltungsproducte der Cathartinsäure oder anderer Glykoside sind. Aehnlichen Bestandtheilen verdankt die, Cascara sagrada genannte, amerikanische Faulbaumrinde von Rhamnus Purshiana ihre abführende Wirkung.

Die wirksamen Bestandtheile der **Aloë** sind die **Aloïne.** Das Aloïn der Barbados-Leberaloë ist ein eigenartiges, in Wasser lösliches, stickstofffreies, krystallinisches Anthracenderivat von gelber Farbe. Verschieden davon ist das in Wasser fast unlösliche, ebenfalls gut krystallisirende Nataloïn der Natal-Leberaloë. Diese Aloësorten, namentlich aber die sogenannte Aloë lucida, bestehen zum Theil aus einer in Wasser löslichen, harzartigen Masse, welche sehr wirksam ist und amorphes Aloïn zu sein scheint.

Das reine **Guttiharz** oder die Gambogiasäure gehört wahr-

---

1) Vergl. Buchheim, Arch d. Heilk. 13. 29. 1872.
2) Arch. f. exp. Path. u. Pharmak. 19. 117. 1885.
3) Ueb. d. chem. Bestandth. von Cortex Frangulae u. Cascara sagrada. A. d. pharmakol. Instit. zu Leipzig. Diss. Berlin 1888.

scheinlich nicht zu den Anthracenabkömmlingen, schliesst sich aber in pharmakologischer Hinsicht diesen am nächsten an.

Die einfachen Anthracenderivate wirken an allen Applicationsstellen reizend und entzündungserregend. Man hat deshalb das Chrysarobin, dem diese Wirkung in höherem Grade zukommt, wie den Theer gegen Hautkrankheiten angewandt. Wahrscheinlich wirkt es gleichzeitig auch adstringirend und antiseptisch.

Im **Darm** erzeugen alle diese Stoffe, auch die genannten Glykoside, die an den äusseren Applicationsstellen sich indifferent verhalten, verstärkte peristaltische Bewegungen, und wirken deshalb abführend. Selbst das Chrysarobin hat man für diesen Zweck anzuwenden versucht. Doch reizt es in abführenden Gaben gleichzeitig den Magen zu stark. Die Chysophansäure führt nicht regelmässig Stuhlentleerungen herbei, weil sie leicht resorbirt wird. Von den reinen Substanzen wirken prompt abführend das Frangulin (Buchheim und Samelson, 1858[1]); Bäumker, 1880) und das Catharin (Stockman[2]). Namentlich das letztere würde sich auch für die praktische Anwendung eignen. In einem Sennaaufguss wird die Wirkung des letztgenannten Bestandtheils noch wesentlich dadurch unterstützt und befördert, dass in jenem reichliche Mengen schleim- oder gummiartiger Stoffe und durch Alkalicarbonate nicht fällbarer Magnesiumverbindungen enthalten sind. Dadurch wird der Uebergang des Cathartins und der übrigen Anthracenderivate in die tieferen Theile des Darms wesentlich begünstigt und die Wirkung unter allen Umständen sicher gestellt. Daher ist die Senna ein sehr zuverlässiges Abführmittel, wenn es darauf ankommt, ein oder das andere Mal gründliche Entleerungen des Darms herbeizuführen.

Die Glykoside der Anthracenderivate gelangen auch ohne die Mithilfe der colloïdalen Stoffe leichter tiefer hinunter in den Darm als die nicht glykosidischen Verbindungen und sind daher wirksamer als die letzteren.

Nach der Einspritzung eines Sennaaufgusses in das Blut von Thieren hat man ebenfalls Durchfälle auftreten sehen. Wahrscheinlich wirkt daher das Cathartin erregend auf die motorischen Ganglien des Darms. An Kaninchen liessen sich durch die reine

---

1) Vergl. Buchheim, Arch. d. Heilk. 13. 36. 1872.
2) a. a. O. oben S. 303.

Substanz bei dieser Anwendungsweise allerdings keine Durchfälle erzielen. Jedenfalls verursacht die Senna am wenigsten leicht eine entzündliche Reizung des Darms und kann daher die ausgedehnteste Anwendung finden, auch in solchen Zuständen, in denen jede Darmreizung vermieden werden muss. Ihre Wirkung ist unabhängig von der Galle im Darm (Buchheim und Baumbach, 1858) und sie eignet sich deshalb auch als Abführmittel bei Verschluss des Gallenausführungsganges.

Das krystallisirbare Aloïn ist an sich wenig wirksam. Es entsteht aber aus ihm, anscheinend auch im Darm, durch Zersetzung jene oben erwähnte amorphe Modification, die sich in allen Aloësorten, namentlich in der Aloë lucida, schon vorgebildet' findet und die Wirkung allein zu bedingen scheint. Bei der letzteren spielt auch die Galle eine bisher noch nicht aufgeklärte Rolle. Wenigstens wirkte Aloë für sich in Form von Klystieren nicht anders als lauwarme Flüssigkeiten überhaupt, während nach Zusatz von Ochsengalle heftige Reizung und Entzündung des Mastdarms sich einstellten (Buchheim und Sokolowski und v. Cube[1])). Das in Wasser unlösliche Nataloïn wirkt nur in Gegenwart von Alkalien sicher abführend (H. Meyer[2]), 1891).

Auch die Gambogiasäure ist in reinem Zustande weniger wirksam, als die gleiche Menge Gutti (Christison, 1837), weil das Gummi, welches fast den vierten Theil der Drogue ausmacht, sowohl die Emulsionirung des Harzes befördert (Buchheim[3])), als auch in der wiederholt angegebenen Weise als Colloïd den Uebergang der in Wasser ein wenig löslichen Gambogiasäure in den Darm begünstigt. Ihr Natriumsalz verursacht bei subcutaner Injection phlegmonöse Entzündung.

Chrysophansäure, Chrysarobin und Aloïn werden ziemlich leicht resorbirt. Das Chrysarobin geht wenigstens zum Theil in Chrysophansäure und diese selbst unverändert in den Harn über, der in Folge dessen nach dem Gebrauch von Senna und Rhabarber auf Zusatz von Alkalien roth wird. Bei der Ausscheidung entsteht besonders nach Aloïn leicht Nierenreizung und Nephritis, an der hauptsächlich die Epithelien der Harn-

---

1) v. Cube, Disquisitiones pharmacologicae de Aloë. Diss. Dorpat 1859.
2) Arch. f. exp. Path. u. Pharmak. 28. 186. 1891.
3) Beiträge zur Arzneimittellehre. S. 24. Leipzig 1849.

Schmiedeberg, Pharmakologie (Arzneimittellehre, 4. Aufl.). 20

kanälchen durch nekrotischen Zerfall und das Stroma der Rinde betheiligt sind (vergl. Mürset[1])).

1. **Folia Sennae**, Sennesblätter; Fiederblättchen von Cassia angustifolia (indische Sorte). Die Blätter von C. acutifolia (alexandrinische Sorte) sind mit den Blättchen von Cynanchum Arghel untermischt und werden von der Pharmakopöe nicht zugelassen. Wirksame Bestandtheile vergl. S. 303. Gaben 0,5—4,0, als Aufguss.

Die durch Ausziehen mit Alkohol von den unangenehm bitterlich und kratzend schmeckenden Bestandtheilen befreiten Sennesblätter (**Folia Sennae spiritu extracta**) fehlen in der Pharmakopöe, obgleich sie sehr zweckmässig sind.

2. **Species laxantes**, abführender Thee, St. Germain-Thee. Sennesblätter 16, Fliederblüthen 10, Fenchel 5, Anis 5, Weinstein 2,5, Weinsäure 1,5. Gaben 5,0—15,0 auf 100 Aufguss, stündlich 1—2 Esslöffel.

3. **Infusum Sennae compositum**, Wiener Trank. Sennesblätter 50, heisses Wasser 450; der Colatur werden zugesetzt Seignettesalz 50, Natriumcarbonat 1, Manna 100. Esslöffelweise bis Stuhlentleerung eintritt.

4. **Sirupus Sennae**. Aus Sennesblätter 10, Fenchel 1, Zucker 65 auf 100 Sirup bereitet. Gaben bei Kindern theelöffelweise.

Der **Sirupus Sennae cum Manna** wird beim Dispensiren aus gleichen Theilen Sirupus Sennae und Sirupus Mannae zusammengesetzt. Bei Kindern theelöffelweise.

5. **Electuarium e Senna**, Sennalatwerge. Sennesblätter 1, weiss. Sirup 4, gereinigtes Tamarindenmus 5. Gaben 1—2 Theelöffel.

6. **Pulvis Liquiritiae compositus**, Brustpulver. Zucker 50, Sennesblätter 15, Süssholz 15, Fenchel 10, gereinigt. Schwefel 10. Ganz irrationell, weil der Schwefel in dieser Combination gar keinen Sinn hat.

7 **Radix Rhei**, Rhabarber; die geschälten Rhizome von Rheumarten Hochasiens, vorzüglich wohl R. officinale. Wirksame Bestandtheile vergl. oben S. 303. Gaben 0,1—0,5; als Abführmittel 0,5—1,0, in Pulvern, Pillen und Aufgüssen.

8. **Extractum Rhei**; mit Weingeist und Wasser hergestellt. Gaben 0,2—0,8.

9. **Extractum Rhei compositum.** Rhabarberextract 6, Aloëextract 2, Jalapenharz 1, medicinische Seife 4. Gaben 0,2—0,3, in Pillen.

10. **Sirupus Rhei.** Rhabarber 10, Zimmtwasser 20, Kaliumcarbonat 1, Borax 1, Zucker 120 auf 200 Sirup.

11. **Tinctura Rhei aquosa.** Rhabarber 10, Borax 1, Kaliumcarbonat 1, Wasser 90, Weingeist 9; auf 85 der erhaltenen Colatur 15 Zimmtwasser. Veraltet! Hat höchstens die Bedeutung eines „arzneilich" schmeckenden Mittels.

12. **Tinctura Rhei vinosa.** Rhabarber 8, Pomeranzenschalen 2.

1) Arch. f. exp. Path. u. Pharmak. **19**. 310. 1885.

Cardamomen 1, Xereswein 100; in 7 Filtrat wird 1 Zucker aufgelöst. Hat nur die Bedeutung einer aromatischen Tinctur.

13. **Pulvis Magnesiae cum Rheo**, Kinderpulver. Rhabarber 15, Magnesiumcarbonat 50, Fenchelölzucker 35. Gaben messerspitzen- bis theelöffelweise.

14. Cortex Frangulae, Faulbaumrinde; von Rhamnus Frangula. Wirksame Bestandtheile vergl. S. 303. Enthält viel Gerbsäure und macht daher leicht Kolikschmerzen. In der Armenpraxis viel gebraucht. Gaben 15,0—30,0, als Abkochung.

15. Extractum Frangulae fluidum; 100 Faulbaumrinde auf 100 Fluidextract. Gaben esslöffelweise.

16. Fructus Rhamni catharticae, Semen Spinae cervinae, Kreuzdornbeeren; von Rhamnus cathartica. Wirksame Bestandtheile ähnlich oder identisch mit denen der Faulbaumrinde. 17. Sirupus Rhamni catharticae. Saft der frischen Kreuzdornbeeren 35, Zucker 65 auf 100 Sirup, welcher violett ist.

18. **Aloë**, Aloë; der eingekochte Saft der Blätter verschiedener Aloë-Arten des Caplandes. Aus dem krystallisirbaren Aloïn entsteht die wirksamere amorphe Modification durch Umwandlung im Darmkanal und durch Erhitzen mit Wasser. Gaben 0,1—0,3, in Pillen.

19. **Extractum Aloës**. Aloë 1 in 5 Wasser gelöst, und die klare Lösung eingedampft. Gaben wie bei Aloë.

20. Tinctura Aloës. Aloë 1, Weingeist 5.

21. Tinctura Aloës composita. Enzianwurzel, Rhabarber, Zitwerwurzel, Safran je 1, Aloë 6, verd. Weingeist 200. Gehört eigentlich zu den bitteren Mitteln. Gaben $\frac{1}{2}$—1 Theelöffel.

22. Pilulae aloëticae ferratae. Entwässertes Ferrosulfat und Aloë je 1, mit Weingeist zu Pillen von 0,1 verarbeitet. Ganz unzweckmässig.

23. **Gutti**, Gummigutt; das Gummiharz der Garcinia Morella (Garcinia Hanburyi, Hebradendron gambogioïdes), besteht aus 72% der gelben, sich mit Alkalien zu rothen Salzen verbindenden Gambogiasäure, 23% Gummi und 5% Wasser. Gaben 0,01—0,15—0,3!, täglich bis 1,0!, in Pillen oder Emulsionen.

Chrysarobinum, aus dem in den Höhlungen der Stämme von Andira Araroba ausgeschiedenen Secret. Anwendung gegen Hautkrankheiten in Form von Salben (1:10).

IX. Mittel gegen Darmparasiten, Anthelminthica.

Die zur Abtreibung von Darmparasiten verwendeten Mittel, welche eigentlich zu den Desinfectionsmitteln zu rechnen sind, müssen in Bezug auf den Uebergang aus dem Magen in den Darm ähnliche Verhältnisse bieten, wie die Abführmittel, d. h. sie sollen schwer resorbirt werden.

Im Darm angekommen haben sie nicht wie die Abführmittel die Aufgabe, verstärkte peristaltische Bewegungen zu erzeugen, sondern sind dazu bestimmt, auf Bandwürmer, Spulwürmer und andere Parasiten derartig einzuwirken, dass diese entweder getödtet oder krank gemacht oder einfach in den unteren Theil des Darms getrieben werden. In beiden Fällen kann dann ihre Entleerung durch Abführmittel leicht erfolgen.

Diesen Anforderungen entsprechen einigermassen auch flüchtige Substanzen, indem deren Dämpfe sich leicht bis in den Darm hinein verbreiten und die Parasiten gleichsam vor sich her in die tieferen Theile des letzteren treiben. So erklären sich die Erfolge, die man von der in Amerika versuchten Anwendung des Chloroforms als Bandwurmmittel gesehen hat.

Bei der Abtreibung der Bandwürmer müssen besondere Regeln eingehalten werden, wenn die Kur gelingen soll. Es kommt darauf an, die Zeit zu wählen, in der Glieder der Taenia mit den Fäces abgehen, ferner durch eine geeignete Diät die Menge des Darminhalts zu verringern, sodann das Bandwurmmittel zu verabreichen und schliesslich rechtzeitig ein Abführmittel von passender Stärke folgen zu lassen, so dass in kurzer Zeit zwar reichliche Stühle eintreten, ohne dass diese indess eine zu flüssige, wässrige Beschaffenheit annehmen. Die Ausführung dieser Regeln erfordert einige Uebung, und dadurch erklären sich die Erfolge, die zuweilen einzelne „Bandwurmdoctoren" auf diesem Gebiete erzielen.

Von den eigentlichen Anthelminthica ist nicht jedes bei allen Parasiten wirksam. Selbst die einzelnen Bandwurmarten verhalten sich gegen das gleiche Mittel verschieden.

Das ätherische Extract der **Farnwurzel** wird mit Vorliebe gegen den Bothriocephalus latus gebraucht und soll gegen Taenia weniger wirksam sein. Das Extract soll aus dem Rhizom von Aspidium Filix mas hergestellt werden. Doch werden dazu hier und da auch Athyrium Filix femina und Aspidium spinulosum verwendet (Hausmann[1]).

Aus den im Handel vorkommenden Extracten und direct aus dem Rhizom verschiedener Farne hat man in den letzten Jahren eine Reihe stickstofffreier, wirksamer Bestandtheile von phenolartigem Charakter isolirt, deren genauere chemische Zusammensetzung zum Theil noch nicht endgültig ermittelt ist.

---

[1] Arch. d. Pharmacie. 237. 544. 1899.

Die **Filixsäure** findet sich in dem Rhizom von Aspidium Filix mas, und Athyrium Filix femina, nicht aber in dem von Aspidium spinulosum (Hausmann a. a. O.). Die Formel von Poulsson[1], $C_{33}H_{42}O_{13}$, stimmt auch zu den von Gallas und Boehm[2]) gefundenen Analysenwerthen, nicht aber zu dem von ihnen bestimmten Moleculargewicht. Sie ist amorph, leicht in Alkalien, aber nicht in Wasser löslich. Bei der Spaltung durch Alkalien und Zinkstaub giebt sie neben Filicinsäure Trimethylphloroglucin und, wahrscheinlich aus ihm entstanden, Phloroglucin und Methyl- und Dimethylphloroglucin (Boehm[3])).

An Fröschen lähmt die Filixsäure das Centralnervensystem, das Herz und die Skeletmuskulatur. An Kaninchen verursacht sie bei der innerlichen Darreichung von durchschnittlich 0,5 g entzündliche Zustände des Magens und Darmkanals und führt binnen 1—2 Tagen den Tod unter tetanischen Krämpfen durch gleichzeitige Lähmung des Centralnervensystems und des Herzens herbei. Bei der Injection in das Blut sind für eine solche Vergiftung mit tödtlichem Ausgang schon Gaben von 0,1 g ausreichend.

Aus der Filixsäure entsteht ihr krystallinisches Anhydrid, das **Filicin**, welches durch Alkalien leicht in die Säure zurückverwandelt wird, selbst aber ganz unwirksam ist (Poulsson, 1891). Auch Bandwürmer vermag die krystallisirte Filixsäure nicht abzutreiben (Buchheim und Rulle, 1867).

Nach grösseren Gaben Filixextract hat man **an Menschen Vergiftungen** beobachtet und in einzelnen Fällen den Tod eintreten sehen. Es stellten sich zuerst Reizungserscheinungen seitens des Magens und Darmkanals ein, bestehend in Erbrechen, Durchfällen und zuweilen Leibschmerzen, bald gesellten sich Lähmungszustände des Centralnervensystems und wohl auch Herzschwäche hinzu, die sich durch Benommenheit, Ohnmachtsanfälle, Somnolenz und Sopor kund gaben und unter Zuckungen und ausgesprochenen Krämpfen zum Tode führten. Bei der Erholung kam vorübergehende Blindheit vor.

Von anderen Stoffen der Filixsäuregruppe sind besonders bemerkenswerth einige von den wirksamen Bestandtheilen von Aspidium spinulosum (Poulsson[4]; Boehm[5])).

---

1) Arch. f. exp. Path. u. Pharmak. **29.** 1. 1891.

2) Arch. f. exp. Path. u. Pharmak. **38.** 51. 1896.

3) Annal. d. Chem. u. Pharmac. **302.** 171. 1898.

4) Arch. f. exp. Path. u. Pharmak. **35.** 97. 1895; **41.** 246. 1898.

5) Arch. f. exp. Path. u. Pharmak. **38.** 35. 1896.

Das **Aspidin** (Boehm) und das **Polystichin** (Poulsson) bilden gelbe Prismen oder Nadeln und stimmen auch in Bezug auf ihr Moleculargewicht und ihre Wirkungen völlig mit einander überein, nur ihre elementare Zusammensetzung ist eine verschiedene.

An Fröschen verursachen 1—3 mg beider Substanzen Krämpfe, Lähmung des Centralnervensystems und etwas später auch der Muskeln und des Herzens. Kaninchen gehen bei der Injection von 20—25 mg dieser Substanzen in das Blut unter Krämpfen und allgemeiner Lähmung an Respirationsstillstand zu Grunde.

Aspidinin (Boehm) und **Polystichinin** (Poulsson) stimmen ebenfalls bis auf die elementare Zusammensetzung mit einander überein. Sie bilden farblose Tafeln oder Nadeln, haben den Schmelzp. 110^0 und lösen sich in verdünntem Natriumcarbonat. Die tödtliche Gabe für Frösche beträgt 1—2 mg, die Wirkung besteht in Krämpfen mit theils convulsivischem, theils tetanischem Charakter und in Lähmung des Centralnervensystems und Herzens.

Albaspidin (Boehm) und **Polystichalbin** (Poulsson), farblose Nadeln, haben eine verschiedene elementare Zusammensetzung und scheinen auch verschieden zu wirken. Ersteres verursacht an Fröschen in Gaben von 4—5 mg allgemeine Lähmung ohne Krämpfe und ohne Herzstillstand, letzteres wirkt fast genau wie das Polystichin.

Das **Flavopannin** und **Albopannin**, die den vorstehenden gelben und farblosen Stoffen entsprechen und in dem Aspidium athamanticum des Caplandes enthalten sind, rufen an Fröschen vorwiegend Herz- und Muskellähmung hervor (Heffter[1])).

Die **Granatrinde** erweist sich hauptsächlich gegen Taenia solium wirksam. Sie wird in Form einer wässrigen Abkochung gebraucht, welche bedeutende Mengen von Gerbsäure enthält und deshalb leicht Uebelkeit, Erbrechen, Leibschmerzen und Durchfälle verursacht. Zu diesen Magen- und Darmerscheinungen gesellen sich bei stärkeren Vergiftungen Kopfschmerz, Schwindel Sehstörungen, Betäubung, krampfartiges Zittern in den Gliedern und selbst ausgesprochene Convulsionen.

Als wirksamer Bestandtheil, von dem auch diese Gehirnsymptome abhängen, wird das von Tanret (1878) beschriebene, in der Granatrinde neben anderen ähnlichen Basen enthaltene, **Pelletierin** genannte, Alkaloïd angesehen. Doch sind bisher nur die unter diesem Namen in den Handel gebrachten Präparate pharmakologisch untersucht worden und haben hinsichtlich ihrer Wirksamkeit und Wirkungsweise nicht annähernd eine Uebereinstimmung gezeigt. Während v. Schroeder[2]) mit einem

---

1) Arch. f. exp. Path. u. Pharmak. 38. 458. 1897.
2) Arch. f. exp. Path. u. Pharmak. 18. 381. 1884.

Pelletierin experimentirte, das selbst bei der Einspritzung in das Blut erst in Gaben von 0,3 g den Tod von Kaninchen herbeiführte, betrugen die tödtlichen Gaben der von Coronedi[1]) untersuchten Präparate bei gleicher Applicationsweise an Kaninchen für 1 kg Körpergewicht nur 0,012—0,04 g. Die Wirkungen bestehen im Allgemeinen in Lähmung der Gebiete des Mittelhirns (Collaps), tetanischen Krämpfen sowie Muskelveränderungen und gleichen denen des Veratrins (v. Schroeder, 1884). Doch scheint nach manchen Präparaten im Vergleich zu den Krämpfen die Lähmung besonders in den Vordergrund zu treten.

An Menschen hat man nach 0,4—0,5 g Schwindel- und Schwächegefühl, Nebelsehen, Ameisenkriechen, zuweilen Uebelkeit und Wadenkrämpfe beobachtet.

Auf Bandwürmer wirkt das Pelletierin sehr giftig. Ein Zusatz von 10 mg eines Salzes desselben zu 100 g einer indifferenten Kochsalzlösung tödtet diese Thiere sehr rasch (v. Schroeder, 1884). Das reine oder mit den übrigen Alkaloïden der Granatrinde vermischte Pelletierin ist daher in Gaben von 0,3—0,5 g mit grossem Erfolg bei Bandwurmkuren angewendet worden. Vortheilhaft ist die gerbsaure Verbindung, welche nicht so leicht resorbirt wird und daher sicherer in die tieferen Theile des Darms gelangt. Das Abführmittel wird 1—2 Stunden später gegeben.

Die **Kosoblüthen**, deren wirksamer Bestandtheil das amorphe Kosotoxin ist, aus dem das krystallinische, wenigstens an Fröschen unwirksame Kosin entsteht (Leichsenring[2])), werden gegen beide Bandwurmarten empfohlen, die **Kamala** bei Taenia bevorzugt. Beide Mittel verursachen in grösseren Gaben Durchfälle ohne wesentliche Nebenerscheinungen, so dass man insbesondere nach der Anwendung der Kamala die Abführmittel fortlassen kann.

Das **Santonin**, $C_{15}H_{18}O_3$, der wirksame Bestandtheil der Wurmsamen, gilt unbestritten als souveränes Mittel gegen Spulwürmer.

Die Spulwürmer oder Ascariden leben in einer warmen, schwach alkalischen Kochsalzlösung von 1 %/0 in ganz normaler Weise. Wird der Salzlösung ein wenig Santonin zugesetzt, so gerathen die Thiere in die lebhafteste Bewegung und machen in manchen Fällen Versuche, über den Rand des Glases zu entkommen (W. v. Schroeder[3])).

---

1) Lo Sperimentale, Fasc. I. II. 1894; Literatur.
2) Arch. d. Pharmacie **232**. 50. 1894.
3) Arch. f. exp. Path. u. Pharmak. **19**. 304. 1885.

Man kann daher annehmen, dass das Santonin die Ascariden nicht tödtet, sondern ihnen, wenn es in den Darm gelangt, durch einen noch unbekannten Umstand bloss den Aufenthalt im Dünndarm verleidet, so dass sie in den Dickdarm hinabwandern, wo sie dann meist ohne Abführmittel mit dem Stuhl entleert werden.

Lo Monaco[1] ist der Ansicht, dass das Santonin in der Salzsäure des Magensaftes gelöst und aus dieser Lösung durch die Alkalien im Darm in äusserst feiner Vertheilung gefällt werde und in diesem Zustande die Ascariden tödte. In künstlichen Lösungen, welche das Santonin in dieser Form enthielten, starben die Thiere früher als in Lösungen mit krystallisirtem Santonin.

Das Santonin wirkt in eigenartiger Weise auf das Gehirn und hat bei Kindern zu Vergiftungen Veranlassung gegeben. Unter den Gehirnerscheinungen ist das Gelb- und Violettsehen besonders auffällig. Ersteres tritt leicht schon nach arzneilichen Gaben ein.

Nach 0,5—2,0 g Santonin bei Erwachsenen und 0,1—0,7 g bei Kindern hat man die folgenden Symptome beobachtet, unter denen die Krämpfe die constantesten sind: Benommenheit, Schwindel, Flimmern vor den Augen, Geruchs- und Geschmackshallucinationen (E. Rose[2]), Aphasie (Dunoyer, 1884), Kopfschmerz, Müdigkeit und Schwächegefühl, unangenehme Sensationen in der Magengegend, Uebelkeit, Erbrechen, Durchfälle, Zittern der Glieder, convulsivische Zuckungen und Bewegungen in den Gesichts-, Augen- und Kiefermuskeln, zitternde Stimme (Binz, 1877), allgemeine, zuweilen anfangs einseitige (Binz), anfallsweise auftretende Convulsionen, Somnolenz, Sopor, Sistiren der Respiration. Endlich kommen Albuminurie und bei Menschen und Hunden auch Hämaturie vor (Demme, 1891; Jaffé, 1890).

Convulsionen, tetanische Zustände und Athemstillstand bedingen den Charakter der Santoninvergiftung auch bei Säugethieren. An Fröschen geht den Krämpfen Lähmung voraus. Aehnlich wirken verschiedene Isomere und Derivate des Santonins (Coppola[3]).

Im Harn tritt nach Santoningebrauch ein gelber, durch Alkalien roth werdender Farbstoff[4] auf, und es findet sich in demselben ausserdem ein durch Oxydation entstandenes Umwandlungsproduct des Santonins, das Santogenin, $C_{30}H_{36}O_9$, (Jaffé[5]).

Wie andere „Krampfgifte" verursacht auch das Santonin eine Erniedrigung der Körpertemperatur[6].

<hr>

1) Rendiconti della R. Accad. dei Lincei. Vol. 5. 1^0 sem. p. 433. 1896.
2) Virch. Arch. 16. 233. 1861.
3) Lo Sperimentale. Luglio e Agosto 1887.
4) Vergl. G. Hoppe-Seyler, Berl. klin. Wochenschr. 1886. Nr. 27.
5) Ztschr. f. klin. Med. 17. H. 3 u. 4. 1890.
6) Vergl. Damm, Versuche zur Deutung der temperaturerniedrigenden Wirkung der Santoninpräparate. Diss. Halle a. S. 1899.

1. **Rhizoma Filicis**, Farnwurzel; das ungeschälte Rhizom sammt Blattblasen des Aspidium Filix mas. Die wirksamen Bestandtheile S. 309. Die Wurzel enthält auch eine eigenartige Gerbsäure. Gaben 4,0—5,0, im Ganzen 15,0—30,0.

2. **Extractum Filicis**; durch Ausziehen der Farnwurzel mit Aether hergestellt. Grünliches, nicht zu dünnes, häufig mit weisslichen Körnchen von Filicin durchsetztes Extract. Die Gaben werden sehr verschieden angegeben; 2,0—4,0 und 10,0—15,0 auf 2—3 mal in Pillen und Latwergen zu nehmen; erstere sind vielleicht bei Bothriocephalus schon ausreichend.

3. **Cortex Granati**, Granatrinde; Stamm- und Wurzelrinde von Punica Granatum. Neben dem flüchtigen, leicht verharzenden, krystallisirbare Salze bildenden Pelletierin ($C_8H_{13}NO$) finden sich in der Drogue noch andere Basen (Tanret); ausserdem viel Gerbsäure. Gaben 30,0 bis 100,0 als Macerationsdecoct in 2 Gaben zu nehmen.

4. **Flores Koso** (Kosso, Kusso), Kosoblüthen; die weiblichen Blüthen oder Blüthenrispchen der Hagenia abessinica. Gaben 15,0—20,0; 30,0—40,0 (Ziemssen), als Schüttelmixtur, in Oblaten und Latwergen auf 2 mal zu nehmen.

5. **Kamala**, Kamala; der von den Früchten der Mallotus philippinensis (Rottlera tinctoria) abgeriebene Ueberzug (Drüsen). Das Wirksame scheint eine harzartige Masse (Kamalin) zu sein. Gaben 10,0—15,0, als Schüttelmixtur oder Latwerge.

6. **Flores Cinae**, Zitwersamen, Wurmsamen; die noch geschlossenen Blüthenköpfchen der turkestanischen Form der Artemisia maritima (A. Cina). Enthalten Santonin. Gaben 0,25—4,0.

7. **Santoninum**, Santonin ($C_{15}H_{18}O_3$); ist das Anhydrid der Santoninsäure. Sehr wenig in Wasser lösliche Krystalle, die sich am Lichte rasch gelb färben. Gaben 0,03—0,05—0,1!, täglich 0,3!

8. **Trochisci Santonini**, Pastilli Santonini, Santoninpastillen; enthalten je 0,025 Santonin. Gaben 1—2 Stück.

X. Adstringentien.

Alle Substanzen, welche mit den eiweissartigen und leimgebenden Gewebsbildnern feste Verbindungen eingehen, bringen, in kleineren Mengen angewendet, besonders leicht an Schleimhäuten Veränderungen der Gewebe hervor, die man als Zusammenziehung derselben aufgefasst und Adstringirung genannt hat. Von dieser adstringirenden Wirkung wird weiter unten in dem Kapitel über die localen Wirkungen der Metallverbindungen ausführlicher die Rede sein. Hier haben wir es speciell mit den Gerbsäuren zu thun, die fast ausschliesslich dieser Wirkung wegen in der Therapie eine so grosse Rolle spielen.

Gruppe der Gerbsäuren.

Die im Pflanzenreich in grosser Anzahl allgemein verbreiteten, als Gerbsäuren oder Gerbstoffe bezeichneten Substanzen stimmen trotz mancherlei ziemlich weitgehender chemischer Verschiedenheiten darin fast vollständig mit einander überein, dass sie mit den leimgebenden Gewebsbestandtheilen ausserordentlich feste Verbindungen (Leder) bilden, sowie Eiweissstoffe, Leim und andere Albuminoïde aus ihren Lösungen in Form ähnlicher, aber weniger fester Verbindungen fällen.

Von der Bildung solcher Verbindungen hängt die Adstringirung ab. Die Gerbsäuren rufen letztere in sehr reiner, typischer Form hervor, wenn sie in kleinen Mengen und in Form ihrer verdünnten Lösungen applicirt werden. Im Uebermass angewandt erzeugen sie dagegen an den Schleimhäuten entzündliche Reizung und Aetzung. So wohlthätig der Genuss gerbsäurehaltiger Weine in manchen Fällen ist, so leicht kann in anderen durch den Missbrauch derselben Magenkatarrh herbeigeführt werden.

Da alle Gerbsäuren mit den stickstoffhaltigen Gewebsbestandtheilen Verbindungen eingehen, so wirken sie in gleicher Weise adstringirend und können ohne Unterschied die gleiche Verwendung finden.

Das Tannin oder die Galläpfelgerbsäure, welche im Handel in genügender Reinheit vorkommt, ist namentlich in solchen Fällen zweckmässig, in denen sie unmittelbar auf die erkrankte Localität gebracht werden kann. Sie dient daher vorzugsweise für Waschungen der Haut und bei der Behandlung verschiedener Schleimhäute.

Da das Tannin nach der innerlichen Anwendung der gewöhnlichen arzneilichen Gaben sehr rasch an eiweissartige Stoffe gebunden wird, die sich im Inhalt oder an der Schleimhaut des Magens finden, so kann es in wirksamer Form nicht in den Darm gelangen. Dort wird vielleicht die Eiweissverbindung durch die Alkalien wieder zersetzt, aber dann kann von einer adstringirenden Wirkung vollends nicht die Rede sein, weil das Tannin von dem Alkali festgehalten wird.

Für die Adstringirung im Darmkanal werden an Stelle des Tannins auch verschiedene Verbindungen desselben angewendet, insbesondere das in Wasser unlösliche, aber dennoch adstringirend wirkende, Tannigen genannte, Diacetyltannin (H. Meyer[1]), sowie eine Eiweissverbindung unter dem Namen Tannalbin (Gottlieb[2]). Andere derartige Präparate, wie das Tannoform, Tannocol u. s. w., haben vor den genannten beiden keinen Vorzug.

Sollen bei der Behandlung von Darmkatarrhen Gerbsäuren in den Darm übergeführt werden, so ist es zweckmässig, statt des reinen Tannins gerbsäurereiche rohe Pflanzenbestandtheile anzuwenden. Zu diesen gehören die eingedickten Extracte zahlreicher Pflanzen, darunter das officinelle Catechu, welches indessen vor dem Kino, dem Ratanhia- und dem Tormentillwurzelextract und vor anderen ähnlichen Präparaten keinen besonderen Vorzug besitzt.

Aus diesen Extracten werden die Gerbsäuren, wie man annehmen kann, nur allmälig ausgelaugt und gelangen deshalb leichter unverändert in den Darmkanal. Besonders aber sind es auch in diesem Falle die colloïdalen, gummi- und schleimartigen Bestandtheile solcher Präparate, welche in der bereits mehrfach erwähnten Weise (vergl. S. 258) die Resorption der Gerbsäuren erschweren und ihren Uebergang in den Darmkanal begünstigen. Es ist daher ganz empfehlenswerth, den Einfluss der colloïdalen Substanzen dadurch zu verstärken, dass man die gerbsäurehaltigen Mittel mit schleimigen Abkochungen nehmen lässt.

Die Resorption der Gerbsäuren kann nur in Form der Alkali- oder gelösten Eiweissverbindungen erfolgen. Eine adstringirende Wirkung auf innere Organe ist von diesen Verbindungen nicht zu erwarten.

Der Harn enthält nach dem Einnehmen von Tannin die gewöhnlichen Zersetzungsproducte desselben, Gallussäure und Pyrogallol (Wöhler und Frerichs, 1848). Daneben wurde aber auch von verschiedenen Experimentatoren[3] ein Körper gefunden, welcher Tannin sein könnte, jedenfalls wie dieses Eiweiss und Leim fällt. Nach der Injection von freiem Tannin enthält der Harn, wie Stockman[4] beobachtete, nur sehr geringe Mengen von dieser Substanz, bedeutend grössere dagegen, wenn das Tannin zugleich mit Alkalien in den Magen gebracht wird.

In zahlreichen anderen Fällen konnte nach der Darreichung von Tannin an Menschen und Thieren, an letzteren selbst bei der Einspritzung in das Blut, nichts davon und überhaupt kein leimfällender Körper im Harn nachgewiesen werden. Dagegen traten im letzteren in den Ver-

---

1) Deutsche med. Wochenschr. 1894. Nr. 31.
2) Deutsche med. Wochenschr. 1896. Nr. 11.
· 3) Vergl. die Literatur bei Rost, Arch. f. exp. Path. u. Pharmak. 38. 346. 1897, und Straub, ibid 42. 6. 1899.
4) Brit. med. Journ. Dec. 1886.

suchen von Rost[1]) nach Fütterung mit Tannin und mit Gallussäure gepaarte Schwefelsäuren in vermehrter Menge auf.

Jedenfalls scheint nach den Resultaten aller Untersuchungen eine adstringirende Wirkung auf innere Organe und namentlich auf die Nieren ausgeschlossen zu sein.

Man unterscheidet Gerbsäuren, welche wie das Tannin bei der trockenen Destillation Pyrogallol geben und mit Eisensalzen schwarzblau gefärbte Verbindungen bilden, und solche, die Brenzcatechin und grüne Eisenverbindungen liefern. Auf die praktische Anwendung hat es keinen Einfluss, ob die in einer Drogue enthaltene Gerbsäure der einen oder der anderen Kategorie angehört.

1. **Acidum tannicum**, Galläpfelgerbsäure, Tannin; Anhydrid der Gallussäure. Weisses oder gelbliches, in 1 Wasser, 5 Weingeist und 8 Glycerin lösliches Pulver. Gaben 0,05—0,5, täglich bis 2,0, in schleimigen Mixturen. Aeusserlich in den verschiedensten Formen.

2. **Gallae**, Galläpfel; die durch die Gallwespe hervorgerufenen Auswüchse an Quercus lusitanica und Q. infectoria. Sie enthalten 60—70% Tannin.

3. Tinctura Gallarum. Galläpfel 1, Weingeist 5.

4. Cortex Quercus, Eichenrinde; von Quercus Robur. Enthält Eichengerbsäure, welche bei der Zersetzung Eichenroth liefert.

5. Folia Uvae ursi, Bärentraubenblätter; von Arctostaphylos Uva Ursi. Enthalten Arbutin, Urson und Gerbsäure. Sie haben nach mehrfach übereinstimmenden Angaben diuretische Wirkungen, die nicht von dem Arbutin abhängen (Paschkis, 1884). Gaben täglich 10,0—20,0, als Aufguss.

6. **Catechu**; Extract aus Uncaria Gambir (Ourouparia Gambir), Acacia Catechu und Areca Catechu. Die Catechugerbsäure ist das Monanhydrid des Catechins. Letzteres fällt Eiweiss, aber nicht Leim. Gaben 0,3—1,0, täglich bis 5,0, in Pulvern und schleimigen Abkochungen.

7. Tinctura Catechu. Catechu 1, Weingeist 5.

8. **Radix Ratanhiae**, peruanische Ratanhia; Wurzeläste der Krameria triandra. Enthält die glykosidische Ratanhiagerbsäure. Zweckmässig ist das in der Pharmakopöe fehlende Extract. Gaben 1,0—2,0, täglich bis 10,0—20,0, als Abkochung mit schleimigen Mitteln.

9. Tinctura Ratanhiae. Ratanhiawurzel 1, verd. Weingeist 5.

10. Folia Juglandis, Wallnussblätter; von Juglans regia.

11. Semen Arecae, Arecanüsse, Betelnüsse; von Areca Catechu. Enthalten neben Gerbsäure das zum Theil muscarinartig wirkende Alkaloïd Arecolin (vergl. oben S. 143) und werden als Bandwurmmittel empfohlen. Gaben gegen Bandwürmer 5,0—10,0.

----

1) Sitzungsber. d. Ges. z. Förd. d. Naturw. zu Marburg. März 1898.

Folgende Droguen, welche in der Pharmakopöe nicht aufgeführt sind, können für die gleichen Zwecke wie die vorstehenden gebraucht werden.

1. **Rhizoma Tormentillae**, Tormentillwurzel; von Potentilla Tormentilla. Enthält Tormentillgerbsäure. Das Extract ist nicht weniger zweckmässig wie das Catechu und das Ratanhiaextract. Gaben wie bei Rad. Ratanhiae.

2. **Kino**; der erhärtete Saft aus der Rinde von Pterocarpus Marsupium. Gaben wie beim Catechu. 3. Resina Draconis, Sanguis Draconis, Drachenblut; aus den Früchten von Calamus Draco. Schwach adstringirend. 4. Lignum campechianum, Blauholz; von Hämatoxylon campechianum. Wirksamer Bestandtheil Hämatoxylin, welches Eiweiss und, im Ueberschuss zugesetzt, auch Leim aus schwach sauren Lösungen fällt.

Endlich sind auch die Weiden-, Ulmen- und Rosskastanienrinde zu nennen.

III. Unorganische Verbindungen als Nerven-, Muskel-, Stoffwechsel- und Aetzgifte.

Bei den organischen Nerven-, Muskel-, und Aetzgiften sind es die unveränderten Molecüle einer Substanz, z. B. des Strychnins, welche in eigenartiger oder, wie man auch sagt, in specifischer Weise in Wirksamkeit treten. Die Veränderungen dagegen, welche von den stärkeren Säuren, den Halogenen, den basischen Oxyden und ihren Salzen im Organismus hervorgebracht werden, hängen entweder von den allgemeinen physikalischen Eigenschaften der Molecüle und der aus ihnen in Lösungen durch Dissociation entstandenen Atome und Atomgruppen oder von einer specifischen Wirkung der Dissociationsproducte oder endlich von gewöhnlichen chemischen Reactionen zwischen Gewebe und wirksamer Substanz ab.

In wässrigen Lösungen, die hier allein in Betracht kommen, finden sich, durch eine Schicht des Lösungsmittels von einander getrennt, die Molecüle der Säuren, Basen und Salze theils im unveränderten Zustande, theils in Form von Dissociationsproducten. Nur in äusserst verdünnten Lösungen ist die Dissociation eine vollständige, indem alle Molecüle in dieser Weise zerfallen sind. Unter der Einwirkung eines galvanischen Stromes werden die Dissociationsproducte an den Elektroden abgeschieden. Man nennt bekanntlich die Verbindungen, die dieses Verhalten zeigen,

Elektrolyte und die an den Elektroden abgeschiedenen Bestandtheile Ionen oder Ionten. Der an der positiven Elektrode, an welcher der positive galvanische Strom in die Flüssigkeit eintritt, abgeschiedene Bestandtheil heisst Anion, der andere, der an der negativen Elektrode, der Austrittsstelle des Stromes, abgeschieden wird, das Kation. Der Sauerstoff, die Halogene und Säurereste sind Anionen, die Metalle und der Wasserstoff der Säuren dagegen Kationen. Die Elektrolyse ist ein Mittel, um die Abscheidung der Dissociationsproducte oder Ionen herbeizuführen. Nicht dissociirbare Verbindungen unterliegen nicht der Elektrolyse.

Von den **physikalischen** oder, wie man sie auch genannt hat, colligativen **Eigenschaften der löslichen oder gelösten Molecüle** und ihrer nach der Lösung entstehenden Dissociationsproducte, seien diese Atome oder Atomgruppen, hängen die Vorgänge bei der Diffusion und Osmose, die Wasserentziehung durch lösliche Stoffe, die Erniedrigung des Gefrierpunkts und die Erhöhung des Siedepunkts der Lösungen ab. Alle durch Lösung und Dissociation getrennten Theilchen sind in dieser Beziehung gleichwerthig. Die gleiche Anzahl derselben in der Volumeinheit der Lösung der verschiedensten Stoffe bringt denselben osmotischen Druck und dieselbe osmotische Bewegung hervor und erniedrigt den Gefrierpunkt und erhöht den Siedepunkt um die gleichen Beträge.

Von diesem Verhalten der löslichen Stoffe werden die allgemeinen Wirkungen derselben auf den Organismus bedingt. Aber obgleich alle löslichen Substanzen, mögen sie organisch oder unorganisch, dissociirbar oder nicht dissociirbar sein, diese atom- und molecular-physikalischen Eigenschaften gemeinsam haben, so ist doch die Zahl solcher, die in pharmakologischer Hinsicht in dieser Weise eine wichtige Rolle spielen, nur eine sehr beschränkte. Ausgeschlossen sind, mit Ausnahme des Harnstoffs, fast alle organischen Verbindungen, weil sie entweder schon in sehr kleinen Mengen giftig sind, so dass ihre allgemeinen Eigenschaften quantitativ nicht in Betracht kommen, oder weil sie, wie die Zuckerarten, nach ihrer Resorption durch Verbrennung zu existiren aufhören oder endlich, wie das arabische Gummi und das Glykogen eine colloïdale Beschaffenheit und ein hohes Moleculargewicht haben und deshalb die in Rede stehenden Eigenschaften nur in geringem Masse besitzen. Auch unter den unorganischen Verbindungen kommen nur die neutralen Salze der Alkalimetalle. die keine stärkere, selbständige Wirkung auf Nerven, Muskeln und andere Organe ausüben, in dieser Richtung zur vollen Bedeutung. Man kann deshalb diese von den molecular-physikalischen Eigenschaften abhängige Wirkung schlechtweg Salzwirkung nennen. Wie sie von den Resorptionsverhältnissen der einzelnen Salze beeinflusst und räumlich eingeschränkt wird, davon wird weiter unten die Rede sein.

Die physiologische und pharmakologische Bedeutung der Dissociationsvorgänge im Organismus beruht aber nicht bloss darauf, dass durch die letzteren die Zahl der physikalisch wirkenden Theilchen vergrössert wird, sondern ist eine noch weiter gehende. Die Dissociation ermöglicht zahlreiche chemische Vorgänge,· namentlich die Umsetzung der Salze durch Austausch ihrer Bestandtheile und die Abscheidung der Dissociationsproducte, z. B. des Chlors aus den Chloriden in Form von Salzsäure im Magensaft. Ganz besonders tritt in pharmakologischer Hinsicht die selbständige Wirkung der Dissociationsproducte in den Vordergrund und beherrscht bei den schweren Metallen das Wesen der eigentlichen Vergiftung.

Die eigenartigen **Wirkungen** der in Lösung dissociirbaren unorganischen Verbindungen, namentlich auf die Nerven und Muskeln, werden **von den dissociirten Ionen hervorgebracht.** Der Beweis für diese Anschauung liegt darin, dass z. B. die Verbindungen der Metalle nur dann ihre charakteristischen Giftwirkungen zeigen, wenn sie dissociationsfähig sind. Bei den metallorganischen Verbindungen ist das nicht der Fall und ihnen fehlt daher die charakteristische Metallwirkung. Alle Salze des Arsens wirken ganz gleich, seine Methylverbindungen, das Kakodyloxyd und die Kakodylsäure, dagegen in ganz anderer Weise. Bei dem Jodkalium haben wir es, abgesehen von der Salzwirkung, mit den specifischen Wirkungen sowohl der Jod- als auch der Kalium-Ionen zu thun.

Der thierische Organismus steht beständig unter den Wirkungen der Ionen des Chlornatriums. Wir erkennen aber diese Wirkungen nicht direct, weil sie die Norm bilden, von der wir bei der Beurtheilung der Wirkungen anderer Salze ausgehen. Wir vermögen nur die Abweichungen von dem normalen Zustand festzustellen. Das Vorhandensein einer solchen Chlornatriumwirkung wird dadurch erwiesen, dass diese Verbindung durch andere Alkalisalze nicht zu ersetzen ist.

Die **chemische Aetzung** der Gewebe durch die Säuren, Halogene, basischen Hydroxyde, die Salze der Alkalien und schweren

Metalle kommt grösstentheils durch die eigentlichen chemischen Eigenschaften der Verbindungen zu Stande. Nur die neutralen Salze der Alkalien verursachen auch die locale Aetzung durch die „Salzwirkung", indem sie im concentrirten Zustande den Geweben Wasser entziehen, meist in dieselben auch eindringen und in Folge dessen die normale Constitution derselben verändern und sie zu einer Reaction veranlassen.

Seitdem vor sieben Jahren an dieser Stelle die vorstehenden Ansichten über die specifische Ionenwirkung entwickelt wurden, haben auch Physiologen den Einfluss der Lösungen von Neutralsalzen, Alkalien und Säuren auf Muskeln, Nervenfasern und auf niedere Thiere mit Jonenwirkungen in Zusammenhang zu bringen gesucht. Bei solchen Untersuchungen aber werden die physikalische Wirkung der unveränderten und dissociirten Molecüle, die specifische Ionenwirkung und die chemische Aetzung durch Alkalien und Säuren in der Regel gar nicht oder nur ganz unvollständig auseinandergehalten, so dass solche Untersuchungen eine ausreichende Verwerthung in pharmakologischer Hinsicht nicht zulassen.

A. Wasser und neutrale Alkalisalze.

Das Verhalten dieser Salze im Organismus wird, wie vorstehend näher angegeben ist, einerseits von der allgemeinen Salzwirkung und andererseits von der Umsetzung und der specifischen Giftigkeit der Ionen bedingt. Bei der Einführung in den Magen und Darmkanal wird dieses Verhalten sehr wesentlich durch die verschiedenen Resorptionsverhältnisse der einzelnen Salze beeinflusst. Die Chloride, Bromide und Jodide, sowie die Nitrate, Chlorate, Bromate und Jodate der Alkalimetalle gehen von der Schleimhaut des Verdauungskanals sehr rasch in die Flüssigkeiten und Gewebe des Körpers über, können hier ungehindert alle ihre Wirkungen entfalten und die entsprechenden Umsetzungen mit den physiologischen Salzen des Organismus eingehen, und gelangen schliesslich in verhältnissmässig kurzer Zeit im unveränderten Zustande oder theilweise in Form von Umsetzungsproducten zur Ausscheidung. Die Resorption der Sulfate und einiger anderer Salze der Alkalien sowie die der Erdalkalien erfolgt dagegen nur sehr träge und in geringem Betrage. Ihre Wirkungen beschränken sich in der Hauptsache auf den Darmkanal, indem sie durch ihre molecular-physikalischen Eigenschaften Durchfälle hervorrufen und deshalb eine besondere

Gruppe der abführenden Salze bilden. Sie gehen auch bei der Osmose schwerer durch geschlossene Membranen als die leicht resorbirbaren Salze und vermögen nach den Untersuchungen von Hofmeister[1] in der Regel leichter als diese eine Fällung colloïdaler Stoffe aus ihren Lösungen herbeizuführen.

Von den physikalischen Eigenschaften der Salze, ihrer Dissociationsfähigkeit und Ionengeschwindigkeit, hängen diese Unterschiede der Resorbirbarkeit nicht ab (Wallace und Cushny[2]).

Unter den Salzen mit organischen Säuren werden die Formiate und Acetate leicht, die weinsauren Salze verhältnissmässig schwer resorbirt.

1. Gruppe des Wassers und der leicht resorbirbaren neutralen Salze.

Wenn Lösungen von verschiedener molecularer Concentration durch Membranen oder anderartige Scheidewände von einander getrennt werden, die bei hohem Druck reissen, ohne eine Filtration zuzulassen, bei der Osmose dagegen für Wasser und die gelösten Stoffe durchlässig sind, so bewegen sich die letzteren durch die Membranen hindurch von den concentrirteren zu den verdünnteren und umgekehrt das Wasser von den verdünnteren zu den concentrirteren Lösungen. Diese, die Concentration ausgleichende Bewegung dauert so lange, bis in der Volumeinheit jeder der ursprünglichen Lösungen die gleiche Anzahl von einander getrennter Molecüle oder dissociirter Ionen der gelösten Stoffe enthalten ist. Diesen Gleichgewichtszustand nennt man die Isotonie der Lösungen. Wenn die Membranen nur für das Wasser, nicht aber für die gelösten Stoffe durchlässig sind, so geht so lange Wasser von der verdünnteren Lösung durch die Membranen zu der concentrirteren, bis die Isotonie hergestellt ist. Dabei wird das Volum der concentrirteren Lösung vermehrt, und wenn sie nicht seitlich ausweichen kann, sondern gezwungen ist, in einer Manometerröhre in die Höhe zu steigen, so bringt sie einen von der Concentration abhängigen, hydrostatischen Druck hervor, den man den osmotischen Druck nennt. Zwei

----

1) Arch. f. exp. Path. u. Pharmak. 24. 247. 1888.
2) Americ. Journ. of Physiol. 1. 411. 1898; Pflüg. Arch. 77. 202. 1899.

durch osmotische Membranen von einander getrennte Lösungen sind also isotonisch, wenn sie den gleichen osmotischen Druck hervorbringen. Nicht isotonische Lösungen kann man kurz als anisotonische bezeichnen; die verdünntere ist dann die hypoisotonische, die concentrirtere die hyperisotonische Lösung.

Diese osmotischen Vorgänge und physikalisch-tonischen Zustände spielen im Organismus eine grosse Rolle. Nur sind sie hier weit mannigfacher und verwickelter als die angeführten einfachen Schemata und lassen sich deshalb schwer im Einzelnen übersehen und verfolgen. Während die Membranen und Umhüllungen der lebenden zelligen Elementarorgane bei der Osmose für das Wasser anscheinend vollkommen und für gewisse gelöste Stoffe wenigstens leicht durchgängig sind, lassen sie andere Stoffe nur schwer und manche vielleicht gar nicht durchgehen. Auf eine solche Auswahl bei der Aufnahme der Stoffe seitens der zelligen Organelemente lassen sich zum Theil die Vorgänge zurückführen, die man, wie z. B. die Drüsenthätigkeit, häufig als specifisch vitale aufzufassen geneigt ist.

Diese Verhältnisse werden noch verwickelter, wenn man in Betracht zieht, dass die physikalische Isotonie nicht auch zugleich eine physiologische zu sein braucht. Die erstere ist hergestellt und die Lösungen sind isotonisch, wenn sie nur die gleiche Anzahl gelöster Molecüle oder dissociirter Ionen enthalten, ohne dass diese in den verschiedenen Lösungen den gleichen Substanzen anzugehören brauchen. Wenn man in solche Lösungen der verschiedensten Salze und anderer neutraler Stoffe Pflanzenzellen bringt, so bleiben sie äusserlich ganz unverändert, während aus hypoisotonischen Lösungen Wasser in die Zelle eintritt und die Zellmembran von dem Protoplasma abhebt, ein Vorgang, den man Plasmolyse genannt hat (de Vries, 1884). Aber auch in den isotonischen Lösungen bleibt nur die physikalische Beschaffenheit der Zellen, ihr Spannungszustand, unverändert, wenn die gelösten Stoffe nicht die gleichen sind, wie die im Zellinhalt. Es findet in diesem Falle, je nach der Durchlässigkeit der Membran, ein Austausch von Stoffen zwischen der äusseren Lösung und dem Zellinhalt statt, wodurch der letztere in seiner Zusammensetzung geändert und der vitale Zustand der Zelle beeinflusst wird.

Vielfach ist das Verhalten thierischer Organe in Salzlösungen untersucht worden und hat zur Anwendung der sogenannten physiologischen

Kochsalzlösung geführt, um Organe und ganze, entblutete Frösche
lebensfähig zu erhalten. Eine solche Lösung enthält 6—7 g oder etwas
mehr als $^1/_{10}$ Gramm-Molecül Chlornatrium im Liter und ist für thierische
Gewebe im Allgemeinen physikalisch und annähernd auch physiologisch isotonisch, weil die Salze der Gewebsflüssigkeiten hauptsächlich aus Chlornatrium bestehen. Die Organe, z. B. Muskeln und Nervenelemente, können daher in einer solchen Lösung eine Zeit lang ihre Lebenseigenschaften bewahren.

Dabei aber bleiben die Gewebe keineswegs unbeeinflusst von einer
solchen Lösung, sondern erleiden von vorne herein tiefer gehende Veränderungen, die sich besonders leicht am Froschherzen und an den
Muskeln nachweisen lassen. An den letzteren treten nach der Durchspülung mit „physiologischer" Kochsalzlösung oder beim Eintauchen in
dieselbe fibrilläre Zuckungen auf, die Erregbarkeit vom Nerven aus nimmt
ab und verschwindet schliesslich ganz, während die directe Reizbarkeit
viel länger erhalten bleibt; die Zuckungshöhen werden zuweilen anfangs
höher und nehmen dann rasch ab.[1] Man hat es also dem Wesen nach
mit sehr langsam verlaufenden Absterbeerscheinungen zu thun. Verdünntere und concentrirtere Lösungen, als die physiologische, wirken intensiver und vernichten die Erregbarkeit rascher, wobei die Muskeln
todtenstarr werden.

Auch für das isolirte Froschherz ist die physiologische Kochsalzlösung
keineswegs unschädlich. Die Thätigkeit ändert sich und es tritt diastolischer Stillstand ein (Kronecker und Stirling, 1875). Wenn man aber
zu dieser Lösung soviel arabisches Gummi, also eine ungiftige, colloïdale
Substanz, zusetzt, dass ihre Viscosität der des Blutes gleich kommt, so
bleibt das Herz in dieser Flüssigkeit, wenn sie schwach alkalisch reagirt
und genügend Sauerstoff absorbirt enthält, vollkommen leistungsfähig
(Albanese, 1893). Eine physiologische Lösung muss also nicht nur isotonisch, sondern auch isoviscos sein.

Die Abweichungen von der Norm, welche die absolute oder
relative Menge der in den Elementarorganen gelösten Stoffe
unter dem Einfluss der physiologischen Kochsalzlösung erfährt,
können an sich kaum erhebliche sein. Dennoch genügen sie, um
sogar das Absterben der Gewebe herbeizuführen. Noch weit geringere Abweichungen werden daher in dem Verhalten der Organ-
thätigkeit und des Stoffwechsels schon merkliche Veränderungen
zu bedingen im Stande sein, die man durch vermehrte Zufuhr
von Wasser und Salzen leicht künstlich hervorrufen und in vielen
Fällen mit Vortheil verwenden kann.

---

1) Vergl. bes. Carslaw, Arch. f. Anat. u. Physiol. Physiol. Abth.
1887. 429; Locke, Pflüg. Arch. 54. 501. 1893. Literatur; Locke, Centralbl.
f. Physiol. Juni 1894. 166.

1. Die Wasserwirkung.

Die localen Wirkungen des reinen Wassers bestehen ihrem Wesen nach in einer osmotischen Auslaugung und Quellung der Gewebe. Bringt man lebende Organelemente oder niedere Organismen in völlig reines salzfreies Wasser, so sterben sie rasch ab, weil ihnen Salze und andere lösliche Stoffe in so erheblicher Menge entzogen werden, dass das Fortbestehen des Lebens unbedingt aufhören muss. Dass Salzwasserfische im Süsswasser sterben, ist bekannt. Süsswasserfische wiederum gehen in destillirtem, sauerstoffhaltigem Wasser rasch zu Grunde (S. Ringer[1]). Geringere Veränderungen in der Concentration und Zusammensetzung der Salzlösungen, welche die Gewebe durchtränken, bewirken an den letzteren Functions- und Ernährungsstörungen.

Die schwächeren Grade dieser Wasserwirkung kommen praktisch bei den Trinkkuren in Betracht, bei denen reines Thermal- oder anderes Wasser längere Zeit hindurch in grösseren Mengen aufgenommen wird. Bei dieser Ausspülung des Magens erfahren nothwendigerweise die oberflächlichen Schichten der Epithelien eine stärkere Quellung und Auslaugung. Sie werden dadurch lebensunfähig gemacht und zur Abstossung gebracht, ein Vorgang, der zu lebhafterer Regeneration Veranlassung giebt, wobei pathologisch veränderte Gewebselemente durch normale ersetzt und krankhafte Zustände der Magenschleimhaut oft gebessert oder geheilt werden.

Bei den Bädern kommt dagegen die reine Wasserwirkung wenig oder gar nicht in Frage, weil das Wasser die unversehrte Epidermis weder zu durchdringen noch sie direct in erheblichem Grade zu verändern vermag. Im warmen Bade nimmt der Körper nicht nur nicht Wasser auf, sondern die Ausscheidung des letzteren durch die Haut ist sogar gesteigert (L. Riess[2]).

Nur bei protrahirten Bädern erfahren die oberflächlichen Schichten der Haut eine Quellung. Leichter tritt diese Veränderung an erkrankten und von der Epidermis entblössten Hauttheilen, bei Wunden und Geschwüren, ein. In solchen Fällen ist der Einfluss localer Bäder ein ähnlicher wie im Magen. Es erfolgt eine leichtere Abstossung der veränderten Gewebselemente,

---

1) Journ. of Physiol. 5. 98. 1884.
2) Arch. f. exp. Path. u. Pharmark. 24. 65. 1887.

und die wunde Partie bleibt ausserdem vor Verunreinigungen mit Infectionsträgern geschützt.

Im Allgemeinen ist das Wasser in Form der Bäder bloss das Lösungsmittel für Arzneistoffe, namentlich für neutrale und alkalische Salze oder, wie bei der Anwendung der sogenannten indifferenten kalten und warmen Quellen, Träger einer niederen oder höheren Temperatur und in dieser Form ein rein physikalisches Agens, das in energischer Weise die für die Balneotherapie wichtigen Wirkungen auf die Körpertemperatur und den Stoffwechsel sowie auf die Respiration und die Circulation ausübt.

An der **Resorption des Wassers im Verdauungskanal**, die sehr rasch erfolgt. scheint sich der Magen wenig oder gar nicht zu betheiligen [1]. In demselben bildet das Wasser sogar ein Hinderniss für die Aufsaugung anderer Stoffe. z. B. des Zuckers und Peptons, denn diese werden aus verdünnten Lösungen in absolut und relativ geringerer Menge resorbirt als aus concentrirteren, während im Darm eine schwächere Concentration diesen Vorgang begünstigt (vergl. Tappeiner. 1881; v. Anrep, 1881; Segall. 1888; Brandl [2]).

Die Ursachen der Resorption des Wassers im Darm sind noch nicht hinlänglich bekannt. Osmose und Endosmose oder Dialyse können, wie sich ohne weiteres ergiebt, dabei nicht im Spiele sein; sie würden namentlich die Eindickung der Fäces nicht erklären. Auch auf eine Filtration lässt sich die Absorption des Wassers nicht zurückführen, weil es ausgeschlossen erscheint. dass bei der Nachgiebigkeit der Gewebe eine Druckdifferenz, wie sie zur Filtration erforderlich ist, zwischen Darmrohr und den Organen oder dem Blute bestehen kann. Besondere vitale Kräfte für einen Transport von Wasser und gelösten Stoffen in Anspruch zu nehmen, liegt kein Grund vor. Dass eine besondere Thätigkeit der Epithelien dabei im Spiele ist, kann als völlig sicher angesehen werden. Am wahrscheinlichsten erscheint die Ansicht, dass die Flüssigkeiten von den Darmepithelien durch eine Art Quellungsvorgang aufgesaugt und dann, vielleicht durch eine Contraction der Zellen, wie sie Spina (1882) an dem Darm von Fliegenlarven beobachtet hat, weiter befördert werden. Jede Zelle würde also, wie Heidenhain [3] bemerkt, als eine kleine Saug- und Druckpumpe fungiren.

---

1) v. Mering, Verhandl. des XII. Congresses f. Innere Medic. Wiesbaden 1893.

2) Die Literatur bei Brandl, Ztschr. f. Biolog. 29. 277. 1892.

3) Pflüg. Arch. 56. 631. 1894.

Das Blut ändert selbst bei reichlicher Aufnahme von Wasser seine Concentration nicht wesentlich. Es ist daher wahrscheinlich, dass das resorbirte Wasser, in derselben Weise wie in das Blut injicirte Flüssigkeiten, sich in den Geweben ansammelt (vergl. unten S. 336) und dann erst allmälig in die Lymph- und Blutbahnen zurückkehrt und durch die Nieren ausgeschieden wird.

Die Ausscheidung des Wassers durch die Nieren ist von dem Blutdruck in den Gefässen der Glomeruli abhängig und deshalb wohl, wenigstens zum Theil, auf Filtration zurückzuführen, bei welcher das Filter so beschaffen sein muss, dass es das Wasser, nicht aber die gelösten Stoffe aufnimmt und weiter befördert, während diese an anderen Stellen der Niere von den Epithelien aufgenommen und in die Harnkanälchen abgegeben werden. So erklärt es sich, dass bei der durch gleichzeitige Kochsalzaufnahme und reichliche Wasserzufuhr herbeigeführten Diurese die osmotische Spannung des abgesonderten Harns unter die des Blutes sinken kann (Dreser[1])).

Schweisssecretion tritt nach reichlicher Zufuhr von Wasser nur dann ein, wenn sich die Haut gleichzeitig im Zustand der Congestion befindet, was für praktische Zwecke dadurch herbeigeführt wird, dass man durch Verhinderung der Abkühlung oder durch Erhöhung der Temperatur der Umgebung die Körperoberfläche erwärmt, wobei sich die Hautgefässe erweitern und wahrscheinlich auch die schweissbildenden Nerven eine erhöhte Thätigkeit entfalten.

An der Absonderung durch die Nieren betheiligt sich nur schwer derjenige Antheil des Wassers, welcher zur Unterhaltung des normalen Quellungszustandes der Gewebe und zur Lösung der colloïdalen Körperbestandtheile erforderlich ist. Dagegen wird bei vermehrter Zufuhr der Ueberschuss rasch entleert. Dabei sinkt der Procentgehalt des Harns an festen Bestandtheilen, so dass letzterer durch reichliches Wassertrinken sehr bedeutend verdünnt wird. Indessen nimmt das reine Wasser bei der Ausscheidung leicht seinen Weg durch Haut und Lungen. und es ist daher zweckmässig, statt desselben verdünnte Salzlösungen zu wählen, wenn es darauf ankommt, den Harn weniger concentrirt in Bezug auf seine gewöhnlichen Bestandtheile, z. B. Harnsäure, zu machen.

------

1) Arch. f. exp. Path. u. Pharmak. **29.** 303. 1892.

Die vermehrte Aufnahme und Ausscheidung reichlicher Mengen von Wasser veranlasst bei Menschen constant einen verstärkten Zerfall von Organeiweiss und ist deshalb mit dem Auftreten absolut grösserer Mengen stickstoffhaltiger Stoffwechselproducte im Harn verbunden. Der Stickstoffansatz in den Geweben wird dabei vermindert, wenn die Wasseraufnahme bei reichlicher Ernährung vor dem Eintritt des Stickstoffgleichgewichts stattfindet.

Bei seinen bekannten Stoffwechseluntersuchungen machte Bischoff (1853) auch die Beobachtung, dass am Menschen eine Steigerung der Harnstoffausscheidung eintritt, wenn unter sonst gleichen Verhältnissen durch vermehrte Wasseraufnahme die Harnabsonderung erhöht wird. Diese Beobachtung ist seitdem für den Menschen von verschiedenen Seiten durch zahlreiche Versuche fast einstimmig bestätigt worden.

Besondere Beachtung verdienen die ältesten, ausführlichen Untersuchungen über diesen Gegenstand, die Genth[1]) an sich selbst bei einer bestimmten Diät im Verlauf von mehr als vier Monaten ausgeführt hat. Die Harnbestandtheile bestimmte er in den einzelnen Perioden nicht täglich, sondern nur an mehreren Tagen. In der ersten Normalperiode wurden mit 1252 ccm Harn täglich im Mittel 40,2 g Harnstoff ausgeschieden, in der nächsten Periode bei körperlicher Bewegung, aber unter sonst unveränderten Bedingungen mit 1259 ccm Harn 44,9 g Harnstoff. In den beiden weiteren Perioden wurde der Harn nach der Aufnahme von 2000 ccm Wasser untersucht und bei Harnmengen von 3250 und 3175 ccm 46,6 und 50,1 g Harnstoff gefunden. In der nächsten Periode steigern 4000 ccm Wasser die Harnmenge auf 5500 ccm und den Harnstoff auf 54,2 g. Die Menge des letzteren geht dann in einer späteren Periode nach dem Aufhören der Wasseraufnahme auf 39,4 g zurück. Die Steigerung beträgt also im Maximum 36 %.

Von den weiteren Untersuchungen sind die von Oppenheim[2]), welche er ebenfalls an sich selbst ausführte, deshalb bemerkenswerth, weil er den Harnstoff mehrmals am Tage bestimmte. Die Aufnahme von 2000 ccm Wasser nach dem Mittagessen steigert die Harnstoffausscheidung in den ersten 4 Nachmittagsstunden um etwa 6 g, dann stetiges Abfallen. An den nächsten beiden Tagen ist die Harnstoffausscheidung gegenüber den früheren und späteren Normaltagen um 5 g vermindert. Die vermehrte Ausscheidung am Wassertage ist also fast vollkommen compensirt.

Neumann[3]) bestätigt an sich selbst die Steigerung der Stickstoffausscheidung bei vermehrter Wasseraufnahme.

---

1) Unters. üb. d. Einfl. des Wassertrinkens auf den Stoffwechsel. Wiesbaden 1856.
2) Pflüger's Arch. 23. 465. 1880.
3) Arch. f. Hyg. 36. 248. 1899.

Ein eigenes Interesse bieten die neuesten Untersuchungen von Edsall[1]). Er führte seine Versuche an einem vorher unvollkommen ernährten Manne aus, der sich nicht im Stickstoffgleichgewicht befand und in einer 7tägigen Periode täglich im Durchschnitt 4,05 g N weniger ausschied, als er mit der Nahrung, die sorgfältig analysirt war, aufgenommen hatte. Darauf erhielt der Mann während 10 Tagen ausser der vorigen Diät täglich 2000 ccm Wasser, wodurch der tägliche N-Ansatz auf 2,33 herabgesetzt wurde, um in den folgenden Tagen bei der gleichen Diät und Wasseraufnahme wie in der ersten Periode wieder auf 3,74 g zu steigen.

Aehnliche Versuche hatte nach Edsall schon vor ihm Ter-Gregorianz (1886) an 4 Personen ausgeführt und war zu den gleichen Resultaten gelangt.

Wie bei Menschen wird auch bei Thieren durch reichliche Aufnahme von Wasser ein verstärkter Eiweisszerfall und eine vermehrte Ausscheidung von Harnstoff herbeigeführt.

In den berühmten Versuchen von Bidder und Schmidt (1852) an Katzen gingen vermehrte Harnabsonderung mit gesteigerter Harnstoffausscheidung Hand in Hand. In einem Versuche von Voit[2]) schied ein Hund am Hungertage mit 177 ccm Harn 16,7 g Harnstoff aus, am zweiten Hungertage mit 742 ccm Harn 21,3 g Harnstoff. Feder[3]) theilt einen Versuch von Forster mit, in welchem ein ebenfalls hungernder Hund an drei Tagen täglich 171—198 ccm Harn und 12,14—12,83 g Harnstoff entleerte. Als aber an einem Tage nach Wasserzufuhr die Harnmenge gesteigert wurde, erreichte die Harnstoffmenge 22,91 g. Weniger bedeutend war die Steigerung in den Versuchen von Fraenkel[4]) und J. Mayer[5]) und fehlte in einem von Dubelir[6]) ausgeführten Versuche nach mässiger Wasserzufuhr ganz.

Man darf annehmen, dass dieser gesteigerte Eiweissumsatz in allen Fällen eintritt, in denen das normale Verhältniss zwischen Wasser und den gelösten und im Zustand der Quellung befindlichen Bestandtheilen der Gewebe eine Störung erleidet. Bei dieser Annahme ist es verständlich, dass auch die Wasserentziehung beim Dursten einen verstärkten Eiweisszerfall zur Folge hat.[7]) Dieser tritt aus dem

---

1) Contributions from the W. Pepper Laboratory of clinic. Medic. Philadelphia 1900. S. 368. Ausführliche Besprechung der Literatur.

2) Unters. üb. d. Einf. d. Kochsalzes, Kaffees u. d. Muskelbewegungen auf d. Stoffw. München 1860. S. 61.

3) Ztschr. f. Biolog. 14. 175. 1878.

4) Virch. Arch. 71. 117. 1877.

5) Centralbl. f. d. med. Wissensch. 18. 276. 1880. Ztschr. f. klin. Med. 2. 34. 1880.

6) Ztschr. f. Biolog. 28. 237. 1891.

7) Vergl. Straub, Ztschr. f. Biolog. 38. 537. 1899.

gleichen Grunde auch dann ein, wenn das Harnvolumen ohne Wasserzufuhr in Folge „secretorischer Stimmung der Nieren" vorübergehend wächst (Kaupp[1]). Ebenso ist es erklärlich, dass dieser Einfluss des Wassertrinkens nicht nothwendig in jedem Falle vorhanden sein muss. Es kann vielmehr das Verhältniss zwischen Resorption und Ausscheidung des Wassers sich derartig gestalten, dass während der ganzen Zeit, in der jene Vorgänge sich vollziehen, in keinem Zeitmoment eine zur Hervorbringung jener Wirkung erforderliche Wassermenge im Blute oder in den Geweben sich findet. Daher braucht bei vermehrter Harnsecretion nicht immer auch die Harnstoffmenge gesteigert zu sein.

In den erwähnten Versuchen von Oppenheim und von J. Mayer hörte die vermehrte Harnstoffausscheidung schon nach kurzer Zeit trotz fortgesetzter Wasserzufuhr auf. In anderen Fällen hielt sie etwas länger an. Diese Thatsachen deuten darauf hin, dass auch bei reichlichem Durchtritt ·von Wasser durch die Gewebe schliesslich das Stickstoffgleichgewicht sich wieder herstellt. Es muss aber unter diesen Bedingungen der Bestand der Gewebe an stickstoffhaltigem Material ein geringerer sein, als er vorher bei mässiger Wasseraufnahme war. Wenn eine solche Veränderung schon bei normalem Zustand der Gewebe eintritt, so kann man annehmen, dass bei dem methodischen Gebrauch des reinen Wassers in Form der sogen. indifferenten Thermen und kalten Quellen pathologische Producte noch leichter diesem Einflusse unterliegen und in Folge dessen zur Resorption gebracht werden, falls sie überhaupt der Rückbildung fähig sind. In dieser Weise. erklärt sich der günstige Erfolg der Trinkkuren bei entzündlichen und hypertrophischen Ernährungsstörungen verschiedenster Art. Es folgt daraus aber auch, dass von ihnen nicht in allen Fällen ein Erfolg zu erwarten ist. Die speciellen Indicationen beruhen auf rein mepirischer Grundlage und sind deshalb mit grossen Unsicherheiten behaftet.

Die Ansicht, dass bei fettleibigen Personen die Fettablagerung durch reichliches Wassertrinken begünstigt, durch verminderte Aufnahme von Getränken eingeschränkt wird, steht mit dem beim Mästen von Thieren befolgten Verfahren nicht

---

[1] Arch. f. physiol. Heilk. **15**. 555. 1856.

im Einklang. In diesem Falle lässt man mit der fettbildenden Nahrung nur wenig Wasser aufnehmen.

2. Die Salzwirkung.

In reinster Form tritt die Salzwirkung (vergl. S. 319) nur nach der Anwendung des Chlornatriums ein, während die übrigen Salze im dissociirten Zustande (vergl. S. 319) mehr oder weniger auch verschiedene Theile des Nervensystems und die Muskeln beeinflussen. Von den neutralen Salzen, die leicht resorbirt werden, haben ausser dem Kochsalz insbesondere das Chlor-, Brom- und Jodkalium, sowie das chlorsaure Kalium und zum Theil auch die analogen Natriumverbindungen eine praktische Bedeutung.

Die Salze und ihre concentrirten Lösungen entziehen, wie jedem feuchten Körper, so auch den Geweben auf osmotischem Wege Wasser. Dabei dringen sie, wenn sie zur Chlornatriumgruppe gehören, rasch in grösseren Mengen in die Gewebe ein, die dadurch wasserärmer und salzreicher werden. Durch diese beiden Momente, zu denen meist noch eine Auflösung von Zellbestandtheilen und eine selbständige Wirkung der molecular vertheilten Salze hinzukommt, wird **an der Applicationsstelle eine Reizung** bedingt, die nach der Beschaffenheit der Gewebe entweder eine rein nutritive oder zugleich eine functionelle ist. Im Munde kommt unter gewöhnlichen Verhältnissen nur die letztere in Form des salzigen Geschmacks in Betracht.

Bei Berührung mit dem serösen Ueberzug des blossgelegten Darms bringen die Natriumsalze hauptsächlich Erregung der motorischen Darmnerven, die Kaliumsalze kräftige Zusammenziehung der Muskulatur hervor. Kochsalz reizt die Stämme der motorischen Nerven sehr stark, Chlorkalium sehr wenig. An Schleimhäuten und bei subcutaner Einspritzung verursacht letzteres aber weit lebhafteren Schmerz als ersteres.

Die Salzlösungen sind daher locale Reizmittel und finden als solche vielfach praktische Verwendung, sowohl an der äusseren Haut wie auf der Schleimhaut des Magens und Darmkanals.

Die Kochsalzquellen, Soolen und Mutterlaugen sowie das Meerwasser dienen in Form von Bädern in den verschiedensten Zuständen als Hautreizmittel. Da die Wirkung wegen der Widerstandsfähigkeit der Epidermis eine ziemlich oberflächliche ist und niemals einen hohen Grad erreicht, so

kann man den Gebrauch solcher Bäder wochen- und monatelang
fortsetzen, ohne befürchten zu müssen, die Haut zu schädigen,
wie es unter solchen Verhältnissen bei der Anwendung vieler
anderer Mittel, selbst des warmen Wassers, leicht geschieht.
Lediglich darauf beruht die Bedeutung der Salzbäder. Ihre einzelnen Bestandtheile sind dabei gleichgültig, und an eine andere
Art der Wirkung ist schon deshalb nicht zu denken, weil die
Salze aus ihren wässrigen Lösungen von der völlig unversehrten
Haut überhaupt nicht resorbirt werden.

An den Schleimhäuten verursachen die Salze dieser
Gruppe eine weit stärkere Reizung als an der äusseren Haut;
ja sie können in grösseren Gaben sogar gastroenteritische Erscheinungen hervorbringen. Besonders leicht thut das der Kali-
salpeter.

Die schwächeren Grade der Salzwirkung können in verschiedenen krankhaften Zuständen des Magens von Nutzen
sein. Das Darniederliegen der Magenfunction, wie es sich leicht
nach jedesmaligem Genuss reichlicher Mengen alkoholischer Getränke einstellt, wird durch stärker gesalzene Nahrungsmittel rascher beseitigt als durch eine reizlose Kost. Wie andere
Reizmittel begünstigt auch das Kochsalz die Resorption im Magen.
Bei chronischen Erkrankungen des Magens ist der kurmässige
Gebrauch der Kochsalzquellen in vielen Fällen vortheilhaft. Die
Besonderheit der Salzwirkung gegenüber anderen Reizmitteln
ist darin zu suchen, dass die Salzlösung nicht bloss die Ober-
fläche bespült, sondern gleichsam in breitem Strome tief in die
Schichten der Magenschleimhaut eindringt und die Ernährungs-
zustände derselben in Folge der constanten und ein gewisses
Mass nicht überschreitenden nutritiven Reizung in günstiger
Weise verändert.

Concentrirtere Salzlösungen verursachen an Menschen und
Thieren einen Erguss von Flüssigkeit in den Magen (vergl.
Glaubersalzgruppe).

Von der Wasserentziehung hängen auch die bekannten conservirenden Eigenschaften der Salze ab. Beim Einsalzen des Fleisches
tritt aus dem letzteren das in eine Salzlösung umgewandelte Wasser in
Form der Lake nach aussen und ist, in dieser Weise an das Salz gebunden, nicht mehr im Stande Fäulnissvorgänge zu vermitteln. Als locale
Antiseptica in Krankheiten lassen sich vortheilhaft nur die schwer
resorbirbaren, alkalisch reagirenden Salze, z. B. der Borax und das lösliche

kieselsaure Natrium (Wasserglas), verwenden. Durch die gleichen wasserentziehenden Eigenschaften wie die Salze wirkt auch der Zucker antiseptisch und conservirend und wurde eine Zeit lang bei der Wundbehandlung gebraucht.

Die Folgen des Ueberganges der Salzlösungen in das Blut und die Gewebe nach der Einführung in den Magen sind nur beim Kochsalz genauer untersucht. Es entsteht danach zunächst mehr oder weniger lebhafter Durst, dessen Ursache darin zu suchen ist, dass die Gewebe an die concentrirtere Salzlösung Wasser abgeben, welches in diesem Zustande die Zwecke des Organismus nicht mehr zu erfüllen vermag, auch wenn es sich noch im letzteren befindet. Deshalb stellt sich der Durst früher ein, als die entstandene verdünntere Salzlösung den Organismus verlassen hat. Sie bildet gleichsam einen fremdartigen Bestandtheil des letzteren und wird deshalb durch die Nieren entleert. Daher veranlasst eine vermehrte Zufuhr von Chlornatrium und von anderen, namentlich alkalischen Salzen eine verstärkte Ausfuhr von Wasser; sie wirken, wie man zu sagen pflegt, diuretisch. Dabei kommt vielleicht auch ein directer, die Harnabsonderung anregender Einfluss mancher Salze, z. B. des Natriumsalpeters, auf die Nierenepithelien in Betracht (Grützner [1]). An Hunden nimmt der Harn bei reichlicher Einverleibung von Kochsalz eine alkalische Reaction an (Falck [2], M. Gruber [3]).

In Wassersuchten, die nicht von Kreislaufsstörungen abhängen, sondern in veränderten Ernährungszuständen der Gewebe ihren Grund haben, pflegt man vor anderen diuretischen Mitteln den Salzen den Vorzug zu geben. In der blossen verstärkten Ausfuhr des Wassers kann der heilsame Erfolg nicht gesucht werden, weil der Verlust durch Nahrungsmittel und Getränke sofort wieder gedeckt wird. Man muss vielmehr annehmen, dass derartige Wassersuchten, wenn sie nicht Folgen von Nierenerkrankungen sind, von einem verstärkten Quellungsvermögen der Gewebe abhängen, und dass dieses durch die Einwirkung der Salze in günstiger Weise beeinflusst wird.

Wie das Wasser veranlassen auch die **neutralen Alkalisalze**

1) Pflüg. Arch. 11. 382. 1875.
2) Virch. Arch. 56. 315. 1872.
3) Beiträge zur Physiol., C. Ludwig gewidm. S. 68. Leipzig 1887.

und ihre Lösungen einen verstärkten **Eiweisszerfall** und eine vermehrte Ausscheidung von Stickstoff.

Im Ganzen ist der Einfluss des Kochsalzes auf diesen Stoffumsatz bei den von den Experimentatoren in ihren Versuchen angewandten Salzmengen kein sehr bedeutender. Kaupp[1]) fand an sich selbst in 12 Tagen ohne Kochsalzaufnahme täglich im Durchschnitt 33,94 g Harnstoff, nach der Aufnahme von 30 g Kochsalz in dem gleichen Zeitraum täglich im Mittel 35,79 g. Die Zunahme betrug also 5,4 %.

Eine etwas stärkere Steigerung der Harnstoffausscheidung erhielt, ebenfalls in Versuchen an sich selbst, Rabuteau[2]) nach der Aufnahme von täglich 10 g Kochsalz und 5 g Chlorkalium. Die Steigerung erreichte im ersteren Falle 10 %, im letzteren 16 %.

Die Versuche an Thieren mit Kochsalz und Chlorkalium, meist an Hunden im Stickstoffgleichgewicht oder auch im Hungerzustande, haben nicht immer zu klaren, unzweideutigen Resultaten geführt. Auf eine stärkere Ausgabe als Einnahme an Stickstoff lassen ohne Weiteres die Versuche an Hunden von Voit[3]) mit Kochsalz und von Feder[4]) mit Kochsalz und Chlorammonium schliessen. Dubelir[5]) fand an einem 9 kg schweren Hunde in zwei Versuchen nach 3—10 g Kochsalz täglich 0,88 und 0,83 g Stickstoff weniger, als mit der Nahrung aufgenommen war.

Gabriel[6]) stellte seine Versuche an drei Hammeln an, die eine geringe Menge Stickstoff ansetzten. Dieser Ansatz wurde bei Kochsalzfütterung in 4 Versuchen täglich um 0,3—1,3 g gesteigert. Die Versuche von Straub[7]) an einem 18 kg schweren Hunde gaben ungleiche Resultate. In drei derselben erfolgte eine Verminderung des Stickstoffansatzes, also eine Vergrösserung der Abgabe täglich im Durchschnitt um 0,2, 1,0 und 1,0 g. In zwei weiteren Versuchen ist in den ersten Tagen nach der Kochsalzaufnahme ein bemerkenswerther Einfluss auf die Stickstoffausscheidung nicht vorhanden, falls man nicht eine Minderausscheidung von 0,04 und 0,37 g als solchen gelten lassen will. Dann aber erhöht sich die Stickstoffausscheidung nachträglich um 1,8 und 2,6 g täglich. Im letzten Versuch endlich bleibt reichliche Wasserzufuhr allein ohne Wirkung, während Wasser und Kochsalz, gleichzeitig verabreicht, einen täglichen Stickstoffansatz von 0,3 g herbeiführen, was wohl kaum wesentlich in Betracht kommen dürfte.

Der Natronsalpeter, mit dem Rost[8]) experimentirte, verursachte in

1) Arch. f. physiol. Heilk. 14. 385. 1855.
2) L'Union médic. t. 12. 153 und 388. 1871.
3) a. a. O. oben S. 328.
4) Ztschr. f. Biolog. 14. 161. 1878.
5) a. a. O. oben S. 328.
6) Ztschr. f. Biol. 29. 554. 1892.
7) Ztschr. f. Biol. 37. 527. 1899.
8) Arbeiten a. d. Kaiserl. Gesundheitsamt 18. 78. 1901.

längere Zeit fortgesetzten täglichen Gaben von 1,0—1,3 g pro kg Hund wie andere Neutralsalze eine Steigerung der Stickstoffauscheidung, die dann bei fortgesetzter Salpeterdarreichung und reichlicher Wasserzufuhr wieder zurückging, wobei der Hund durch die Gesammteinnahme von 790 g Salpeter in 25 Tagen und durch „die Ueberschwemmung" mit Wasser „Schädigung erlitten" hatte. Als in einem anderen Versuche mit dem Salpeter von vorne herein grössere Mengen von Wasser aufgenommen wurden, trat eine geringe Abnahme der Stickstoffausscheidung ein.

Hinsichtlich der Bedingungen für das Zustandekommen der Salzwirkung auf den Eiweisszerfall gilt das gleiche, was oben (S. 328 und 329) von der Wasserwirkung gesagt ist. Das Salz muss die Gewebe passiren, um wirksam zu sein. Resorption und Ausscheidung können sich derartig gestalten, dass wirksame Mengen von Salz nicht in die Gewebe gelangen.

Daher ist ein Versuch von Forster[1] bemerkenswerth, in welchem nach der Injection von 350 ccm einer 1 procentigen Kochsalzlösung in das Blut eines 20 kg schweren Hundes die Harnstoffausscheidung von täglich 12—13 g am Tage der Injection auf 18,6 g stieg. Hier kommt die Salzlösung zur vollen Wirkung. Auch ist es erklärlich, dass umgekehrt die Harnstoffausscheidung sinkt, wenn auf eine gesteigerte Kochsalzzufuhr eine Verminderung derselben erfolgt, wie es in den Versuchen von Klein und Verson[2] am Menschen der Fall war, in denen sich die Harnstoffausscheidung von 36,5 auf 32,2 g verminderte, als die Kochsalzmenge des Harns von täglich 18 g auf 10 g herabging.

Nach der Aufnahme der Alkalisalze erfolgt nicht bloss der Uebergang der zugeführten Verbindung in den Harn, sondern es treten in diesem auch andere Salze in grösserer Menge auf. Die Zufuhr von Natriumsalzen veranlasst beim Menschen (Boecker[3]) und am Hunde (Buchheim und Reinson[4]) eine vermehrte Ausscheidung von Kali im Harn. Chlorkalium steigert umgekehrt den Natrongehalt des letzteren, und Chlorammonium beides, sowohl die Kali- als auch die Natronmenge des Harns, indem das in ihm enthaltene Chlor sich mit diesen Basen im Organismus verbindet (Buchheim und Wilde[5]). Bromkalium verursacht eine Vermehrung der Chloride des Harns

---

1) Ztschr. f. Biolog. **11**. 515. 1875.

2) Wien. Acad. Ber. math.-nat. Kl. **55**. (2.) 627. 1867.

3) Prager Vierteljahrsschr. f. Heilk. 1854. 117.

4) Reinson, Unters. üb. d. Ausscheid. des Kali u. Natrons durch den Harn. Diss. Dorpat 1864.

5) Wilde, Disquisit. quaed. de alcalibus per urinam excretis. Diss. Dorpat 1855.

(Bill, 1868). Von besonderem Interesse ist die gleichzeitige Entziehung von Chlor und Natrium bei der Aufnahme von reichlicheren Mengen von Kalisalzen (Bunge[1])).

Gelangen Alkalisalze, die weder Chlor noch Natrium enthalten, in das Blut, so findet zwischen ihren Bestandtheilen und denen des Chlornatriums eine theilweise Umsetzung statt. Bei der Aufnahme von Kaliumphosphat oder Kaliumcarbonat entstehen in dieser Weise aus dem ersteren Chlorkalium und Natriumphosphat, aus dem letzteren Chlorkalium und Natriumcarbonat.

Diese neu gebildeten Salze sind für den Organismus überflüssig und gehen deshalb mit dem unveränderten Rest des zugeführten Phosphats oder Carbonats in den Harn über, so dass also dem Organismus unter diesen Verhältnissen bedeutende Mengen von Chlor und Natron entzogen werden, die dem Kochsalz entstammen (Bunge). Doch ist die Steigerung der Natronausscheidung bei fortgesetzter Zufuhr von Kaliumsalzen keine anhaltende und bleibt bei geringem Vorrath des Organismus an Natriumsalzen ganz aus (Gaehtgens und Kurtz[2])).

Wegen dieser Natronentziehung kann bei kalireicher Pflanzennahrung das Bedürfniss entstehen, mit der letzteren zugleich Kochsalz aufzunehmen, wie es bei den herbivoren Thieren und bei allen Völkern, welche sich lediglich von Pflanzenkost ernähren, der Fall ist, während Hirten- und Fischervölker das Bedürfniss nach Kochsalz fast gar nicht kennen, weil in der Fleischnahrung im Verhältniss zum Natron weit weniger Kali enthalten ist, als in der Pflanzenkost (Bunge[3])).

Bei geringem Kochsalzgehalt des Organismus vermindert sich die Ausscheidung der Chloride durch den Harn oder hört auch wohl vollständig auf, wie es z. B. in fieberhaften Krankheiten bei mangelnder Nahrungsaufnahme oder in Folge des Ueberganges reichlicher Mengen von Chlornatrium in Exsudate, in den Schweiss und andere Secrete der Fall ist (Redtenbacher, 1850). Daher können auch solche herbivore Thiere ohne wesentliche Beeinträchtigung ihres Wohlbefindens bestehen, die bei kalireicher Nahrung mit derselben kein Chlornatrium aufnehmen. Doch gestaltet sich, wie die Erfahrungen an Hausthieren lehren, bei der Darreichung von Kochsalz der Ernährungszustand wesentlich günstiger.

Da in Folge einer solchen Umsetzung mehr Salz zur Wir-

---

1) Ztschr. f. Biolog. 9. 104. 1873.
2) Kurtz, Ueb. d. Entziehung von Alkalien aus dem Thierkörper. Diss. Dorpat 1874.
3) Ztschr. f. Biolog. 10. 111. 1874.

kung und zur Ausscheidung kommt, als zugeführt war, so darf man annehmen, dass der Einfluss der Kaliumsalze auf den Stoff-umsatz und auf den Uebergang von Wasser in den Harn ein grösserer ist als der äquivalenter Mengen von Kochsalz. Dieser Umstand macht es verständlich, dass man als Diuretica mit Vorliebe die Kaliumverbindungen anwendet, und dass diese, namentlich in Form des Jodkaliums, bei der Behandlung von Ernährungsstörungen eine so grosse Rolle spielen.

Mehrfach ist in den letzten Jahren die Frage behandelt worden, wie sich bei der Einspritzung von Salzlösungen verschiedener Concen-tration in das Blut das eingespritzte und das in den Organen schon ent-haltene Wasser sowie die schon vorhandenen und die zugeführten Salze zu einander, zum Blute und zu den Geweben verhalten. Die bisher bei diesen Versuchen erlangten Resultate hinsichtlich der Vertheilung des Wassers und der gelösten Salze, meist Kochsalz und Glaubersalz, zwischen Blut und Geweben entsprechen im Wesentlichen den physikalischen Eigen-schaften solcher Lösungen.

Concentrirte Lösungen veranlassen einen Uebergang von Wasser aus den Geweben in das Blut und in Folge dessen eine rasch eintretende Verstärkung der Harnabsonderung, dabei können Wasserarmuth („Aus-trocknung") der Gewebe und der gewöhnliche Wassergehalt des Blutes neben einander bestehen. Nach der Einspritzung treten Krämpfe ein, wenn das Blut 0,6 % Chlornatrium oder 0,34 % Natriumsulfat enthält, der Tod erfolgt bei einem Gehalt von 0,7—0,9 % Kochsalz und 0,5—0,6 % Glaubersalz (Münzer).

Hypoisotonische und isotonische oder dem Serum äquimole-culare Lösungen verlassen rasch das Blut und gehen in die Gewebe über, wo sie sich ansammeln, um dann langsamer durch die Lymphbahnen wieder in das Blut zurückzukehren. Bei hypoisotonischen Lösungen geht anscheinend das Wasser schneller als die Salze, bei grossen Mengen iso-tonischer Lösungen das Salz rascher als das Wasser aus den Geweben in das Blut über, welches in kurzer Zeit seine gewöhnliche Zusammen-setzung wiedererlangt.[1]

3. Die Ionenwirkungen der Salze.

Von den Wirkungen, welche die Ionen (vergl. S. 319) der Salze in selbständiger Weise hervorrufen, sind jene von besonderer Wichtigkeit, die nach der Einverleibung der Kaliumverbindungen und der Jodide, Bromide, Chlorate aller Alkalimetalle auftreten.

[1] Vergl. Klikowicz (u. C. Ludwig), Arch. f. Anat. u. Physiol. Physiol. Abth. 1886. 518; Münzer, Arch. f. exp. Path. u. Pharmak. 41. 74. 1898; Magnus, ibid. 44. 68. 1900; Sollmann, ibid. 46. 1. 1901.

a) **Die specifische Ionenwirkung der Kaliumsalze.** Im Vergleich zum Kochsalz entfaltet das Chlorkalium nach seiner Resorption selbständige Wirkungen, die das Centralnerven- system und die Muskeln betreffen und sich bei allen lös- lichen Kaliumverbindungen nachweisen lassen, falls sie nicht durch anderweitige stärkere Wirkungen besonderer Bestandtheile, z. B. durch die der Oxalsäure in den Oxalaten, verdeckt werden.

An Fröschen verursacht das Chlorkalium Lähmung des centralen Nervensystems und des Herzens sowie Verminderung der Erregbarkeit und der Leistungsfähigkeit der Muskeln.

Es dürfen diese Ionenwirkungen der Kaliumsalze nicht mit den an diesen Thieren leicht auftretenden Salzwirkungen verwechselt werden, durch welche die Erscheinungen der Wasserentziehung, Linsentrübung und Krämpfe, hervorgebracht werden.

An Säugethieren wirkt das Chlorkalium lähmend insbesondere auf die Reflexsphäre und die Gebiete des Mittelgehirns. An diesen Thieren erfolgt bei subcutaner Injection der Tod durch Herzlähmung erst nach Gaben von mehr als 1 g pro kg Körpergewicht; bei der Einspritzung ver- schiedener Kaliumsalze in das Blut genügen dazu Mengen, die etwa 7—8 mg Kalium pro kg entsprechen (Aubert und Dehn[1]). Salzmengen, die weniger als 3 mg Kalium enthalten, bewirken unter diesen Verhält- nissen Pulsverlangsamung und vorübergehende Blutdruckschwankungen, entweder erst Sinken und darauf Steigen oder von vornherein das letztere (Aubert und Dehn). Nach kleinen Mengen von Chlorkalium kommt an Fröschen das Herz bei elektrischer Vagusreizung durch schwächere Ströme zum Stillstand als vor der Vergiftung (Durdufi, 1889).

Bei der Application in den Magen lassen sich von der Re- sorption abhängige Kaliwirkungen nicht nachweisen, weil klei- nere Mengen von Kaliumsalzen ebenso rasch ausgeschieden wie aufgenommen werden, so dass es nicht zu einer ausreichenden Anhäufung derselben im Blute kommt.

Grössere Gaben verursachen durch die locale Salzwirkung leicht Gastroenteritis, selbst mit tödtlichem Ausgang. Ob es möglich ist, durch eine methodische Anwendung der Kalium- salze bei Menschen eine krankhaft gesteigerte Reflexerregbar- keit und eine erhöhte allgemeine Sensibilität abzustumpfen, erscheint ungewiss. Ein Einfluss auf die Herzthätigkeit lässt sich nach dem Einnehmen dieser Salze am Menschen nicht nach- weisen (Bunge[2]). Jedenfalls haben die in den Nahrungs- und

----

1) Pflüg. Arch. 9. 126—151. 1874.
2) Pflüg. Arch. 4. 235. 1871.

Genussmitteln, z. B. im Wein, im Liebig'schen Fleischextract und in den Kartoffeln in reichlicher Menge vorkommenden Kaliumverbindungen keine Bedeutung als Erregungsmittel für die Herzthätigkeit. Ebensowenig Werth haben sie am Krankenbett, wenn man sie hier in der Absicht giebt, durch Schwächung der Herzthätigkeit die Fiebertemperatur zu mässigen.

In früheren Zeiten gebrauchte man für diesen Zweck den Salpeter, aber allerdings bloss deshalb, weil er kühlend schmeckt. Gegenwärtig hat man aus anderen Gründen das Jodkalium als antifebriles Mittel empfohlen.

Ueber die Wirkungen der Salze des Lithiums, Rubidiums, Caesiums, Calciums, Magnesiums, Baryums und Strontiums auf das Nervensystem, die Muskeln und das Herz liegen zahlreiche, zum Theil vergleichende Untersuchungen vor, die indessen noch keine einheitlichen, leicht zu übersehenden und unter einander vergleichbaren Resultate ergeben haben.

Das Rubidium[1]) schliesst sich in Bezug auf seine Wirkungen dem Kalium an, während das Caesium[1]) dem Natrium näher steht. Das Lithium[1]) ist noch nicht ausreichend untersucht. Es scheint, zum Theil wenigstens, wie die Kaliumsalze zu wirken. Lithiumcarbonat vermag das Natriumcarbonat nicht zu ersetzen, wenn man das letztere an Kaninchen durch Säurezufuhr neutralisirt hat (vergl. Gruppe der Säuren).

In toxikologischer Hinsicht haben die **Baryumsalze**[2]) eine praktische Bedeutung. Vergiftungen mit denselben sind nicht ganz selten.

An Fröschen wirken die Baryumsalze krampferregend, ähnlich wie die Stoffe der Pikrotoxingruppe. Das Herz macht erst energische Contractionen, dann werden die Contractionen unregelmässig, „peristaltisch“, und schliesslich erfolgt systolischer Stillstand des Ventrikels, worauf bald auch die Vorhöfe zur Ruhe kommen. Diese Wirkung ist ähnlich der, wie sie den Stoffen der Digitalingruppe eigenthümlich ist.

<hr>

1) Harnack und Dietrich, Arch. f. exp. Path. u. Pharmak. 19. 153. 1885.

2) Boehm und Mickwitz, Arch. f. exp. Path. u. Pharmak. 3. 216. 1875; Mickwitz, Vergleichende Unters. üb. d. physiol. Wirk. d. Salze d. Alkalien und alkal. Erden. Diss. Dorpat 1874; S. Ringer u. Sainsbury, Brit. med. Journ. Aug. 1883; Brunton u. Cash, St. Bartholom. Hospit. Rep. XX. 213. 1884; Binet, Rev. méd. de la Suisse romande 1892. Nr. 8. u. 9.

An Säugethieren treten auch bei der Injection in das Blut oder unter die Haut Erbrechen, Durchfälle, meist nur schwache Convulsionen, baldige Lähmung und Tod ein. Charakteristisch ist die hochgradige Blutdrucksteigerung, die theils durch Erregung der centralen Ursprünge der Gefässnerven, theils wohl durch eine digitalinähnliche Herzwirkung bedingt wird. Die tödtlichen Chlorbaryumgaben bei der Einspritzung in das Blut oder unter die Haut sind für Kaninchen, Katzen und Hunde 0,1—0,3 g; bei der Einspritzung in den Magen erfolgt der Tod erst nach 5—10—20 und mehr g.

Bei Vergiftungen an Menschen, die durch Baryumnitrat, Acetat, Carbonat und Chlorbaryum hervorgerufen wurden, fehlten die Krämpfe fast ausnahmslos, es entwickelten sich vielmehr von vorne herein verbreitete Lähmungserscheinungen, zunächst in Form von Schwäche in den Beinen, dann Bewegungsstörungen in den Extremitäten und am Rumpfe, Erschwerung der Schluckbewegungen, Lähmungszustände der Blase und des Mastdarms. Die Sensibilität und das Bewusstsein bleiben intact.

b) **Die Wirkungen der Jodide.** Die Frage, welche Wirkungen des Jodnatriums, im Vergleich mit denen des Chlornatriums, von dem Auftreten von Jod im Organismus in Ionenform abhängen, lässt sich mit Sicherheit noch nicht beantworten.

Hunde gehen durchschnittlich nach Verlauf eines Tages unter den Erscheinungen von Dyspnoe und Narkose zu Grunde, wenn man ihnen auf 1 kg Körpergewicht 0,7—0,8 g Jodnatrium in die Venen injicirt (Boehm und Berg[1])). Die Section ergiebt Lungenödem und pleuritische Exsudate. An Fröschen bringt das Jodnatrium eigenartige Muskelzuckungen hervor.

Freies Jod scheint nach der Aufnahme von Jodiden nur an einzelnen Localitäten des Organismus aufzutreten. Nach den Untersuchungen von Buchheim und Sartisson[2]) kann man annehmen, dass die Katarrhe der Rachen- und Nasenschleimhaut (Jodschnupfen), sowie die Hautexantheme, die öfters nach dem Gebrauch des Jodkaliums beobachtet werden, diesen Ursprung haben.

An den erstgenannten Localitäten wird das Jod aus den mit dem Speichel in reichlichen Mengen ausgeschiedenen Jodiden durch die Massen-

1) Arch. f. exp. Path. u. Pharmak. 5. 329. 1876.
2) Sartisson, Ein Beitrag zur Kenntniss der Jodkaliumwirkung. Diss. Dorpat 1866.

wirkung der Kohlensäure auf die letzteren und auf die hier niemals fehlenden salpetrigsauren Salze in Freiheit gesetzt. Jodkaliumkleister, welcher ein Nitrit enthält, wird sehr bald gebläut, wenn man einen Strom von Kohlensäure durchtreten lässt (Buchheim und Sartisson).

An der Haut erleiden die Jodide vermuthlich durch den sauren Inhalt der Talg- und Schweissdrüsen eine Zersetzung, zunächst vielleicht nur unter Auftreten von Jodwasserstoffsäure, die dann leicht Jod abgiebt, welches die Exantheme erzeugt. — Diese Säure findet sich höchst wahrscheinlich auch im Magen nach dem Einnehmen von Jodkalium. Buchheim und Strauch (1852) konnten sie darin allerdings nicht nachweisen, doch hängt das wohl davon ab, dass die Jodwasserstoffsäure leicht zersetzt, und dass das dabei auftretende Jod an Eiweiss gebunden und in dieser Form dem directen Nachweis entzogen wird. Külz[1]) gelang es in der That, an Hunden nach der Einführung von Jodkalium in den Magen in dem Inhalt des letzteren kleine Mengen von Jodwasserstoffsäure nachzuweisen.

Ueber die Möglichkeit des Freiwerdens von Jod im Blute und den Geweben nach dem Gebrauch von Jodkalium ist viel discutirt worden. Ein positiver Beweis dafür fehlt bisher.

Den einzigen Anhalt für die Annahme, dass Jod im Organismus frei wird und dann auf die Gewebe, namentlich auf die Gefässwandung (Buchheim[2])), wie bei directer Application reizend einwirkt, scheinen die Ausscheidungsverhältnisse des Jods nach dem Gebrauch von Jodkalium zu bieten. Während die Hauptmasse desselben durch den Harn und in geringerer Menge auch durch den Speichel, den Schweiss und andere Secrete, z. B. die Milch (Lewald, 1857), rasch entleert wird, finden sich Spuren davon noch wochenlang nach der letzten Gabe des Jodkaliums zwar im Speichel, nicht aber im Harn (Cl. Bernard, 1863). Diese Thatsache lässt sich am einfachsten auf das Vorhandensein von jodhaltigen Eiweissstoffen im Organismus zurückführen, welche nur in solche Secrete überzugehen im Stande sind, die wie der Speichel eiweissartige Bestandtheile enthalten.

Von den Jodiden wird als Arzneimittel bei weitem am häufigsten das Jodkalium angewendet, und zwar im Allgemeinen bei Gewebswucherungen in Folge von Syphilis, bei exsudativen Entzündungen, rheumatischen Affectionen, Drüsenanschwellungen. namentlich bei Kropf, und bei anderen ähnlichen Zuständen.

Für die Beurtheilung der Wirkungen dieses Mittels ist vor

---

1) Ztschr. f. Biolog. **23.** 460. 1887.
2) Arch. f. exp. Path. u. Pharmak. **3.** 104. 1874.

allen Dingen daran zu erinnern, dass einerseits derartige pathologische Producte keineswegs in allen Fällen bei seinem Gebrauch zurückgebildet werden und andererseits nicht selten auch ohne dasselbe zur Heilung gelangen. Dass das Jodkalium die letztere in vielen Fällen befördert, darf als feststehend angesehen werden. Diese Thatsachen führen zu dem Schluss, dass die Heilerfolge nach der Anwendung dieses Salzes nicht von specifischen Wirkungen desselben auf bestimmte Organe und Organbestandtheile, sondern von Veränderungen des Stoffwechsels und der Ernährungsvorgänge im Allgemeinen abhängen. Die letzteren brauchen im gesunden Zustande des Organismus sich nicht einmal besonders bemerkbar zu machen, wenigstens nicht durch eine vermehrte oder verminderte Harnstoffausscheidung während kürzerer Zeiträume. Ihre Bedeutung besteht vielleicht bloss darin, dass zunächst nur die weniger stabilen pathologischen Producte in das Bereich des Stoffumsatzes gezogen werden.

Das Jodkalium bringt, wie kein anderes Salz, eine ganze Reihe von Wirkungen hervor. Es wird sehr rasch resorbirt, dringt mit Leichtigkeit in alle Gewebe ein und setzt sich mit dem Chlornatrium in Jodnatrium und Chlornatrium um. In Folge dessen muss seine Salzwirkung (vergl. S. 330) eine besonders starke sein. Wenn man ferner berücksichtigt, dass neben der Kali- und einer besonderen Jodidwirkung, die vielleicht auch auf die Stätten des Stoffumsatzes sich erstrecken, freiwerdendes Jod einen directen Einfluss auf die Gewebe ausüben könnte, so hat man in diesen Verhältnissen eine genügende Grundlage für die Erklärung der Wirksamkeit dieser Jodverbindung. Allerdings muss es vorläufig unentschieden bleiben, ob die eine oder die andere jener Wirkungen das heilsame Moment bildet, oder ob alle zusammen dabei betheiligt sind. Letzteres erscheint nicht unwahrscheinlich, weil das Jodkalium bei der Behandlung der genannten Krankheitszustände weder durch ein anderes Jodid, noch durch ein anderes Kaliumsalz, noch auch durch leicht resorbirbare Salze im Allgemeinen in ausreichender Weise ersetzt werden kann.

Das Jodkalium wird von Hunden und Katzen bei der innerlichen Anwendung in einer Menge von täglich 0,03 g pro kg ohne Störungen des Wohlbefindens vertragen (Buchheim und Holtermann[1]); Buchheim

---

1) Holtermann, Experim. nonnulla de vi et effectu kalii jodati in digestionem et nutritionem felium. Diss. Dorpat 1851.

und Strauch[1])), und kann von Menschen erfahrungsgemäss in täglichen Gaben von 2 g genommen werden, ohne dass in Folge der localen Wirkung auf den Magen eine Beeinträchtigung der Ernährung eintritt.

Nach grösseren Gaben und längerem Gebrauch treten öfters schwerere, als „Jodismus“ bezeichnete, Vergiftungserscheinungen auf, die, abgesehen von den bereits erwähnten Hautexanthemen und dem mit rauschähnlichen Zuständen verbundenen Jodschnupfen, aus gastrischen Erscheinungen, Erbrechen, Durchfällen, dem Heisshunger gleichenden Sensationen im Magen, Herzklopfen, Husten mit Hypersecretion der Bronchialschleimhaut, zuweilen sogar Glottisödem, fieberartigen Zuständen, Abmagerung und Kachexie zusammengesetzt sind.

c) **Die Wirkungen der Bromide.** Das Bromkalium verhält sich im Organismus in den Hauptsachen wie das Chlorkalium, die Salz- und Kaliwirkungen sind die gleichen. Im Magen treten nach seiner Einverleibung grössere Mengen von Bromwasserstoff auf (Külz, 1887).

Man wendet das **Bromkalium in Krankheiten des Nervensystems** an, um eine gesteigerte Erregbarkeit der sensiblen und motorischen Gebiete des Gehirns herabzustimmen und dadurch einerseits Schlaflosigkeit zu beseitigen und andererseits den Eintritt von krampfhaften Erscheinungen, namentlich von epileptischen Anfällen, zu verhindern. Die beruhigende Wirkung betrifft hauptsächlich die von den tactilen Hautreizen und von anderen Sinneserregungen abhängtgen Reflexvorgänge und die Functionsgebiete des Mittelhirns, während die der Grosshirnrinde erst nach grösseren, längere Zeit fortgesetzten Gaben beeinflusst werden. Dem entsprechend sind die Indicationen für die Anwendung dieses Mittels zu stellen. Gegen epileptiforme Anfälle z. B., die von der Gehirnrinde ausgehen, kann das Salz nicht so wirksam sein, wie gegen solche, die ihren Ursprung in tieferen Gehirnabschnitten haben.

Nach den Angaben zahlreicher Beobachter ist der Nutzen des Mittels in vielen Fällen nicht zu bezweifeln. Dagegen ist die Frage bisher mit Sicherheit nicht zu beantworten, ob es sich dabei um eine Kali- oder eine Bromidwirkung oder um beides handelt.

In Versuchen mit Bromkalium an Säugethieren hat sich bisher nur die Kaliwirkung nachweisen lassen, während das Bromnatrium kein anderes Verhalten als das Kochsalz zeigte.

---

1) Strauch, Meletemata de kalio jodato. Diss. Dorpat 1852.

Versuche an gesunden Menschen ergaben verschiedene Resultate. Die einen beobachteten nach Bromkalium die gleichen Erscheinungen wie nach Chlorkalium (Saison), die anderen schreiben dem erstgenannten Salz besondere Wirkungen zu, die nicht vom Kali abhängen und deshalb auch nach der Anwendung des Bromnatriums, nicht aber nach der des Chlorkaliums auftreten (Krosz) und deren Erscheinungen in Müdigkeit, Abspannung, Schläfrigkeit, Herabsetzung der Gedankenschärfe, Schwerfälligkeit der Sprache und Abstumpfung der Reflexempfindlichkeit des Gaumens bestehen.

Auch die Beobachtungen an Kranken, namentlich an Epileptikern, führten zu keinen übereinstimmenden Angaben. Das Ausbleiben der epileptischen Anfälle nach dem Gebrauch des Bromkaliums wird von allen Beobachtern bestätigt. Die Anfälle kehren aber nach dem Aussetzen des Mittels meist wieder. Doch werden auch wirkliche Heilungen notirt (Begbie, Bennett, Voisin).

Was die übrigen Bromide und die Kaliumsalze im Allgemeinen betrifft, so wird nach den Angaben der meisten Autoren das Bromkalium von keinem anderen Präparat übertroffen. Aber selbst das Chlorkalium hat man nicht unwirksam gefunden. Die einen schreiben ihm sogar die gleiche Bedeutung wie dem Bromkalium zu (Sander), nach anderen soll es nur einen geringen Einfluss auf die epileptischen Anfälle ausüben oder diese sogar verstärken (Stark). In Bezug auf das Bromnatrium stimmen die meisten Beobachter darin mit einander überein, dass diese Verbindung wie das Bromkalium, obgleich vielleicht in geringerem Masse, den Eintritt der Anfälle bei Epileptikern zu verhindern vermag.[1])

Auch die Versuche, als Ersatz des Bromkaliums organische Bromverbindungen anzuwenden, z. B. Verbindungen des Broms mit Eiweiss, Leim (Bromokoll), Sesamöl (Bromipin), organischen Basen, haben bisher trotz mancher Empfehlungen zu keinen durchschlagenden Resultaten geführt.

Annähernd das Gleiche gilt von der Anwendung der einzelnen Salze bei nervöser Schlaflosigkeit und allgemeiner Reflexempfindlichkeit. Nur ist es in diesen Fällen noch schwieriger, ein sicheres Urtheil zu gewinnen, weil auf den Eintritt des

---

1) Die Literatur bei Krosz, Arch. f. exp. Path. u. Pharmak. 6. 1. 1876.

Schlafes die verschiedenartigsten psychischen Momente einen grossen Einfluss haben und eine schlafmachende Wirkung ganz indifferenter Mittel vortäuschen können (Amburger[1])).

Wenn man das Gesagte nochmals zusammenfasst, so ergiebt sich, dass eine Ionenwirkung des Broms nur an Menschen, besonders bei der Behandlung der Epilepsie und nervöser Erregungszustände, deutlich zu Tage tritt.

In einzelnen Fällen hat man nach wenigen oder sogar nach einmaligen grösseren Gaben von Bromkalium und Bromnatrium schwere acute Vergiftungserscheinungen auftreten sehen, welche hauptsächlich durch intensivere Magen- und Darmreizung, aber auch durch Lähmungen im Gebiete des Centralnervensystems bedingt werden. Weit häufiger und folgenschwerer sind die mehr chronischen Vergiftungen, welche nach monatelangem Gebrauch dieser Salze auftreten und nach dem Aussetzen derselben wieder aufhören. Die Symptome betreffen hauptsächlich das Gehirn und sind: Abnahme des Gedächtnisses, Schwäche des Gesichts und Gehörs, Verminderung der Hautsensibilität, schwankender Gang, Somnolenz, Delirien und selbst maniakalische Anfälle; ferner durch die locale Salzwirkung bedingte Störungen der Magen- und Darmfunctionen, namentlich verminderte Verdauung, und als Folgen der letzteren Anämie und Abmagerung, bei deren Zustandekommen vielleicht auch die allgemeine Wirkung der Salze auf den Stoffwechsel eine Rolle spielt. Die Verlangsamung der Pulsfrequenz, die nach dem Gebrauch des Bromnatriums ausbleibt, hängt wahrscheinlich von dem Kali ab. Endlich erzeugen auch die Bromide, ähnlich wie das Jodkalium, Hautexantheme in Form von Acneknötchen und Pusteln sowie katarrhalische Zustände verschiedener Schleimhäute. Unter den letzteren scheint zuweilen die Respirationsschleimhaut der Sitz einer solchen Affection zu sein; wenigstens hat man nach dem Gebrauch des Bromkaliums, besonders an Frauen und Kindern, heftige Hustenanfälle eintreten sehen.

d) **Die Wirkung der chlorsauren Salze.** Die Wirkungen dieser Salze an den Applicationsstellen, auf den Stoffwechsel

—

1) Zur Kritik der schlafmachenden Wirkung des Bromkalium. Diss. Dorpat 1872.

und die Harnsecretion entsprechen denen der Chloride und Nitrate. Die Kaliwirkung des chlorsauren Kaliums ist schwächer als die des Chlorkaliums, weil es procentisch weniger Kalium enthält als das letztere. Das Natriumchlorat wirkt auf Muskeln und Nerven nicht stärker als Kochsalz (Stokvis[1])).

Man wendet das chlorsaure Kalium als locales Mittel bei Mund- und Rachenaffectionen der verschiedensten Art an. Die unbestreitbar günstigen Erfolge dieser Anwendung sind hauptsächlich auf die local desinficirende und zum Theil vielleicht auch auf die reizende Salzwirkung zurückzuführen. Wahrscheinlich spielt dabei auch die Chlorsäure eine Rolle, welche, wie die Jodwasserstoffsäure und das Jod aus dem Jodkalium (vergl. S. 339), in geringer Menge in der Mundhöhle durch die Massenwirkung der Kohlensäure oder durch andere hier auftretende Säuren frei gemacht werden könnte.

So wie man früher bei der Behandlung der Scabies mit Schwefel diesen nicht bloss auf die Haut, sondern auch in den Magen gebracht hat, so giebt man das chlorsaure Kalium bei Mundaffectionen auch innerlich. Bei dieser Anwendung hat man nach grösseren Gaben in einzelnen Fällen, namentlich bei Kindern, schwere Vergiftungserscheinungen und den Tod eintreten sehen. Dabei spielen in einzelnen Fällen wohl auch die Salz- und Kaliwirkung eine Rolle, die deletären Folgen werden aber nach den Untersuchungen von Marchand[2]) durch die von der Wirkung der Chlorsäure abhängige Umwandlung des Oxyhämoglobins in Methämoglobin herbeigeführt. Das Blut nimmt bei der Vergiftung mit Kalium- oder Natriumchlorat die Chokoladenfarbe an und verliert die Eigenschaft, Sauerstoff abzugeben, die Blutkörperchen quellen, geben den Farbstoff an das Plasma ab und wandeln sich schliesslich in eine gallertartige Masse um. Die Zerfallsproducte der Blutkörperchen häufen sich theilweise in der Milz an und werden theilweise durch die Nieren ausgeschieden, wobei in letzteren tiefgehende Veränderungen entstehen. In den Harn gehen Hämoglobin und Methämoglobin über, zugleich aber kommt eine hochgradige Verstopfung der geraden Harnkanälchen durch den veränderten Blut-

---

1) Arch. f. exp. Path. u. Pharmak. 21. 169. 1886.
2) Virch. Arch. 77. 455. 1879; Arch. f. exp. Path. u. Pharmak. 22. 201. 1886; 23. 273. 1887.

farbstoff zu Stande. Von diesen Vorgängen hängen die objectiven Symptome und pathologischen Befunde ab; es sind, ausser dem Auftreten von Blutfarbstoff im Harn, Verminderung oder fast Unterdrückung der Harnsecretion, Verfärbungen der Haut, auch icterische, Allgemeinleiden unter dem Bilde urämischer Erscheinungen, die unter Koma, Convulsionen und Collaps zum Tode führen können.

Experimentell lässt sich während des Lebens die Methämoglobinbildung mit Sicherheit nur an Hunden und Katzen erzeugen. Bei der Einführung in den Magen sind dazu 1—2 g Natriumchlorat pro kg Körpergewicht erforderlich (Marchand, 1887). Dann stellen sich die gleichen Veränderungen des Blutes, der Nieren und des Harns mit ihren Folgen ein, wie bei den Vergiftungen an Menschen.

Kaninchen sterben nach ausreichend grossen Gaben von chlorsaurem Kalium bei jeglicher Art der Application und bei jeder Dauer des Verlaufs an den Kaliwirkungen auf Herz und Nervensystem, nach 8—12 g Natriumchlorat an den allgemeinen Salzwirkungen. Auch bei der Einspritzung von Natriumchlorat in das Blut, in Gaben von 1 g auf 1 kg Thier, tritt niemals während des Lebens Methämoglobin im Blute oder im Harn auf (Stokvis[1]). J. Cahn[2] suchte die Methämoglobinbildung an Kaninchen dadurch herbeizuführen, dass er bei den Thieren vor der Application des Natriumchlorats krankhafte Veränderung hervorbrachte. Aber sie bleibt auch dann aus, wenn durch Eingeben von Salzsäure die Alkalescenz des Blutes soweit vermindert wird, als es die Thiere eben noch vertragen (vergl. Gruppe der Säuren), oder wenn durch Einathmen von Kohlensäure die Menge der letzteren im Blute vermehrt wird, so dass Dyspnoe und Narkose entstehen. Ebensowenig veranlasste die gleichzeitige Einspritzung von Natriumchlorat und von Blut, in welchem durch Verdünnen mit Wasser die Blutkörperchen zerstört waren, in die Venen das Auftreten von Methämoglobin. Versuche an Kaninchen, an denen durch Injection fauler Substanzen eine Steigerung der Körpertemperatur erzeugt war, fielen ebenfalls negativ aus, bis auf einen Fall, in welchem sich unmittelbar vor dem Tode schwache Spectralstreifen des Methämoglobins erkennen liessen.

1) Arch. f. exp. Path. u. Pharmak. 21. 195. 1886.
2) Arch. f. exp. Path. u. Pharmak. 24. 180. 1887.

Von dem in den Magen aufgenommenen chlorsauren Kalium wurden in allen bisher nach zuverlässigen Methoden ausgeführten Untersuchungen in einzelnen Fällen 96—98% und durchschnittlich 90 % unverändert im Harn wiedergefunden (Isambert, 1856; Rabuteau, 1868; v. Mering, 1885; Gaethgens, 1886; Stokvis, 1886)[1]).

Die Perchlorsäure, $HClO_4$, unterscheidet sich von der Chlorsäure dadurch, dass sie auch gegen Säuren sehr widerstandsfähig ist.

Das Natriumperchlorat[2]) bewirkt bei Fröschen in Gaben über 15 mg an den Muskeln fibrilläre und krampfhafte Zuckungen, ähnlich wie das Guanidin, ferner eine der Coffeïnstarre ähnliche Steifigkeit der Muskeln und Veränderungen der Zuckungscurve derselben wie das Veratrin. Zuletzt erfolgen ohne Convulsionen Lähmung und Tod.

An Mäusen, Ratten und Meerschweinchen herrschen nach 0,1—0,2 g subcutan tetanische Krämpfe vor, an Kaninchen, Katzen und Hunden ist das Salz kaum wirksam.

Die **Wirkungen des Fluornatriums**, also der Fluorionen, betreffen die Functionsgebiete des Mittelhirns und des verlängerten Marks, die erst erregt und dann gelähmt werden. Dem entsprechend kommt es anfänglich zu Beschleunigung und Vertiefung der Athemzüge und zu convulsivischen Krämpfen, worauf Collapszustände und allgemeine Lähmung folgen und der Tod durch Respirationsstillstand verursacht wird. Frühzeitig betheiligen sich auch die Gefässnervencentren an der Lähmung, während das Herz bis zum Tode der Thiere nicht direct beeinflusst zu werden scheint, obgleich die Muskulatur des Herzens und auch des Skeletts bei Fröschen nicht unbeeinflusst von dem Fluornatrium bleibt.[3]) Bemerkenswerth ist, dass bei den vergifteten Thieren regelmässig Speichelfluss auftritt. Die tödtlichen Gaben des Fluornatriums betragen bei subcutaner Injection 0,10—0,15 g für jedes kg Thier.

Das **schwefligsaure Natrium**, das bei subcutaner Einspritzung an Kaninchen in Gaben von 0,6 g, an Hunden und Katzen von 1,3—1,6 g pro kg Körpergewicht tödtlich wirkt, verursacht im wesentlichen Herzlähmung (Pfeiffer[4])), und in den Lungen, den Nieren sowie im Magen und Darm finden sich nach dem

---

1) Literatur bei Stokvis, a. a. O. oben S. 345.
2) Kerry u. Rost, Arch. f. exp. Path. u. Pharmak. 39. 144. 1897.
3) Tappeiner, Arch. f. exp. Path. u. Pharmak. 25. 203. 1889; 27. 108. 1890; H. Schulz, ibid. 25. 326. 1889.
4) Arch. f. exp. Path. u. Pharmak. 27. 261. 1890.

Tode Blutaustretungen (Kionka[1])). Bei der Application in den Magen wird schweflige Säure oder Schwefeldioxyd frei und beeinflusst die Versuchsergebnisse.

1. **Natrium chloratum**, Chlornatrium, Kochsalz. Messerspitzen- oder theelöffelweise.

2. **Ammonium chloratum**, Chlorammonium, Salmiak. Gaben 0,3—1,2.

3. **Kalium bromatum**, Bromkalium. In 2 Wasser löslich. Gaben 0,5—3,0, täglich bis 10,0—15,0.

4. **Natrium bromatum**, Bromnatrium. In 1,2 Wasser und 5 Weingeist löslich. Gaben wie beim Bromkalium.

5. **Ammonium bromatum**, Bromammonium. In Wasser leicht, in Weingeist schwer löslich. Gaben wie beim Bromkalium.

6. **Kalium jodatum**, Jodkalium. In 0,75 Wasser löslich. Gaben 0,1—0,6, täglich 1,5—2,0, in wässriger Lösung. Gleichzeitiges Einnehmen von Säuren und Metallsalzen ist zu vermeiden; zweckmässig ist ein Zusatz von Natriumcarbonat, um die Zersetzung im sauren Magensaft zu verhindern.

7. **Unguentum Kalii jodati**. Jodkalium 20, Wasser 15, Schweineschmalz 165, Natriumthiosulfat 0,25. Unwirksam und ganz überflüssig.

8. **Natrium jodatum**, Jodnatrium; weisses Pulver. Gaben wie beim Jodkalium.

9. **Kalium nitricum** und **Natrium nitricum**, salpetersaures Kalium (Salpeter) und salpetersaures Natrium. Veraltet.

10. **Charta nitrata**, mit Salpeter getränktes Papier; der übelriechende Rauch wird eingeathmet und ist geeignet, die Respirationsorgane zu schädigen.

11. **Kalium chloricum**, chlorsaures Kalium. In 16 Wasser und 130 Weingeist löslich. Als Gurgelwasser in 5%/0 Lösung. Gaben innerlich 0,1—0,6, täglich bis 5,0—8,0, in wässriger Lösung.

12. **Liquor Natrii silicici**. Natronwasserglas. Spec. Gew. 1,3—1,4. Zugleich ein alkalisches Mittel; wird merkwürdigerweise auch innerlich gegeben.

Die folgenden Salze können wegen ihrer **Umwandlung im Blute in Carbonate** auch zu den Alkalien gerechnet werden, und es wird von ihnen noch besonders die Rede sein.

*13. **Kalium aceticum**, Kaliumacetat, essigsaures Kalium. Gaben 2,0—4,0, täglich 8,0—12,0.

14. **Liquor Kalii acetici**; aus Kaliumbicarbonat durch Neutralisiren mit Essigsäure dargestellt; enthält 33%/0 Kaliumacetat. Gaben 2,0—10,0.

15. **Natrium aceticum**, Natriumacetat; verwitternde Krystalle, in 1,4 Wasser und 23 Weingeist löslich; reagirt alkalisch. Gaben wie beim Kaliumacetat.

<hr>

1) Ztschr. f. Hygiene u. Infectionskrankh. 22. 351. 1896.

16. **Potio Riveri, River'scher Trank.** Citronensäure 4, Wasser 190, Natriumcarbonat 9.

17. **Baryum chloratum, Chlorbaryum.** Aus unbekannten Gründen in die 4. Ausg. der Pharmakopöe aufgenommen.

2. Gruppe des Glaubersalzes oder der schwer resorbirbaren, abführenden Salze der Alkalien und alkalischen Erden.

Es gehören zu dieser Gruppe die in Wasser leicht löslichen, im Darmkanal schwer resorbirbaren und deshalb abführend wirkenden Salze der Alkalien und alkalischen Erden, deren typische Glieder das Natriumsulfat oder Glaubersalz und das Magnesiumsulfat oder Bittersalz sind. Ihnen schliessen sich andere Magnesiumverbindungen, einzelne Phosphate und Tartrate und von nicht officinellen Salzen das schwefligsaure und unterschwefligsaure Natrium, das Ferrocyankalium und Ferrocyannatrium und die äthylschwefelsauren Alkalien an.

Durch die gleichen Eigenschaften wie diese Salze wirken auch in Wasser leicht lösliche ungiftige organische Stoffe abführend, wenn sie im Darmkanal schwer resorbirt werden. Dies Verhalten zeigen einzelne Zuckerarten, unter denen indess nur der Mannit praktisch in Betracht kommt. Colloïdale organische Stoffe, die ihres hohen Moleculargewichts wegen im gelösten Zustande keine erheblichen molecular-physikalischen Eigenschaften entfalten, rufen direct auch keine Stuhlentleerungen hervor, können aber das Zustandekommen derselben in der bereits bei den einhüllenden Mitteln angegebenen Weise begünstigen.

Wegen ihrer geringen Neigung geschlossene Membranen auf osmotischem Wege zu passiren, dringen die abführenden Salze nur schwer in die Gewebe ein und verursachen deshalb an der Haut und den Schleimhäuten keine erhebliche Reizung.

Die Ursache der abführenden Wirkung der Salze dieser Gruppe ist unzweifelhaft darin zu suchen, dass sie im Magen und Darmkanal im Gegensatz zu denen der Kochsalzgruppe nur langsam und in geringer Menge resorbirt werden, das Wasser in Form ihrer Lösungen gebunden halten und seine Aufsaugung verhindern. In Folge dessen gelangt der Dünndarminhalt nicht nur in flüssigem Zustande in den Dickdarm, sondern bleibt auch hier vor der Eindickung bewahrt und wird mit dem grössten

Theil des Salzes in Form von flüssigen Stühlen entleert. Obgleich diese Salze nur in geringem Grade locale Reizung bedingen, so vermögen sie doch am empfindlichen Darm die Peristaltik bis zu einem gewissen Grade zu verstärken, wodurch die Entleerung der Fäces beschleunigt wird.

Trotz dieser einfachen molecular-physikalischen Verhältnisse, von welchen die Wirkung der schwer resorbirbaren Salze abhängt, sind dennoch nicht alle im Darm sich abspielenden Vorgänge genügend klar gestellt. Es handelt sich dabei im Wesentlichen um die eingehend untersuchte und trotzdem viel umstrittene Frage, ob und unter welchen Umständen die abführenden Salze einen Erguss von Flüssigkeit in den Darm veranlassen. Die Beantwortung dieser Frage ist mit erheblichen Schwierigkeiten verbunden, weil die unter verschiedenen Bedingungen durch experimentelle Untersuchungen an Thieren erlangten Resultate weder unter einander eine ausreichende Uebereinstimmung zeigen, noch auch ohne Weiteres auf die Verhältnisse übertragen werden können, unter denen diese Abführmittel am Menschen zur Wirkung gelangen.

Nachdem Poiseuille (1828) und Liebig (1839) die Ansicht ausgesprochen hatten, dass die abführenden Salze bei grösserer Concentration durch eine osmotische Wasserentziehung eine Transsudation aus dem Blute in den Darm veranlassen, zeigte Aubert[1]), dass die Concentration der Salzlösungen für die Wirkung gleichgültig ist, dass demnach bei dem Zustandekommen der letzteren eine Wasserentziehung aus dem Blute nicht im Spiele sein kann. Buchheim und H. Wagner[2]) bestätigten (1853) die Unabhängigkeit der Wirkung von der Verdünnung der verabreichten Lösung und stellten fest, dass nur dann reichliche Mengen von Glaubersalz resorbirt werden, wenn die Gaben so klein sind, dass sie keine stärkeren Stuhlentleerungen hervorbringen. Während in Versuchen an Menschen nach einer Gabe von 30 g des krystallisirten Salzes nur 4—14 $^0/_0$ desselben in den Harn übergingen, wurden von 20 g rund 25—35 $^0/_0$ und von den kaum noch wirksamen Gaben von 10 g sogar 70—90 $^0/_0$ durch die Nieren entleert. Werden gleichzeitig Glaubersalz und Kochsalz eingenommen, so erreicht die Ausscheidung des theilweise resorbirten

---

1) Ztschr. f. rat. Med. 2. Reihe. 2. 225. 1852.
2) Buchheim, Arch. f. physiol. Heilk. 13. 93. 1854.

Glaubersalzes erst ihr Maximum, wenn die des Kochsalzes bereits vollständig beendet ist. In Folge dieser langsamen Resorption hält das Glaubersalz sein Lösungswasser im Darm zurück und verhindert in dieser Weise die Eindickung des Darminhalts, so dass dieser im flüssigen Zustande entleert wird.

Von einem Erguss von Flüssigkeit in den Darm kann bei Anwendung ganz verdünnter, aber noch wirksamer Lösungen nicht die Rede sein. Dass aber ein solcher unter besonderen Umständen in der That eintritt, beweisen die Versuche von Colin (1854), Moreau (1870), Brunton (1874), Leubuscher[1]) u. A. Diese Autoren injicirten an Pferden, Hunden und Kaninchen nach Eröffnung der Bauchhöhle die Lösung des abführenden Salzes in eine vom übrigen Darm durch Abklemmen oder Abbinden isolirte Darmschlinge und fanden diese nach einiger Zeit oft prall mit Flüssigkeit gefüllt. Aber auch die Salze der Kochsalzgruppe, die nicht abführend wirken, verursachen unter denselben Bedingungen einen Erguss von Flüssigkeit in alle Theile des Darms, in welche ihre concentrirteren Lösungen gelangen (A. Flemming[2])), sowie auch in den Magen an intacten Thieren (Bunge[3])).

Bei Menschen erfolgt nach dem Trinken von 5—10 proc. Kochsalzlösungen die Transsudation einer serösen Flüssigkeit in den Magen, deren Alkaligehalt die Säure des Magensaftes neutralisirt (Reichmann[4])).

Zu ganz entgegengesetzten Resultaten führten die Versuche, in denen das abführende Salz nicht in eine nach Eröffnung der Bauchhöhle zugänglich gemachte Darmschlinge, sondern in ein vom übrigen Darm isolirtes, aber unter normalen Verhältnissen ernährtes Darmstück, die bekannte Thiry'sche Darmfistel, gebracht wurde. Eine Ansammlung von Flüssigkeit in der letzteren findet, wie Thiry (1864) selbst nachwies, in derselben nicht statt.

Falls den durch die Salze bedingten Durchfällen regelmässig ein durch osmotische Wasserentziehung oder durch Anregung von Secretionen bedingter Flüssigkeitserguss in den Darm zu

---

1) Leubuscher, Virch. Arch. **104.** 434. 1886. Literatur.
2) a. a. O. oben S. 298.
3) Pflüg. Arch. **4.** 253. 1871.
4) Arch. f. exp. Path. u. Pharmak. **24.** 78. 1887.

Grunde läge, so müssten die abführenden Wirkungen mit der Concentration der Lösungen wachsen, und die ohne Wasser im trocknen Zustande gereichten Salze ganz besonders wirksam sein. Die Unabhängigkeit der Wirkung von dem Concentrationsgrad der Lösungen haben, wie oben erwähnt ist, Aubert und dann Buchheim erwiesen. Giebt man Thieren, deren Verdauungskanal frei von Flüssigkeit ist, statt in Lösung das Glaubersalz in Substanz, so tritt nach einer Gabe, die in Form einer Lösung sicher wirksam ist, überhaupt keine Darmentleerung ein. Das Salz wird unter diesen Umständen allmälig resorbirt (Hay[1]).

Diese Versuche wurden an Thieren ausgeführt, denen ein paar Tage lang vor der Darreichung des Salzes Wasser und flüssige Nahrung entzogen waren, um den Darm völlig frei von Flüssigkeit zu machen. Es liegt daher der Einwand nahe, dass nicht der Mangel von Flüssigkeit im Darm, sondern die Concentration des Blutes, also der Mangel des letzteren an disponibelem Wasser für einen Erguss, die Ursache des Ausbleibens der Durchfälle sei. Allein auch nach der Injection von Wasser in das Blut bleibt eine sehr concentrirte Glaubersalzlösung beim Hungerthier unwirksam (Hay). Bringt man andererseits in den im Kochsalzbade freigelegten, völlig leeren Darm hungernder und durstender Kaninchen oder Katzen Salzlösungen, welche nur $2-3\%$ Na_2SO_4 oder $NaCl$ enthalten, so erfolgt dennoch ein Erguss von Flüssigkeit, deren Menge mit der Concentration der angewendeten Lösungen wächst und die nur reichliche Mengen von Schleim, aber kein Eiweiss und keine Bestandtheile von Secreten enthält, also sicher durch osmotische Wasserentziehung in den Darm gelangt ist (A. Flemming[2]).

Das Blut wird nach dem Einnehmen von Glaubersalz bei Menschen und Thieren zwar reicher an rothen Blutkörperchen (Hay), doch braucht diese Concentration nicht von einer Vermehrung der Darmsecretionen (Hay) abzuhängen, sondern ist vielmehr in dem mangelhaften Ersatz des durch Haut, Lungen und Nieren ausgeschiedenen Wassers in Folge der Verhinderung der Resorption im Darmkanal zu suchen.

---

1) M. Hay, An experimental investigation of the physiological action of saline cathartics. Edinburgh 1884; u. Journ. of Anat. and Physiol. vol. 16 u. 17. 1883 u. 1884. Geschichte und ausführliche Literatur.

2) a. a. O. oben S. 298.

Auf Grund der vorstehend mitgetheilten Thatsachen lässt sich mit Sicherheit nicht entscheiden, ob und unter welchen Umständen beim Menschen durch die abführenden Salze ein Erguss von Flüssigkeit in den Darm herbeigeführt wird. Am leichtesten könnte ein solcher eintreten, wenn in hydropischen Zuständen das Blut und die Gewebe sehr wasserreich sind und concentrirtere Lösungen von Glauber- und Bittersalz verabreicht werden. Dagegen darf man mit Gewissheit annehmen, dass unter gewöhnlichen Verhältnissen bei der Anwendung verdünnterer Lösungen, z. B. in Form der Bitterwässer, die flüssigen Stuhlentleerungen lediglich dadurch zu Stande kommen, dass das Wasser im Darmkanal in der oben angegebenen Weise zurückgehalten wird.

Man hat auch angenommen, dass die abführende Wirkung der Salze dieser Gruppe nach ihrem Uebergang in das Blut durch eine specifische Erregung der Darmnerven und Beschleunigung der Peristaltik zu Stande kommt (Aubert, 1852). Dieser Anschauung widerspricht aber die Thatsache, dass nach der Einspritzung von Glaubersalz in das Blut die Fäcalmassen nicht nur nicht flüssiger werden, sondern im Gegentheil wegen der verstärkten Aufsaugung im Darm als Folge der vermehrten Ausfuhr von Wasser durch die Nieren bei der Ausscheidung des Salzes eine consistentere Beschaffenheit annehmen (Buchheim [1])).

Auch das Magnesiumcarbonat und die gebrannte Magnesia wirken abführend, weil sie im Darmkanal, wie Buchheim [2]) und seine Schüler nachgewiesen haben, durch die daselbst befindliche Kohlensäure in das relativ leicht lösliche und sehr schwer resorbirbare Doppelcarbonat umgewandelt werden. Alle Magnesiumsalze gehen im Darm durch Umsetzung mit dem Natriumcarbonat in die kohlensaure Verbindung über. Bei der Resorption folgt jedes der dabei entstandenen Salze seinem eigenen Gesetze. Daher wird nach der Einverleibung von Bittersalz im Verhältniss zur Schwefelsäure mehr Magnesia mit den Fäces als mit dem Harn entleert, und umgekehrt erscheint im letzteren mehr Schwefelsäure als der Steigerung der hier auftretenden Magnesiamenge entspricht (Aubert, 1852; Buchheim und Kerkorius, 1855 [2])).

Dass die abführenden Salze schwer resorbirbar sind, beweist ihr langsamer Uebergang in den Harn. Je länger sie im Darmkanal ver-

---

1 a. a. O. oben S. 350.

2) Buchheim, Arch. f. phys. Heilk. **16**. 234. 1857.

weilen, z. B. wenn man die Stuhlentleerungen durch Morphin oder Gerbsäuren unterdrückt (Buchheim[1])), oder nur kleine Mengen des Salzes mit
wenig Wasser anwendet, in desto reichlicherem Masse erfolgt die Resorption. Nur ganz verdünnte, 0,12—0,25% Glaubersalz enthaltende Lösungen
werden in einem Thiry-Vella'schen Darmstück so rasch wie Wasser resorbirt (Gumilewski[2])). Daher nimmt der Harn nach kleineren Gaben
von weinsaurem Kalium-Natrium (Seignettesalz) regelmässig eine alkalische
Reaction an, nach grösseren nur dann, wenn keine Durchfälle erfolgen
(Laveran und Millou, 1844). Auf solchen Verhältnissen beruht es auch,
dass das Kaninchen mit seinem längeren Darm zehnmal mehr Calcium-
und Magnesiumphosphat resorbirt und im Harn ausscheidet als der Hund
(Buchheim und Körber[3])).

Aus der Wirkungsweise der abführenden Salze ergeben sich
mancherlei **Regeln für ihre praktische Anwendung**. Vor allen
Dingen ist es zweckmässig, sie nicht in grosser Concentration
oder gar in Pulverform, sondern in verdünnteren Lösungen
zu geben. Sehr geeignet sind daher die natürlichen Bitterwässer; doch kommt es nicht darauf an, ob das eine etwas
concentrirter ist als das andere und ob es an nebensächlichen
Bestandtheilen, z. B. an Calciumsalzen, einen grösseren oder
geringeren Gehalt besitzt. Darauf pflegt aber die Reclame bei
der Empfehlung der einzelnen Mineralwässer ein grosses Gewicht
zu legen.

Bei längerem Verweilen im Magen verursachen grössere
Mengen von Salzlösungen leicht Störungen der Magenfunctionen. Die salinischen Abführmittel sind daher bei Kranken, welche beständig im Bette liegen, nur mit einiger Vorsicht
zu gebrauchen, namentlich ist ihre öftere Anwendung während
längerer Zeit zu vermeiden, weil in der Ruhe und bei horizontaler Lage der Uebertritt des Mageninhalts in den Darm erschwert
ist. In anderen Fällen hat man dafür Sorge zu tragen, dass
die Salzlösung den Magen sobald als möglich verlässt. Diesen
Sinn hat der übliche Spaziergang, den die Badeärzte bei täg-
lichem, wochenlang fortgesetztem kurmässigem Gebrauch der
abführenden Mineralwässer den Kranken nach jedem Trinken
verordnen. Der Zweck derartiger Kuren ist hauptsächlich
wohl darin zu suchen, dass der Darm, in welchem Gährungs-
und Fäulnissvorgänge schon unter gewöhnlichen Verhältnissen

---

1) a. a. O. oben S. 350.
2) Pflüg. Arch. 39. 584. 1886.
3) Körber, Beiträge zur Kenntniss des Ueberganges der Kalk- und
Magnesiasalze ins Blut. Diss. Dorpat 1861.

stattfinden und in Krankheiten zuweilen in verstärktem Masse auftreten, durch die reichliche Zufuhr abführender Wässer und durch die regelmässige vollständige Entleerung seines Inhalts gleichsam ausgespült und desinficirt wird.

Da die abführenden Salze nur eine geringe Reizung verursachen, so dürfen sie auch in solchen Fällen gebraucht werden, in denen es darauf ankommt, in entzündlichen und anderen fieberhaften Krankheiten den Darm zu entleeren, ohne ihn zu reizen, weil jede Reizung das Fieber verstärken könnte. Die alte Auffassung von der „antiphlogistischen Wirkung der Mittelsalze" ist von diesen negativen Eigenschaften abzuleiten. Ein günstiger Einfluss auf die Entzündung und das Fieber lässt sich nur mit der Darmentleerung in Zusammenhang bringen. Bei diesem Vorgang entsteht vermuthlich ein verstärkter Blutzufluss zum Darm, durch welchen eine Fluxion nach den erkrankten Organen, z. B. der Lunge gemässigt, und der Ablauf der Erkrankung in günstiger Weise beeinflusst wird.

Ist aber der Darmkanal selber der Sitz einer entzündlichen Erkrankung, so genügt sogar die schwache Reizung, die das Glauber- und Bittersalz bedingen, um die Entzündung zu steigern. Man giebt in derartigen Fällen daher anderen Mitteln, z. B. dem Calomel, den Vorzug.

Nicht ungeeignet ist die Combination der abführenden Salze mit solchen Mitteln, welche durch Verstärkung der peristaltischen Bewegungen Darmentleerungen bewirken. Unter ihnen ist die Senna besonders zweckmässig, weil sie anscheinend in erster Linie die Darmganglien erregt, ohne entzündliche Reizung zu verursachen. Der Wiener Trank (S. 306) ist daher ein ganz rationelles Abführmittel.

1. **Natrium sulfuricum**, Glaubersalz, $Na_2SO_4 + 10H_2O$; in 3 Wasser löslich. Gaben 30,0, meist esslöffelweise in wässriger Lösung, am besten ohne alle Geschmackscorrigentien.

2. **Natrium sulfuricum siccum**, entwässertes Glaubersalz; zu Pulvermischungen zu verwenden.

3. **Kalium sulfuricum**, Kaliumsulfat, K_2SO_4; völlig überflüssig.

4. **Sal Carolinum factitium**, künstliches Karlsbader Salz. Entwässertes Glaubersalz 44, Kaliumsulfat 2, Kochsalz 18, Natriumbicarbonat 36.

5. **Natrium thiosulfuricum**, unterschwefligsaures Natrium. Grosse, leicht lösliche Krystalle. Durch Säuren wird es unter Entwickelung von schwefliger Säure und Abscheidung von Schwefel zersetzt. Bindet freies Jod.

23*

6. **Tartarus depuratus**, saures weinsaures Kalium, Weinstein; in 192 Wasser löslich. Gaben 0,5—4,0.

7. Kalium tartaricum, Kaliumtartrat; in 0,7 Wasser löslich.

8. **Tartarus natronatus**, Kalium-Natriumtartrat, Seignettesalz; in 1,4 Wasser löslich. Gaben bis 30,0.

9. Pulvis aërophorus laxans, abführendes Brausepulver. Jede Dosis besteht aus Seignettesalz 7,5 und Natriumbicarbonat 2,5 in einer gefärbten (blauen) und Weinsäure 2 in einer weissen Kapsel.

10. Tartarus boraxatus, Boraxweinstein. Borax 2, Weinstein 5, Wasser 15, die Lösung zur Trockene eingedampft.

11. **Magnesium sulfuricum**, Magnesiumsulfat, Bittersalz, $MgSO_4 + 7H_2O$; in 1,0 Wasser löslich. Gaben wie beim Glaubersalz.

12. Magnesium sulfuricum siccum, entwässertes Bittersalz; Pulvermischungen.

13. Magnesium citricum effervescens, Brausemagnesia. Gemenge von Natrium- und Magnesiumcarbonat und Citronensäure.

Die gebrannte Magnesia und das Magnesiumcarbonat gehören zur Gruppe der Alkalien, wirken aber ebenfalls abführend und könnten deshalb auch hier ihren Platz finden.

14. **Manna**, Manna; der eingetrocknete Saft aus dem Stamm von Fraxinus Ornus. Wirksamer Bestandtheil ist der Mannit. In der Manna erschweren vermuthlich gummiartige colloïdale Substanzen seine Resorption und verstärken damit seine Wirksamkeit. Gaben 5,0—30,0.

15. **Sirupus Mannae**, Mannasirup, Kindersäftchen. Manna 10, Zucker 55 auf 100 Sirup.

Das Tamarindenmus, dem sich von nicht officinellen Präparaten das Queckenextract, das Pflaumen- und Hollundermus anschliessen, enthält saure pflanzensaure Alkalien, deren abführende Wirkung wohl auch durch die Gegenwart colloïdaler Stoffe erhöht wird. Bei den Traubenkuren ist das saure weinsaure Kalium das Wirksame. Auch die Kuhmolken gehören hierher. Sie werden mittelst Labessenz (Liquor seriparus) oder mit 1 % Weinstein hergestellt (Serum Lactis dulce und acidum) und erhalten häufig einen Zusatz, z. B. von Tamarindenmus (S. Lactis tamarindinatum).

16. Pulpa Tamarindorum cruda, Tamarindenmus; das braunschwarze Fruchtfleisch aus den Hülsen von Tamarindus indica; es schmeckt sauer.

17. **Pulpa Tamarindorum depurata**; durch heisses Wasser erweichtes und durch ein Haarsieb geriebenes, mit 20% gepulv. Zucker vermischtes Tamarindenmus. Thee- und esslöffelweise.

B. Alkalien, Säuren, Halogene und Oxydationsmittel.

Die Alkalien, Säuren, Halogene und die stärkeren Oxydationsmittel verursachen im Gegensatz zu den molecularen Wirkungen
der bisher behandelten Agentien eigentliche chemische Veränderungen der Gewebsbestandtheile, die man **Aetzung**
nennt und die mit den leichtesten, nicht analysirbaren Alterationen
des Protoplasmas beginnen und mit völliger Umwandlung und
Spaltung aller Substanzen enden, aus denen die Gewebe zusammengesetzt sind. Die Folgen bestehen in Entzündung oder Zerstörung der Gewebe; im letzteren Falle mit entsprechendem Substanzverlust (Aetzung der Chirurgen).

Die veränderten Gewebsbestandtheile, ihre Spaltungsproducte, ferner
plastische Exsudate sowie Verbindungen aller dieser Substanzen mit den
Componenten des Aetzmittels bilden eine Masse, die man als Aetzschorf
bezeichnet. Derselbe hat entweder eine weiche Beschaffenheit und hängt
nur locker mit dem darunterliegenden unzerstörten Gewebe zusammen,
oder er besteht aus einer consistenten, trockenen, fest anhaftenden Masse.

Der Substanzverlust kann auch dadurch herbeigeführt
werden, dass die Gewebe nicht direct zerstört, sondern nur ab-
getödtet und dann nekrotisch abgestossen werden oder durch
eine destructive Entzündung zu Grunde gehen. Die Aetzung,
welche unmittelbar zur Zerstörung führt, ist stets von einer Entzündung der benachbarten Theile begleitet. Dagegen kann die
letztere auch ohne Gewebszerstörung auftreten, wenn die Menge
des Aetzmittels und die Dauer seiner Einwirkung ein gewisses
Mass nicht übersteigen.

Von der Aetzung werden alle Gewebselemente — das
Bindegewebe, die zelligen Elemente, die Gefässwandungen, das
Blut, die Nerven — mehr oder weniger gleichzeitig betroffen.

In den leichteren Graden hat man es, wie nach der Anwendung der molecular wirkenden Mittel, oft nur mit der sensiblen
Reizung und der auf Erweiterung der Gefässe beruhenden
activen Congestion an der Applicationsstelle zu thun. Der nächste
Grad der Aetzung verursacht die verschiedenen Entzündungs-
vorgänge: Ueberfüllung der Capillaren, Exsudation mit oder
ohne Blasenbildung an der Haut, Auftreten von Pseudomembranen an den serösen und Schleimhäuten, parenchymatöse
Schwellung, Trübung und Wucherung der zelligen Elemente.

Auch der Verlauf und die Ausgänge der durch Aetzung bewirkten Entzündungen bieten nichts Eigenartiges. Die letzteren können in den leichteren Graden vollständig zurückgehen, in den schwereren zur Abtödtung, Vereiterung und Schmelzung der Gewebe führen.

Die toxische Bedeutung vieler chemischen Verbindungen beruht bloss darauf, dass sie durch Aetzung der Magen- und Darmschleimhaut Gastroenteritis bewirken oder, bei länger fortgesetzter Application kleinerer Mengen, chronische katarrhalische Erkrankungen veranlassen.

Bei der therapeutischen Anwendung der ätzenden Agentien sucht man entweder durch eine nutritive Reizung Hypertrophien rückgängig zu machen und Exsudate zur Resorption zu bringen (vergl. S. 285) oder durch eine stärkere Aetzung pathologische Neubildungen und krankhaft veränderte Gewebe zu zerstören und fortzuschaffen. Die Alkalien haben ausserdem die Eigenschaft, Horngebilde zu erweichen, Schleim zu lösen, Fett zu emulsioniren und Bindesubstanzen zu lockern.

Bei den **Säuren** und **Alkalien** kommt die Eigenschaft sich gegenseitig zu neutralisiren ebenfalls in Betracht. Wo unter normalen Verhältnissen, wie im Magen, sich Säure findet oder, wie im Harn, eine saure Reaction besteht, da lässt sich durch das Neutralisiren ein erheblicher Einfluss auf die Functionen und den Zustand der betreffenden Organe ausüben. Die Beseitigung der normalen alkalischen Reaction der Gewebe kann allein ausreichen, um Störungen der Ernährung und der Function der betroffenen Gebilde herbeizuführen.

Alle Organe, namentlich auch das Nervensystem, stehen während des Lebens unter dem Einfluss einer beständigen **Alkaliwirkung**, die ausschliesslich oder doch vorwiegend vom Natriumcarbonat bedingt wird. Die Natur derselben ist bisher noch unbekannt; man weiss nur, das ihr Fortfall unfehlbar den Tod verursacht. Neutralisirt man an Kaninchen vom Magen aus die Alkalien des Blutes durch Zufuhr von Salzsäure, so stirbt das Thier noch vor dem völligen Aufhören der alkalischen Reaction des Blutes, also zu einer Zeit, wo von einer directen Säurewirkung auf das Nervensystem oder auf andere Organe nicht die Rede sein kann. Es handelt sich daher um eine Verminderung der normalen Alkaliwirkung. Da es von vorne herein möglich erscheint, die letztere durch Einverleibung von Natriumcarbonat zu verstärken, so ist der Unterschied zwischen der Wirkung der Säuren und Alkalien nach ihrer Aufnahme in das Blut und die Gewebe höchstens als ein ausschliesslich quantitativer aufzufassen. Das Natriumcarbonat verstärkt im günstigsten Falle die normale Alkaliwirkung, während die Mineralsäuren sie unter gewissen Bedingungen vermindern. Es giebt daher in diesem Sinne keine selbständige Säurewirkung.

Die Wirkungen der Oxydationsmittel und freien Halogene bleiben fast ausschliesslich auf die Applicationsstellen beschränkt. Die Ausnahmestellung, die in dieser Beziehung das Jod einnimmt, wird noch besonders erwähnt werden.

Bei der **Anwendung der ätzenden Substanzen** für therapeutische Zwecke kommt es nicht auf eine specifische Wirkung des Mittels, sondern auf die Beschaffenheit und den Grad der Aetzung an. Die durch die letztere verursachten Veränderungen der Ernährungsvorgänge in den Geweben sind in solchen Fällen das heilsame Moment. Die Erfahrung lehrt, dass, abgesehen von den reflectorischen Wirkungen (vergl. Hautreizmittel), unter dem Einfluss einer anhaltenden localen Reizung krankhafte Producte in gewissen Fällen zur Resorption gebracht werden. Die Erörterung über die Natur dieser Vorgänge gehört in die allgemeine pathologische Physiologie.

Dieser Sachlage entsprechend ist es an sich gleichgültig, durch welches Mittel die heilsame Reizung hervorgerufen wird. Dagegen ist es von der grössten Wichtigkeit, dass diese Wirkung für jeden Fall in der erforderlichen Stärke, Ausdehnung und Dauer zur Anwendung kommt. Diese Verhältnisse richtig zu bemessen und dann zur Ausführung die passenden Mittel zu wählen, ist eine wichtige Aufgabe der ärztlichen Kunst, deren Lösung durch eine genaue Kenntniss der Eigenschaften und Wirkungen der ätzenden Agentien vermittelt wird.

Mit ähnlichen, aber einfacheren Verhältnissen hat man es bei der chemischen Zerstörung oder chirurgischen Aetzung erkrankter Gewebe und pathologischer Neubildungen zu thun. Auch hier kommt es auf den Umfang der Zerstörung und auf die Auswahl der geeigneten Mittel an.

3. Gruppe der Alkalien.

Zu dieser Gruppe gehören alle Verbindungen der Alkali-
und Erdmetalle, welche basische Eigenschaften (alkalische Reaction) besitzen und keine giftig wirkenden Componenten enthalten.
Diesen Anforderungen entsprechen die Hydroxyde, die Carbonate, die basischen Phosphate, der Borax. und die fettsauren Salze oder Seifen. Beim alkalisch reagirenden Cyankalium dagegen kommt nur die Blausäurewirkung in Betracht,
und es bleibt daher von dieser Gruppe ausgeschlossen.

Die localen Wirkungen der Alkalien werden hauptsächlich
durch Erweichung, Lockerung und Auflösung der gewebsbildenden Albumin- und Albuminoïdstoffe herbeigeführt. Die Hydroxyde der Alkalimetalle sind starke Aetzmittel. Unter
ihnen wird das Kaliumhydroxyd oder Aetzkali in der bekannten Stangenform auch für chirurgische Zwecke gebraucht.
Es wirkt durch Wasserentziehung sowie durch Auflösung und
Spaltung der gewebsbildenden Körperbestandtheile heftig zerstörend. Der gebildete Aetzschorf ist zerfliesslich wie das Mittel
selbst und setzt dem weiteren Eindringen des Kalis in die Gewebe kein Hinderniss entgegen. Die Aetzung pflegt daher
eine bedeutende Tiefe zu haben und greift wegen der Zerfliess-
lichkeit des Mittels auch leicht auf die Umgebung über. Um
letzteres zu verhindern, vermischt man das Kali entweder mit
dem gleichen Theil Aetzkalk (Wiener Aetzpaste) oder schmilzt
es mit der halben Gewichtsmenge desselben zusammen (Filhos-
sches Aetzmittel).

In Form der mehr oder weniger verdünnten Lösungen dient
das Kaliumhydroxyd bei Hautkrankheiten, um in grösserer
Ausdehnung Aetzungen mässigen Grades zu erzeugen.

Der Aetzkalk eignet sich seines geringen Preises wegen
als kräftiges Desinfectionsmittel im Grossen zur Zerstörung
organischer Substanzen, namentlich thierischer Producte. Wenn
diese sich an Orten anhäufen, von denen sie durch den Transport schwer zu entfernen sind, so ist das Vermischen und Ueber-
schichten derselben mit ausreichenden Mengen Aetzkalk oft das
einzige Mittel, um den Eintritt der Fäulniss zu verhindern und
einen raschen Zerfall ohne Auftreten von übelriechenden und
schädlichen Producten herbeizuführen. Massengräber bei Epide-

mien und nach Schlachten, Abdeckereien, Latrinengruben, Kellerräume mit Schlammablagerungen nach Ueberschwemmungen und
andere Localitäten lassen sich in dieser Weise in der Regel am
leichtesten desinficiren.

Die Seifen und die Carbonate der Alkalien, namentlich die ersteren, dienen in der bekannten Weise zur Reinigung
der Haut. Sie emulsioniren das Fett der Hautschmiere und erweichen die oberflächlichen Schichten der Epidermis, die dann
mit allen daran haftenden Unreinigkeiten durch Abreiben und
Fortspülen entfernt werden. Einen ähnlichen Einfluss haben die
alkalischen Bäder, die in Form von Mineralwässern oder Lösungen von Kalium- und Natriumcarbonat bei Hautkrankheiten
in methodischer Weise angewendet werden, um pathologische
Producte und Gewebe zu lockern und aufzulösen. Sie unterscheiden sich in dieser Beziehung von den Salz- und Soolbädern,
welche die Epidermis weniger angreifen und deshalb in solchen
Fällen gewählt werden, in denen man durch eine gleichmässige
Reizung vorzugsweise die Thätigkeiten der Haut und auf reflectorischem Wege auch die Functionen anderer Organe anzuregen
wünscht.

Das Verhalten der Alkalien im Magen und Darmkanal
ist im Allgemeinen leicht zu übersehen. Es handelt sich dabei,
wenn die eigentlichen Aetzwirkungen ausser Betracht bleiben,
hauptsächlich um die Neutralisation von Säuren, um die Lösung
von Schleim und vermuthlich auch um die Lockerung von Epithelien. Schwerer ist die Beurtheilung der Folgen dieser Veränderungen.

Die Neutralisation von Säuren im Verdauungskanal
ist zunächst in solchen katarrhalischen und anderartigen Erkrankungen von Nutzen, in denen Gährungs- und Zersetzungs-
vorgänge eine abnorme Säurebildung verursachen. Derartige
Formen des Magen- und Darmkatarrhs kommen besonders häufig
bei Kindern vor. Die Reizung, welche die erkrankte und deshalb empfindliche Darmschleimhaut durch die Säure erfährt, begünstigt das Auftreten der im frühesten Lebensalter so sehr gefürchteten Durchfälle. Zur Neutralisation der Säuren wendet
man in solchen Fällen mit Vorliebe die gebrannte Magnesia
an, weil sie den Vortheil bietet, dass die dabei gebildeten abführenden Salze eine rasche Entleerung des zersetzten und schädlichen Darminhalts herbeiführen. Man sucht diesen Erfolg

ausserdem durch einen Zusatz von Rhabarber zur Magnesia (Kinderpulver) zu befördern. Die Entfernung der gährenden Massen beseitigt in diesem Falle zugleich eine wesentliche Krankheitsursache.

Wenn es darauf ankommt, im ganzen Verdauungskanal längere Zeit hindurch eine mässige Alkaliwirkung ohne Stuhlentleerungen zu unterhalten, so eignet sich dazu am besten das dreibasisch phosphorsaure Calcium, welches weit in den Darm hinabgeführt wird, während die Wirkung des Natriumcarbonats sich vorzugsweise auf den Magen beschränkt. Die Bedeutung des letzteren Carbonats bei chronischen Magenkatarrhen ist weniger auf die Beseitigung der Säurewirkung als vielmehr darauf zurückzuführen, dass es den Schleim löst, welcher in solchen Fällen in vermehrter Menge gebildet und wegen seiner Unlöslichkeit im sauren Mageninhalt auf der Schleimhaut in starken Schichten abgelagert wird.

Häufig wendet man für diesen Zweck die alkalischen Mineralwässer an, bei denen dann noch wegen der Gegenwart anderer Bestandtheile die locale Salzwirkung in Frage kommt (vergl. S. 331).

Weniger eignen sich die Carbonate, also auch das Calciumcarbonat oder die Kreide, als Neutralisationsmittel bei Vergiftungen mit Säuren, weil die sich dabei in grosser Menge entwickelnde Kohlensäure den Magen stark ausdehnt und leicht eine Ruptur desselben verursacht, falls die Aetzung sich auf die tieferen Schichten der Magenwandung erstreckt.

Aber selbst wenn das nicht zu befürchten ist, muss eine stärkere Füllung des Magens mit Gas vermieden werden, weil das ausgedehnte Organ die bei solchen Zuständen ohnehin in Mitleidenschaft gezogenen Nachbarorgane, insbesondere Herz und Lungen, in ihren Functionen beeinträchtigt. Da die Hydroxyde der Alkalien für derartige Zwecke wegen ihrer ätzenden Wirkung von vorn herein ausgeschlossen sind, und die basischen Kaliumverbindungen mit den meisten Säuren Salze liefern, welche stärkere locale Reizung verursachen, so bleiben als zweckmässige Gegenmittel bei Vergiftungen mit Mineralsäuren nur noch die Magnesia und die Natronseifen übrig. Sie erfüllen alle Anforderungen, weil sie selbst und die aus ihnen gebildeten Salze und Neutralisationsproducte möglichst wenig schädlich sind. Bei Vergiftungen mit Oxalsäure ist die Verbindung von Aetzkalk und Zucker (Zuckerkalk), welche als allgemeines „Antacidum" empfohlen wurde (Cleland, 1859) ein sehr geeignetes Gegenmittel (H'usemann).

Die Magnesia wird bei Vergiftungen mit Arsen- und arseniger Säure empfohlen, weil sie in neutralen und alkalischen Flüssigkeiten mit diesen Säuren unlösliche Verbindungen bildet, die aber nur dann leicht entstehen, wenn die Magnesia frisch gefällt oder nicht zu stark gebrannt ist (Bussy, 1846).

Bei der Beurtheilung der **Vorgänge nach der Resorption der Alkalien** kommen zunächst ihre Salzwirkungen, sodann eine Veränderung der Alkalescenz des Blutes und der Gewebe, ferner die Ionenwirkungen des Metalls, z. B. des Kaliums, und endlich eine von der Ausscheidung durch die Nieren abhängige locale Einwirkung auf die Harnorgane in Betracht.

Der gesteigerten Alkalescenz des Blutes hat man früher einen grossen Einfluss auf die Oxydationsvorgänge im Organismus zugeschrieben, und die letzteren durch den therapeutischen Gebrauch von Alkalien in solchen Fällen zu verstärken gesucht, in denen man die Krankheit von einem Darniederliegen der physiologischen Verbrennung ableiten zu können glaubte. Zu diesen Krankheiten rechnete man namentlich den Diabetes und die Gicht und thut es, wenigstens in Bezug auf die letztere, wohl auch noch gegenwärtig.

Es ist sicher, dass die Ursache des Diabetes nicht in einer Verminderung des Oxydationsvermögens des Organismus bestehen kann. Sie ist vielmehr darin zu suchen, dass der Traubenzucker etwa durch eine, sei es auch nur vorübergehende Anlagerung anderer Atomgruppen oder durch Verbindung mit sich selbst unverbrennlich gemacht wird, in ähnlicher Weise, wie die so überaus leicht verbrennliche Glykuronsäure in Folge der Bildung gepaarter, manchmal wenig stabiler Verbindungen unverändert in den Harn übergeht.

Es entsteht daher die Frage, ob und unter welchen Bedingungen der Alkaligehalt des Blutes steigt und welchen Einfluss eine solche Steigerung auf die Functionen und Stoffwechselvorgänge des Organismus ausübt. Von diesen Fragen lässt sich zur Zeit keine auch nur mit annähernder Sicherheit beantworten.

Die verstärkte Zufuhr von Alkalien veranlasst unter allen Umständen eine Zunahme ihrer Menge im Gesammtorganismus, selbst wenn sie dabei von der Säure des Magensaftes neutralisirt werden, denn in diesem Falle entgehen die Alkalien der

Darmsecrete, die unter gewöhnlichen Verhältnissen vom Magen her eine Neutralisation erfahren, diesem Schicksale und kehren unverändert in das Blut zurück. Der hierdurch herbeigeführte Ueberschuss wird dann mit dem Harn entleert und ertheilt diesem eine alkalische Reaction.

Dabei ist es aber, in gewissen Fällen wenigstens, nicht gleichgültig, ob die vermehrte Alkalescenz durch Natrium- oder Kaliumcarbonat hervorgebracht wird. Der Organismus steht beständig unter dem Einfluss einer Natriumcarbonatwirkung, deren Fortfall sofort den Tod herbeiführt, wie die bereits (S. 358) erwähnten und bei der Gruppe der Säuren näher angeführten Versuche mit Fütterung von Salzsäure an Kaninchen lehren. Die Thiere können in solchen Fällen noch kurz vor dem Tode durch Injection von Natriumcarbonat in die Venen gerettet werden, während Kalium- und Lithiumcarbonat diesen heilsamen Erfolg nicht haben, vielleicht weil sie in eigenartiger Weise auf das Nervensystem wirken. In neuerer Zeit hat man das Natriumcarbonat aus dem gleichen Grunde gegen das Coma diabeticum empfohlen.

Ueber die Neutralisationsgrösse des Blutes für Säuren (Stärke der alkalischen Reaction) nach Zufuhr von Alkalien liegen keine ausreichenden Untersuchungen vor, wegen der Schwierigkeit, das Säureäquivalent des Blutalkalis mit genügender Sicherheit festzustellen. Nach vorläufigen Versuchen scheint die Kohlensäuremenge des Blutes, die von dem Alkaligehalt des letzteren abhängig ist, nach der Zufuhr von Natriumcarbonat nur um einen mässigen Betrag zu steigen, so dass eine erhebliche Anhäufung desselben im Blute nicht anzunehmen ist.

Welche Bedeutung eine derartige geringe Vermehrung der Blutsoda nach Ausschluss aller mitwirkenden Momente für den Stoffwechsel hat, ist gänzlich unbekannt. Man hat zwar Veränderungen des letzteren nach der Einverleibung von Alkalien sowohl an Thieren als auch an Menschen nachgewiesen, allein dabei handelt es sich nur um den summarischen Einfluss dieser Mittel auf die Stoffwechselvorgänge. Diese aber werden von verschiedenen Factoren beherrscht.

Bei der Frage nach dem **Einfluss der Alkalien** auf den **Stoffwechsel** handelt es sich fast ausnahmlos um das Natriumcarbonat. Dabei kommen zunächst die Folgen der Einwirkung des letzteren oder der Alkalien im Allgemeinen auf den Magen und Darmkanal in Betracht, die derartig sein können, dass die Verdauung und die Aufnahme der Nahrungsmittel gestört, ein allgemeiner krankhafter Zustand des Organismus erzeugt

und die Menge der Stoffwechselproducte unabhängig von einer
directen Wirkung des Alkalis vermindert oder vermehrt wird.
In den Versuchen von Rabuteau und Constant[1]) (1870) verursachten bei letzterem tägliche Gaben von 5 g Natriumcarbonat
binnen 10 Tagen Appetitlosigkeit, Anämie und Abmagerung.
In noch höherem Grade trat dieser Zustand bei einer Frau ein,
welche 8 Tage lang täglich 5—6 g Kaliumbicarbonat nahm. Dabei verminderte sich die Harnstoffmenge im letzteren Falle um
mehr als 20%, im ersteren um 8%. Lomikowsky (1873) wollte
am Hunde scorbutische Erscheinungen erzeugen und beobachtete,
dass täglich gereichte Mengen von 15—60 g Natriumbicarbonat
unter Durchfällen und Abmagerung den Tod herbeiführten. An
der Darmschleimhaut, namentlich aber in den Nieren fanden sich
sehr erhebliche Veränderungen. Die Alkalien können demnach
bei ihrer Ausscheidung durch die Nieren diese schädigen und
dadurch Abnormitäten der Harnabsonderung bewirken. Einen
weiteren Einfluss hat die Salzwirkung, die auch den alkalisch
reagirenden Salzen, um die es sich hier handelt, nicht fehlt, wenn
sie, wie die Carbonate der Alkalimetalle, leicht resorbirbar sind.
Die Folge ist eine Steigerung der Stickstoffausscheidung. Das
Zusammenwirken solcher verschiedenen, zum Theil einander entgegengesetzter Einflüsse macht es erklärlich, dass die Untersuchungen über das Verhalten des Stoffwechsels nach der Aufnahme
von Alkalien bisher keine einheitlichen Resultate ergeben haben.
Dazu kommt, dass die Art der Ausführung der Versuche die
Beurtheilung der Resultate oft sehr erschwert. Die mit der Nahrung aufgenommenen sowie die mit den Fäces entleerten Stickstoff-
mengen werden in der Regel nicht direct bestimmt, sondern nach
vorhandenen analytischen Daten berechnet, namentlich aber werden Doppelbestimmungen bei den Analysen unterlassen, die allein
vor Irrthümern und Versehen zu sichern vermögen.

An Hunden im Stickstoffgleichgewicht hatten tägliche Gaben von
2 g Natriumcarbonat keinen erkennbaren Einfluss auf die Stickstoffausscheidung (Severin, 1868; A. Ott, 1881), nach 4—7 g dagegen liess sich
eine nicht unbedeutende Steigerung derselben nachweisen (Severin, 1868;
J. Mayer, 1881). Auch an Menschen hat man nach Gaben, welche die
Verdauung nicht störten, eine Vermehrung der Harnstoffausscheidung be-

---

1) Die Literatur bei Stadelmann, Ueb. d. Einfluss der Alkalien auf
den Stoffwechsel. Stuttgart 1890; enthält unter anderem die unten erwähnten Untersuchungen von Burchard, Klemptner und Kozerski.

obachtet (Rabuteau und Constant, 1870; Martin-Damourette und Hyades, 1880). Doch fand Münch (1863) beim Menschen nach 3—9 g Natriumcarbonat nur die Wasserausscheidung durch die Nieren verändert und zwar anfangs vermindert und sodann vermehrt.

In den ausgedehnten Untersuchungen von Stadelmann[1]) und Burchard (1889) und Stadelmann und Klemptner (1890) an Menschen verursachte citronensaures Natrium, welches im Organismus zum grössten Theil in das Carbonat umgewandelt wird, in täglichen Gaben, welche meist 18 g, doch auch ansteigend bis zu 30 g Natriumcarbonat entsprachen, an den einzelnen Tagen einer jeden Versuchsperiode ungewöhnlich grosse Schwankungen der Stickstoffausscheidung, so dass z. B. an einem Tage im Harn 14,0 g N, an einem anderen Tage derselben Versuchsreihe nicht weniger als 19,5 g gefunden wurden. Dabei war in den verschiedenen Versuchsperioden die täglich im Mittel aller Tage ausgeschiedene Stickstoffmenge entweder unverändert oder etwas vermehrt, häufiger und bedeutender indess vermindert.

Im Anschluss an die Untersuchungen von Burchard und Klemptner hat Kozerski ebenfalls unter Stadelmann's Leitung an sich selbst Versuche mit Natriumcarbonat angestellt. Die tägliche Stickstoffausscheidung im Harn und Koth war auch ohne die Aufnahme von Natriumcarbonat eine sehr schwankende. Doch sind die Mittelzahlen für die einzelnen Perioden sehr gleichmässige. In der ersten Periode wurden von dem in der Nahrung berechneten und aufgenommenen Stickstoff (23,6 g) 92% resorbirt und 88% im Harn ausgeschieden. Während der täglichen Aufnahme von 3—11 g Natriumcarbonat und 3 Flaschen Sodawasser betrug die resorbirte Stickstoffmenge 88% und die im Harn ausgeschiedene fast genau ebensoviel; in der 3. Periode wurden bei täglich 13 g Natriumcarbonat und 3 Flaschen Sodawasser ebenfalls 88% resorbirt und wieder ausgeschieden.

Aus allen diesen Versuchen folgt auf das bestimmteste, dass bei Aufnahme von Natriumcarbonat in den Magen ein Einfluss des Salzes auf den Eiweissstoffwechsel durch Resorption nicht zu Stande kommt. Dieses Resultat steht völlig in Einklang mit der oben erwähnten Thatsache, dass der Alkaligehalt des Blutes durch Resorption vom Magen aus nicht wesentlich vermehrt werden kann.

An tracheotomirten und mit einem Respirationsapparat verbundenen Kaninchen wurde der Sauerstoffverbrauch und die Kohlensäureausscheidung bei Alkalizufuhr vermehrt, bei Säurezufuhr vermindert gefunden (C. Lehmann, 1884).

Für besonders wirksam hält man die Alkalien bei der Behandlung der Gicht. Man ist dabei von der Voraussetzung ausgegangen, dass in Folge der verstärkten Alkalescenz des Blutes die Verbrennung der Harnsäure zu Harnstoff begünstigt

[1]) a. a. O. oben S. 365.

wird. In der That gelangte Basham (1870) bei seinen Versuchen an Kranken, welche an Harnsäuresteinen litten, zu dem Resultat, dass nach dem Gebrauch der Alkalien die Harnsäure verschwindet, während die Menge des Harnstoffs zunimmt. Meist waren jedoch die Ergebnisse solcher Untersuchungen schwankende und unsichere oder sogar völlig negative (Severin, 1868). Das gilt auch in Bezug auf die Lithiumsalze, deren Einfluss auf die Harnsäureausscheidung Bosse und Buchheim (1862) an sich und an Gichtkranken untersuchten.

Man sucht nicht nur die Ablagerung der Harnsäure in den Gelenken und der Blase durch die Alkalien zu verhindern, sondern wendet die letzteren häufig auch in der Absicht an, fertig gebildete Harnsäuresteine in der Blase aufzulösen. Man hat besonders das Lithiumcarbonat für diesen Zweck empfohlen (Ure, 1844; Binswanger, 1847), weil es die Harnsäure weit leichter zu lösen vermag als andere Alkalien (Lipowitz, 1841), und zwar in der vierfachen Menge als das Natriumcarbonat (Binswanger). Allein mit so einfachen Verhältnissen hat man es in der Blase nicht zu thun, dass bei einer solchen Behandlungsweise das Lösungsvermögen der einzelnen Alkalien eine wesentliche Rolle spielen könnte. Die letzteren gehen zwar leicht in den Harn über, ertheilen aber demselben beim Menschen keineswegs eine wirkliche alkalische Reaction. Denn wie alle anderen Salze werden auch die Alkalicarbonate in den Nieren in möglichst saurem Zustande ausgeschieden und finden sich daher im Harn als Bicarbonate. Unter diesen Verhältnissen bilden sich in der Blase allenfalls nur die schwer löslichen sauren harnsauren Salze. Das harnsaure Lithium wird in seinen Lösungen durch Kohlensäure sogar vollständig zerlegt, indem die Harnsäure im freien Zustande ausgeschieden wird, während das Lithium als Carbonat in Lösung bleibt (v. Schilling [1])). Das Lithiumcarbonat ist daher für den hier in Rede stehenden Zweck ganz unbrauchbar. Das gleiche gilt von den verschiedenen neuerdings empfohlenen Lithiumverbindungen, z. B. dem, Urosin genannten, chinasauren Lithium.

Ferner ist dabei zu berücksichtigen, dass die in den Harn übergehenden Doppelcarbonate der Alkalien stets in sehr verdünntem Zustande zur Wirkung kommen und in Folge dessen

---

[1]) Ann. d. Chem. u. Pharmac. **122**. 243. 1862.

grössere Steine mit relativ kleiner Oberfläche überhaupt wenig angreifen können. Nimmt der Harn aber bei Zufuhr grösserer Mengen solcher Mittel eine stärkere alkalische Reaction an, so tritt die Gefahr ein, dass bei längerem Gebrauch eine Fällung von Erdphosphaten erfolgt, die eine neue Quelle der Steinbildung abgeben.

Nicht anders als die unorganischen Alkalien sind die in neuerer Zeit empfohlenen organischen Basen zu beurtheilen, darunter namentlich das Piperazin, $NH<^{CH_2-CH_2}_{CH_2-CH_2}>NH$, das Lysidin, $N<^{CH_2-CH_2}_{CH}>N.CH_3$ und das Hexamethylentetramin oder Urotropin, $(CH_2)_6N_4$, obgleich wenigstens die beiden erstgenannten Harnsäure im Reagensglas noch leichter lösen als das Lithiumcarbonat. Sie verlieren aber, wie Vindevogel[1]) gefunden hat, dieses Lösungsvermögen fast vollständig, wenn ausser ihnen gleichzeitig auch nur 1% Chlornatrium zugegen ist.

Wenn man trotzdem nach dem methodischen Gebrauch der alkalischen Mineralwässer einen Abgang von Harnsäureconcrementen beobachtet hat, so beruht dieser Erfolg darauf, dass in solchen Fällen sich in der Blase nicht ein einzelner solider Stein, sondern eine aus mehreren kleineren Stücken durch Schleim und andere Substanzen mehr oder weniger fest zusammengekittete Masse findet, die unter dem Einfluss der Alkalien durch Lockerung und Lösung des Bindemittels zum Zerfall gebracht und dann stückweise entleert wird.

Auch in anderen krankhaften Zuständen der Harnorgane kann die vorübergehende alkalische Beschaffenheit des Harns von Nutzen sein. In analogem Sinne wie im Verdauungskanal lässt sich auch in der Blase, den Nierenbecken und vielleicht schon in den Nieren ein unter Umständen heilsamer directer Einfluss auf die Schleimhaut und die Epithelien der Harnkanälchen erzielen. Selbst die Abstumpfung einer übermässig sauren Reaction des Harns hat zuweilen eine therapeutische oder vielmehr prophylaktische Bedeutung. Man sucht in dieser Weise in geeigneten Fällen die Ausscheidung von freier Harnsäure in der Blase und die Bildung von Blasensteinen zu verhindern oder wenigstens zu beschränken.

Wie die leicht diffundirbaren Salze im Allgemeinen, veranlassen auch die Alkalien eine vermehrte Wasserausschei-

---

1) Annales publiées par la Soc. roy. des sc. médic. et natur. de Bruxelles. t. IX. fasc. 1. 1900; Travaux de l'institut de thérapeutique. Bruxelles 1901.

dung durch die Nieren und wirken deshalb diuretisch. In der Praxis räumt man ihnen in dieser Beziehung einen Vorzug vor den neutralen Salzen ein. Ob sie in der That die Nieren leichter passiren als die letzteren und deshalb kräftigere Diuretica sind, lässt sich aus Mangel an ausreichenden Thatsachen nicht entscheiden. Doch darf die Angabe nicht bestritten werden, dass diese Mittel bei Wassersuchten in der Regel mehr leisten als die neutralen Alkalisalze. Der günstige Erfolg braucht aber nicht mit einer stärkeren diuretischen Wirkung zusammenzuhängen, sondern lässt sich mit mehr Wahrscheinlichkeit von einem günstigeren Einflusse auf den Zustand der Gewebe in dem bei der Kochsalzgruppe (S. 332) angegebenen Sinne ableiten.

Bei der Anwendung der Alkalien als Diuretica giebt man den Kaliumsalzen den Vorzug vor den Natriumverbindungen und wählt mit Vorliebe das Kaliumacetat. Das Kaliumcarbonat verursacht bei längerem Gebrauch in Folge der wiederholten Neutralisation des Magensaftes und der directen Einwirkung auf die Schleimhaut leicht Störungen der Magenfunctionen, während das Acetat diese Uebelstände nicht hat und ohne Schaden längere Zeit gebraucht werden kann. Im Organismus wird die Essigsäure wie andere rein organische Säuren der Fettreihe verbrannt, und das Kalium tritt als Carbonat auf, welches dann die gewünschte Alkaliwirkung entfaltet. Solchen Salzen mit organischen Säuren entstammen die Carbonate, die sich beim Menschen nach dem Genuss von Obst und Früchten im Harn finden und dem letzteren bei den Herbivoren unter normalen Verhältnissen eine alkalische Reaction ertheilen.

Ob die Carbonate der Alkalien auch mit dem Schleim ausgeschieden werden und diesen dadurch flüssiger zu machen vermögen, ist ungewiss. Bei der Anwendung der warmen, soda- und kochsalzhaltigen Mineralwässer gegen chronische Bronchialkatarrhe spielt sicherlich auch die Temperatur eine grosse Rolle. Bei innerlicher Einverleibung von Natriumcarbonat an Hunden mit completer Gallenfistel geht Natriumbicarbonat nicht in die Galle über (Glass[1]) und verändert dem entsprechend weder ihre Menge noch ihre Beschaffenheit in erheblicher und constanter Weise (vergl. besonders Rutherford, 1879; Prevost und Binet, 1888; Glass). Auch das Calcium findet sich nach

---

1) Arch. f. exp. Path. u. Pharmak. 30. 241. 1892. Literatur.

der Eingabe des Phosphats oder Lactats nicht in vermehrter Menge in der Galle (Jankau, 1891).

Von der Voraussetzung ausgehend, dass die Rhachitis der Kinder und die Osteomalacie von einer mangelhaften Aufnahme oder einer vermehrten Ausgabe von **Kalk** abhängen, hat man namentlich das Calciumphosphat bei diesen und anderen Ernährungskrankheiten empfohlen (Beneke, 1850) und angewendet und sich bis in die neueste Zeit unablässig bemüht, die Resorptions- und Ausscheidungsverhältnisse des Kalks näher zu untersuchen. Buchheim und Wagner[1]) stellten zuerst fest, dass beim Menschen nach der vermehrten Einfuhr von Kalksalzen in den Magen der Kalkgehalt des Harns nur um einen geringen Betrag vermehrt wird, und Buchheim und Körber fanden, wie bereits oben (S. 354) erwähnt ist, dass die Herbivoren mit ihrem längeren Darmkanal weit mehr Kalk und Magnesia resorbiren als die Carnivoren. Das Gesammtresultat aller weiteren Untersuchungen[2]) bestätigt die Ansicht von Buchheim[3]), dass dem menschlichen Organismus auch in Krankheiten mit der Nahrung ausreichende Mengen von Calcium als Phosphat zugeführt und von ihm in beschränktem Masse resorbirt werden, und dass die Ausscheidung des Ueberschusses durch die Nieren erfolgt. Nur ein kleiner Theil des resorbirten Kalks findet seinen Weg zurück in den Darm (F. Voit, 1892). Knochenerkrankungen werden nicht durch einen Mangel an Calciumphosphat herbeigeführt, sondern beruhen auf Ernährungsstörungen, durch welche seine Ablagerung verhindert oder seine Abgabe und Ausfuhr gesteigert werden. Wie reichlich die Kalkaufnahme bei grossem Bedarf sein kann, zeigt die Bildung der Kalkschalen der Vogeleier.

1. **Kali causticum fusum**, Kaliumhydroxyd, Aetzkali, HKO. Cylindrische, an der Luft feucht werdende und allmälig zerfliessende Stäbchen.

2. **Liquor Kali caustici**, Kalilauge; Spec. Gew. 1,138—1,140, nahezu 15 % HKO enthaltend.

3. **Liquor Natri caustici**, Natronlauge; Spec. Gew. 1,168—1,172, nahezu 15 % HNaO enthaltend.

4. **Kalium carbonicum**, Kaliumcarbonat, mindestens 95 % K_2CO_3 enthaltend.

1) Wagner, Experimenta de excretione calcariae et magnesiae. Diss. Dorpat 1855.

2) Fritz Voit, Ztschr. f. Biolog. 29. 357. 1892; Rüdel, Arch. f. exp. Path. u. Pharmak. 33. 79. 1893; Rey, ibid. 35. 205. 1895.

3) Lehrbuch der Arzneimittellehre. 2. Aufl. S. 159. Leipzig 1859.

5. **Liquor Kalii carbonici**, Kaliumcarbonatlösung, enthält 33%
K_2CO_3.

6. **Kalium carbonicum crudum**, Pottasche; soll mindestens 90%
K_2CO_3 enthalten.

7. **Kalium bicarbonicum**, Kaliumbicarbonat; in 4 Wasser lösliche
Krystalle.

8. **Natrium carbonicum**, Natriumcarbonat, $Na_2CO_3 + 10H_2O$; enthält 37% Na_2CO_3; in 1,8 Wasser löslich.

9. **Natrium carbonicum siccum**, entwässertes Natriumcarbonat;
für Pulvermischungen, z. B. zur Herstellung des künstlichen Karlsbader
Salzes, zu verwenden.

10. **Natrium carbonicum crudum**, Soda.

11. **Natrium bicarbonicum**, Natriumbicarbonat, $NaHCO_3$; krystall-
wasserfreie, in 12 Wasser lösliche Krystallkrusten.

Die nicht officinellen **Trochisci Natrii bicarbonici**, Vichy-Pastillen,
enthalten jedes 0,1 Natriumbicarbonat auf 0,9 Zucker.

12. **Lithium carbonicum**, Lithiumcarbonat; weisses krystallinisches,
in 80 kaltem Wasser lösliches Pulver. Gaben 0,05—0,3, als Pulver oder
in Kohlensäurewasser.

13. **Sapo medicatus**, medicinische Seife; Natronseife, aus Schweineschmalz und Olivenöl dargestellt. Meist nur zur Herstellung von Pillen
benutzt.

14. **Spiritus saponatus**, Seifenspiritus; Lösung einer aus Olivenöl
dargestellten Kaliseife in Weingeist.

15. **Sapo kalinus**, Kaliseife; aus Leinöl durch Verseifen mit Kalilauge dargestellt. 16. **Sapo kalinus venalis**, Schmierseife, grüne Seife.

17. **Natrium phosphoricum**, Natriumphosphat, $Na_2HPO_4 + 12H_2O$;
in 2,5 Wasser lösliche, alkalisch reagirende, verwitternde Krystalle.

18. **Borax**, Natriumtetraborat; $Na_2B_4O_7 + 10H_2O$; in 17 Wasser und
reichlich in Glycerin löslich.

19. **Magnesia usta**, gebrannte Magnesia, MgO; amorphes, leichtes,
in Wasser fast unlösliches Pulver.

20. **Magnesium carbonicum**, Magnesia alba, Magnesiumcarbonat;
meist $3MgCO_3 + Mg(OH)_2 + 4H_2O$, in Wasser fast unlöslich, ziemlich
leicht löslich in Kohlensäurewasser (Struve'sches Magnesiumbicarbonat-
wasser).

Pulvis Magnesiae cum Rheo, vergl. S. 307.

21. **Calcaria usta**, gebrannter ungelöschter Kalk, CaO.

22. **Aqua Calcariae**, Kalkwasser; gesättigte Lösung von Calciumhydroxyd, ungefähr 1:600.

23. **Calcium carbonicum praecipitatum**, Calciumcarbonat;
durch Fällen von $CaCl_2$ mit Na_2CO_3 dargestellt.

24. **Calcium phosphoricum**, Calciumphosphat; durch Fällen von
Chlorcalcium mit Natriumphosphat dargestellt.

24*

4. Gruppe der Schwefelalkalien.

Die Schwefelverbindungen der Alkali- und alkalischen Erdmetalle, die Sulfide sowohl wie die Sulfhydrate, schliessen sich in Bezug auf ihre localen Wirkungen der vorigen Gruppe an. Sie zeichnen sich durch ihr grosses Lösungsvermögen für Horngebilde aus. Wegen dieser Eigenschaften greifen sie die Haare und die Epidermis der Haut sehr stark an und dienen deshalb im Orient als Enthaarungsmittel, und finden bei Hautkrankheiten in ähnlichem Sinne wie die verdünnte Kalilauge Anwendung, gegenwärtig indess nicht so häufig wie früher. Welches Schwefelalkali man dazu wählt, ist ziemlich gleichgültig. Eine Zeit lang war das Fünffachschwefelcalcium in Form der Solutio Vlemingx beliebt. Von einer specifischen Wirkung dieser Verbindungen auf die Haut kann nicht die Rede sein. Die Ansicht, dass der Schwefel und seine Präparate gewisse besondere Beziehungen zur Haut habe, hat sich durch die Tradition fortgepflanzt und findet noch gegenwärtig ihren Ausdruck in der Anwendung der Schwefelwässer in Form von Bädern und Trinkkuren bei Hautkrankheiten und in anderen Zuständen, in denen die Haut und die Schleimhäute betheiligt sind. —

Die kleinen Mengen von Schwefelwasserstoff oder Schwefelalkalien, um welche es sich dabei handelt, machen diese Wässer sicherlich nicht zu heilsamen Agentien. Die Wirkungen des kalten und warmen Wassers, die bei solchen Kuren eingehaltene Diät und Lebensweise sind vollkommen ausreichend, um die beobachteten heilsamen Folgen zu erklären. Auch die Thatsache, dass in das Blut injicirtes Schwefelwasserstoffwasser an Katzen Veränderungen des Darmkanals hervorbringt (O. Weber, 1864), die denen bei Arsenvergiftung gleichen, sowie der Umstand, dass der Schwefelwasserstoff von der Haut resorbirt wird, genügen nicht, um den Schwefelwässern eine besondere therapeutische Bedeutung zuzuschreiben.

Der Schwefelwasserstoff ist ein reines Nervengift, welches Convulsionen und Lähmung verschiedener Gebiete des Centralnervensystems, insbesondere der Respirationscentren, hervorbringt, ohne dem Blute Sauerstoff zu entziehen, wie man früher geglaubt hat. Doch ist ein anscheinend kleiner Theil in Form von Sulfohämoglobin im Blute enthalten (E. Meyer[1])).

---

1) Arch. f. exp. Path. u. Pharmak. **41**. 325. 1898.

Das Schwefelnatrium tödtet, in Gaben von 6 mg pro kg Körpergewicht, bei der Einspritzung in das Blut Kaninchen unter den gleichen Erscheinungen wie der Schwefelwasserstoff, ebenfalls bevor es noch zur Reduction des Blutes kommt (Pohl[1])). Schwefelwasserstoff- und Schwefelnatriumvergiftung sind daher in demselben Sinne identisch wie Blausäure- und Cyankaliumvergiftung. An Fröschen verursacht der Schwefelwasserstoff unter gewöhnlichen Verhältnissen eine allgemeine Lähmung. Bei niederer Temperatur dagegen kann nach einmaliger Vergiftung auf die Lähmung ein hochgradiger, bis zu 14 Tagen andauernder Tetanus folgen, ja eine Combination von Lähmung und Krämpfen hält zuweilen sogar monatelang an (Harnack[2])).

An einem gesunden Manne, der 1—2 Stunden lang mit der Entwickelung von Schwefelwasserstoff beschäftigt war und zugleich beim Auswaschen von Niederschlägen mit Schwefelwasserstoffwasser hantirt hatte, traten die Vergiftungserscheinungen erst nach einigen Stunden auf, bestehend in Ohnmachtsanfällen, heftigen Leibschmerzen, Erbrechen, später schweren Störungen der Respirationsbewegungen, die ganz unregelmässig erfolgten und von apnoïschen Pausen unterbrochen wurden (A. Cahn[3])).

Zu dieser Gruppe gehört auch der Schwefel, welcher in gewissen Fällen ein sehr brauchbares Abführmittel ist. Kommt derselbe im feinvertheilten Zustande in den Magen, so bleibt er ganz unverändert. Gelangt er dann weiter in den Darm, so findet er dort einen alkalischen Inhalt und wird zum Theil in Natriumsulfhydrat umgewandelt (Buchheim und Krause[4])). Dieses verursacht wegen seiner ätzenden und reizenden Wirkungen Verstärkung der Darmperistaltik und Stuhlentleerungen. Da aber die Menge der Alkalicarbonate im Darm eine beschränkte ist, und die Umwandlung des Schwefels in das Sulfhydrat sehr langsam erfolgt, so veranlasst dieses Mittel in der Regel keine stärkeren Durchfälle. Die Entleerungen werden selten flüssig, sondern erlangen nur eine breiartige Beschaffenheit.

Der feinvertheilte Schwefel lässt sich daher zweckmässig in

---

1) Arch. f. exp. Path. u. Pharmak. 22. 1. 1886.
2) Arch. f. exp. Path. u. Pharmak. 34. 156. 1894.
3) Deutsches Arch. f. klin. Medic. 34. 121. 1883.
4) Krause, De transitu sulfuris in urinam. Diss. Dorpat 1853.

solchen Fällen als Abführmittel anwenden, in denen es nicht auf eine rasche und vollständige Entleerung des Darminhalts, sondern bloss darauf ankommt, dass die Fäcalmassen in weniger consistentem Zustande und daher leichter den Mastdarm und besonders den Anus passiren. Aus diesem Verhalten erklärt sich die in früheren Zeiten häufigere Anwendung des Schwefels bei Hämorrhoïdalbeschwerden. Bei diesen Zuständen ist es geboten, die Reizung durch harte Fäcalmassen, deren Entleerung ausserdem sehr schmerzhaft zu sein pflegt, so viel als möglich zu vermeiden. Bei längerem Gebrauch selbst kleiner Mengen Schwefel entstehen chronische Darmkatarrhe [1]).

Andere Abführmittel, welche gewöhnlich flüssige Stühle bewirken, sind in diesen Fällen nicht zweckmässig, weil sie bei längerem Gebrauch leicht die Ernährung des Kranken beeinträchtigen. Eine derartige Dosirung derselben dass sie die Fäces nicht flüssig, sondern nur breiig machen, ist schwierig und unsicher; denn die Wirkung bleibt dabei nicht selten entweder ganz aus, oder es treten Durchfälle auf.

Da die Umwandlung des Schwefels im Darmkanal durch die Alkalimenge beschränkt ist, so ist die Stärke seiner Wirkung bis zu einer gewissen Grenze unabhängig von der angewandten Gabe und bleibt eine gleichmässige, auch wenn das gewöhnliche Maximum der letzteren überschritten wird. Es lassen sich daher bei seiner Anwendung Durchfälle ziemlich sicher vermeiden, ohne dass man das Ausbleiben des gewünschten Erfolges zu befürchten hat.

Nur wenn die Vertheilung des Schwefels, wie bei der Schwefelmilch, eine sehr feine ist und bedeutende Mengen auf einmal in den Darm gelangen, erfolgt die Bildung des Schwefelalkalis verhältnissmässig rasch; dieses wird nicht schnell genug resorbirt oder zersetzt, und es kommt in Folge dessen zu heftigeren Darmerscheinungen. Dem entsprechend wirken die weniger feinvertheilten Schwefelblumen bei gleicher Gabe nicht so stark wie die Schwefelmilch. Erstere sind daher für den praktischen Gebrauch der letzteren vorzuziehen.

Dass im Darm in der That aus dem Schwefel eine Alkaliverbindung desselben entsteht, folgt mit Sicherheit daraus, dass nach der Aufnahme von Schwefel in den Magen die Schwefelsäuremenge des Harns nicht nur procentisch (Griffith, 1848; Bence Jones, 1849), sondern auch

---

1) H. Schulz, Studien üb. d. Pharmakodynamik des Schwefels. Greifswald 1890.

absolut vermehrt wird (Buchheim und Krause[1])), was sonst unerklärlich wäre, und dass bei gleichzeitigem Einnehmen von Schwefel und kohlensaurem Natrium im Harn mehr Schwefelsäure erscheint, als wenn jener allein oder in Oel vertheilt in den Magen gebracht wird (Buchheim und Krause). Weitere Versuche am Hunde (Regensburger[2])) und beim Menschen (Presch[3])) haben diese Schwefelsäurebildung vollkommen bestätigt. Das im Darm entstandene Schwefelalkali wird resorbirt und zu Schwefelsäure oxydirt. Ausserdem geht ein kleiner Theil des aufgenommenen Schwefels in den Harn in Form einer organischen Verbindung über, während unterschweflige Säure dabei nicht entsteht (Presch, 1890). Eine organische Schwefelverbindung findet sich im normalen Hundeharn in Form von Aethylsulfid (John J. Abel[4])).

1. **Kalium sulfuratum**, Schwefelleber; Gemenge von Polysulfiden des Kaliums und dem Sulfat des letzteren; durch Zusammenschmelzen von 1 Schwefel und 2 Pottasche dargestellt.

2. **Sulfur depuratum**; durch Waschen mit ammoniakalischem Wasser gereinigter sublimirter Schwefel. Theelöffelweise, als Pulver.

3. **Sulfur sublimatum** (Flores Sulfuris), Schwefelblumen; durch Sublimation von Schwefel im sauerstofffreien Raume dargestellt.

4. **Sulfur praecipitatum** (Lac Sulfuris), Schwefelmilch; aus den Polysulfiden der Alkalien durch Salzsäure gefällt.

5. Gruppe der Säuren.

Die typischen Säuren im pharmakologischen Sinne sind die **Schwefelsäure** und die **Salzsäure**, denen sich zunächst die **Phosphorsäure** anreiht. Von den übrigen zeichnen sich einzelne durch besondere Eigenschaften aus, welche neben der Säurewirkung in Betracht kommen. Die **Jodwasserstoffsäure** und die **schweflige Säure** sind kräftige Reductionsmittel. Die **Salpetersäure** wirkt eigenartig, indem sie Eiweissstoffe in die sog. **Xanthoproteïnsäure** umwandelt. Oxydationen vermag sie im Organismus nicht zu Wege zu bringen. Die **Fluorwasserstoffsäure** zeichnet sich durch ihre specifisch ätzenden Eigenschaften aus.

Die **organischen Säuren der Fettreihe** gehören ihrer localen Wirkungen wegen ebenfalls hierher. Im Organismus

1) a. a. O., vergl. oben S. 373.
2) Ztschr. f. Biolog. **12.** 479. 1876.
3) Virch. Arch. **119.** 148. 1890.
4) Ztschr. f. physiol. Chem. **20.** 253. 1895.

werden sie mehr oder weniger vollständig verbrannt. Die höheren Glieder dieser Reihe, welche als Glyceride die Thier- und Pflanzenfette bilden, sind daher Nährstoffe. Die durch Halogene und durch die Nitro- und Sulfogruppe (SO_2OH) substituirten Fettsäuren sind in Bezug auf ihre Schicksale im Organismus noch wenig untersucht. Sie dürften sich im Wesentlichen wie die Mineralsäuren verhalten.

Die aromatischen Säuren nehmen in mehrfacher Beziehung eine Sonderstellung ein, so dass ihre Säurewirkung bedeutend in den Hintergrund tritt.

Die **Aetzung**, welche die concentrirten Mineralsäuren hervorbringen, hängt häufig von einer Wasserentziehung ab. Die concentrirte Schwefelsäure entzieht feuchten organischen Stoffen nicht nur das fertig gebildete Wasser, sondern entreisst ihnen unter Wasserbildung auch sehr begierig Wasserstoff und Sauerstoff und verursacht deshalb häufig Verkohlung. Bei den übrigen unorganischen Säuren spielt die Wasserentziehung eine weit untergeordnetere Rolle.

Die Säurewirkung, die bei den meisten Mineralsäuren erst bei einer gewissen Verdünnung in reiner Form hervortritt, besteht in der Neutralisation der Alkalien und einer mehr oder weniger tief greifenden Umwandlung der gewebsbildenden Substanzen, namentlich des Protoplasmaeiweisses. Es ist schon in der Einleitung zu diesem Abschnitt erwähnt, dass die Beseitigung der alkalischen Reaction der Gewebe bei localer Application der Säuren allein ausreichend erscheint, um entzündliche und andere Störungen zu verursachen. Die Hauptwirkung ist indessen auf Veränderungen der eiweissartigen und leimgebenden Substanzen zurückzuführen. Die gelösten Eiweisskörper werden durch concentrirte Säuren, besonders leicht durch die Salpetersäure, zum Gerinnen gebracht und in eine besondere Modification, das Acidalbumin, umgewandelt. Als chirurgische Aetzmittel haben die Säuren gegenwärtig keine Bedeutung mehr. Doch ist neuerdings die heftig und tief ätzende und deshalb gefährliche Trichloressigsäure für diesen Zweck empfohlen worden.

Die feineren Veränderungen des Protoplasmas, die sich als Stase oder Entzündung erzeugende Reizung kund geben, lassen sich noch nicht auf greifbare chemische Vorgänge zurückführen, soweit dabei nicht Gerinnungen und Neutralisation der Alkalien im Spiele sind.

Die Bindegewebssubstanzen erfahren durch die verdünnteren Säuren, namentlich durch die Essigsäure und die übrigen flüchtigen Säuren der Fettreihe selbst bei gewöhnlicher Temperatur eine Veränderung, die sich äusserlich nur als Lockerung und Quellung kund giebt. In diesem Zustande geht aber das Collagen des Bindegewebes beim Erhitzen mit Wasser viel leichter in Leim über als vor der Säurebehandlung. Darauf beruht es, dass das während der Todtenstarre gesäuerte Fleisch sich viel leichter weich kochen lässt und viel zartere Braten liefert, als das Fleisch frisch geschlachteter Thiere. Bei der Herstellung der Sauerbraten, dem sog. Beizen, beabsichtigt man, das Fleisch, welches von alten Thieren mit derbem Bindegewebe stammt, durch die Einwirkung von Essig weich und mürbe zu machen. Auch die Horngebilde werden namentlich von den concentrirteren flüchtigen Fettsäuren sehr stark angegriffen, erweicht und gelöst. Der concentrirten Essig- und Monochloressigsäure widersteht selbst die härteste, zu Schwielen oder Leichdornen verdickte Epidermis nicht. Wegen der genannten Einwirkungen auf die Bestandtheile organisirter Gebilde vermögen die Mineralsäuren die Entwickelung niederer Organismen zu hemmen und Fäulnissvorgänge zu unterdrücken. Diese Wirkung hat auch der salzsäurehaltige Magensaft, und man sucht sie durch Einnehmen von Salzsäure zu verstärken, um Infectionen zu verhüten. Milzbrandbacillen werden indess erst bei einer Concentration von 1,5% getödtet, während ihre Sporen noch bei 2% entwickelungsfähig bleiben (A. Dyrmont[1])). Ob der in dieser Richtung empfohlenen Borsäure besondere Wirkungen dieser Art zukommen, ist ungewiss.

In ziemlich zahlreichen Fällen finden die Säuren als Aetz- und Reizmittel praktische Anwendung; doch lässt sich kaum ein Fall aufführen, in dem sie völlig unentbehrlich sind. Das gilt auch von der rauchenden Salpetersäure in Bezug auf ihre Anwendung als chirurgisches Aetzmittel. Die Empfehlung des Königswassers in Form von Fussbädern bei Leberkrankheiten und anderen Leiden innerer Organe stammt aus einer Zeit, in der man die Symptome, welche bei dem Gebrauch dieses Gemisches als Folge der Einathmung von Chlor und salpetriger

---

1) Arch. f. exp. Path. u. Pharmak. 21. 316. 1880.

Säure beobachtet wurden, mit dem Uebergang der Salpetersäure in das Blut in Zusammenhang brachte.

Am häufigsten dienen die Säuren im verdünnten Zustande in Form von Bädern, Waschungen und Abreibungen als gelinde Hautreizmittel. Namentlich sind die flüchtigen Fettsäuren in dieser Beziehung beliebt und reihen sich den übrigen flüchtigen Mitteln dieser Art an. Sie sind in solchen Fällen zweckmässig, in denen es darauf ankommt, eine zwar leichte, aber doch nicht ganz oberflächliche Reizung ohne Schädigung der Epidermis zu erzielen. Die letztere wird dabei nicht erweicht und verdünnt wie bei Anwendung der Alkalien, sondern gewinnt eher eine straffere Beschaffenheit. Daher sind Waschungen und Abreibungen mit gewöhnlichem Essig zur Anregung der Hautthätigkeit in Fällen, in denen die Epidermis geschont werden muss, z. B. in fieberhaften Krankheiten, ganz empfehlenswerth, auch gegenüber den ätherischen Oelen der Terpentinölgruppe, welche nach der Resorption leicht Nierenaffectionen verursachen. Für Bäder bevorzugt man nach alter Sitte die Ameisensäure, die früher regelmässig den Ameisen entnommen wurde, indem man aus ihnen und zum Theil auch aus den Bestandtheilen ihres Baues, welche flüchtige Producte der Terpentinölgruppe enthalten, einen heissen wässrigen Auszug herstellte und diesen in Form der „Ameisenbäder" verwendete.

Säuredämpfe dienen auch als Inhalations- und Riechmittel, ohne indessen einen Vorzug vor anderen flüchtigen Substanzen (vergl. S. 263) zu haben. Nur wenn die Inhalation in der Absicht vorgenommen wird, Blutungen in den Bronchien, in der Luftröhre oder der Nasenhöhle zu stillen, lassen sich die Säuren nicht ersetzen. Die Forderung, dass das ausfliessende Blut die zu seiner Gerinnung nöthige saure Beschaffenheit annimmt, ist indessen schwer zu erfüllen, und der Erfolg deshalb ein unsicherer. Leicht gelingt dagegen die Blutstillung an Localitäten, an denen man die Säure unmittelbar auf die blutende Stelle zu appliciren im Stande ist. Am stärksten blutstillend wirken die Mineralsäuren, selbst im verdünnten Zustande; sie werden darin aber weit übertroffen von den sauer reagirenden Metallsalzen, z. B. dem Eisenchlorid.

Bei der Anwendung der organischen Säuren in Form von Limonaden und anderen säuerlichen Getränken spielt die **locale Wirkung auf die Geschmacksorgane** die Hauptrolle.

Solche Säuren sind in vielen Fällen wichtige Bestandtheile von Genussmitteln. Die feineren Obstarten und Früchte schmecken fade und unangenehm, wenn ihnen das nöthige Quantum an Wein-, Aepfel- oder Citronensäure fehlt. Selbst im Weine wird der Kenner einen gewissen Säuregehalt ungern vermissen. Für die Zufuhr von kaltem Wasser, z. B. in fieberhaften Krankheiten, haben die Säuren eine ähnliche Bedeutung wie die Theespecies (S. 262) bei der Darreichung des warmen.

Die Frage über das **Verhalten und die Wirkungen der Säuren im Magen** gewinnt ein besonderes Interesse durch die wichtige Rolle, welche die Salzsäure bei der Magenverdauung spielt.

Die von C. Schmidt sicher erwiesene Thatsache. dass im Magen freie oder locker an Pepsin gebundene Salzsäure abgesondert wird, führte von vorn herein zu der Voraussetzung, dass in gewissen Fällen Störungen der Magenfunction von einer mangelhaften Absonderung dieser Säure abhängig seien. Man wandte dieselbe daher bei der Behandlung von Magenkrankheiten zur Beförderung der Verdauung an. Erst in neuerer Zeit hat man angefangen, die Pathologie der Salzsäureabsonderung auf exacteren Untersuchungen zu begründen. Die Aufzählung und Kritik der bisher dabei erlangten Resultate gehören in die specielle Pathologie.

Der Magen steht unter normalen Verhältnissen fast beständig unter dem Einfluss einer Säurewirkung. Eine mässige Verstärkung derselben durch Aufnahme von Säuren, abgesehen von der Kohlensäure, hat in therapeutischer Beziehung keine besondere Bedeutung. Nach längerem Gebrauch saurer Getränke, z. B. beim gewohnheitsmässigen Consum saurer Weine, stellen sich leicht chronische Magenkatarrhe ein.

Ganz besonders schädlich erweist sich für die Magen- und Darmschleimhaut die abnorme Säurebildung durch Gährungsvorgänge, wie sie in typischer Weise bei den schon erwähnten Durchfällen kleiner Kinder auftritt. In diesen Fällen verursacht der saure Darminhalt die Umwandlung des Bilirubins in Biliverdin und in Folge dessen die bekannte und von allen Müttern gefürchtete Grünfärbung der Fäces. Die Behandlung dieser Zustände geht darauf aus, die Säuren zu neutralisiren und die gährenden und in Zersetzung begriffenen Massen zu entleeren (vergl. S. 361).

Die Neutralisation von Alkalien, welche bei Vergiftungen in den Magen gelangt sind, erfolgt nach denselben allgemeinen Regeln, wie die der Säuren; es dürfen in beiden Fällen weder die angewandten Mittel noch die gebildeten Producte schädlich sein. Die unorganischen Säuren sind wegen ihrer stark ätzenden Wirkung zu vermeiden; die Salpetersäure ist ganz unbrauchbar. Dafür steht für diesen Zweck eine Anzahl organischer Säuren zur Verfügung, darunter besonders die Citronen- und Weinsäure.

Die Kohlensäure nimmt auch in pharmakologischer Hinsicht eine Sonderstellung ein. Sie dient in Form der Kohlensäurewässer nicht nur als beliebtes Genussmittel, sondern ist zugleich ein wirksames Mittel in katarrhalischen Zuständen und bei den kleinen Leiden und Verstimmungen des Magens, die sich so häufig nach Unmässigkeiten im Essen und Trinken einstellen. Die Erklärung für die heilsamen Wirkungen dieser gasförmigen Säure ist darin zu suchen, dass sie auch bei Gegenwart von Alkalien wirksam bleibt. Sie durchdringt die Magenwandung von allen Seiten und wird dann nicht, wie andere Säuren, in den Geweben vollständig neutralisirt, sondern ist hier bei genügender Menge gleichzeitig als Bicarbonat und im absorbirten Zustande enthalten. In dieser Weise vermag die Kohlensäure die Functionen der Gewebe anzuregen, ohne die wesentlichen Eigenschaften der Alkalien aufzuheben. Dazu kommt als weiteres günstiges Moment, dass die Erregung stets eine mässige bleibt und daher niemals durch ein Uebermass schaden kann.

Eine besondere Bedeutung gewinnt die Kohlensäure noch dadurch, dass sie die Resorption des Wassers im Verdauungskanal begünstigt. Ist das letztere kohlensäurehaltig, so erfolgt, von der Zeit der Aufnahme an gerechnet, eine raschere Ausscheidung desselben durch die Nieren, also ein beschleunigter Durchgang durch den Organismus (Quincke[1]). Die Kohlensäurewässer sind daher in diesem Sinne stärkere Diuretica als das gewöhnliche Wasser und verstärken vielleicht auch die Wirkung des letzteren auf den Stoffwechsel.

Im Gegensatz zum Magen steht der Darm fast beständig unter dem Einfluss eines alkalischen Inhalts. Nimmt der letztere eine saure Reaction an, in Folge abnormer Säurebildung oder nach der Entleerung des sauren Mageninhalts in den Darm, so genügt diese Veränderung allein, um eine Reizung der Schleimhaut, verstärkte peristaltische Bewegungen und Stuhlentleerungen hervorzurufen. Für therapeutische Zwecke lassen sich dem Darm direct keine Säuren zuführen, weil mässige Mengen derselben

---

1) Arch. f. exp. Path. u. Pharmak. 7. 101. 1877.

wegen der Neutralisation und Resorption über das Duodenum hinaus nicht vordringen, grössere Quantitäten dagegen ätzend wirken.

Nur die relativ schwer resorbirbaren sauren Alkalisalze der mehrbasischen organischen Säuren, z. B. das saure weinsaure Kalium, gelangen weiter in den Darm hinunter, machen seinen Inhalt sauer, regen die Peristaltik an und verursachen deshalb schon nach bedeutend kleineren Gaben Stuhlentleerungen, als die neutralen Salze der Glaubersalzgruppe. Dem Gehalt an solchen sauren Salzen verdanken auch manche Fruchtsäfte und Extracte ihre abführende Wirkung. Unter ihnen sind besonders das Pflaumen- und Tamarindenmus sowie das Queckenwurzelextract (vergl. S. 356) zu nennen.

Von grossem Interesse ist das **Verhalten der Säuren im Blute** und die Frage nach der Neutralisation der Alkalien im letzteren und im Gesammtorganismus.

Da alle Säuren leicht resorbirbar sind, so nahm man a priori an, dass nach ihrer Zufuhr die Alkalien des Blutes neutralisirt und in Form der entsprechenden Salze in den Harn übergeführt werden. Die Versuche von Miquel (1851), welche an Hunden nach Schwefelsäurezufuhr eine Vermehrung der löslichen Salze der Harnasche ergaben, schienen diese Annahme zu unterstützen. Indessen hatte schon Bence Jones (1849) nach dem Einnehmen von verdünnter Schwefelsäure eine Zunahme der sauren Reaction des Harns beobachtet und Eylandt[1] dieses Resultat für die unorganischen und eine Anzahl organischer Säuren bestätigt. Gleichzeitig fand Ph. Wilde[2] in Versuchen, die er ebenfalls an sich selbst ausführte, nach dem Einnehmen von Schwefel- und Phosphorsäure die Menge des Kalis und Natrons im Harn nicht erheblich vermehrt. Fr. Hofmann[3] fütterte eine Taube 39 Tage lang mit Eidotter, weil dieser beim Vorbrennen wegen des Lecithingehalts eine saure Asche liefert. Die Menge der Gesammtasche und der analysirten Salze war im Harn und Koth genau dieselbe wie in der Nahrung. Demnach war eine Entziehung von Basen nicht eingetreten. Am Hunde zeigte zuerst Gähtgens[4], dass nach der Aufnahme von Schwefelsäure die Vermehrung der fixen Basen im Harn nur eine geringe ist, dass also eine Entziehung derselben in nennenswerthem Masse durch Säurezufuhr nicht zu erzielen ist. Endlich fand Salkowski[5], dass nach Fütterung mit Schwefelsäure und mit Taurin, welches bei seiner

---

1) De acidorum sumptorum vi in urinae acorem. Diss. Dorpat 1854.

2) Disquisitiones quaedam de alcalibus per urinam excretis. Diss. Dorpat 1855.

3) Ztschr. f. Biolog. 7. 338. 1871.

4) Centralbl. f. d. med. Wissensch. 1872. 832.

5) Virch. Arch. 58. 1. 1873.

Verbrennung im Organismus freie Schwefelsäure liefert, an Kaninchen im Harn fixe Basen in vermehrter Menge auftreten.

Das Verhalten der Säuren gegen die Alkalien des Blutes lässt sich am sichersten aus den Veränderungen erschliessen, welche die Menge der Blutkohlensäure erleidet. Es gelingt nach den Untersuchungen von Walter[1] an Kaninchen bei Salzsäurefütterung durch Neutralisation eine tödtliche Alkalientziehung ohne alle Nebenwirkungen herbeizuführen. Der Tod erfolgt unfehlbar, und zwar in Folge von Lähmung der Respirations- und Gefässnervencentren, wenn die alkalische Reaction des Blutes in die neutrale übergeht und der Kohlensäuregehalt des letzteren von 24—28 Vol. % normal auf 2,9—2,5 Vol. % gesunken ist. Diese hochgradige, auf Neutralisation der Blutalkalien beruhende Kohlensäureverminderung tritt ein, wenn den Thieren, sei es bei gewöhnlicher Fütterung und alkalischem Harn, sei es bei Ernährung mit Weizengraupen und sauer reagirendem Harn, innerhalb 1—2 Tagen auf jedes kg Körpergewicht 1,0 g HCl in den Magen gebracht wird. Der Tod tritt meist ganz plötzlich ohne besondere Erscheinungen ein. Aber ebenso sicher erfolgt selbst in der Agonie fast sofortige Erholung des Thieres, wenn demselben, wie bereits (S. 364) erwähnt ist, eine Lösung von Natriumcarbonat in das Blut eingespritzt wird.

An Hunden kommt nach Säurezufuhr eine erhebliche Neutralisation der Alkalien des Blutes unter keinen Umständen zu Stande, selbst dann nicht, wenn die Säuregaben so hoch genommen werden, dass sie durch Aetzung des Magens das Thier krank machen. Im Harn tritt neben der Säure Ammoniak in vermehrter Menge auf, so dass etwa Dreiviertel der zugeführten Säure an diese Base gebunden zur Ausscheidung gelangen und in Folge dessen die fixen Alkalien des Blutes vor der Neutralisation bewahrt bleiben (Walter).

Auch in der durch starke künstliche Respiration herbeigeführten Apnoe ist die Kohlensäuremenge des Blutes, wie P. Hering[2] zuerst nachgewiesen hat, erheblich vermindert, aber im Durchschnitt nur auf die Hälfte, d. h. wohl um so viel, dass im Blute aus dem doppelten einfaches Carbonat gebildet wird. Daher kann die enorme Kohlensäureverminderung bei der Säurevergiftung nicht von verstärkten Respirationsbewegungen abhängig sein.

<hr>

1) Arch f. exp. Path. u. Pharmak. 7, 148. 1877.
2) Einige Unters. üb. d. Zusammensetz. der Blutgase während der Apnoe. Diss. Dorpat 1867.

Wie beim Hunde erscheint auch beim Menschen der grösste
Theil der aufgenommenen Säure im Harn an Ammoniak gebunden (Coranda[1])).

Auch bei längere Zeit fortgesetzter Fütterung von
Kaninchen mit nicht tödtlichen Mengen Salzsäure findet eine
Neutralisation der letzteren durch Ammoniak, also eine Anpassung
der Thiere der Säurewirkung gegenüber, nicht statt. Die im Harn
ausgeschiedene Menge des Ammoniaks erfährt bei dieser fortgesetzten Säurezufuhr keine Vermehrung. Die Thiere sterben, wenn
die mit den Nahrungsmitteln aufgenommene, zur Neutralisation
verfügbare Alkalimenge erschöpft ist (Kettner[2])).

Da das Ammoniak unter gewöhnlichen Verhältnissen im Organismus leicht und vollständig in Harnstoff umgewandelt wird,
so muss dieser Vorgang bei der Säurezufuhr eine Hemmung erfahren, wahrscheinlich in der Leber, welcher die Säure nach ihrer
Resorption von der Pfortader zunächst zugeführt wird.

In verschiedenen acuten fieberhaften und chronischen Krankheiten tritt ebenfalls Ammoniak im Harn in vermehrter Menge auf
(Boussingault; Duchek; Koppe, 1868; Hallervorden[3])). Wie weit
dabei eine vermehrte Bildung und Ausscheidung von Säuren wie im Diabetes,
oder eine Hemmung der Harnstoffsynthese aus anderen Ursachen im Spiele
ist, werden künftige Untersuchungen lehren.

So wichtig auch das geschilderte Verhalten der Säuren zu
den fixen Basen des Organismus und zum Ammoniak und die
sich daraus ergebenden Beziehungen zur Harnstoffbildung sind,
so wenig lässt sich aus diesen Thatsachen ein Schluss über
den Einfluss jener Vorgänge auf den Gesammtstoff-
wechsel ziehen. Daher ist es vorläufig nicht möglich, rationelle
Indicationen für die Anwendung der Säuren in Krankheiten auf-
zustellen. Sicher ist, dass diese Mittel bei der Behandlung von
acuten fieberhaften Krankheiten im Wesentlichen die Bedeutung
von Genuss- und Erfrischungsmitteln haben. Ob dabei
ausserdem eine Neutralisation von Alkalien im Gebiete der Pfortader in irgend einer Weise in Betracht kommt, lässt sich, wie
viele andere Fragen auf diesem Gebiet, vorläufig nicht entscheiden. Wirkungen in dieser Richtung würden sich voraussichtlich
nicht nur durch die unorganischen und die aromatischen Säuren,
sondern auch durch die rein organischen Säuren der Fettreihe

---

1) Arch. f. exp. Path. u. Pharmak. **12**. 76. 1879.
2) Arch. f. exp. Path. u. Pharmak. **47**. 178. 1902.
3) Arch. f. exp. Path. u. Pharmak. **12**. 237. 1880. Literatur.

hervorbringen lassen, obgleich diese, wie bereits angegeben ist, im Organismus fast vollständig verbrannt werden.

1. **Acidum hydrochloricum**, Salzsäure; spec. Gew. 1,124, 25 % HCl enthaltend.

2. **Acidum hydrochloricum dilutum**, verdünnte Salzsäure; spec. Gew. 1,061, mit 12,5 % HCl. Gaben 5—10 Tropfen, in Verdünnung.

3. **Acidum hydrobromicum**, Bromwasserstoffsäure; 25 % HBr enthaltend.

4. **Acidum sulfuricum**, Schwefelsäure; spec. Gew. 1,836—1,840, 94—98 % H_2SO_4 enthaltend.

5. **Acidum sulfuricum dilutum**, verdünnte Schwefelsäure. Wasser 5, Schwefelsäure 1; spec. Gew. 1,110—1,114, entsprechend 16 %. Gaben 5—20 Tropfen, in Verdünnung.

6. **Acidum sulfuricum crudum**; 91 % H_2SO_4 enthaltend.

7. **Mixtura sulfurica acida**, Haller'sches Sauer. Schwefelsäure 1, Weingeist 3. Gaben 5—10 Tropfen.

8. **Acidum nitricum**, Salpetersäure; spec. Gew. 1,153, mit 25 % HNO_3. **Acidum nitricum crudum**, die rohe Salpetersäure, enthält 61 % HNO_3. **Acidum nitricum fumans**, rauchende Salpetersäure; spec. Gew. 1,48—1,50.

9. **Acidum phosphoricum**, Phosphorsäure; spec. Gew. 1,154, entsprechend 25 % H_3PO_4. Gaben 5—20 Tropfen, täglich bis 10,0, in Verdünnung.

10. **Acidum boricum**, Borsäure. Schuppenförmige, in 25 Wasser und 15 Weingeist, auch in Glycerin lösliche Krystalle. Gaben 0,2—1,0, täglich bis 5,0, in Lösung.

11. **Unguentum acidi borici**, Borsalbe. Borsäure 1, Paraffinsalbe 9.

12. **Acidum formicicum**, Ameisensäure; spec. Gew. 1,060—1,063. 25 % wasserfreie Säure enthaltend.

13. **Spiritus Formicarum.** Lösung von 4 % Ameisensäure in wässrigem Weingeist.

14. **Acidum aceticum**, Essigsäure, Eisessig; spec. Gew. 1,064, 96 % wasserfreie Säure enthaltend.

15. **Acidum aceticum dilutum**, spec. Gew. 1,041, 30 % wasserfreie Säure enthaltend.

16. **Acidum trichloraceticum**, Trichloressigsäure. Zerfliessliche Krystalle.

17. **Acetum**, Essig; 6 % wasserfreie Essigsäure enthaltend.

18. **Acetum aromaticum**; Lavendel-, Pfefferminz-, Rosmarin-, Wacholder- und Zimmtöl je 1, Citronen- und Nelkenöl je 2, Weingeist 441, verd. Essigsäure 650, Wasser 1900. Veraltetes Desinfectionsmittel.

19. **Acetum pyrolignosum crudum**, roher Holzessig; nach Theer und Essigsäure riechende, braune, mindestens 6 % Essigsäure enthaltende Flüssigkeit. Veraltetes Desinfectionsmittel.

20. **Acetum pyrolignosum rectificatum**; gelbliche Flüssigkeit

von brenzlichem und saurem Geruch, welche nicht unter 5 %% Essigsäure enthalten soll. Wurde auch innerlich gegeben.

21. **Acidum lacticum**, Gährungsmilchsäure; sirupdicke, 75 % reine Säure enthaltende Flüssigkeit.

22. **Acidum tartaricum**, Weinsäure; in 0,8 Wasser und 2,5 Weingeist löslich. Zu Limonaden (1 : 200—300 Flüssigkeit) und Brausepulvern.

23. **Acidum citricum**, Citronensäure; in 0,54 Wasser, 1 Weingeist und 50 Aether löslich. Zu Limonaden (1—2 : 1000 Flüssigkeit).

24. **Pulvis aërophorus**, Brausepulver. Natriumbicarbonat 26, Weinsäure 24, Zucker 50, in gelinder Wärme getrocknet und gemischt. Theelöffelweise in einem Glase Wasser.

25. **Pulvis aërophorus anglicus**, englisches Brausepulver. Natriumbicarbonat 2,0 g, Weinsäure 1,5 g, ersteres in gefärbter, letztere in weisser Papierkapsel zu dispensiren.

Die Mineralwässer.

Mineralwasser nennt man jedes Quellwasser, welches für therapeutische Zwecke Verwendung findet. Die Mineralwässer gehören als Gemenge zu keiner bestimmten pharmakologischen Gruppe, sondern vereinigen in sich mehr oder weniger vollständig die Wirkungen des warmen und kalten Wassers, der leicht und schwer resorbirbaren Salze, der Alkalien und der Kohlensäure. Dass die in solchen Wässern meist in verschwindend kleiner Menge vorkommenden besonderen Bestandtheile, z. B. Jodide, Bromide, Lithiumsalze und Gyps oder die neuentdeckten, auch in „Mineralquellen" vorkommenden Elemente Argon und Helium und andere dieser Edelgase oder gar unbekannte Stoffe und Kräfte keine wichtige selbständige Rolle spielen, braucht bei einer wissenschaftlichen Betrachtung gegenwärtig nicht mehr ausdrücklich betont zu werden.

Die Wirkungen einer Heilquelle sind daher lediglich nach ihren Hauptbestandtheilen zu beurtheilen, zu denen das Wasser, die Chloride des Natriums und Kaliums, die Carbonate und Sulfate des Natriums und Magnesiums und die Kohlensäure gehören.

Je vollständiger diese verschiedenen Gruppen von Bestandtheilen in einem Wasser enthalten sind, desto mannigfaltiger sind seine Wirkungen und desto zahlreicher die Fälle, in denen es nützlich zu werden verspricht. Daher gehört der Carlsbader Sprudel, der nichts Aussergewöhnliches, sondern nur die genannten Substanzen in sehr gleichmässiger Mischung enthält, zu den wirksamsten Mineralwässern, die es giebt. Dieses Wasser beeinflusst gleichzeitig den Magen, den Darm, den Stoffwechsel und die Nierensecretion in jeder unter solchen Verhältnissen überhaupt möglichen Weise. Dass die Wirkungen der leicht resorbirbaren und der abführenden Salze einander nicht ausschliessen, sondern neben einander auftreten können, ergiebt sich aus der Thatsache, dass das Glaubersalz die Resorption und den Durchgang des Kochsalzes durch den Organismus nicht stört (Buchheim, 1854).

Wenn man die gewöhnlichsten Naturgesetze im Auge behält, so braucht nicht besonders bewiesen zu werden, dass ein künstlich hergestelltes Mineralwasser durchaus die gleiche Bedeutung hat, wie ein natürliches, falls beide die gleiche Zusammensetzung haben. Es liegen auch keinerlei objective Erfahrungen vor, welche die Annahme rechtfertigen könnten, dass die natürlichen Mineralwässer anders, und zwar günstiger wirken als die künstlichen, falls die Zusammensetzung beider im Wesentlichen die gleiche ist. Die künstlichen könnten auch solchen Kranken aus verschiedenen Volkskreisen zugänglich gemacht werden, die nicht in der Lage sind, theuere Bade- und Kurorte aufzusuchen. Das Bestreben, den künstlichen Mineralwässern eine grössere Verbreitung zu verschaffen, muss daher als sehr verdienstlich bezeichnet werden. Die Erfolge nach ihrer Anwendung werden aber allerdings nur unter der Voraussetzung Uebereinstimmung zeigen, dass die Bedingungen, unter denen der kurmässige Gebrauch stattfindet, in beiden Fällen die gleichen sind. Diese Forderung ist keineswegs so leicht zu erfüllen, als es den Anschein hat, weil die dabei in Frage kommenden complicirten Verhältnisse weder leicht zu übersehen noch sicher zu beurtheilen sind.

Die geographische und topographische Lage eines Badeortes, seine Höhe über dem Meere, die Temperatur und ihre Schwankungen, die Luftfeuchtigkeit und mancherlei andere klimatische Verhältnisse bilden im Verein mit den Wirkungen der Quellenbestandtheile und mit der Beschaffenheit der Diät und der übrigen Lebensweise eine Summe von wirksamen Factoren, deren Bedeutung sich zwar im Allgemeinen begreifen, im concreten Falle aber nicht zergliedern lässt und die man deshalb nicht überall leicht herbeizuführen und zu beherrschen im Stande ist.

Die Balneologie ist daher eine rein empirische Wissen-

schaft und Gegenstand einer hohen ärztlichen Kunst. Nur muss
sie auf rein wissenschaftlicher Basis erwachsen und sich noch
mehr von den Schlacken befreien, die ihr theils von Alters her,
theils aus anderen Gründen auch gegenwärtig noch anhaften. Wer
an einen Unterschied zwischen „künstlicher“ und „tellurischer“
Wärme glaubt, wer ein grosses Gewicht auf das spurenhafte Vorkommen einzelner seltener Bestandtheile in einer Quelle legt oder
gar elektrische Ströme in derselben wirksam sein lässt und überhaupt in den Mineralwässern etwas anderes erblickt als physikalische Agentien und Lösungen der oben genannten Substanzen,
der verlässt den Boden der Wissenschaft, auch den der rein empirischen, und begiebt sich auf das Gebiet des Glaubens und der
populären medicinischen Dogmatik, und keine Dialektik vermag ihn
vor dem Vorwurf der Unwissenschaftlichkeit zu schützen.

6. Gruppe der Halogene.
(Gruppe des Chlors).

Diese Gruppe umfasst ausser den freien Halogenen — Chlor,
Brom, Jod — auch die unterchlorigsauren Salze. Einzelne andere Verbindungen, z. B. das Phosphorchlorid, haben
keine praktische Bedeutung.

Die Halogene verursachen durch die gleichen Eigenschaften,
denen sie ihren zerstörenden Einfluss auf organische Stoffe im
Allgemeinen verdanken, an den Geweben des lebenden Körpers
Aetzungen jeder Art und jeden Grades mit den verschiedensten
oben (S. 357) geschilderten Folgen und Ausgängen.

Die zunächst auftretenden Veränderungen des Protoplasmas
gestalten sich dabei in ähnlicher Weise wie nach der entsprechenden Einwirkung der Säuren. Ob die verschiedenen Formen der
Entzündung oder eine völlige Zerstörung (chirurgische Aetzung)
eintreten, hängt im Wesentlichen von der Menge des Chlors,
Broms oder Jods und von der Dauer der Einwirkung ab. Doch
ätzt das Jod unter den gleichen Bedingungen weit weniger stark
als die beiden anderen Halogene.

Die zerstörenden Wirkungen des Chlors haben dasselbe in
den Ruf eines unfehlbaren Desinfectionsmittels gebracht. Es
gelingt in der That verhältnissmässig leicht, durch seine Anwen-

dung übelriechende Substanzen, namentlich Schwefelwasserstoff und Schwefelammonium, in faulenden Massen zu zerstören und diesen den Schein der Unschädlichkeit zu ertheilen. Man darf ferner mit Sicherheit annehmen, dass auch kein Ansteckungsstoff seinem zerstörenden Einfluss entgeht, wenn letzterer in genügendem Masse sich geltend machen kann. Aber gerade diese Bedingung ist in vielen Fällen nur schwierig, in anderen gar nicht zu erfüllen. Das Chlor wirkt nicht in specifischer Weise giftig auf das Protoplasma der Organismen ein, sondern zerstört dieselben durch Spaltung oder Umwandlung der organischen Substrate.

Wenn daher Ansteckungsstoffe durch dieses Mittel unschädlich gemacht werden sollen, so kann das mit Erfolg nur in der Weise geschehen, dass man alle Medien, in denen jene sich befinden, und alle Gegenstände, an denen sie haften, in mehr oder weniger bedeutendem Umfange mit zerstört, also die Haut und ihre Anhänge oder einzelne Theile anderer Organe, wenn es sich um die Zerstörung von Tripper-, Schanker-, Leichengift oder anderer Infectionsstoffe handelt, sowie Tapeten, Kleider und ähnliche Gegenstände, wenn man diese von Ansteckungsstoffen zu befreien wünscht. Erfolgt die Anwendung des Chlors nicht in dieser ausgiebigen Weise, so läuft man Gefahr, dass es von gleichgiltigen Substanzen gebunden wird, bevor es die schädlichen zu zerstören vermochte. Die ehemals so gerühmten Chlorräucherungen, die man oft in komischer Weise bei Epidemien auch zum Desinficiren von Personen benutzte. sind deshalb mit Recht ausser Credit gekommen.

Mit mehr Erfolg dient der Chlorkalk im grossen Massstabe zur Desinfection von Latrinen und anderen Fäulnissstätten, bei denen die Umgebung nicht geschont zu werden braucht. Doch ist es zweckmässig, vorher eine Entleerung derselben vorzunehmen, weil selbst die grössten anwendbaren Chlorkalkmengen nicht genügend sind, um den ganzen Inhalt einer Latrine auch nur vorübergehend zu desinficiren. In solchen Fällen ist der Chlorkalk weniger wirksam als der Aetzkalk (vergl. S. 360): doch hat er den Vortheil, dass das Chlor auch an solche Stellen des zu desinficirenden Raumes gelangt, die mit dem Aetzkalk nicht in Berührung kommen. Die Entwickelung des Chlors kann dabei durch verdünnte rohe Schwefel- oder Salzsäure beschleunigt werden.

Das Chlorwasser, welches früher äusserlich als Desinfections- und Aetzmittel, innerlich bei Infectionskrankheiten vielfache Anwendung fand, ist gegenwärtig und zwar mit Recht veraltet. Von einer Wirkung des Chlors nach der Resorption kann nicht die Rede sein, weil die kleinen Mengen, um die es sich bei der arzneilichen Anwendung handelt, bereits im Mageninhalt von eiweissartigen und anderen Substanzen gebunden werden und deshalb im freien Zustande gar nicht in das Blut, geschweige denn in den Harn gelangen, wie letzteres sich irrthümlicher Weise angegeben findet.

Die Verbindungen des Jods mit den eiweissartigen Stoffen sind sehr locker und werden schon durch Dialyse und durch Coagulation des Eiweisses zersetzt (Berg und Boehm [1])). Feste Verbindungen des Jods mit Eiweissstoffen finden sich unter normalen Verhältnissen in der Schilddrüse. Das Thyrojodin oder Jodothyrin besteht aus Umwandlungs- und Spaltungsproducten des Jodeiweisses und hat auch vielfach therapeutische Anwendung gefunden, besonders bei Myxoedem und zur Beseitigung von Fettleibigkeit. Es bewirkt, wie auch die frische Schilddrüse, an Menschen und Thieren eine auf vermehrtem Eiweisszerfall beruhende Steigerung der Stickstoffausscheidung.[2]) Charakteristisch ist die starke Pulssteigerung, die bei Fütterung von Hunden mit Jodothyrin oder anderen Schilddrüsenpräparaten allmälig eintritt und nach dem Aufhören der Fütterung ebenso allmälig wieder verschwindet.[3])

Bestreicht man die Haut mit einer Jodlösung, so färbt sich die Epidermis entsprechend der Menge des angelagerten Jods entweder gelb oder mehr oder weniger dunkelbraun. In Folge der Reizung, die das Mittel verursacht, entsteht an der Applicationsstelle in mässigem Grade eine chronisch verlaufende Entzündung oder auch nur eine Steigerung der gewöhnlichen Ernährungsvorgänge, unter deren Einfluss, wie bereits im Allgemeinen angegeben ist (S. 359), pathologische Producte häufig zur Resorption gelangen.

Die Bedeutung und der Vorzug, den das Jod vor anderen

---

1) Arch. f. exp. Path. u Pharmak. 5. 329. 1876.
2) Vergl. Treupel, Münch. med. Wochenschr. 1896. Nr. 6 und Nr. 38; F. Voit, Ztschr. f. Biolog. 35. 116. 1897.
3) Vergl. Hellin, Arch. f. exp. Path. u. Pharmak. 40. 121. 1897.

Reizmitteln dieser Art beanspruchen darf, besteht darin, dass es längere Zeit an der Applicationsstelle haften bleibt, dass die Wirkung sich von da aus wegen der Flüchtigkeit der Substanz bis zu einer ansehnlichen Tiefe erstreckt, und dass man es bei einiger Uebung in seiner Hand hat, durch wiederholtes Auftragen grösserer oder kleinerer Mengen des Mittels der Reizung jeden gewünschten Grad zu ertheilen und diesen während längerer Zeit in sehr gleichmässiger Weise zu unterhalten. Ausserdem kommt dabei auch die antiseptische und desinficirende Wirkung des Jods in Betracht. Auf solche Verhältnisse und nicht auf specifische Wirkungen sind die Heilerfolge zurückzuführen, die man bei der Behandlung von Exsudaten und Gewebswucherungen mit den sogen. Jodbepinselungen oft rascher und sicherer als mit anderen Reizmitteln erzielt. Die Erfahrung lehrt, wie die Wirkung in jedem Falle nach Stärke und Dauer beschaffen sein muss, um den günstigsten Erfolg zu verbürgen.

Die innerliche Anwendung des Jods als locales Mittel bei dem habituellen Erbrechen Schwangerer, bei der Seekrankheit und in ähnlichen Zuständen oder an Stelle des Jodkaliums bei Syphilis hat man gegenwärtig wohl so ziemlich aufgegeben. Es dient dagegen in Form seiner Lösungen (Jodtinctur und Jodjodkaliumlösung) als Aetzmittel zur Hervorrufung einer sogen. adhäsiven Entzündung, um nach der Entleerung von Ovarialcysten und Hydrocelen die Innenwandungen derselben zur Verwachsung zu bringen. Auch in diesem Falle bietet das Jod den Vortheil, das es lange haftet und daher die heilsame Entzündung die nöthige Zeit unterhält, ohne durch seine Verbindung mit den Gewebsbildnern Schorfbildung herbeizuführen.

Nach der Einspritzung solcher Jodlösungen in punktirte Eierstockscysten traten Vergiftungserscheinungen auf, bestehend in soporösen Zuständen, Schmerzhaftigkeit der Magengegend und heftigem Erbrechen, Cyanose der Wangen und Extremitäten und Exanthemen der Haut. Die erbrochenen Massen enthielten losgeschälte Labdrüsen und in reichlicher Menge gebundenes und anfangs auch etwas freies Jod (E. Rose [1])).

An Hunden liessen sich nach der Einspritzung von tödtlichen Gaben von Jodnatrium und Jodjodnatrium nur Nierenblutungen, aber keine Veränderungen der Magenschleimhaut constatiren (Berg und Boehm), während

---

1) Virch. Arch. 35. 12. 1866.

die letztere an Kaninchen nach subcutaner Application des Jodjodnatriums Lockerung, Hyperämie und Ekchymosen aufwies (Binz[1]). In jenen Vergiftungsfällen hat das Jod wahrscheinlich als Jodid oder Albuminat den Organismus durchwandert und ist dann im Magen analog der Salzsäure in Form von Jodwasserstoffsäure ausgeschieden und unter Auftreten von freiem Jod zersetzt worden (vergl. S. 340).

Unter den Symptomen der Vergiftung beobachtete Rose an Menschen Schwinden des Arterienpulses sowie Blässe und Kälte der Haut bei gleichzeitiger kräftiger Herzaction. Er leitet diese Erscheinungen von einer durch Arterienkrampf verursachten Verengerung der Gefässlumina ab. Doch tritt an Thieren nach der Injection von Jodjodnatrium keine Blutdrucksteigerung ein, die auf eine solche Veränderung der Gefässweite hindeuten könnte (Berg und Boehm).

Hunde, denen man auf jedes kg Körpergewicht 40 mg in Natriumjodid gelöstes Jod in das Blut einspritzt, sterben unter den gleichen Erscheinungen und in derselben Zeit wie nach der Injection von Jodnatrium (Berg und Boehm). Doch darf man daraus nicht den Schluss ziehen, dass es sich in beiden Fällen um eine Wirkung freien Jods handelt.

1. **Aqua chlorata**, richtiger Aq. Chlori, Chlorwasser; 0,4—0,5 % Cl enthaltend.

2. **Calcaria chlorata**, Chlorkalk. Soll 25 % wirksames Chlor enthalten; Gemenge von unterchlorigsaurem Calcium, Chlorcalcium und Calciumhydroxyd. Verdünnte Salz- oder Schwefelsäure entwickelt doppelt soviel freies Chlor, als im unterchlorigsauren Calcium enthalten ist, nach der Formelgleichung: $Ca(ClO)_2 + CaCl_2 + 2H_2SO_4 = 4Cl + 2CaSO_4 + 2H_2O$.

3. **Bromum**, Brom. Dunkelbraune, in 30 Wasser lösliche, sehr flüchtige Flüssigkeit.

4. **Jodum**, Jod. Schwarzgraue, metallisch glänzende Tafeln; löslich in 5000 Wasser, in 10 Weingeist, leicht in Jodkalium- und Jodnatriumlösung. Gaben 0,010—**0,02**!, täglich bis **0,06**!, in Jodkalium gelöst.

5. **Tinctura Jodi**, Jodtinctur. Jod 1, Weingeist 10. Gaben innerlich bis **0,2**!, täglich **0,6**!

Jodoformium, Jodoform (vergl. S. 55).

1) Arch. f. exp. Path. u. Pharmak. **13**. 119. 1880.

7. Gruppe der Oxydationsmittel.

(Gruppe des Sauerstoffs.)

Die physiologischen Oxydationen im Organismus werden ausschliesslich von dem Blutsauerstoff vermittelt. Die gewöhnlichen Oxydationsmittel wirken nur auf die Applicationsstellen. Sie bringen die verschiedenen Formen und Grade der Aetzung und Zerstörung hervor und finden in dieser Richtung auch praktische Verwendung.

Das übermangansaure Kalium ist ein energisches Desinfectionsmittel, welches besonders zur Zerstörung von übelriechenden und schädlichen Zersetzungsproducten an der unversehrten Haut, an Wunden, Geschwüren und in leicht zugänglichen Körperhöhlen dient. Da es aber schon von kleinen Mengen zahlloser organischer Substanzen sehr rasch völlig zersetzt wird, indem es diese oxydirt, so bleibt die desinficirende Wirkung entweder nur auf die oberflächlichen Theile beschränkt oder betrifft nur solche Stoffe, welche leicht oxydirbar, aber nicht zugleich schädlich sind. Man kann daher das Mittel mit Vortheil bloss zur Befreiung der äusseren Haut von anhaftenden Infectionsstoffen und allenfalls noch als Mundspülwasser benutzen. Dabei ist zu berücksichtigen, dass die betreffenden Hautpartien durch abgeschiedenes Mangansuperoxyd vorübergehend braun gefärbt werden.

Aus denselben Gründen wie die Desinfection bleibt auch die Aetzung, die das übermangansaure Kalium verursacht, auf die oberflächlichen Gewebsschichten beschränkt. Als Aetzmittel für chirurgische Zwecke eignet es sich ausserdem auch deshalb nicht, weil es bei gewöhnlicher Temperatur die Eiweissstoffe nur schwer angreift.

Zu Desinfectionen in grossem Massstabe wird dieses Mittel seines hohen Preises wegen nur wenig gebraucht.

Die Chromsäure, die im festen Zustande nur als Anhydrid (CrO_3) bekannt ist, kann in pharmakologischer Beziehung kaum zu den Oxydationsmitteln gerechnet werden, weil bei ihr die Säurewirkung in den Vordergrund tritt. Sie dient in beschränktem Masse in der Chirurgie als Aetzmittel. Die Zerstörung lässt sich aber nach Ausdehnung und Tiefe schwer localisiren, weil die Säure zerfliesslich ist und keinen festen, die angrenzenden Theile schützenden Schorf bildet.

Die sauren chromsauren Salze sind schwache Aetzmittel. In Form dieser Salze wird die Chromsäure, die nach Versuchen an Thieren auch von Wundflächen zur Resorption gelangt, durch die Nieren ausgeschieden und verursacht parenchymatöse Nephritis (Gergens, 1876).

Zu den stärksten Oxydationsmitteln gehört der dreiatomige Sauerstoff oder das Ozon (O_3), welches ebenfalls nur local wirkt. Bei der Einathmung verursacht es heftige Reizung der Respirationswege (Häcker und Al. Schmidt[1])). Bei wiederholter Einwirkung im Laufe mehrerer Tage finden sich in den Lungen Bronchitis, Lungenödem und Blutaustretungen (H. Schulz[2])).

Terpentinöl, welches lange an der Luft gestanden hat, enthält in grösserer Menge Ozon oder ein stark oxydirendes Superoxyd und wird in dieser Form bei Vergiftungen mit Phosphor zur Oxydation des letzteren im Magen benutzt. Die dabei entstandene phosphorige Säure bildet mit dem Terpentinöl eine krystallisirbare Verbindung. Der Nutzen dieses Mittels ist noch zweifelhaft. Wenn das Terpentinöl wenig Ozon enthält, und die Oxydation des Phosphors nicht rasch erfolgt, so könnte in Folge der Lösung des letzteren die Resorption begünstigt werden.

Das Wasserstoffsuperoxyd (H_2O_2) wirkt nur auf leicht oxydirbare Verbindungen ein. Es wird von verschiedenen Protoplasmaformen, wie Blutkörperchen, Leukocyten, Hefezellen in Wasser und gewöhnlichen Sauerstoff (O_2) zersetzt oder „katalysirt." Sehr energisch katalysirend wirkt das Stroma der rothen Blutkörperchen, nicht aber das Hämoglobin (Bergengruen und Alex. Schmidt[3])). Nach Schoenlein katalysiren auch alle chemischen Fermente sehr stark. Wie die zelligen Gebilde sollen Pockenlymphe, Trippersecret und die Producte anderer Geschwüre wirken, wenn sie Infectionsstoffe enthalten (Schoenlein). Man hat deshalb das Wasserstoffsuperoxyd früher und

---

1) Häcker, Ueb. d. Einfl. ozonisirter Luft auf die Athmung warmblütiger Thiere. Diss. Dorpat 1863.

2) Arch. f. exp. Path. u Pharmak. 29. 364. 1892.

3) Bergengruen, Ueb. d. Wechselwirkung zwischen Wasserstoffsuperoxyd und verschiedenen Protoplasmaformen. Diss. Dorpat 1888.

neuerdings wieder in derartigen Fällen als Desinfections-mittel empfohlen. Es lässt sich zwar nicht annehmen, dass die Infectionsstoffe, wenn sie auch katalysirend wirken mögen, dabei selbst zerstört werden, indess scheint Wasserstoffsuperoxyd und überhaupt sauerstoffhaltiges Wasser auf viele Mikroorganismen sehr deletär zu wirken. Man kann sich leicht davon überzeugen, wenn man faulende Flüssigkeiten in einem geeigneten Behälter unter Zutritt von Luft wie bei der Schnellessigfabrikation über Hobelspäne herabrieseln lässt. Nach einigen Tagen werden der-artige Flüssigkeiten völlig geruchlos und sind jetzt frei von Fäulnissorganismen. Zucker wird bei Gegenwart von Natrium-carbonat unter diesen Bedingungen völlig verbrannt. Darauf beruht die desinficirende Wirkung der feuchten Luft und die Bedeutung des längere Zeit fortgesetzten Lüftens von Räumen.

Die **schweflige Säure**, H_2SO_3, deren gasförmiges Anhydrid oder Dioxyd, SO_2, bei der Verbrennung des Schwefels entsteht und bei Berührung mit Wasser in die Säure übergeht, ist zwar kein Oxydations-, sondern im Gegentheil ein kräftiges Reduc-tionsmittel, kann aber dennoch hier ihren Platz finden. Man darf die Wirkungen der freien schwefligen Säure nicht mit denen ihrer Salze verwechseln. In diesen kommt nur die Ionenwirkung der Säure in Betracht, von der oben S. 347 die Rede gewesen ist. Ihr zerstörender Einfluss auf Farbstoffe und ihre Anwendung als Bleichmittel beruhen auf der Entziehung von Sauerstoff. In pharmakologischer Hinsicht kommen ausserdem die Säurewirkung und besondere Eigenschaften in Betracht, denen diese Verbindung ihre grosse Giftigkeit für alle lebenden thie-rischen und pflanzlichen Gebilde und deren Keime verdankt. Die schweflige Säure hält sich in organischen Gemengen viel länger als das Chlor, welches sehr bald an alle möglichen Substanzen gebunden wird, und ist deshalb zur Zerstörung von Güh-rungs-, Fäulniss- und Krankheitserregern viel wirksamer als dieses.

Sehr wirksam ist die schweflige Säure gegen Gührungs- und Schimmelpilze und wird deshalb mit nie ausbleibendem Erfolg in ausgedehntem Masse zum „Schwefeln" der Weinfässer benutzt. Weniger stark werden Bakterien beeinflusst, und Dauersporen sind, wie gegen Carbol, heisse Luft und andere Desinfectionsmittel, auch gegen die schweflige Säure sehr widerstandsfähig.

Zur Zerstörung von Infectionsstoffen in Wohnräumen wird die schweflige Säure gegenwärtig kaum mehr angewendet. Sehr geeignet dagegen ist sie, wenn es darauf ankommt, Kellerräume und andere Localitäten von Schimmel und Moder zu befreien. Man verbrennt zu diesem Zwecke etwa 15 g Schwefel auf jeden Cubikmeter des Raumes (Hoppe-Seyler) und hält letzteren einige Stunden oder besser 1—2 Tage verschlossen. Hernach ist es zweckmässig, zur Neutralisation der gebildeten Schwefelsäure, welche an allen Gegenständen haftet, in dem Raume ein wenig Ammoniakflüssigkeit auszugiessen. Vor allen Dingen muss dafür gesorgt werden, dass die schweflige Säure mit den zu desinficirenden Gegenständen direct in Berührung kommt und zwar in Gegenwart von Feuchtigkeit.

Am Menschen und an höheren Thieren hängt die Giftigkeit der schwefligen Säure lediglich von der local ätzenden Wirkung ab. Allenfalls kommt dabei noch in Frage, ob bei der Einathmung des Dioxyds soviel Säure in das Blut gelangen kann, dass eine Neutralisation von Alkalien im letzteren stattfindet. Am Menschen erscheint diese Art der Wirkung von vorne herein ausgeschlossen (vergl. oben S. 382 u. 383), so dass die schädlichen Wirkungen der Einathmung des Schwefeldioxyds nur von der localen Aetzung abhängig gemacht werden müssen. In dieser Beziehung wirkt sie sehr stark, so dass durch die heftige Reizung Glottiskrampf entstehen kann. Wenn der letztere nicht eintritt, so sind nach Versuchen an Thieren sehr grosse Mengen erforderlich, um bei der Einathmung den Tod herbeizuführen. Nach den Versuchen von Ogata sterben Kaninchen erst, wenn die Athmungsluft etwa 0,25 % Schwefeldioxyd enthält. Hirt meint, dass sogar 1—4 % SO_2 in der Athemluft für den Menschen noch erträglich seien. Das macht für einen Wohnraum von 100 Cubikmeter 1,4—5,8 kg Schwefel.

1. **Kalium permanganicum**, Kaliumpermanganat, übermangansaures Kalium, $KMnO_4$; in 16 Wasser löslich. Aeusserlich in 0,1—0,5 % Lösung; innerlich 0,05—0,1.

2. **Acidum chromicum**, Chromsäureanhydrid, CrO_3. Lockere, rothe Krystallmasse.

*3. **Kalium bichromicum**, saures chromsaures Kalium; in 10 Wasser löslich. Aeusserlich wie Chromsäure als Aetzmittel; innerlich früher bei Syphilis.

C. Die Verbindungen der schweren Metalle und der Thonerde.

Von den Verbindungen der schweren Metalle kommen an dieser Stelle nur solche in Betracht, in deren Lösungen das Metall selbst oder eine Sauerstoffverbindung desselben die Form dissociirter Ionen anzunehmen vermag (vergl. S. 319). Von dieser Dissociationsfähigkeit der Metallsalze hängen sowohl die localen Veränderungen der Gewebe als auch die Wirkungen nach der Resorption ab. Die ersteren lassen sich wegen ihrer nach Charakter und Genese gleichartigen Beschaffenheit in zusammenfassender Weise behandeln, während die letzteren eigenartig sind, so dass fast jedes Metall eine besondere pharmakologische Gruppe bildet.

Im Gegensatz zu den gewöhnlichen Metallsalzen gehören die metallorganischen Verbindungen zu den molecular wirkenden Nerven- und Muskelgiften, weil sie, so lange sie im Organismus unzersetzt bleiben, ihre Wirkung nicht speciell dem Metall, sondern der Beschaffenheit des ganzen Molecüls verdanken, wie z. B. das Bleitriäthyl und das Kakodyloxyd, von denen bei den betreffenden Metallen noch die Rede sein wird.

In Bezug auf die **localen Wirkungen** wird die pharmakologische Zusammengehörigkeit der schweren Metalle hauptsächlich durch ihre chemischen Beziehungen zu den eiweissartigen Stoffen bedingt, welche sich unter gewissen Bedingungen mit den Metalloxyden zu Albuminaten verbinden. Letztere entstehen auch bei der Einwirkung von Metallsalzen auflebende Gewebe, und zwar an den Applicationsstellen, welche dadurch Veränderungen erleiden, die bei allen Metallen den gleichen Grundcharakter haben. Die localen Wirkungen, die von solchen chemischen Vorgängen abhängen, können mehr oder weniger vollständig ausbleiben, wenn von vorne herein solche Präparate applicirt werden, in denen das Metall mit Eiweiss oder anderen organischen Substanzen bereits in entsprechender Weise verbunden ist, so dass die Gewebe nicht das Material zur Bildung

solcher Verbindungen herzugeben brauchen und deshalb unverändert bleiben.

Die Metallalbuminate sind salzartige, in Wasser un-
lösliche Verbindungen, welche aus neutralen Eiweisslösungen
durch Zusatz einfacher Metallsalze niedergeschlagen werden.
Dabei wird die Säure der letzteren zum Theil wenigstens in
Freiheit gesetzt und kann daher in selbständiger Weise auf das
Eiweiss einwirken.

Während es früher nicht gelungen war, Metallalbuminate von
constanter Zusammensetzung zu erhalten, sind in neuerer Zeit säurefreie
Verbindungen von Eiweiss mit Kupferoxyd dargestellt, welche von den
beiden Componenten nach multiplen, aber festen Verhältnissen gebildet
werden (Harnack[1])).

Der gleiche Vorgang wie bei der Einwirkung der einfachen Metallsalze auf Eiweisslösungen erfolgt bei ihrem
Zusammentreffen mit den Geweben des lebenden Organismus. Die Eiweiss- und Bindegewebssubstanzen verbinden
sich mit dem Metalloxyd, während die Säure des angewendeten
Salzes in selbständiger Weise Veränderungen der Gewebe hervorbringt, wie in den Fällen, in denen sie von vorne herein im
freien Zustande zur Anwendung kommt. In Folge dieser Vorgänge entsteht eine **Aetzung**, die zum Theil von der Einwirkung
des Metalloxyds, zum Theil von der Säure abhängig ist.

Die Intensität und der Charakter der Aetzung werden einerseits von der Beschaffenheit des entstandenen Metall-
albuminats, andererseits von der Menge und den Eigenschaften
der bei dem Vorgang betheiligten Säure bedingt. Ist die letztere
an sich nur wenig ätzend und befindet sie sich in relativ geringer Menge in einem basischen Salze, dessen Metalloxyd
mit den stickstoffhaltigen Gewebsbestandtheilen eine unlösliche,
derbe, den darunterliegenden Körpertheilen fest anhaftende
Masse bildet, wie z. B. das Bleioxyd, so verhindert dieser Aetzschorf (vergl. S. 357) das tiefere Eindringen des Mittels, und
die Aetzung bleibt auf die oberflächlichen Theile beschränkt.
Die entzündliche Reizung geht in solchen Fällen bald vorüber, weil die Säure resorbirt oder einfach fortgespült wird,
während der Aetzschorf längere Zeit an der Stelle haftet und
Folgen veranlasst, die man, wie es bei den Gerbsäuren (S. 313)

---

1) Ztschr. f. physiol. Chem. 5. 198. 1881.

bereits erwähnt ist, als adstringirende Wirkung bezeichnet, oder auch kurz Adstringirung nennt und in ausgedehnter Weise für therapeutische Zwecke verwendet.

Das Wesen der **Adstringirung** besteht in praktischer Beziehung darin, dass die Intensität der Vorgänge vermindert wird, welche bei der Entzündung Platz greifen. Sie mässigt oder beseitigt die Schwellung und Wucherung der zelligen Gewebselemente, unterdrückt eine übermässige Schleimsecretion und hemmt die Exsudat- und Eiterbildung.

Adstringirend können alle Substanzen wirken, welche mit den eiweissartigen und leimgebenden Gewebsbildnern feste, in Wasser und wässrigen Organflüssigkeiten unlösliche Verbindungen bilden. Von dem Auftreten der letzteren an der Oberfläche der Gewebselemente, in der Zwischensubstanz und der Intercellulärflüssigkeit hängt jedenfalls die adstringirende Wirkung ab. Doch lassen sich die Vorgänge, die sich dabei abspielen, nicht näher definiren. Wenn man bei der Entzündung die Vorstellung von einer Lockerung und grösseren Durchlässigkeit der Gewebe hat, so darf die Adstringirung als das Gegentheil, als eine Verdichtung derselben, aufgefasst werden.

Wahrscheinlich handelt es sich thatsächlich um eine solche. Ihre Entstehung hat man sich in der Weise zu denken, dass die zelligen Organelemente sowie die Wandungen und Mündungen der verschiedenen Ernährungskanäle — Saftkanälchen, Stomata, Lymphräume, capillare Blut- und Lymphgefässe — von einer dünnen Schicht solcher Verbindungen bedeckt werden, aber nur in dem Masse, dass zwar die krankhaft verstärkte Fortbewegung und Anhäufung von Ernährungsmaterial vermindert, die normale Ernährung aber nicht gehemmt wird.

Diese Veränderung der Gewebe ist anfänglich stets von einer entzündlichen Reizung begleitet, auch dann, wenn das Freiwerden von Säure aus den Metallsalzen nicht mitwirkt; denn es handelt sich dabei ebenfalls um eine Aetzung, die nur in ihren Folgen von der gewöhnlichen verschieden ist. Daher bringen alle Adstringentien, auch die Gerbsäuren, die am wenigsten Nebenwirkungen aufweisen, stärkere acute und chronische Entzündungen hervor, wenn sie in grösseren Mengen oder längere Zeit hindurch angewendet werden. Obgleich die Reizung in der Regel gering ist und bald vorüber geht, so ist die Anwendung der Adstringentien bei sehr acut verlaufenden Entzündungen dennoch zu vermeiden.

Da ferner die Veränderung, welche der Adstringirung zu Grunde liegt, das tiefere Eindringen der angewendeten Substanzen verhindert, so pflegt der heilsame Erfolg nur in solchen Fällen mit grösserer Sicherheit einzutreten, in denen der Sitz der Erkrankung ein oberflächlicher ist; tiefer gelegene Theile werden höchstens indirect beeinflusst. Daher bilden die chronischen Katarrhe der Schleimhäute das eigentliche Gebiet, auf welchem die Adstringentien den grössten therapeutischen Werth haben.

Was die **Abhängigkeit der Aetzung und Adstringirung von der Natur der einzelnen Metalle** betrifft, so wirken die Quecksilberverbindungen rein ätzend, die Bleisalze dagegen, soweit die Säure bei ihnen nicht in Betracht kommt, fast nur adstringirend, falls sie nicht in übermässigen Quantitäten zur Anwendung kommen. Zu diesen Bleisalzen gehört vor allem das basisch essigsaure Blei, in welchem die Essigsäure als ätzender Bestandtheil keine grosse Bedeutung hat, während die festen, schwer löslichen Verbindungen des Bleioxyds mit den eiweissartigen Substanzen im hohen Grade jene Verdichtung der Gewebe herbeiführen.

Hat das Metalloxyd zwar eine grosse Neigung, sich mit den stickstoffhaltigen Gewebsbestandtheilen zu verbinden, sind aber die entstandenen Producte, insbesondere die Albuminate, von lockerer Beschaffenheit, werden ferner die morphologischen Elemente dabei soweit zerstört, dass sie den Zusammenhang unter einander verlieren, gesellt sich endlich in Folge einer stärkeren entzündlichen Reizung die Absonderung flüssiger Exsudate hinzu, so besteht der Aetzschorf aus einer weichen, breiartigen Masse, die leicht abgestossen wird und daher kein Hinderniss für das tiefere Eindringen des Metallsalzes bildet. Es kommt in diesem Falle zu keiner Adstringirung, und die Aetzung ist eine intensive, selbst wenn eine Säurewirkung dazu nicht beiträgt.

Diesen Anforderungen entspricht am vollkommensten das Quecksilberoxyd, das einen weichen, wenig fest haftenden Aetzschorf bildet und nicht nur in Form seiner Salze, sondern auch unmittelbar als solches sich mit dem Eiweiss zu verbinden vermag. Ausserdem vergiftet das Quecksilber die Gewebe auch direct, so dass diese nekrotisirt werden. Seine Salze wirken daher nicht nennenswerth adstringirend.

Alle übrigen wichtigen Metalloxyde nehmen in Bezug auf die Aetzung und Adstringirung, abgesehen von der Säurewirkung ihrer Salze, eine Stellung zwischen dem Blei und dem Quecksilber ein. Doch lässt sich eine bestimmte Reihenfolge mit einiger Sicherheit kaum schätzungsweise angeben, zumal es in den meisten Fällen gar nicht möglich ist, die reine Metalloxydwirkung ohne gleichzeitige Säureätzung zu erzielen, weil die Oxyde sich mit dem Eiweiss nicht direct verbinden und häufig auch keine Salze geben, in denen die Säure bei der Aetzung eine unwesentliche Rolle spielt. Im Allgemeinen folgt auf das Blei zunächst das Eisen, dann ohne scharf bestimmbare Reihenfolge das Zink, Kupfer, Silber und Zinn. Sie stehen aber alle dem Blei näher als dem Quecksilber.

Meist ist **die Säure bei der Aetzwirkung der löslichen Metallsalze die Hauptsache.** Obenan stehen in dieser Beziehung die Metallchloride. Wenn ein solches in Wasser leicht löslich ist, so wirkt es unter allen normalen Salzen desselben Metalls am stärksten ätzend. Es braucht in dieser Beziehung nur auf das Quecksilber-, Zink- und Eisenchlorid hingewiesen zu werden, im Vergleich zu den übrigen Salzen dieser Metalle. Bei den Chloriden kommt nicht nur die Salzsäurewirkung in Frage, sondern es scheint auch freies Chlor in Thätigkeit zu treten, denn Bryk (1860) fand nach der Anwendung von Zinkchlorid in den Schorfmassen gechlorte organische Verbindungen. Wir hätten es in diesem Falle im Kleinen mit einem ähnlichen Vorgange zu thun, wie bei der Chlorirung organischer Substanzen unter der Einwirkung des Phosphorchlorids.

Die Metallchloride, welche in Wasser wenig oder gar nicht löslich sind, z. B. das Silber- und Bleichlorid und das Quecksilberchlorür, verhalten sich dagegen ziemlich indifferent. Aus dem gleichen Grunde sind die Bromide und Jodide wenig wirksam. Doch kann bei den letzteren, z. B. beim Eisenjodür, das Jod an den Applicationsstellen in Freiheit gesetzt werden und Aetzung verursachen.

Das Quecksilberjodid wirkt trotz seiner Unlöslichkeit in Wasser in bedeutendem Grade ätzend, weil es sich gegen das Eiweiss ähnlich wie das Oxyd verhält (vergl. S. 399).

Auf die Chloride folgen hinsichtlich der Stärke der Aetzwirkung die Nitrate. Da das salpetersaure Silber in Wasser leicht löslich ist, das Chlorsilber dagegen nicht, so ist das erstere das wirksamste Salz dieses Metalls. Eine ähnliche Stellung nimmt das Bleinitrat unter den Bleisalzen ein. Bei den Nitraten des Quecksilbers kommt noch der Umstand in Betracht, dass sie mit grosser Leichtigkeit unter Bildung basischer Salze Salpetersäure abgeben. Sie wirken deshalb nicht weniger ätzend als das Chlorid, nur bleibt die Veränderung mehr auf die Oberfläche beschränkt, weil die mitwirkende Salpetersäure das Eiweiss zum Gerinnen bringt und das tiefere Eindringen des Mittels erschwert.

Den Nitraten schliessen sich in der Reihenfolge der ätzenden Metallsalze die Sulfate an. Das schwefelsaure Zink z. B. ist ein bedeutend schwächeres Aetzmittel als das Chlorid dieses Metalls.

Bei den Salzen mit organischen Säuren ist im Wesentlichen das Metall für die Intensität und Beschaffenheit der Wirkung massgebend. Am besten lässt sich das Verhalten der einzelnen Metalle in dieser Richtung an ihren essigsauren Salzen übersehen. Auf die Acetate des Bleis und Quecksilbers kann unmittelbar das oben (S. 399) Gesagte bezogen werden. Dem entsprechend ist das erstere ein Adstringens, das letztgenannte ein Aetzmittel.

Die therapeutische Bedeutung der einfachen Metallsalze bei ihrer localen Anwendung ist nicht nur darin zu suchen, dass man durch die einen die verschiedenen Grade der Aetzung und durch die anderen eine mehr oder weniger starke Adstringirung hervorbringen kann, sondern beruht besonders darauf, dass man diese Wirkungen auch bei Anwendung nur eines Präparats derartig zu combiniren vermag, dass auf eine anfängliche Aetzung, welche Entzündung oder Zerstörung der Gewebe bedingt, eine mehr oder weniger starke Adstringirung folgt. Unter allen Metallsalzen nimmt in letzterer Beziehung das salpetersaure Silber die erste Stelle ein. Es führt zunächst eine intensive Zerstörung herbei, die aber aus den oben (S. 397) angegebenen Gründen auf die oberflächlichsten Gewebsschichten beschränkt bleibt. Dann macht sich nach kurzer Zeit die Adstringirung geltend, die zum Theil von dem fest anhaftenden Aetzschorf abhängig ist.

Aehnliche combinirte Wirkungen wie durch das salpetersaure Silber lassen sich auch durch andere Metallsalze hervorbringen. Am häufigsten werden für praktische Zwecke die Sulfate des Kupfers und Zinks gebraucht. Bei ihnen tritt die Adstringirung gegenüber der Aetzung, welche hauptsächlich eine entzündliche Reizung setzt, etwas mehr in den Hintergrund, namentlich wohl deshalb, weil keine fest anhaftenden trockenen Aetzschorfe entstehen.

In Bezug auf die therapeutische Bedeutung kann man die als locale Mittel gebräuchlichen Metallpräparate in drei Gruppen eintheilen. Von diesen umfasst die erste die reinen Aetzmittel, die zweite solche Präparate, die zugleich ätzend und adstringirend wirken, und die dritte Gruppe die metallischen Adstringentien mit Einschluss der Thonerdesalze. Indessen hat diese Gruppirung nur ganz im Allgemeinen Geltung, da die Natur der localen Wirkung nicht nur von dem angewendeten Präparat, sondern noch von mancherlei anderen Umständen abhängig ist. Zu diesen gehören die Menge des Mittels und die Concentration seiner Lösungen, die Beschaffenheit der Applicationsstelle, die Zeit der Einwirkung und die Art und Weise der Anwendung. Es lässt sich z. B. ein Ueberschuss des Aetzmittels und ein Theil der Säure durch Abwaschen mit Wasser oder mit einer schwach alkalischen Flüssigkeit mittelst eines Pinsels leicht fortschaffen und die ätzende Wirkung gegenüber der adstringirenden in beliebigem Masse abschwächen.

Die Doppelverbindungen der Metalle, z. B. der Brechweinstein, wirken nur an solchen Localitäten stärker ätzend, an denen sich, wie im Magen und in den Hautdrüsen, freie Säure findet, durch welche jene in die einfachen Salze umgewandelt werden.

Zu den **reinen Aetzmitteln** gehören die folgenden Metallverbindungen:

1. Quecksilberchlorid. 2. Salpetersaures Quecksilberoxydul, in der als Liquor Belostii bekannten Lösung. 3. Rothes und gelbes Quecksilberoxyd. 4. Quecksilberjodid. 5. Zinkchlorid. 6. Zinnchlorid, $SnCl_4$, früher als Spiritus fumans Libavii berühmt. 7. Antimonchlorür, $SbCl_3$, Butyrum Antimonii. 8. Brechweinstein.

Aetzung und **Adstringirung** verursachen die nachstehenden Salze und Präparate:

1. Eisenchlorid und Eisenoxychlorid. 2. Schwefelsaures Eisen (Oxydul- und Oxydsalz). 3. Schwefelsaures Mangan. 4. Schwefelsaures Kupfer und Zink. 5. Essigsaures Zink. 6. Liquor corrosivus, Aetzflüssigkeit. 7. Cuprum aluminatum. 8. Normal und basisch essigsaures Kupfer. 9. Salpetersaures Silber. 10. Bleinitrat. 11. Jodblei. 12. Aethylschwefelsaures Blei.

Vorwiegend adstringirend wirken die folgenden Salze:

1. **Kalialaun.** 2. **Neutrales und basisch essigsaures Blei.** 3. **Zinkoxyd, in Salben als fettsaures Zink.** 4. **Basisch salpetersaures Wismuth.** 5. **Weisser Quecksilberpräcipitat.**

Die Anwendung der **Metallsalze als Desinfectionsmittel** im Grossen ist eine beschränkte. Früher wurde dazu das rohe, schwefelsaure Eisenoxydul gebraucht. Es lassen sich durch dasselbe bis zu einem gewissen Grade üble Gerüche faulender Substanzen beseitigen; namentlich wird der Schwefelwasserstoff von dem Metall und das Ammoniak von der Säure gebunden. Eine ausreichende zerstörende Wirkung der Metallsalze auf niedere Organismen darf man nur dann erwarten, wenn sie in grossen Mengen zur Anwendung kommen. Eine Ausnahme bilden die Quecksilberverbindungen, welche direct vergiftend wirken.

In das Blut und die Gewebe gelangen **die Metalle** nur in Form ihrer in alkalisch reagirenden, eiweisshaltigen Flüssigkeiten löslichen Doppelverbindungen, weil diese an den Applicationsstellen nicht fixirt werden. Indessen vollzieht sich der Uebergang von den letzteren in die Körperflüssigkeiten und aus diesen in die Elementarorgane, z. B. die Nervenzellen, in der Regel nur sehr langsam. Nach der Injection von neutralen Zinndoppelsalzen in das Blut von Kaninchen verhalten sich die Thiere 2—3 Tage lange meist völlig normal; dann erst stellen sich Vergiftungserscheinungen ein, an denen die Thiere am 5. oder 6. Tage zu Grunde gehen. Zu der Zeit, in der die Vergiftungserscheinungen auftreten, lässt sich im Blute kein Zinn mehr nachweisen, wohl aber in den Geweben (T. P. White, 1880). **Die Säuren des Arsens** dagegen werden im freien Zustande und in Form ihrer Alkalisalze sehr leicht resorbirt und verbreiten sich sehr rasch im Organismus.

Am schwierigsten erfolgt die **Resorption der Metalle vom Magen und Darm aus.** Einzelne werden bei der innerlichen Darreichung fast gar nicht, andere nur in so geringen Mengen in das Blut aufgenommen, dass sie bei dieser Applicationsweise überhaupt keine sicher nachweisbaren allgemeinen Wirkungen hervorbringen, selbst wenn die Einverleibung längere Zeit hindurch fortgesetzt wird. Zu diesen Metallen gehören das Mangan, Eisen, Kobalt, Nickel, Cer, das Kupfer, Zink, Silber und das Zinn.

An Kaninchen finden sich selbst nach monatelanger Fütterung mit Mangandoppelsalzen in grossen Mengen des gesammelten Harns nur zweifelhafte Spuren des Metalls, während es bei subcutaner Anwendung sehr leicht seinen Weg durch die Nieren nimmt (Kobert, 1883). Aehnlich verhalten sich Eisen und Nickel.

Nur wenn die Metallverbindungen gleich das erste Mal in grösserer Gabe in den Magen gebracht werden und durch Aetzung einen acuten Katarrh des Verdauungskanals verursachen, erfolgt die Resorption des Metalls mit einiger Leichtigkeit, und es tritt in reichlichen Mengen im Harn auf. Dagegen geschieht das nicht, wenn solche Gaben bei fortgesetzter Darreichung steigender Quantitäten nur allmälig erreicht werden. Auch die Katarrhe bleiben in diesen Fällen aus. Es handelt sich dabei also um eine Gewöhnung und Immunisirung.

Man hat es hier offenbar mit einer allmälig eintretenden Abstumpfung der Empfänglichkeit der Schleimhaut gegen die Aetzung zu thun.

Diese Verhältnisse haben bisher keine genügende Berücksichtigung gefunden. Deshalb lässt es sich schwer entscheiden, wie weit in den Fällen, in denen die Metalle nach der innerlichen Darreichung im Harn in reichlichen Mengen auftraten, die Resorption von der intacten Schleimhaut stattgefunden hat. Feltz und Ritter (1877) fanden im Harn viel Kupfer, als sie durch das Sulfat oder Acetat dieses Metalls an Hunden Gastroenteritis erzeugten. Hier besteht über den Zusammenhang der Resorption mit der Erkrankung der Schleimhaut kein Zweifel.

Abgesehen vom Arsen sind das Quecksilber und das Blei die einzigen Metalle, welche auch bei ihrer innerlichen Darreichung allgemeine Wirkungen hervorbringen. Das Quecksilber wird selbst bei Anwendung vieler seiner unlöslichen Verbindungen in so erheblichen Mengen resorbirt, dass die Vergiftungserscheinungen zuweilen schon in wenigen Tagen auftreten, und das Metall sich sowohl in den Organen wie auch im Harn findet. Weniger leicht erzeugt das Blei die ihm eigenthümliche Wirkung. Meist erst nach wochen- und monatelanger Zufuhr seiner Verbindungen stellen sich die Erscheinungen ein, die man als chronische Bleivergiftung bezeichnet. Rasch eintretende, nicht auf localer Aetzung beruhende Wirkungen dieses Metalls lassen sich durch die Salze desselben bei keiner Art der localen Application hervorrufen.

Die **Ausscheidung der Metalle aus dem Organismus** erfolgt in Form ihrer Doppelverbindungen mit eiweissartigen und anderen organischen Stoffen der Hauptmasse nach in den Darm. Sie gelangen in den letzteren direct aus der Darmschleimhaut und werden mit den Fäces entleert. Nach der Einspritzung von Eisen in das Blut wurde dasselbe indess auf der Schleimhaut einer Thiry'schen Darmfistel nicht ausgeschieden (Quincke, 1868). Die Galle enthält nur wenig von dem Metall. Es kann hier ganz fehlen, selbst wenn es gleichzeitig in der Leber gefunden wird. In den Harn geht nur ein kleiner Theil über. Man darf wohl annehmen, dass diese Ausscheidungswege für alle Metalle die gleiche Geltung haben, doch ist das noch nicht mit Sicherheit festgestellt.

Bei ihrem Uebergang in den Harn verursachen alle Metalle ohne Ausnahme eine Nierenerkrankung, welche darin besteht dass die Epithelien der gewundenen und auch der geraden Harnkanälchen das Metall aufnehmen, dann allmälig zerfallen und zum Theil als Epithelialschläuche ausgestossen werden, worauf die Kanälchen veröden. Die Glomeruli bleiben anfangs intact; später unterliegen sie analogen Veränderungen. In den schwächsten Graden dieser Wirkung, insbesondere des Quecksilbers, aber auch des Platins und Silbers und wahrscheinlich auch anderer Metalle, auf die Nieren tritt eine Vermehrung der Harnsecretion ein, wahrscheinlich in Folge einer Wirkung auf die Epithelien der Harnkanälchen, während das Coffeïn auch die Glomeruli beeinflusst.

Aehnliche Nierenentzündungen werden durch zahlreiche ätzend und reizend wirkende Substanzen bei der Ausscheidung mit dem Harn hervorgebracht.

8. Gruppe des Arsens.

Die Wirkungen des Arsens hängen von der arsenigen Säure, H_3AsO_3, und der Arsensäure, H_3AsO_4, ab. Ob das Dissociationsproduct, von welchem die specifischen Wirkungen bedingt werden, das Metall selbst oder eine Sauerstoffverbindung in Ionenform ist, lässt sich mit Sicherheit nicht übersehen. Im ersteren Falle könnten diese Wirkungen als Arsen-, im letzteren als Arsenikwirkungen bezeichnet werden.

Die wichtigsten Arsenverbindungen in toxikologischer Hinsicht sind die Salze der arsenigen Säure und das Anhydrid der letzteren, das unter dem Namen weisser Arsenik bekannt ist und aus einem Hexoxyd besteht, As_4O_6, das sich in Wasser ziemlich schwer zu arseniger Säure löst. Es giebt von demselben zwei Modificationen.

Das sog. Giftmehl, wie es namentlich in den Hüttenwerken gewonnen wird, bildet ein fein krystallinisches, weisses Pulver. Beim Erhitzen schmilzt es vor der Sublimation zu einer durchsichtigen glasigen Masse, der amorphen Modification des Arseniks oder Arsenhexoxyds. Diese nimmt allmälig eine krystallinische Beschaffenheit an, wird in Folge dessen undurchsichtig und erhält ein porzellan- oder milchglasartiges Aussehen. Dieser milchglasartige Arsenik bildet auf dem Bruch wachsglänzende, sehr harte und schwer zu pulverisirende Stücke. Das gröbliche Pulver löst sich äusserst langsam in Wasser und findet sich daher öfters bei Vergiftungen zum Theil unverändert im Mageninhalt.

Ungiftige Arsenverbindungen giebt es nicht, da das Metall und der Arsenwasserstoff leicht oxydirt und die Schwefelverbindungen im Darm in lösliche Sulfarseniate umgewandelt werden können, wodurch die Bedingungen für ihre Wirksamkeit gegeben sind.

Das Kakodyloxyd, $[(CH_3)_2 As]_2 O$, u. die Kakodylsäure, $(CH_3)_2 As.O(OH)$, in denen das Arsen an Kohlenstoff gebunden ist, wirken in unverändertem Zustande nicht wie der Arsenik (Bunsen), sondern in eigenartiger Weise (C. Schmidt und Chomse, 1859). Doch erfahren sie im Organismus wie andere metallorganische Verbindungen vermuthlich unter Auftreten einer jener Oxydationsstufen allmälig eine Zersetzung und erzeugen dann die Arsenikwirkung (Lebahn, 1868; H. Schulz[1])).

Die beiden Säuren des Arsens verursachen bei Menschen und Säugethieren heftige Magen- und Darmerscheinungen, die denen einer acuten Gastroenteritis vollkommen gleichen und die man deshalb früher von einer directen Aetzung der Intestinalschleimhaut abgeleitet hat.

Die arsenige Säure, um welche es sich bei solchen Vergiftungen meist handelt, ist in der That ein Aetzmittel und wird als solches noch gegenwärtig in der Chirurgie und speciell in der Zahnheilkunde gebraucht. Aber die Aetzung, die vielleicht bloss von der Säurewirkung abhängt, kommt an allen Applicationsstellen nur sehr langsam zu Stande. Damit steht das rapide Auftreten der Magen- und Darmerscheinungen nicht in Einklang. Diese sind vielmehr auf die durch das Arsen verursachten intensiven Kreislaufsstörungen zu beziehen.

Bei der acuten Arsenikvergiftung treten die Veränderungen der Magen- und Darmschleimhaut völlig in den Vordergrund und beginnen mit einer hochgradigen Erweiterung und Hyperämie der Gefässe, in denen sich dabei grosse Mengen von Blut ansammeln. In Folge dessen erfährt der Blutdruck in

1) Arch. f. exp. Path. u. Pharmak. **11**. 131. 1879. Literatur.

Versuchen an Thieren eine sehr starke Herabsetzung und gelangt schliesslich auf eine so geringe Höhe, dass von einer ausreichenden Circulation nicht mehr die Rede sein kann (Boehm und Unterberger[1])).

Neben der Gefässerweiterung bewirkt der Arsenik auch Herzlähmung (Brodie, 1811; Blake, 1839; Sklarek[2]); Cunze[3])), besonders leicht an Fröschen, und zwar in derselben Weise wie die Blausäure und das Emetin.

An Säugethieren tritt die Herzlähmung nur bei plötzlicher Aufnahme grösserer Arsenikmengen in das Blut etwas mehr in den Vordergrund. Aber selbst bei weit vorgeschrittener Vergiftung und sehr niederem Blutdruck arbeitet das Herz noch soweit kräftig, dass es bei Aortencompression eine ganz ansehnliche Druckhöhe zu unterhalten vermag (Boehm und Unterberger).

Den Magen- und Darmerscheinungen, welche die wesentlichen directen Symptome der acuten Arsenikvergiftung bilden und in Brechdurchfall mit Leibschmerzen und einfachen und blutigen Darmentleerungen bestehen, liegen tief greifende Veränderungen der Schleimhaut des Verdauungskanals zu Grunde. Es handelt sich dabei hauptsächlich um Hyperämien und Blutungen in der Schleimhaut und um eine Degeneration und Abstossung der Darmepithelien (Boehm und Pistorius[4])).

Beim Menschen sind Hyperämien, Blutungen und Ekchymosen, Schwellung der Peyer'schen und der solitären Drüsen, seröse und croupöse Exsudation und als weitere Folgen Geschwürsbildungen die gewöhnlichen Befunde an der Darmschleimhaut. Aehnliche Veränderungen zeigt die Magenschleimhaut. Grohe und Mosler[5]) haben auch Adenitis der Magendrüsen wie bei Phosphorvergiftung beobachtet.

An Hunden und Katzen ist die Darmschleimhaut mit Pseudomembranen bedeckt, welche aus verfetteten, in hyaline Kugeln umgewandelten oder zu Schläuchen ausgezogenen Darmepithelien, aus Rundzellen und Detritusmassen zusammengesetzt sind. Nach Entfernung dieser Belagmassen erscheint die Schleimhautoberfläche in Folge einer hochgradigen Capillarhyperämie der Zotten tief purpurroth gefärbt.

Es darf wohl nicht bezweifelt werden, dass diese Veränderungen der Darmschleimhaut von der Gefässerweiterung abhängig sind. Wenn die Hyperämie der Zottencapillaren die Transsudation einer gerinnbaren statt einer serösen

1) Arch. f. exp. Path. u. Pharmak. 2. 89. 1874.
2 Arch. f. Anat. u. Phys. 1866. 481.
3 Ztschr. f. rat. Med. 3. Reihe 28. 33. 1866.
4 Arch. f. exp. Path. u. Pharmak. 16. 188. 1882.
5) Virch. Arch. 34. 208. 1865.

Flüssigkeit herbeiführt, welche die Epithelien der Zotten ablöst, so bildet sie mit ihnen bei der Gerinnung die Pseudomembranen (Boehm und Pistorius).

Die kleineren arteriellen Gefässe, die den Uebergang zu den Capillären bilden, scheinen zwar ebenfalls ihren Tonus zu verlieren, jedoch ohne dass die motorischen Nerven der Gefässmuskeln ihre Erregbarkeit einbüssen, denn reflectorische Erregung und directe Halsmarkreizung bringen den Blutdruck wieder in die Höhe, selbst dann noch, wenn die Erstickung ihren drucksteigernden Einfluss bereits verloren hat (Boehm und Pistorius). Auch die Reizung des Halssympathicus behält ihre Wirkung auf die Ohrgefässe des Kaninchens in allen Stadien der Arsenikvergiftung. Nur bei der directen Splanchnicusreizung gelingt es schliesslich nicht, eine Steigerung des arteriellen Druckes zu erzielen (Boehm und Unterberger).

Die durch Lähmung der centralen Gefässnervenursprünge, z. B. in der tiefsten Chloralhydratnarkose, herbeigeführte Erweiterung der Darmgefässe hat niemals ähnliche Veränderungen der Schleimhaut im Gefolge, wie die Hyperämie bei der Arsenikvergiftung. Dieser Umstand, sowie die Beschaffenheit der Hyperämie, welche im Wesentlichen die Capillaren betrifft, und das Verhalten der arteriellen Gefässe sprechen für die Annahme, dass der Arsenik in eigenartiger Weise die Wandungen der Capillaren vergiftet und dass von dieser Wirkung, die zunächst in einer Erweiterung der arteriellen Capillaren und einer tiefgreifenden Störung des Stoffaustausches zwischen ihnen und den Geweben besteht, alle weiteren Folgen der acuten und chronischen Arsenikvergiftung abhängig sind. Die Vergiftung betrifft alle Capillargebiete des Organismus, tritt aber zunächst nur an den empfindlichen Capillaren der Darmschleimhaut scharf in den Vordergrund.

Die gewöhnliche acute Arsenikvergiftung verläuft unter den heftigsten Magen- und Darmerscheinungen. In sehr acuten Fällen tritt der Tod an Menschen zuweilen unter Koma, Delirien und eklamptischen Anfällen ein, ohne dass pathologische Befunde und entsprechende Symptome auf eine Affection des Verdauungskanals hinweisen. In solchen Fällen ist die von der hochgradigen Blutdruckerniedrigung abhängige Circulationsstörung als unmittelbare Todesursache anzusehen. Die Insufficienz der Circulation unterdrückt die Functionen des Gehirns und des verlängerten Marks so rasch, dass die Darmerscheinungen nicht Zeit haben sich zu entwickeln, obgleich an Thieren nach der Injection des Giftes in das Blut zuweilen schon 40 Minuten genügen, sie auf ihre volle Höhe zu bringen. Den Tod ohne

Darmerscheinungen hat an Thieren schon W. Heberden (1749) beobachtet und er wirft die Frage auf, ob der Arsenik bloss als Aetzgift und auf keine andere Weise Schaden anrichte.

Eine directe Wirkung des Arseniks auf das Centralnervensystem kommt an Menschen und Säugethieren anscheinend nicht in Frage, da die Lähmungserscheinungen in den sehr acuten Fällen indirect durch die veränderte Blutvertheilung, in den mehr protrahirten und chronischen durch die multiple Neuritis bedingt werden.

Die chronische Form der Arsenikvergiftung, die sich nach längere Zeit fortgesetzter Einwirkung kleiner Mengen des Giftes entwickelt, zeichnet sich durch das Auftreten mannigfacher Ernährungsstörungen aus. Auch gesellen sich zu den Magen- und Darmerscheinungen Katarrhe des Rachens und der Conjunctiva.

Unter den Ernährungsstörungen spielen die Verfettungen der Leber, Milz, des Herzmuskels und der Nieren eine hervorragende Rolle. An den letzteren tritt bei Thieren die oben (S. 405) beschriebene Form der Nephritis auf, die in ihren Anfängen mit Vermehrung, später mit Verminderung der Harnsecretion verbunden sein kann. Stark betheiligt ist die Haut mit ihren Anhängen. Sie nimmt eine „kachektische" Färbung an, erscheint trocken, und es entwickeln sich an ihr Eruptionen und Geschwürsbildungen, die man dem localen Einfluss des verstäubten Arseniks zuschreibt, weil sie bei Hüttenarbeitern vorkommen. Viel wahrscheinlicher ist es indessen, dass auch diese Veränderungen wie die Melanosen und Keratosen der Haut sammt dem Ausfallen der Haare und zuweilen auch der Nägel, analog den Darmerscheinungen, durch Störungen der Capillarthätigkeit bedingt werden.

Die Gehirnsymptome bei der chronischen Arsenikvergiftung bestehen in psychischer Depression, Kopfschmerz, Neuralgien, Sensibilitäts- und Motilitätsstörungen verschiedener Art. Ueber ihre Genese lässt sich nichts Sicheres angeben. Vielleicht sind sie nicht bloss Folgen des allgemeinen Ernährungszustandes, der Anämie und Abmagerung, sondern hängen ebenfalls von nutritiven, durch die Capillaren vermittelten Vorgängen in den betroffenen Organgebieten ab. Aus den Erscheinungen, welche die bei chronischen sowie nach acuten Arsenikvergiftungen vorkommenden motorischen Lähmungen begleiten, hat man den Schluss gezogen, dass den letzteren eine multiple Neuritis der peripheren Nerven zu Grunde liegt, die sich schon nach einer einmaligen Vergiftung entwickeln kann.[1]

---

1) Vergl. Conrad Alexander, Klin. u. experim. Beiträge z. Kenntn. d. Lähmungen nach Arsenikvergiftung. Habilit.-Schrift. Breslau 1889; Falkenheim, Mittheil. a. d. med. Klin. zu Königsberg, herausg. v. Naunyn. Leipzig 1888; Jolly, Deutsch. med. Wochenschr. 1893. Nr. 5.

Aehnlich zu beurtheilen ist das Schwinden des Leberglykogens an Thieren (Saikowsky, 1865).

Den deletären Folgen der chronischen Arsenikvergiftung für den Ernährungszustand des Organismus stehen solche Wirkungen dieses Metalls gegenüber, die unter besonderen Bedingungen die **Ernährungsverhältnisse in einer gewissen Richtung günstig beeinflussen.** In dieser Beziehung sind zunächst die Angaben von grossem Interesse, die über die Arsenikesser in Steiermark vorliegen. In Folge einer Aufforderung liefen im Jahre 1861 bei dem Landesmedicinalrath 17 ärztliche Berichte aus allen Theilen Steiermarks ein, die Schäfer[1]) zusammengestellt hat. In diesem Lande nehmen Männer, selten auch Frauen, vom früheren Lebensalter an in allmälig steigenden Dosen Arsenik in der Absicht, sich „gesund und stark" zu erhalten und für die Anstrengungen beim Bergsteigen zu kräftigen. Sie beginnen mit Gaben von der Grösse eines Hirsekorns und steigern dieselben dann allmälig. Die gewöhnlichen Mengen, die von den Aerzten gewogen waren und vor ihren Augen verzehrt wurden, betrugen 0,1—0,3 g. Ein Holzknecht aber nahm in Gegenwart von Dr. Knappe, ein Stück Arsenik von 0,28 g, zerknirschte es mit den Zähnen und verzehrte es, ebenso am folgenden Tage ein Stück von 0,34 g, er hatte also an beiden Tagen ohne Schaden 0,62 g (10 Gran) zu sich genommen. Ein ähnlicher Versuch, bei welchem ein Mann 0,4 g Arsenik verzehrte, wurde auf der Naturforscherversammlung in Graz von Knappe[2]) vorgeführt. Auch den Hausthieren wird der Arsenik in jenen Gegenden in der gleichen Absicht mit dem Futter gereicht. Pferde sollen davon ein glänzenderes Aussehen und eine grössere Rundung erlangen.

Seit dem Anfang des 19. Jahrhunderts liegen auch zahlreiche Untersuchungen über den Einfluss kleiner Arsenikmengen auf Menschen und Thiere vor. Doch beziehen sich die Angaben im Wesentlichen auf das Verhalten der Respirations- und Pulsfrequenz, auf die Beschaffenheit der Herzthätigkeit, der Muskelenergie, des Appetits u. dgl. Im Allgemeinen sollen alle Thätigkeiten, auch die der Drüsen, eine Steigerung erfahren.

1) Sitzungsber. d. Wien. Acad. math.-nat. Kl. 41. 573. 1861.
2) Allgem. Wien. med. Zeitg. 20. 355. 1875. Weitere Literatur bei S. Alexander, Ueb. d. Wirkung kleiner Gaben Arsenik. Diss. Berlin 1873 S. 11.

Exactere experimentelle Untersuchungen haben bei Arsenikzufuhr eine vermehrte Fettablagerung (Roussin, 1864; Gies[1])) und an jungen Kaninchen und Schweinen eine bedeutende **Steigerung des Längen- und Dickenwachsthums der Knochen mit Verringerung der Knochenkörperchen, Verkleinerung der Havers'schen Kanäle und Zunahme der compacten Knochenmasse** ergeben (Gies).

Die schädlichen sowohl als die günstigen Folgen des Arsenikgebrauchs deuten auf **Veränderungen der Stoffwechselvorgänge** hin. Worin diese ihrem Wesen nach bestehen, lässt sich nach den bisherigen Untersuchungen nicht mit voller Sicherheit beurtheilen.

An Hühnern und Tauben fanden C. Schmidt und Stuerzwage[2]) eine Verminderung der Kohlensäureausscheidung und an Katzen zugleich eine Abnahme der Harnstoffmenge. Lolliot[3]) fand die Harnstoffmenge in 1 Liter Harn um 5—12 g vermindert. Versuche an Hammeln ergaben das gleiche Resultat (Weiske[4])).

Vaudrey[5]) nahm 6 Wochen lang Arsenik, mit täglich 10 mg beginnend und allmälig die Gabe steigernd, bis er in der letzten Woche auf täglich 24 mg kam. Er erzeugte dadurch an sich eine chronische Vergiftung, deren wesentliche Symptome in Mundkatarrh, Verdauungsstörungen, entzündlichen Zuständen an den Augen, Eiweissharn und allgemeiner Hinfälligkeit bestanden. Dabei war, nach den Bestimmungen von Ritter, der Harnstoff vermindert, die Harnsäure vermehrt.

Es ist wahrscheinlich, dass in den vorstehend mitgetheilten Fällen die Verminderung der Harnstoffausscheidung nicht von einer specifischen Wirkung des Arseniks abhängt, sondern die Folge der Vergiftung, also eine Collapswirkung ist. In den folgenden Versuchen scheint diese nicht zur Geltung gekommen zu sein. Kleine, nicht giftige Gaben arseniger Säure hatten am Hunde keinen merklichen Einfluss auf den Eiweissumsatz (v. Boeck[6])). Das gleiche Resultat gaben Versuche von Fokker (1872) an einem im Stickstoffgleichgewicht befindlichen Hunde.

Etwas grössere Mengen arsensauren Natriums, und zwar bis zu 10 mg auf 1 kg Körpergewicht, verursachten dagegen an hungernden Hunden eine **vermehrte Stickstoffausscheidung** (Gaehtgens und Kossel[7]))

---

1) Arch. f. exp. Path. u. Pharmak. 8. 175. 1877.

2) Stuerzwage, Quaedam de acidi arsenicosi ad corpus vivum effectu experimenta. Diss. Dorpat 1859.

3) Bull. génér. de thérapeutique. t. 75. 489. 1868.

4) Chem. Centralbl. 1875. S. 777.

5) Rech. expér. sur la physiol. de l'acide arsénieux. Thèse. Strassburg 1870.

6) Ztschr. f. Biolog. 7. 418. 1871.

7) Arch f. exp. Path. und Pharmak. 5. 128. 1875.

Dabei geht die letztere noch während der fortdauernden Nahrungsentziehung wieder herab, d. h. der verstärkte Eiweisszerfall wird wieder vermindert, wenn die Arsenzufuhr aufhört, zum Beweis dafür, dass diese Stoffwechselveränderung thatsächlich eine Arsenwirkung ist (Gaehtgens[1])).

Die Körpertemperatur wurde bei Menschen und Thieren unter der Norm gefunden (Vaudrey; Cunze; Lolliot).

Ueberblickt man die Resultate dieser Untersuchungen, so stösst man auch hier, wie bei der Frage über den Einfluss anderer Agentien auf den Stoffwechsel, z. B. des Chinins und der Alkalien, auf Widersprüche, die nicht bloss auf fehlerhafte Methoden und Versuchsbedingungen zurückzuführen, sondern darin zu suchen sind, dass der Arsenik von verschiedenen Seiten her zum Theil in entgegengesetzter Weise die Stoffwechselvorgänge beeinflusst.

Als Grundwirkung des Arseniks ist die Capillargefässerweiterung anzusehen, die sicherlich nicht bloss auf den Darm beschränkt bleibt. Wenn eine solche in den Geweben Platz greift, so könnte der vermehrte Blutreichthum derselben, der wahrscheinlich mit Verlangsamung der Circulation verbunden ist, die Ursache des verstärkten Eiweissumsatzes sein. Dagegen darf man annehmen, dass die Congestion des Verdauungskanals, auch wenn sie nicht zu schwereren Erkrankungen der Schleimhäute führt, Functionsstörungen verursacht und an nicht hungernden Versuchsthieren zur Beeinträchtigung der normalen Verdauung der Nahrungsstoffe Veranlassung giebt.

Wenn die Resorption im Darmkanal in Folge einer veränderten Beschaffenheit der Schleimhaut verzögert ist, so kann die Verdauung der Eiweissstoffe durch das Pankreassecret weiter gehen, als gewöhnlich, und dabei Producte erzeugen, die zwar schliesslich resorbirt werden und deren Stickstoff im Harn zur Ausscheidung gelangt, die aber die Beurtheilung des Eiweissstoffwechsels unsicher machen. Die Folge dieser zu starken tryptischen Verdauung muss die gleiche sein, wie bei plötzlicher Verminderung der Eiweissaufnahme.

Ausser von einer Gefässerweiterung könnte der vermehrte Eiweissumsatz in den Geweben auch von einer directen Erregung der Stätten des Stoffwechsels durch den Arsenik abhängig sein. Ein vermehrter Eiweisszerfall in dem einen Organ kann mit einem verstärkten Aufbau und einer vermehrten Ablagerung von Gewebsmaterial in einem anderen ursächlich verbunden sein (Miescher-Ruesch, 1880). Vielleicht sind daher die Fettablagerungen bloss Folgen des verstärkten Umsatzes der stickstoffhaltigen Körperbestandtheile.

---

[1]) Centralbl. f. d. med. Wissensch. 1876. 833.

Bei der Beurtheilung derartiger Stoffwechseluntersuchungen ist ein Umstand noch besonders zu beachten, auf den Voit[1] zuerst hingewiesen hat. Bei hungernden Thieren geht die Stickstoffausscheidung gleichmässig herunter, so lange im Organismus noch ein Fettvorrath vorhanden ist. Sie wird aber stark gesteigert, sobald dieser Vorrath verbraucht ist. In einem Versuche von F. A. Falck[2] war die Harnstoffausscheidung bei einem hungernden Hunde in 7 Tagen auf 82% des anfänglichen Betrages heruntergegangen und stieg dann in 6 weiteren Tagen auf 138%, also um 56%.

Bei der Anwendung des Arseniks und der Arseniate für therapeutische Zwecke kommt sicherlich die oben beschriebene Wirkung auf die Capillarwandungen wesentlich oder ausschliesslich in Betracht. Es wird dadurch wahrscheinlich ein gesteigerter Uebergang von Ernährungsmaterial aus dem Blute in die Gewebe herbeigeführt. Doch darf diese Wirkung niemals einen bestimmten Grad überschreiten, weil sich anderenfalls, namentlich bei längerem Gebrauch, regelmässig die schlimmen Folgen einer acuten oder chronischen Vergiftung einstellen, wobei vor allem der Magen und Darmkanal geschädigt werden. Aber gerade die Vorgänge bei diesen allein zulässigen Graden der Arsenikwirkung sowie ihre therapeutische Bedeutung sind noch mehrfach in Dunkel gehüllt.

Der Arsenik scheint zuerst als Volksmittel gegen Wechselfieber innerliche Anwendung gefunden zu haben. Seit dem 17. Jahrhundert gewann sein Gebrauch bei verschiedenen Krankheiten gegen den lebhaftesten Widerspruch der angesehensten Aerzte, z. B. Stahl's (1715), immer grössere Verbreitung, und gegenwärtig spielt er eine bedeutende Rolle bei der Behandlung zahlreicher chronischer Krankheiten und kann in Bezug auf die letzteren beinahe als modernes Universalmittel betrachtet werden.

Gegen „dyskrasische" Zustände wird der Arsenik in demselben Sinne wie das Jodkalium gebraucht. Unter den bösartigen Neubildungen sollen besonders die Lymphosarkome gebessert oder sogar geheilt werden. Sehr ausgedehnt ist seine Anwendung gegen Kachexien, z. B. in Folge von Lungenschwindsucht und Diabetes, und gegen verschiedene Formen von Anämie, mit Einschluss der Chlorose. Auch Dyspepsien sucht man durch das Mittel zu beseitigen. Sicher ist, dass durch dasselbe bei vorsichtiger Handhabung nicht selten in entsprechender Weise wie bei Pferden (vergl. S. 410) ein vielleicht auf vermehrter Fett-

---

1) Ztschr. f. Biolog. **2**. 326. 1866.
2) Arch. f. exp. Path. u. Pharmak. **7**. 369. 1877.

ablagerung im Unterhautzellgewebe beruhendes, besseres Aussehen der Kranken erzielt wird. Andauernd scheint dieser Erfolg nicht zu sein.

Abgesehen von diesen Fällen, in denen der allgemeine Ernährungszustand gebessert werden soll, sind es hauptsächlich einzelne Hautkrankheiten, namentlich Psoriasis, ferner gewisse, der Chininbehandlung widerstehende Formen von Wechselfieber und endlich Neuralgien und Neurosen aller Art, die man wenigstens gelegentlich mit dem Arsenik zu bekämpfen sucht. Selbst bei einer sorgfältigen Sichtung der Angaben bleiben Fälle solcher Krankheiten übrig, in denen eine heilsame Wirkung dieses Mittels nicht in Abrede gestellt werden darf.

In Betreff der Erklärung der heilsamen Folgen bei der Anwendung des Arseniks in allen solchen Krankheiten kann nur im Allgemeinen darauf hingewiesen werden, dass auch in diesen Fällen ein Zusammenhang zwischen der Veränderung der Capillargefässe und der heilsamen Beeinflussung des Stoffwechsels und der Ernährungsvorgänge zu suchen ist, wobei in manchen Fällen vielleicht nur einzelne Organgebiete betroffen werden.

In letzterer Hinsicht weist das bei Arsenikgebrauch zuweilen beobachtete Auftreten eines scharlachartigen Exanthems direct darauf hin, dass die Gefässe der Haut in ähnlicher Weise, wenn auch in weit geringerem Masse, eine Erweiterung erfahren, wie die des Darms, und dass in Folge einer äusserlich nicht auffälligen vermehrten Blutzufuhr die Ernährung dieses Organs das eine Mal in günstigem, ein anderes Mal, wie bei der chronischen Vergiftung, in ungünstigem Sinne beeinflusst wird.

Wenn man den Arsenik als Mittel gegen Wechselfieber mit dem Chinin vergleicht, so ergeben sich in negativer Beziehung einzelne interessante Gesichtspunkte. Die Arsenverbindungen sind zunächst nicht in dem Sinne fäulnisswidrige Mittel wie das Chinin. Die arsenige Säure unterdrückt nicht Fäulnissvorgänge, sondern wird bei den letzteren von Bakterien zu Arsenwasserstoff reducirt (Boehm und Johannsohn[1]). Dagegen ist sie ein Conservirungsmittel gegen Insekten und Würmer, welche sie mit Leichtigkeit tödtet. Eine Analogie zwischen Arsenik und Chinin könnte darin gefunden werden, dass das letztere in kleineren Gaben gleich dem Arsenik den Stoffwechsel beschleunigt. Indessen handelt es sich dabei anscheinend nur um ähnliche Folgen ganz verschiedener Wir-

---

1) Arch. f. exp. Path. u. Pharmak. 2. 90. 1874.

kungen. Auch ist der Arsenik nichts weniger als ein antifebriles Mittel. Wenn er dennoch Wechselfieber heilt, so bestätigt diese Thatsache die schon beim Chinin gezogene Schlussfolgerung, dass die Wirksamkeit einer Substanz n dieser Krankheit in keinem Zusammenhang mit den allgemeinen antifebrilen Eigenschaften derselben steht.

1. **Acidum arsenicosum**, arsenige Säure, richtiger Arsenigsäure-Anhydrid, weisser Arsenik. Porzellanartige oder durchsichtige Stücke; in 15 heissen Wassers langsam löslich. Gaben 0,0005—**0,005!**, täglich 0,01—**0,015!** Als Aetzmittel mit 3—4 Theilen Thierkohle oder mit anderen pulverförmigen Substanzen vermischt (Cosme'sches Pulver) und mit Gummilösung zu einer Paste verarbeitet.

2. Liquor Kalii arsenicosi, Fowler'sche Lösung; wässrige, Lavendel-spiritus enthaltende Lösung mit 1 % arseniger Säure als Kaliumsalz. Gaben 0,05—**0,5!**, täglich 1,0—1,5!

9. Gruppe des Antimons.

Das Antimon gehört mit dem Arsen eigentlich in eine Gruppe, weil seine Wirkungen, wie sie an Thieren nach der Injection der Doppelsalze, z. B. des Brechweinsteins, in das Blut oder unter die Haut zu Stande kommen, fast genau denen des Arseniks gleichen. Selbst die vermehrte Eiweisszersetzung bei hungernden Hunden fehlt nicht (Gachtgens[1]). Der Antimonwasserstoff wirkt beim Einathmen wie andere Antimonverbindungen (Kubeler[2]), weil er sicherlich im Organismus durch Oxydation in eine Sauerstoffverbindung umgewandelt wird.

Die einfachen Antimonsalze, namentlich das Chlorid, sind starke **Aetzmittel**. Reibt man den Brechweinstein in Form einer Salbe in die äussere Haut ein, so entsteht keine diffuse Entzündung, sondern es bilden sich Pusteln. Dies beruht darauf, dass der Brechweinstein als Doppelsalz wenig ätzend wirkt. Gelangt er aber von der Haut in die Follikel, so wird er, wie bereits im Allgemeinen (S. 402) angegeben, durch den sauren Inhalt der Follikel in ein einfaches, ätzendes Salz übergeführt, welches an letzteren die Pusteln erzeugt. Wendet man bei diesem Versuch statt des Brechweinsteins das Natriumsulfantimoniat oder Schlippe'sche Salz ($Na_3SbS_4 + 9H_2O$) an, so ist die Spitze der Pustel roth gefärbt, weil dieses Salz durch Säuren unter Ab-

---

1) Centralbl. f. d. med. Wissensch. 1876. 321.
2) Arch. f. exp. Path. u. Pharmak. 27. 451. 1890.

scheidung von Fünffachschwefelantimon (Goldschwefel) zersetzt wird (Buchheim und Zimmermann[1])).

Die Wirkung des Antimons nach seiner Aufnahme in das Blut, die wahrscheinlich von einer Sauerstoffverbindung desselben abhängt, betrifft, wie die des Arseniks, in erster Linie die Gefässe und anscheinend ebenfalls speciell die Capillaren.

Bei der Injection von Kalium- oder Natriumbrechweinstein in das Blut oder unter die Haut von Säugethieren geht der Blutdruck in den Arterien, genau wie bei der Arsenikwirkung, in Folge von Gefässerweiterung auf einen sehr geringen Betrag herab. Dabei verliert die Reizung der Gefässnerven vom Rückenmark aus allmälig allen Einfluss, während das Herz noch kräftig fortarbeitet, so dass durch Aortencompression und durch Digitalin noch ein ansehnlicher Druck in den Arterien hervorgerufen werden kann (Soloweitschyk[2])).

An Kaninchen erfolgt der Tod bei subcutaner Injection von 5 mg Antimonoxyd in Form jener Doppelsalze in 15—18 Stunden unter Convulsionen, bisweilen erst nach einigen Tagen, im Wesentlichen wohl durch Herzlähmung. Bei langsamerem Verlauf stellen sich auch heftige Durchfälle ein.

An Hunden entwickeln sich die Vergiftungserscheinungen erst längere Zeit nach der Injection von 30—50 mg Antimonoxyd (Sb_2O_3) in das Blut; es treten Erbrechen, flüssige, blutige Darmentleerungen. krampfhafte Zuckungen und Tod unter den Erscheinungen von Respirations- und Herzlähmung ein. Bei langsamem Verlauf nach subcutaner Application bilden profuse flüssige und blutige Durchfälle die wesentlichen Symptome. Die Schleimhaut des Verdauungskanals ist der Sitz einer hochgradigen Hyperämie und zeigt Ekchymosen und Erweichung des Epithels. Hyperämien und Blutaustretungen finden sich auch in anderen Organen, namentlich nach der Einathmung von Antimonwasserstoff.

An Fröschen wird durch das Antimon in erster Linie das Herz gelähmt, zuerst die motorischen Nervenapparate und dann der Herzmuskel, wobei gleichzeitig die Functionen des centralen Nervensystems aufhören (Soloweitschyk).

Auf die Skelettmuskeln wirkt das Antimon nur wie eine ermüdende Substanz (Kobert[3])).

Ein Unterschied zwischen den Wirkungen des Arseniks und der Antimonverbindungen tritt nur bei der Application der letzteren in den Magen schärfer hervor. Sie

<hr>

1) Zimmermann, Meletemata de Antimonio. Diss. Dorpat 1849. Enthält auch die medicinische Geschichte des Antimons.

2) Arch. f. exp. Path. u. Pharmak. **12.** 438. 1880.

3) Arch. f. exp. Path. u. Pharmak. **15.** 36. 1881.

verursachen bei kleineren Gaben nur Erbrechen, nach grösseren zugleich locale Aetzung. Diese bleibt nach Arsenpräparaten aus, und das Erbrechen combinirt sich mit den bald eintretenden Darmerscheinungen. Obgleich bei Menschen der Harn selbst nach dem Einnehmen von Goldschwefel (Sb_2S_5) antimonhaltig wird (M. Solon; Schäfer, 1858), so sind doch die bei Antimonvergiftungen beobachteten Erscheinungen — Erbrechen, Leibschmerzen, blutige Stühle — von einer localen Aetzung abzuleiten.

Der Grund für diese wesentliche Verschiedenheit in dem Verhalten der beiden Metalle ist lediglich darin zu suchen, dass die Sauerstoffverbindungen des Arsens sehr leicht, die Salze des Antimonoxyds sehr schwer resorbirt werden. Selbst nach der Einspritzung der letzteren in das Blut vergehen bis zum Eintritt der Vergiftungserscheinungen viele Stunden, falls nicht sehr grosse Mengen zur Anwendung kommen. Es vollzieht sich also auch der Uebergang des Antimons aus dem Blute in die Gewebe nur äusserst langsam.

Die kleinsten Mengen Arsen werden von den Applicationsstellen durch Resorption fortgeführt, und im Organismus vertheilt, während das Antimon längere Zeit im Magen verweilt. In einem Falle wurden bei einem Patienten nach der Anwendung von 0,12 g Brechweinstein 0,11 g desselben im Erbrochenen wiedergefunden (Radziejewski[1])). Die Antimonverbindungen erregen im Magen zunächst nur in eigenartiger Weise die Endigungen centripetalleitender Nerven und rufen auf reflectorischem Wege Erbrechen hervor. Letzteres entsteht zwar auch sehr leicht nach der Einspritzung von Brechweinstein in das Blut, z. B. an einem Hunde nach 0,18 g in 10 Minuten (Scheel[2], 1822); bei Menschen hat man früher diese Applicationsweise sogar angewendet, um durch Erbrechen Fremdkörper aus dem Rachen zu entfernen[2]). Allein dass das Erbrechen auch bei dieser Anwendungsweise nicht durch eine Wirkung der Antimonverbindungen auf Theile des Centralnervensystems bedingt wird, folgt aus der Thatsache, dass bei der Einspritzung von Brechweinstein in das Blut oder unter die Haut weit grössere Mengen des Mittels erforderlich sind, um Erbrechen hervorzurufen, als bei der Application in den Magen (L. Hermann und

---

1) Arch. f. Anat. u. Physiol. 1871. 472.
2) Vergl. Mayerhofer, Heller's Arch. f. physiol. u. path. Chem. 3. 97. 227. 321. 1846.

seine Schüler[1])). Auch vergeht bis zum Eintritt des Brechactes im ersteren Falle eine weit längere Zeit als im letzteren. Vom Blute aus muss das Antimon erst auf der Magenschleimhaut ausgeschieden werden, bevor es Erbrechen hervorrufen kann. Das erfordert aber eine gewisse Zeit und die Anwendung grösserer Mengen. Wenn bei dieser Applicationsweise Erbrechen entsteht, so findet sich im Erbrochenen stets auch Antimon, wie es von verschiedenen Seiten in älterer und neuerer Zeit nachgewiesen ist.

Therapeutisch werden die Antimonverbindungen, von ihrer Aetzwirkung abgesehen, nur als **Brechmittel** und als **Expectorantien** in demselben Sinne wie Apomorphin und Emetin angewendet. Doch ist es bemerkenswerth, dass sie neuerdings wie der Arsenik innerlich auch bei Hautkrankheiten empfohlen wurden. Das wichtigste Präparat ist der Brechweinstein. In solchen Fällen, in denen es darauf ankommt, zur Erzielung einer expectorirenden Wirkung einen gelinden Grad von Nausea (vergl. S. 159) längere Zeit gleichmässig zu unterhalten, ist aber der Goldschwefel vielleicht noch zweckmässiger als der Brechweinstein. Er enthält in geringer Menge Antimonoxyd, welches in der Säure des Magensaftes nur wenig löslich ist. Daher kann die Wirkung einen gewissen gelinden Grad nicht übersteigen. Im Darm findet durch die Einwirkung von Alkalien wahrscheinlich auch eine Bildung von Natriumsulfantimoniat statt.

Wie beim Goldschwefel hängt die Wirkung einer Reihe anderer unlöslicher, jetzt fast in allen Ländern ausser Gebrauch gekommener Antimonpräparate, z. B. des Mineralkermes und des natürlich vorkommenden Dreifachschwefelantimons (Spiessglanz), von der Gegenwart kleiner Mengen Antimonoxyd ab.

1. **Tartarus stibiatus**, $C_4H_4O_6(SbO)K + \frac{1}{2}H_2O$, Brechweinstein, weinsaures Antimonylkalium; in 17 Wasser löslich. Brechenerregende Gaben 0,1—0,2!, täglich bis **0,6!** Als Expectorans: 0,005—0,02, in Lösungen. Der gleichzeitige Gebrauch von stärkeren Säuren und Basen, von Gerbstoffen, Leim und Schwefelmetallen ist zu vermeiden.

2. **Vinum stibiatum**, Brechwein. Brechweinstein 1, Xereswein 249. Als Brechmittel bei Kindern alle 10—15 Minuten einen Theelöffel bis zum Eintritt der Wirkung. Als Expectorans 10—40 Tropfen.

3. **Unguentum Tartari stibiati.** Brechweinstein 2, Paraffinsalbe 8.

[1) Pflüg. Arch. 5. 280. 1872.

4. **Stibium sulfuratum aurantiacum,** Sb_2S_5, Fünffachschwefelantimon, Goldschwefel. Gaben 0,03—0,2, in Pulvern.

5. **Stibium sulfuratum nigrum,** Sb_2S_3, Spiessglanz.

10. Gruppe des Quecksilbers.

Das in sauren, neutralen oder alkalischen Flüssigkeiten gelöste Quecksilber ist **für jede Art von lebendem Protoplasma,**
für selbständige Organismen wie für Gewebselemente, **ein heftiges Gift.** An den Applicationsstellen verursacht es daher
ausser der typischen Aetzung (vergl. S. 397—401) auch in
Form seiner Doppelverbindungen entzündliche Reizung und
gangränöses Absterben der Gewebe. Aus dem gleichen Grunde
tödtet es niedere Organismen und deren Keime und ist deshalb
ein kräftiges Antisepticum und Desinfectionsmittel, das
gegenwärtig in Form der Sublimatlösungen die ausgedehnteste
Anwendung bei der chirurgischen Wundbehandlung findet. Selbst
die widerstandsfähigsten Keime, z. B. die Dauersporen des Milz-
brandbacillus, werden schon durch verdünnte Lösungen von
Quecksilberchlorid in der Regel allerdings erst nach längerer
Einwirkung getödtet und wenige Centigramm des letzteren genügen, um in einem ganzen Liter flüssigen oder anderen Nähr-
materials jede Entwickelung niederer Organismen zu unterdrücken. Nur wenn sich in den zu desinficirenden Massen viel
Eiweissstoffe, Ammoniak oder andere stickstoffhaltige Substanzen
finden, mit denen der Sublimat unlösliche Verbindungen eingeht,
ist seine Wirksamkeit eine weit geringere.

Die **Resorption des Quecksilbers** erfolgt in Form seiner
löslichen Verbindungen mit eiweissartigen oder anderen stickstoffhaltigen Substanzen. Solche Verbindungen bilden sich an
den Applicationsstellen, können aber auch von vorne herein zur
Anwendung kommen, wenn man eine locale Aetzung möglichst
zu vermeiden wünscht (vergl. S. 397). Für subcutane Injectionen
an Menschen eignen sich alle in alkalischen Flüssigkeiten löslichen Verbindungen des Quecksilberoxyds mit stickstoffhaltigen
organischen Verbindungen, z. B. mit Peptonen und mit den
Amiden oder Amidosäuren der Fettreihe, wie Acetamid, Glyko-
koll, Asparagin, Harnstoff u. dergl. mehr.

Wegen des oben (S. 399) erwähnten eigenartigen Verhaltens

des Quecksilberoxyds zu den eiweissartigen Substanzen werden auch **ganz unlösliche Verbindungen dieses Metalls zur Resorption gebracht.** Zu den wichtigsten derselben gehört der **Kalomel**, welcher weder im Magen in Sublimat noch im Darmkanal in Quecksilberoxydul umgewandelt, sondern einfach von den Eiweissstoffen, allerdings nur zum kleinsten Theil, gelöst wird (**Buchheim und v. Oettingen**[1])). Diese Rolle kann auch das Pepsin übernehmen, ohne dass dabei seine Fermentwirkung in Frage kommt. Selbst im Unterhautzellgewebe erfolgt die Lösung des Kalomels, denn in dem Eiter der Abscesse, die nach seiner subcutanen Injection entstehen, findet sich eine gelöste Quecksilberverbindung (**R. Bellini**[2])). Bei derselben Applicationsweise tritt vermehrte Harnabsonderung ein und das Metall ist im Harn nachzuweisen.

Das Quecksilber bringt die charakteristischen Wirkungen auch dann hervor, wenn es in Form der sog. **grauen Salbe** in die Haut eingerieben wird.

Die Frage, in welcher Weise von der Haut aus die Aufnahme des Quecksilbers erfolgt, liess sich lange Zeit hindurch nicht mit Sicherheit beantworten. Die Salbe enthält sehr fein vertheiltes metallisches Quecksilber und daneben in der Regel das Oxydul desselben als fettsaures Salz. Es lag daher die Vermuthung nahe, dass nur das letztere durch Vermittelung der Hautfollikel in den Organismus übergeht. Aber dieser Annahme schien die Thatsache zu widersprechen, dass die Quecksilberwirkungen auch nach dem Einreiben der aus chemisch reinem, oxydulfreiem Quecksilber dargestellten grauen Salbe auftreten (Overbeck, 1861). Daher behielt die ältere Erklärung dieses Vorganges ihre Geltung, dass die feinen Kügelchen des Metalls durch die Haut in die Gewebe und das Blut eindringen und hier in eine wirksame Verbindung übergeführt werden. Man bemühte sich an Thieren, denen man graue Salbe in die Haut eingerieben hatte, das regulinische Metall im Blute und in den Geweben nachzuweisen. Einzelne Beobachter erhielten dabei ein positives Resultat (Eberhard, 1847; Landerer, 1847; van Hasselt, 1849; Overbeck, 1861), andere ein völlig negatives (v. Bärensprung, 1847; Donders, 1848; Hoffmann, 1854; Rindfleisch, 1870). Aber selbst wenn die Aufnahme dieser Kügelchen von der Haut aus völlig sicher gestellt wäre, so könnte dennoch die Umwandlung des metallischen Quecksilbers in die wirksame Oxydverbindung nicht im Blute und den Geweben erfolgen, weil hier nicht einmal der Phosphor, geschweige denn das Quecksilber einer

---

1) v. Oettingen, De ratione qua calomelas mutetur in tractu intestinali. Diss. Dorpat 1848.

2) Lo sperimentale 1873. 634.

Oxydation unterliegt. Die letztere vollzieht sich vielmehr schon an der Oberfläche der Haut durch den Luftsauerstoff unter dem gleichzeitigen Einfluss von Feuchtigkeit und von Fettsäuren der Hautschmiere. So erklärt es sich, dass aus reinem Quecksilber bereitete, oxydulfreie graue Salbe beim Einreiben in die Haut nicht schwächer wirkt, als fettsaures Quecksilberoxydul in Salbenform, wie sie v. Bärensprung (1856) statt der gewöhnlichen grauen Salbe empfohlen hat.

Die Wirkungen des Quecksilbers nach seiner Resorption betreffen zahlreiche Organe, in erster Linie den Verdauungskanal und die Nieren, aber auch die Kreislaufsorgane und das Centralnervensystem werden stark beeinflusst, und selbst die äussere Haut bleibt nicht verschont. Dazu gesellen sich die allgemeinen Störungen der Ernährung, so dass die Quecksilbervergiftung eine sehr grosse Mannigfaltigkeit von Symptomen und pathologischen Veränderungen aufweist. Die Wirkungen auf den Verdauungskanal und die Nieren sind mit der Ausscheidung des Metalls in diesen Organen in Zusammenhang zu bringen. Die Mund- und Darmschleimhaut sowie die Epithelien der Nieren, in denen das Metall bei seiner Ausscheidung gleichsam concentrirt oder angehäuft wird, werden direct vergiftet und erleiden schliesslich eine Nekrose.

Diese eigentliche Quecksilbervergiftung, die von der Ionenwirkung des Metalls abhängt, darf nicht mit der sogenannten acuten Quecksilbervergiftung verwechselt werden, welche in einer durch locale Aetzung verursachten Gastroenteritis besteht und ihrem Wesen nach mit jener nichts zu thun hat.

Eine grosse Rolle spielen bei der Quecksilbervergiftung die **Veränderungen des Verdauungskanals**, die sich von der Mundhöhle bis tief hinunter in den Dickdarm erstrecken.

Dem Quecksilber eigenthümlich sind die stark in den Vordergrund tretenden Wirkungen auf die Gewebe und Organe der Mundhöhle. Unter allen Erscheinungen der Quecksilberwirkung stellt sich regelmässig bei Menschen, seltener an Thieren Speichelfluss ein, der zuweilen einen hohen Grad erreicht. Er wird wenigstens in einzelnen Fällen durch Atropin unterdrückt, kommt also unter dem Einfluss der Speichelnerven zu Stande. Bei fortschreitendem Gebrauch von Quecksilberpräparaten entwickelt sich an Menschen und Thieren eine Stomatitis mit üblem Geruch aus dem Munde, wobei es namentlich an Menschen leicht zur Verschwärung der Schleimhaut und des Zahnfleisches, zu nekrotischer Zerstörung der Weichtheile und des Kiefers, Ausfallen der Zähne und Schwellung der Speicheldrüsen kommt.

An Thieren lassen sich bei jeder Art der Application von der Aetzung unabhängige acute Darmerscheinungen hervorrufen, welche in Tenesmen, wässrigen oder blutigen, dysenterieartigen Durchfällen bestehen. Bei mehr chronischem Verlauf der Vergiftung finden sich besonders im Dickdarm Hyperämien, hämorrhagische Erosionen und diphtheritische Geschwüre.

In Vergiftungsfällen an Menschen sind die Symptome der acutesten Form, die aber immerhin im Vergleich zu anderen acuten Vergiftungen einen chronischen Charakter hat, Magenkatarrh, Kolikschmerzen, einfache und blutige, unter Tenesmen erfolgende Darmentleerungen, die von Geschwürsbildungen und dysenterieartigen Schleimhautaffectionen des Dickdarms abhängen. Solche Darmerscheinungen hat man neben den Veränderungen der Mundhöhle und der Nieren auch bei den nicht seltenen Vergiftungen in Folge der antiseptischen Wundbehandlung mit Quecksilberchlorid auftreten sehen.

Einfache Stuhlentleerungen und Durchfälle ohne Schleimhautaffectionen stellen sich regelmässig bei der innerlichen Anwendung nicht zu kleiner Gaben von Kalomel und Quecksilberbromür ein. Da wegen der bald eintretenden Durchfälle der Kalomel wieder entleert wird, bevor noch erhebliche Mengen von Quecksilber zur Resorption gelangen, so folgt daraus, dass die Wirkung eine locale ist und wahrscheinlich in einer Erregung der Darmganglien besteht. Jedenfalls bleibt eine stärkere entzündliche Reizung des Darmkanals aus, und deshalb ist der Kalomel ein vortreffliches Abführmittel, das sich besonders für solche Fälle eignet, in denen wie im Abdominaltyphus der Darm selbst der Sitz der Erkrankung ist. Bei Kinderdurchfällen erwartet man von diesem Mittel ausser der Entleerung des in Zersetzung begriffenen Darminhalts auch eine antiseptische Wirkung. In der That verhindert die Anwesenheit von Kalomel bei der künstlichen Verdauung den Eintritt der Fäulniss, ohne die Wirkung der Verdauungsfermente zu beeinträchtigen (Wassilieff[1])).

Man hat dem Kalomel einen begünstigenden Einfluss auf die Gallensecretion zugeschrieben. Allerdings rührt die

---

1) Ztschr. f. physiol. Chem. 6. 112. 1881.

zuweilen beobachtete, eigenthümlich grüne Färbung der „Kalomelstühle" von einem reichlichen Gehalt derselben an Gallenfarbstoff her (Simon; Buchheim und v. Oettingen [1])). Indessen fand man in Versuchen an Thieren mit temporären und permanenten Gallenfisteln nach der Application von Kalomel nur selten eine Vermehrung oder Beschleunigung der Gallensecretion (Nasse, 1858; Röhrig), in der Regel erfuhr dieselbe vielmehr eine Verminderung (Kölliker und Müller, 1855; Scott; Bennett; Rutherford). Dagegen steigert das Quecksilberchlorid zwar nicht bei subcutaner Injection (Bennett), wohl aber bei der Application in den Magen in bedeutendem Masse die Gallenabsonderung.[2])

Wie die Schleimhaut der Mundhöhle und des Verdauungskanals ist auch die **äussere Haut** häufig der Sitz mercurieller Affectionen, die in Roseola, Exanthemen und Ekzemen bestehen.

Auch die **Kreislaufsorgane** werden von dem Quecksilber stark afficirt. Bei acuten Vergiftungen erfolgt Sinken des Blutdrucks, das hauptsächlich durch Herzlähmung bedingt wird, die hier weit mehr in den Vordergrund tritt, als bei der Arsenik- und Antimonvergiftung. Ausserdem scheint daran auch Gefässlähmung einen gewissen Antheil zu haben. Aber nur nach der Injection etwas grösserer Mengen der oben genannten Verbindungen des Quecksilberoxyds mit Amidosäuren in das Blut sterben die Thiere unmittelbar an den Folgen der Herzlähmung, die sich auch an Fröschen gut demonstriren lässt (v. Mering [3])).

Endlich verursacht das Quecksilber bei der chronischen Vergiftung an Menschen, abgesehen von den als Complicationen auftretenden Erkrankungen, eine Reihe von Erscheinungen, welche das **Centralnervensystem** betreffen. Zu diesen gehört vor allen Dingen das Mercurialzittern, der **Tremor mercurialis**, der sich bis zu krampfartigen Bewegungen in einzelnen Gliedern steigern kann. Sehr eigenartig ist die als **Erethismus mercurialis** bezeichnete psychische Erregbarkeit, welche oft durch die geringfügigsten Gemüthsbewegungen verstärkt oder hervorgerufen wird und mit Schlaflosigkeit, Kopfschmerzen und Herzklopfen

---

1) a. a. O. oben S. 320.

2) Die Literatur bei Rutherford, On the physiol. action of drugs on the secretion of bile. Transact. of the R. soc. of Edinburgh. **29**. 133. 1879.

3) Arch. f. exp. Path. u. Pharmak. **13**. 86. 1880.

verbunden ist. Hierher gehören auch die verbreiteten und die in verschiedenen Theilen des Organismus, z. B. in der Nähe der Gelenke, localisirten Schmerzen.

An Thieren sind diese Gehirnerscheinungen wenig ausgebildet. Doch kommen Zittern und Andeutungen des Erethismus in Form von Schreckhaftigkeit vor, aber durchaus nicht constant, so dass es schwer zu entscheiden ist, ob es sich um primäre, specifische Quecksilberwirkungen oder um die Folgen abnormer nutritiver Vorgänge handelt.

Eine besondere Beachtung verdienen die **Veränderungen in den Nieren**, die nicht nur regelmässig bei schwereren Vergiftungen vorkommen, sondern auch bei der therapeutischen Anwendung des Quecksilbers ohne erhebliche andere Erscheinungen der Quecksilberwirkung beobachtet werden. Auch hierbei handelt es sich um die energisch nekrotisirende Wirkung dieses Metalls. Der Sitz der Wirkung sind hauptsächlich die Epithelien der Harnkanälchen und der Glomeruli. Diese Organgebilde erfahren zunächst nur einen mässigen Grad von Reizung, wodurch eine Steigerung ihrer Function und in Folge dessen eine vermehrte Harnabsonderung herbeigeführt wird. Dann werden sie in einen hyperämischen und entzündlichen Zustand versetzt, und im Harn treten Eiweiss und Cylinder, auch wohl Blut auf. Man hat es mit einer mehr oder weniger acuten Nephritis zu thun. Allmälig entwickelt sich eine Nekrose der Harnkanälchen, erst in einzelnen Gruppen derselben, dann in weiterer Ausdehnung; jene atrophiren und veröden schliesslich vollständig, wenn die Zufuhr von Quecksilber nicht frühzeitig unterbrochen wird.

Mit dieser Nierenentzündung sind reichliche Kalkablagerungen in den Harnkanälchen der Nierenrinde verbunden (Pavy, 1860; Saikowsky[1])), die sowohl an Menschen wie bei Thieren, besonders leicht und rasch bei Kaninchen, Meerschweinchen und Ratten, seltener bei Hunden, auftreten. Die Verkalkung beginnt in den Epithelien der gewundenen Harnkanälchen bei Menschen, der geraden bei Kaninchen und bildet schliesslich förmliche Kalkcylinder.

Man hat diese Verkalkung mit einer Entkalkung der Knochen in Zusammenhang gebracht (Prevost, 1883). Doch ist der Kalkgehalt des Blutes bei der Quecksilbervergiftung nicht vermehrt (Königer, 1888; Klemperer, 1889) und die Kalkausscheidung

---

1) Virch. Arch. 37. 346. 1866.

im Harn unverändert oder vermindert (Königer: Klemperer; Binet, 1891) und nur zuweilen gesteigert (Jablonowski, 1849; G. Hoppe-Seyler, 1891)[1]).

Es kann darüber kaum ein Zweifel bestehen, dass die Ursache der Kalkablagerung in einer verminderten Functionsfähigkeit der vergifteten Nierenepithelien zu suchen ist. Bemerkenswerth ist, dass solche Kalkablagerungen, die im Wesentlichen aus Calciumphosphat zu bestehen scheinen, auch bei Nierenentzündungen vorkommen, die durch andere Gifte, Aloïn und Wismuth, hervorgerufen werden[2]). Diese Thatsache spricht ebenfalls dafür, dass die Ursache der Verkalkung nicht ausserhalb der Nieren zu suchen ist.

Ueber das **Verhalten des Stoffwechsels** unter dem Einfluss des Quecksilbers ist wenig bekannt. Bei einem an Syphilis leidenden, im Stickstoffgleichgewicht befindlichen Manne wurde nach der Einreibung von grauer Salbe bis zum Eintritt des Speichelflusses die Stickstoffausscheidung weder vermehrt noch vermindert gefunden (v. Boeck[3])). Die Veränderungen des Stoffwechsels, die man in Versuchen an Thieren beobachtet hat und die das eine Mal in einer Vermehrung, ein anderes Mal in einer Verminderung der Stickstoffmenge des Harns bestanden, sind als Folgen der Localerkrankungen, namentlich des Darmkanals und der Nieren, der allgemeinen Ernährungsstörungen und der zuweilen vorkommenden fieberhaften Zustände aufzufassen (vergl. unter Arsen, oben S. 412).

Eine besondere Beachtung verdient die zuerst an Menschen gemachte und durch Versuche an Thieren bestätigte Beobachtung, dass unter dem Gebrauch kleiner Gaben von Quecksilber das Körpergewicht zunimmt und die **Zahl der rothen Blutkörperchen** vermehrt wird (Liègeois, 1869; Bennet, 1874; Keyes, 1876; Schlesinger[4])). Wir haben es also hier mit einem ähnlichen, anscheinend günstigen Einfluss auf die Ernährungsverhältnisse zu thun, wie unter gewissen Bedingungen nach dem Gebrauch kleiner Arsenikmengen (vergl. S. 410 und 411).

––––

1) Vergl. die ausführliche Literatur in der Monographie von Karvonen, Ueb. d. Einfl. des Quecksilbers auf die Nieren. Berlin 1898.
2) Vergl. Neuberger, Arch. f. exp. Path. u. Pharmak. 27. 39. 1890.
3) Ztschr. f. Biolog. 5. 393. 1869.
4) Arch. f. exp. Path. u. Pharmak. 13. 317. 1881. Literatur.

Als Folgen der Quecksilbervergiftnng verdienen noch genannt zu werden **Verfettungen** in den Organen, die mit einem raschen Schwund des normalen Fettgewebes, auch der Fettzellen des Knochenmarks (Heilborn[1])) verbunden sind, und der **Diabetes**, der an Kaninchen und Hunden nach subcutaner Injection von Sublimat meist erst nach einiger Zeit auftritt, zuweilen 4—8 Tage anhält (Saikowsky[2])) und auch an Menschen beim chronischen Mercurialismus beobachtet ist.

Die sogenannte **Mercurialkachexie,** die sich bei der chronischen Quecksilbervergiftung an Menschen neben den zahlreichen Localerkrankungen in Form von Anämie, Abmagerung und mancherlei Allgemeinleiden entwickelt, darf wohl keine selbständige Bedeutung beanspruchen, sondern ist im Wesentlichen auf die Erkrankung des Verdauungskanals zurückzuführen, durch welche die Verdauung und Ernährung auf die Dauer eine grosse Beeinträchtigung erfahren müssen. Auf die zur Erklärung dieser und der übrigen Ernäbrungsstörungen ausgeführten Blutanalysen ist kein grosses Gewicht zu legen.

Von den im Vorstehenden skizzirten Quecksilberwirkungen und ihren Folgen lässt sich die **therapeutische Bedeutung** dieses Metalls nicht ableiten, denn abgesehen von der Anwendung des Kalomels als Abführmittel sucht man alle jene Wirkungen, selbst den als eine der ersten Erscheinungen auftretenden Speichelfluss auf das sorgfältigste zu vermeiden.

Man ist daher gezwungen, auf Veränderungen des Stoffwechsels und der Ernährung zurückzugreifen.

Die hervorragendste Rolle spielt das Quecksilber bei der Behandlung der secundären syphilitischen Localerkrankungen, der Condylome, indurirten Geschwüre, der Haut- und Rachenaffectionen. Ueber den Nutzen und die Zweckmässigkeit dieser Behandlungsweise sind die Ansichten seit dem 16. Jahrhundert bis auf die Gegenwart zwar getheilt geblieben, doch darf man auf Grund zahlreicher übereinstimmender Angaben annehmen, dass die genannten syphilitischen Affectionen unter dem Gebrauch des Quecksilbers sicherer und rascher schwinden, als bei anderen Behandlungsweisen.

Den Vorgang der Heilung der Syphilis hat man sich wohl so zu denken, dass durch die Wirkungen des Metalls auf die Stoff-

---

1) Arch. f. exp. Path. u. Pharmak. 8. 361. 1878.
2) a. a. O. oben S. 424.

wechselvorgänge die Localerkrankungen beseitigt, und in Folge dessen die Quellen des syphilitischen Giftes verstopft werden. Dass das letztere von den kleinen Mengen des Metalls. die bei solchen Kuren zur Wirkung gelangen, direct zerstört wird. scheint ausserhalb des Bereiches der Möglichkeit zu liegen.

Das Quecksilber wird ausserdem. hauptsächlich in Form der Einreibungen von grauer Salbe, bei Entzündungen der serösen Häute, der Drüsen und des Unterhautzellgewebes gebraucht. Falls diese Anwendung Heilerfolge aufzuweisen hat, was schwer zu beurtheilen ist, so stehen diese wohl mit der desinficirenden Wirkung im Zusammenhang.

Wenn demnach alle Thatsachen darauf hinweisen, dass die therapeutische Bedeutung des Quecksilbers, abgesehen von der Desinfection, darin zu suchen ist, dass es die Stoffwechselvorgänge im Allgemeinen und die Ernährungsverhältnisse der einzelnen Organe vielleicht in eigenartiger Weise beeinflusst, so ist es doch vorläufig noch nicht möglich, das Wesen dieser Veränderungen der Ernährung und des Stoffwechsels zu übersehen. weil uns darüber nur eine geringe Anzahl zusammenhangloser und einander widersprechender Beobachtungs- und Versuchsresultate vorliegt, unter denen die Folgezustände von den primären Wirkungen zu trennen sind.

Ein eingehendes Studium hat die Vertheilung des resorbirten Quecksilbers in den Organen und seine Ausscheidung aus dem Organismus erfahren und bildet ein unerschöpfliches Thema der Bearbeitung seitens der Syphilispraktiker. Die Ausscheidung erfolgt zum Theil mit dem Harn, hauptsächlich aber wohl durch die Darmschleimhaut mit dem Koth, hält längere Zeit nach der letzten Aufnahme an und ist grossen Unregelmässigkeiten unterworfen. Das meiste Quecksilber findet sich in der Leber und in den Nieren, nächstdem in der Wandung des Dickdarms (E. Ludwig und Zillner[1]); E. Ludwig und Ullmann[2])). Der Gebrauch von Jodkalium scheint nach neueren Untersuchungen auf die Ausscheidung keinen Einfluss zu haben (Vajda und Paschkis).

Die Auswahl der einzelnen Quecksilberpräparate zur Erzielung einer „constitutionellen" Wirkung für therapeutische Zwecke richtet sich im Wesentlichen nach der gewünschten Applicationsweise. Der Kalomel dient für den innerlichen Gebrauch. Er bleibt aber längere Zeit im Verdauungskanal liegen und erzeugt daher leicht Durchfälle und andere Magen- und Darmer-

<hr>

1) Wien. klin. Wochenschr. 1889. Nr. 45. 1890. Nr. 28—32.
2) Arch. f. Dermatol. u. Syph. 1893. Suppl. 220.

scheinungen. Für die Anwendung in Form der subcutanen Injectionen eignen sich die oben (S. 419) erwähnten Amid-, Amido- und Peptonverbindungen des Quecksilberoxyds, die aus dem Sublimat durch Vermischen seiner Lösung mit den entsprechenden stickstoffhaltigen Verbindungen und Neutralisiren der Flüssigkeit mit Natriumcarbonat hergestellt werden können. Doch kann selbst durch solche Verbindungen wegen der Vergiftung der Gewebe (vergl. S. 419) eine locale Wirkung nicht vermieden werden. An Thieren entsteht nach der Einspritzung von Sublimat unter die Haut die oben (S. 424) beschriebene Form der Nierenentzündung, und im Harn erscheint Eiweiss (Saikowsky). Bei der subcutanen Injection der Quecksilberverbindungen an Menschen ist daher auf die Möglichkeit der Entstehung von Nierenerkrankungen Rücksicht zu nehmen.

Dem früher (S. 396) Gesagten entsprechend wirken die metallorganischen Verbindungen des Quecksilbers in selbständiger Weise. Das basische Quecksilberdiäthyl verursacht zunächst nur eine Lähmung des Centralnervensystems, dann treten in Folge der allmäligen Zersetzung der Verbindung die gewöhnlichen Quecksilberwirkungen hinzu, und schliesslich hat man es mit diesen allein zu thun (Hepp[1]). Nach kleineren Gaben bleiben die Quecksilberdiäthylwirkungen aus und dann tritt unvermittelt mit unberechenbarer Intensität die Quecksilbervergiftung ein. Deshalb ist das Präparat für praktische Zwecke unbrauchbar. Auch in dem Kaliumquecksilberhyposulfit ist das Quecksilber nicht als Metall-Ion, sondern in Form der quecksilberunterschwefligen Säure enthalten, die aber im Organismus der Warmblüter sehr rasch unter Abspaltung von Quecksilber zersetzt wird und in Folge dessen ebenso giftig wie der Sublimat ist Dreser[2].

Die graue Salbe wird für die Schmierkuren benutzt, welche in solchen Fällen angezeigt sind, in denen man Störungen des Verdauungskanals soweit wie möglich zu vermeiden wünscht und die subcutane Application wegen der Nierenaffection fürchtet. Der Ersatz der grauen Salbe durch eine Lösung von ölsaurem Quecksilber in Oel oder Salbenmasse ist nicht zweckmässig, weil durch dieses Präparat leicht Hautentzündungen verursacht werden, während bei der frisch bereiteten grauen Salbe die Bildung des ätzenden fettsauren Quecksilbers an der Haut (vergl. S. 420 u. 421) nur allmälig erfolgt, so dass seine Menge hier immer eine beschränkte bleibt und eine Aetzung vermieden wird.

1 Arch. f. exp. Path. u. Pharmak. 23. 91. 1887.
   Arch. f. exp. Path. u. Pharmak. 32. 456. 1893.

Die neuerdings versuchte subcutane Injection von Kalomel und anderen unlöslichen Quecksilberverbindungen ist ganz irrationell.

Eine ausgedehnte Anwendung findet, wie schon vielfach in früherer Zeit, seit dem Jahre 1886 der Kalomel als Diureticum bei Wassersuchten und ist namentlich bei solchen erfolgreich, die von Störungen der Herzthätigkeit abhängen. Auch am Kaninchen ruft er eine Vermehrung der Harnsecretion hervor, die aber niemals die Höhe erreicht, wie die Coffeïndiurese und im Gegensatz zu dieser in der Chloralnarkose und nach Durchreissung der Nierennerven ausbleibt (Cohnstein[1]). Diese Thatsache sowie der Umstand, dass der Kalomel bei Wassersuchten, die von Herzkrankheiten abhängen, sich besonders wirksam erweist, könnten die Annahme gerechtfertigt erscheinen lassen, dass die Diurese von einer Einwirkung des Oxydulquecksilbers auf die Circulationsorgane abhängig ist. Indessen erscheint es jetzt sicher, dass es sich um eine directe Wirkung auf die Nierenepithelien und zwar vorzugsweise der geraden Kanälchen der Rinde handelt, in welchen auch die Kalkablagerungen auftreten. Die Verstärkung der Harnabsonderung ist eine Theilerscheinung eines geringen Grades entzündlicher Reizung der Nierenepithelien. Nicht immer gelingt es, an Kranken die Wirkung auf diesen Grad zu beschränken. Zuweilen werden wirkliche entzündliche Zustände herbeigeführt, es treten Eiweiss und Cylinder im Harn auf und die Menge des letzteren wird statt vermehrt, in erheblichem Masse vermindert. Auch andere Erscheinungen von Quecksilbervergiftung: Speichelfluss, Mundentzündung und Durchfälle, hat man dabei auftreten sehen.

Ueber Wirkungen des sogenannten colloïdalen oder löslichen metallischen Quecksilbers[2] lässt sich vorläufig ein sicheres Urtheil nicht bilden. Solche Lösungen oder Sole enthalten das Metall in äusserst fein vertheiltem und suspendirtem Zustande. Von einer wirklichen Lösung des Metalls, d. h. von einer Vertheilung desselben in Form von Moleculen, Atomen oder Ionen, kann dabei nicht die Rede sein. Daher ist es mindestens zweifelhaft, ob ein Metall in dieser colloïdalen Form überhaupt wirksam sein kann. Wenn man nach der Application solcher

---

1) Arch. f. exp. Path. u. Pharmak. 30. 132. 1892.
2) Vergl. Werler, Das lösliche metallische Quecksilber als Heilmittel. Berlin 1899. Literatur.

Lösungen Quecksilberwirkungen beobachtet hat, so hängt das sicherlich von Beimengungen solcher Quecksilberverbindungen ab, die in Ionenform aufzutreten im Stande sind.

Die übrigen der nachstehenden Präparate eignen sich bloss für die locale Anwendung, insbesondere als Aetzmittel.

1. **Hydrargyrum**, Quecksilber; dient zur Herstellung der grauen Salbe.

2. **Unguentum Hydrargyri cinereum**, graue Quecksilbersalbe. Schweineschmalz 112, Wollfett 15, Olivenöl 3, Hammeltalg 70, Quecksilber 100.

3. **Hydrargyrum chloratum**, $HgCl$, Quecksilberchlorür, Kalomel. Durch Sublimation hergestelltes, fein geschlämmtes Pulver. In Wasser ganz unlöslich. Gaben als Abführmittel 0,1—0,5, bei Kindern 0,01—0,02, täglich 2—3 mal, in Pulvern. Der gleichzeitige Gebrauch von Alkalien oder von Brom- und Jodkalium ist zu vermeiden.

4. **Hydrargyrum chloratum vapore paratum**. Durch schnelles Erkalten des Kalomeldampfes gewonnenes Pulver.

5. **Hydrargyrum bichloratum**, $HgCl_2$, Quecksilberchlorid, Sublimat. In 16 Wasser, 3 Weingeist und 14 Aether löslich. Gaben 0,005—**0,02!**, täglich bis **0,06!** Die Pastilli Hydrargyri bichlorati bestehen aus gleichen Theilen Sublimat und Kochsalz.

6. **Hydrargyrum bijodatum**, Quecksilberjodid; durch Fällung von $HgCl_2$ mit KJ. In Wasser kaum, in 130 Weingeist löslich. Gaben **0,02!** täglich bis **0,06!**

7. **Hydrargyrum cyanatum**, Quecksilbercyanid. Gaben **0,02!**, täglich bis **0,06!**

8. **Hydrargyrum oxydatum**, rothes Quecksilberoxyd. Rothes Pulver. Gaben **0,02!**, täglich bis **0,06!**

9. **Hydrargyrum oxydatum via humida paratum**, gelbes Quecksilberoxyd; durch Fällen von Quecksilberchlorid mit Natronlauge dargestellt. Gaben **0,02!**, täglich bis **0,06!**

10. **Unguentum Hydrargyri rubrum**, rothe Quecksilbersalbe. Rothes Quecksilberoxyd 1, Paraffinsalbe 9.

11. **Hydrargyrum praecipitatum album**, weisses Quecksilberpräcipitat. Gemenge der Amido- (NH_2HgCl) und Diamidoverbindung ($(NH_3Cl)_2Hg$); weisses, in Wasser unlösliches Pulver.

12. **Unguentum Hydrargyri album**, weisse Quecksilbersalbe. Weisses Quecksilberpräcipitat 1, Paraffinsalbe 9.

13. **Hydrargyrum salicylicum**, Quecksilbersalicylat. In Wasser fast unlöslich. Gabe: **0,020!**

11. Gruppe des Eisens.

Wie kein anderes Metall hat das Eisen eine hervorragende **physiologische Bedeutung**, nicht nur weil es an dem **Aufbau des Hämoglobins** der höheren Thiere betheiligt ist, sondern auch wegen seines allgemeinen **Einflusses auf die Ernährungsvorgänge** in den Geweben aller Organismen, der thierischen sowohl wie der pflanzlichen. Für diese Vorgänge scheint es ebenso unentbehrlich zu sein, wie für die Blutbildung.

Für einzelne pflanzliche Organismen ist die Unentbehrlichkeit des Eisens mit Sicherheit erwiesen. Mais- und Eichelkeimlinge wachsen in eisenfreier Nährlösung nur so lange, als der in den Samen aufgespeicherte Eisenvorrath reicht (Knop, 1869). Ein geringer Zusatz eines Eisensalzes zu der Nährlösung ist für das Gedeihen von Aspergillus niger sehr förderlich (Raulin, 1869), während ein völliger Ausschluss des Metalls von dem Nährboden das Wachsthum dieses Pilzes gänzlich verhindert (Molisch[1])) Dabei hat das Eisen mit dem Chlorophyll nichts zu thun, weil es in demselben gar nicht vorkommt.

Es ist gewiss nicht ohne Bedeutung, dass auch die blutlose Cornea Eisen enthält.

Das Eisen hat daher die **Bedeutung eines Nährstoffes,** ist aber kein eigentliches Arzneimittel. Wenn das Kochsalz in reichlicherer Menge aufgenommen wird, als der Bedarf des Organismus erfordert, so kann der Ueberschuss heilsam wirken, und man darf das Kochsalz in diesem Falle als Arzneimittel bezeichnen. Das Eisen ist es nicht einmal in diesem Sinne. Es muss dem Organismus wie jeder andere Nährstoff in der nöthigen Menge zugeführt werden, aber von einer besonderen, anderweitigen heilsamen Wirkung desselben wissen wir nichts. Daher kann es sich auch in Krankheiten nur darum handeln, das Eisen in analoger Weise anzuwenden, wie die übrigen Nährstoffe, d. h. es mit den Nahrungsmitteln oder in der Form, in welcher es in diesen vorkommt, dem Organismus zuzuführen.

Diese Sachlage führt unmittelbar zu der Frage, **in welcher Form das Eisen in den Nahrungsmitteln enthalten ist** und wie es am zweckmässigsten anzufangen ist, wenn es nöthig wird, die Versorgung des gesunden und kranken Körpers mit Eisen nicht bloss dem Zufall zu überlassen, sondern sie in zweck-

----

1) „Die Pflanze in ihren Beziehungen zum Eisen." Jena 1892.

mässiger Weise zu regeln. Man nahm gewöhnlich an, dass das Eisen in thierischen Organen an Phosphorsäure und Milchsäure oder, nach v. Gorup-Besanez, in der Milz zum Theil auch an einen Eiweissstoff gebunden sei. Kletzinsky[1]) scheint der erste gewesen zu sein, welcher den Unterschied des organischen Nahrungseisens von den gewöhnlichen Eisensalzen scharf betont, und Bunge[2]) versuchte zuerst, eine solche Verbindung aus dem Eidotter zu isoliren.

Das von Bunge Hämatogen genannte, nur 0,29% Eisen enthaltende Präparat war ein, in dem künstlichen Magensaft, den Bunge zur Darstellung anwandte, unverdaut gebliebener, zum Theil eisenhaltiger Rest des phosphorhaltigen Vitellins. Der Phosphorgehalt desselben betrug 5,19%. Nach diesen Zahlen enthält das Hämatogen auf 1 Atom Eisen nicht weniger als 33 Atome Phosphor. Das erscheint für eine einheitliche chemische Verbindung unwahrscheinlich, und man muss daher annehmen, dass das Hämatogen aus einem Gemenge von eisenfreien und eisenhaltigen Substanzen bestand. Bunge hat überhaupt nur ein Präparat analysirt. Sicher hätten von einer grösseren Anzahl nicht zwei die gleiche Zusammensetzung gehabt.

Zu erwähnen ist noch die von Zalesky (1886) Hepatin genannte Substanz, welche er aus dem Verdauungsrückstand der vorher mit Wasser und Kochsalzlösung ausgewaschenen Lebersubstanz darstellte und welche in 100 g nur 0,0176 g Eisen enthielt, das demnach nur als eine Verunreinigung zu betrachten ist.

In thierischen Organen, namentlich reichlich in der Leber, findet sich eine Eisenverbindung, das **Ferratin**[3]), in welcher das Eisen an Eiweissstoffe, die den Charakter von Säuren haben, nicht salzartig, sondern in eigenartiger Weise, man könnte sagen organisch gebunden ist.

Das Ferratin lässt sich in höchst einfacher Weise aus Schweinsleber darstellen. Man zerhackt die letztere zu einem Brei. vermischt diesen mit dem mehrfachen Volum Wasser, erhitzt die Mischung unter stetigem Umrühren allmälig zum Sieden und unterhält das letztere so lange, bis die Flüssigkeit völlig klar erscheint, was meist schon nach wenigen Minuten der Fall ist. Dann trennt man die Brühe mittelst Filtrirens oder Durchseihens durch ein dichtes Tuch von den geronnenen Lebertheilchen. Nach dem Abkühlen fügt man zu der gelblich gefärbten Brühe, die völlig klar sein soll, so lange tropfenweise verdünnte Weinsäurelösung oder auch gewöhnlichen Essig hinzu, bis der gebildete Niederschlag nicht mehr merklich zunimmt und die Flüssigkeit nach dem Um-

---

1) Ztschr. d. Gesellsch. der Aerzte zu Wien. 10. Jahrg. 2. 288. 1854.
2) Ztschr. f. physiol. Chem. 9. 49. 1885.
3) Arch. f. exp. Path. u. Pharmak. 33. 101. 1894.

rühren und Absitzen des Niederschlages wieder klar erscheint. Der Niederschlag ist das Ferratin, das auf einem Filter gesammelt und getrocknet wird.

Das Ferratin bildet eine lichtbraune, fast geschmacklose Masse, die 6 % Eisen enthält und sich in frisch bereitetem Zustande äusserst leicht, nach dem Trocknen und Aufbewahren aber nur beim Erwärmen allmälig in Alkalien löst. Es ist eine Säure und bildet mit Erdalkalien und Schwermetallen, auch mit Eisen, unlösliche Salze.

Das Ferratin kann auch künstlich dargestellt werden. Durch die Einwirkung von Alkalien in der Wärme werden die gewöhnlichen Eiweissstoffe, z. B. Globuline und Albumine, wie Säureanhydride zu Säuren aufgeschlossen, die man zusammenfassend als Albuminsäuren bezeichnen kann. Diese verbinden sich mit den Basen der Alkali-, Erdalkali- und Schwermetalle zu albuminsauren Salzen oder Albuminaten. Erhitzt man albuminsaures Eisenoxyd in passender Weise in alkalischer Lösung, so wandelt es sich in Ferratin um, das jetzt nicht mehr ein Eisenalbuminat ist, sondern als Ferrialbuminsäure aufgefasst werden muss. Man kann dieses künstliche Ferratin auch aus der phosphorhaltigen Vitellin- und Caseïnsäure herstellen.

Auch andere, nicht saure Stoffe bilden ähnliche Verbindungen, wenn in ihnen die Hydroxylgruppe (OH) mehrfach vertreten ist. Vielleicht entstehen sie in der Weise, dass unter der Einwirkung von Alkalien ein einwerthiger Eisenoxydrest (FeO) entsteht, der an die Stelle des Wasserstoffs der Hydroxyle tritt.

Das in dem Ferratin und allen übrigen entsprechenden Verbindungen enthaltene Eisen verhält sich gegen Reagentien anders als das salzartig gebundene. Fügt man zu einer ammoniakalischen Lösung von Ferratin soviel Schwefelammonium hinzu, dass seine Menge ausreichend wäre, um alles in der Ferratinlösung enthaltene Eisen sofort in die Schwefelverbindung überzuführen, wenn es darin als Salz vorkäme, so tritt zunächst gar keine Reaction ein. Allmälig färbt sich die Flüssigkeit in Folge der Bildung von Schwefeleisen dunkler, und es können bei gewöhnlicher Temperatur nach Zusatz der angegebenen Menge Schwefelammonium viele Stunden vergehen, bevor das sämmtliche Ferratineisen in Schwefeleisen übergeführt ist. Das Eisen ist also in der Ferratinbindung nicht dissociirbar, was man auch daran erkennt, dass bei der Elektrolyse einer alkalischen Ferratinlösung das Ferratin oder die Ferrialbuminsäure sich an der positiven Elektrode abscheidet. Nur wenn bei längerer Einwirkung des elektrischen Stromes, in Folge von Verunreinigungen der Lösung mit verschiedenen Salzen, am positiven Pol vorübergehend Chlor oder Säuren frei werden und eine Zersetzung eines kleinen Theiles des Ferratins bewirken, scheidet sich schliesslich auch metallisches Eisen an der negativen Elektrode ab.

Diese Unterschiede zwischen Ferratin und Eisenalbuminat müssen deshalb besonders betont werden, weil von manchen Autoren, die sich mit der Beurtheilung des Ferratins beschäftigt haben, das letztere consequent als Eisenalbuminat bezeichnet wird.

Das aus der Leber in der oben angegebenen Weise dargestellte Ferratin enthält, zum Theil wenigstens in Form des letzteren, auch phosphorhaltige Albuminsäure, die vielleicht mit dem phosphorhaltigen Eiweissstoff der Milch oder mit dem Vitellin von Levene und Alsberg[1] identisch ist. In dem künstlichen, aus Eiereiweiss dargestellten Ferratin findet sich nur wenig von diesem phosphorhaltigen Ferratin. Doch kann es leicht aus dem Vitellin des Eidotters oder aus dem phosphorhaltigen Antheil des Caseïns dargestellt werden.

Das mit der Nahrung aufgenommene **Ferratin wird** nach der Resorption zunächst **in den Organen als Reservestoff abgelagert**, um dann nach Massgabe des Bedarfs des Blutes und der Gewebe verbraucht zu werden. Dieses Verhalten lässt sich durch sehr einfache Versuche erweisen. Wenn man an Hunden wiederholte Blutentziehungen macht, so verschwindet das unter gewöhnlichen Verhältnissen auch bei diesen Thieren in reichlicher Menge in der Leber aufgespeicherte Ferratin fast vollständig, weil es zur Blutbildung verbraucht wird. Die quantitativen Bestimmungen von Vay[2] unter Quincke's Leitung ergaben, dass der Ferratingehalt der menschlichen Leber im Grossen und Ganzen dem allgemeinen Ernährungszustand parallel geht. Ueber die Bedeutung des Ferratins kann also kein Zweifel bestehen.

Ob das Ferratin, wie es in den thierischen Organen vorkommt, die einzige als Nährstoff verwerthbare Eisenverbindung der Nahrungsmittel thierischen und pflanzlichen Ursprungs ist, lässt sich vorläufig nicht entscheiden. Sicher ist, dass das Eisen

1) Ztschr. f. physiol. Chem. **31**. 543. 1901.
2) Ztschr. f. physiol. Chem. **20**. 377. 1895.

in allen Nahrungsmitteln in derselben Weise gebunden vorkommt,
wie im Ferratin.

Wenn demnach unter normalen Verhältnissen die Versorgung
des Organismus mit dem nothwendigen Eisen nur in Form von
Ferratin erfolgt, so pflegt man dagegen in Krankheiten auch
jetzt noch fast ausschliesslich **die gewöhnlichen Eisensalze** anzuwenden. Es fragt sich daher, ob diese letzteren das
Ferratin als Nährstoff zu ersetzen im Stande sind. Bei
der Beantwortung dieser Frage kommt es zunächst darauf an,
zu untersuchen, ob diese Eisensalze vom Magendarmkanal resorbirt werden. In früheren Zeiten nahm man das als selbstverständlich an. Allmälig tauchten aber Zweifel an der Resorbirbarkeit derselben auf, ohne dass die Sache viel Beachtung
gefunden hätte. Erst nach der Entdeckung des Ferratins fanden
die lebhaftesten Erörterungen über die Frage der Resorbirbarkeit
der verschiedensten Eisenpräparate statt und zahlreiche Versuche
wurden zur Entscheidung derselben unternommen.

Das Eisen wirkt sehr giftig, wenn schwach alkalisch
reagirende Lösungen seiner Doppelsalze unter die Haut oder in
das Blut eingespritzt werden. Bei der ersteren Applicationsweise stellen sich an Hunden die ersten Vergiftungserscheinungen
zuweilen schon nach Gaben von 1—2 mg Eisen pro kg Körpergewicht ein (Jacobj[1]). Diese Ionenwirkungen des Eisens, von
denen sein physiologisches Verhalten ganz unabhängig ist, bleiben
vollständig aus, wenn die Eisenverbindungen in den Magen eingeführt werden. Ein Hund von 2,5 kg Körpergewicht, welchem
H. Meyer und Williams[2] 5 Wochen lang täglich 0,68 g Eisen
als weinsaures Natriumdoppelsalz verabreichten, blieb bis auf eine
geringe Darmreizung die ganze Zeit hindurch vollständig gesund. Bei solchen Versuchen müssen aber die Gaben nur allmälig gesteigert werden, damit eine Abstumpfung der Magenschleimhaut gegen die Aetzung zu Stande kommen kann. Werden von vorne herein sehr grosse Gaben auf einmal gegeben, so
erfolgt durch Aetzung eine Magen-Darmentzündung, und jetzt
wird das Metall auch resorbirt und findet sich hernach in ver-

---

1) Ueb. Eisenausscheidung aus dem Thierkörper nach subc. und intravenös. Injection. Diss. Strassburg 1887.

2) Arch. f. exp. Path. u. Pharmak. 13. 82. 1880.

mehrter Menge im Harn[1]). Aber zu Vergiftungen in Folge von Resorption kommt es auch in solchen Fällen nicht.

Weit wichtiger aber, als die Giftigkeit bei einer derartigen Application zu ermitteln, ist es, festzustellen, ob die gewöhnlichen, arzneilich angewendeten Eisenpräparate vom Magendarmkanal wenigstens in solchen Mengen resorbirt werden, als es die Erfüllung nutritiver Zwecke erfordert. Unter den zahlreichen, zur Entscheidung dieser Frage in der verschiedensten Weise ausgeführten Versuchen, giebt es auch solche, in denen sicherlich eine Resorption solcher Eisenpräparate angenommen werden darf, aber immer ist dabei eine Aetzung der Schleimhäute des Verdauungskanals im Spiele gewesen.

Man leugnet vielfach, dass bei der Anwendung kleiner Mengen von gewöhnlichen Eisensalzen, mit Einschluss des Eisenchlorids, für therapeutische Zwecke und bei Versuchen an Thieren eine Aetzung, d. h. eine nutritive Veränderung der Magendarmschleimhaut zu Stande kommen könne. Diese Ansicht wird von Seiten der Praktiker damit begründet, dass keinerlei Symptome auf solche Veränderungen der Schleimhäute hindeuten. Gewöhnlich schliesst die Begründung mit dem Zusatz: „wenn man das Eisen vorsichtig anwendet". Zuweilen muss man sich mit der Versicherung begnügen, dass bei den kleineren Mengen und der grossen Verdünnung der angewandten Eisensalze von einer Aetzung „nicht die Rede" sein könne. Es kommt aber bei solchen Erörterungen vor allen Dingen darauf an, was man unter einer die Resorption begünstigenden Aetzung zu verstehen habe.

Das Hinderniss für die Resorption vieler Stoffe im Magen und Darmkanal bilden die Epithelien, wie an der Haut die Epidermis. Wird dieses Hinderniss, z. B. durch subcutane oder submucöse Injection, umgangen oder beseitigt, so erfolgt die Resorption. Die letztere kann aber auch ohne Beseitigung der Epithelien durch blosse nutritive Veränderung derselben zu Stande kommen. Nehmen wir eine Eisenchloridlösung, so kommt es zunächst auf die Verdünnung derselben gar nicht an. Das Wasser oder was sonst zu ihrer Verdünnung gedient hat, wird verhältnissmässig rasch resorbirt und das Eisenchlorid dabei concentrirt. Hat es sich mit Eiweissstoffen des Magen- oder Darm-

---

1) Arch. f. exp. Path. u. Pharmak. 16. 380. 1883.

inhalts salzartig verbunden, so findet an der resorbirenden Epithelialschicht der Schleimhaut gleichsam ein Austausch statt. Die Eiweissstoffe der gebildeten lockeren Eisenverbindung werden resorbirt und das Eisen bleibt zunächst an den Epithelien haften, die dadurch in geringerem oder höherem Grade in demselben Sinne erkranken, wie die Epithelien der Harnkanälchen in der Niere, wenn ihnen die Ausscheidung von Eisen- oder anderen Metallverbindungen aus dem Blute zugemuthet wird. Wie hier in Folge einer derartigen Aetzung das Auftreten von Eiweiss im Harn und der Uebergang des Metalls in den letzteren vermittelt wird, so im Darm die Resorption. Das ist der Vorgang, den man in diesem Falle im pharmakologischen Sinne als Aetzung bezeichnen muss.

Das Ferratin dagegen wirkt nicht ätzend, weil in ihm das Eisen derartig an Eiweissstoffe gebunden ist, dass es mit diesen zusammen die Epithelialschicht passiren kann, ohne an ihr, wie das Eisen der Salze, haften zu bleiben und die Veränderungen hervorzubringen, die man als Aetzung bezeichnet. Der Einwirkung des sauren Magensaftes widersteht das Ferratin nicht vollkommen. Aber während der Zeit, die es nach den erforderlichen Gaben im Magen verweilt, ist die unter der Einwirkung des Magensaftes zu Stande kommende Salzbildung, besonders wenn man statt des freien Ferratins die Natriumverbindung desselben anwendet, so gering, dass eine Aetzung dadurch in keinem Falle zu befürchten ist. Daher kann das Ferratin, im Gegensatz zu anderen Eisenpräparaten, wie die Erfahrung gelehrt hat, beliebig lange in mehr als ausreichenden Gaben gebraucht werden, ohne Störungen der Magenfunctionen zu veranlassen.

Nach dem Uebergang des Mageninhalts in den Darm ist die Menge des hier nie fehlenden Schwefelwasserstoffs ausreichend, um diese kleinen Mengen der gebildeten Eisensalze sofort in Schwefeleisen überzuführen.

Wäre das Eisen in dem Ferratin ebenso fest gebunden wie in dem Ferrocyankalium, so würde das Ferratin für die physiologischen Zwecke im Organismus ebenso unbrauchbar sein, wie das letztere. Seine charakteristische Eigenschaft besteht eben darin, dass es ohne ätzend zu wirken die Darmwand passiren kann und als Reservestoff sein Eisen für alle erforderlichen Umsetzungen leicht herzugeben im Stande ist. Dieser Charakter des Ferratins ist bei seiner Beurtheilung oft missverstanden worden.

Was die Versuche betrifft, welche die **Resorption der Eisensalze**, d. h. der „medicinisch" angewendeten Eisenpräparate, erweisen sollen, so deuten ihre grosse Anzahl und die fortdauernde Wiederholung derselben schon von vorne herein darauf hin, dass ihnen im Allgemeinen kein grosses Vertrauen entgegengebracht wird. So erklären Abderhalden[1]) und Bunge die Versuche von Wolternig, Kunkel, Gaule, Hall, Hochhaus und Quincke zur Entscheidung der Frage über die Resorption des „unorganischen" Eisens für nicht entscheidend. Sie selbst stellten unter anderem Versuche an verschiedenen Thierarten mit Eisenchlorid an. In einem derartigen Versuche erhielten 3 Ratten täglich 29 Tage lang pro Thier 0,5 mg Eisen als Eisenchlorid, was in der ganzen Versuchszeit 42,0 mg Eisenchlorid ausmacht. Diese Menge entspricht auf einen Menschen von 70 kg Körpergewicht übertragen einer Menge von 406 g Liquor Ferri sesquichlorati. Schon ein kleiner Theil davon wäre ausreichend gewesen, eine gründliche Aetzung herbeizuführen.

Hall[2]) bestimmte das gesammte Körpereisen von weissen Mäusen, die entweder in der gewöhnlichen, „normalen" Weise ernährt waren oder „eisenfreies" oder „eisenreiches" Futter erhalten hatten. Er fand

bei 4 normal ernährten Mäusen durchschnittl. 0,94 mg Eisen pro Maus
    6   „   „ alten „   1,81
  „ 7 Mäusen nach eisenfreiem Futter   0,84
  „ 10   „   „ eisenreichem „   „   1,97 „   „   „   „

Das eisenfreie Futter bestand in „eisenfreiem" Casoïn. Das Eisen wurde in Form von Phosphorsäure - Eisenantipeptonat (Carniferin) verabreicht. Nimmt man an, dass in diesen Versuchen bei wochenlanger Fütterung mit eisenreicher Nahrung in der That von jeder der Mäuse einige Decimilligramm Eisen resorbirt wurden, so bleibt doch über die Ursache dieser Resorption nach Hall's eigenen Angaben nicht der geringste Zweifel bestehen. Er sagt: „die rasche Gewichtsabnahme tritt bald nach dem 21. Tage der Eisenfütterung ein. Um die gleiche Zeit bemerkt man die Anhäufung des Metalls in der Leber. Man kann diese Erscheinung in eine gewisse Analogie mit anderen Metallvergiftungen bringen." Die Resorption ist also hier die Folge einer Vergiftung, d. h. einer Aetzung.

1) Ztschr. f. Biolog. 39. 113. 1900.
2) Arch. f. Anat. u. Physiol. Physiol. Abthl. 1896. 49.

Ebenso unsicher wie solche quantitativen Bestimmungen, in denen es sich nur um Differenzen von Decimilligrammen handelt, sind die blossen Schätzungen des Eisengehalts der Gewebe auf Grund der Dunkelfärbung der letzteren mittelst Schwefclammonium. Alle Versuche über die Resorption des Eisens auf Grund von quantitativen Bestimmungen desselben in den Geweben normaler Thiere einerseits und solcher andererseits, denen Eisen beigebracht war, sind wegen des wechselnden Blutgehalts der Gewebe mit zu grossen Fehlerquellen verbunden, um Vertrauen erweckende Resultate zu liefern. Wird das Blut vorher aus den Organen mittelst Durchspülung derselben entfernt, so wird auch Ferratin fortgewaschen und die Versuche gewinnen nicht an Zuverlässigkeit.

Wegen der Unsicherheit solcher Untersuchungen hat man die Resorption der Eisenpräparate in indirecter Weise durch ihren Einfluss auf die Blutbildung und Ernährung zu ermitteln gesucht. Bunge und Abderhalden[1] kommen auf Grund zahlreicher derartiger Versuche zu dem folgenden Schluss: „Wenn also auch die Assimilation des anorganischen Eisens stattfände, dürfte dennoch dasselbe neben dem in der Normalnahrung enthaltenen Eisen als Material zur Hämoglobinbildung nicht in Betracht kommen." Ausserdem sind Ernährung und Wachsthum keineswegs immer von der Hämoglobinbildung im directen Verhältniss abhängig. Cloetta[2] fütterte von 9 jungen Hunden aus zwei Würfen je drei mit Milch allein und je drei mit Milch nach Zusatz von Ferratin und ebensoviele nach Zusatz von milchsaurem Eisen. Der Procentgehalt des Blutes an Hämoglobin war bei den Thieren, welche bloss Milch erhalten hatten, durchschnittlich um mehr als die Hälfte geringer, als bei denen, welchen gleichzeitig Eisen verabreicht worden war, das Körpergewicht dagegen hatte seit 33 Tagen bis zu dem Zeitpunkt, an dem die Hämoglobinbestimmungen ausgeführt wurden, bei jenen um 20 % des ursprünglichen Körpergewichts mehr zugenommen, als bei den Eisenhunden.

Der einzige sichere Weg, um über die Resorptionsverhältnisse der verschiedenen Eisenpräparate ins Klare zu kommen, besteht darin, dass man bei grösseren

1) Ztschr. f. Biolog. 39. 246. 1900.
2) Arch. f. exp. Path. u. Pharmak. 38. 161. 1897.

Thieren die mit den Fäces entleerten und im Darmkanal zurück-
gebliebenen Eisenmengen mit den in den Magen eingeführten vergleicht. Nur müssen solche Versuche, für welche Hunde sehr
geeignet sind, in einer ganz bestimmten Weise und mit den
nöthigen Vorsichtsmassregeln ausgeführt werden, wenn sie zum
Ziele führen sollen. Das Verfahren selbst ist ein höchst einfaches. Man setzt die Thiere einige Zeit auf reine Milchdiät,
wobei man den Darm vorher durch Abführmittel entleeren kann.
Doch kommt es auf diese Entleerung nicht wesentlich an. Bei
dieser Milchdiät entleeren die Thiere mit den Fäces schliesslich
täglich nur 1—2 mg Eisen. Wenn diese Constanz eingetreten
ist, so wird das zu untersuchende Eisenpräparat ohne Aenderung
der übrigen Versuchsbedingungen verabreicht. Nach einer den
Zwecken entsprechenden Zeit wird das Thier getödtet, und das
Eisen in dem sorgfältig gesammelten Magen- und Darminhalt
sowie in den Fäces bestimmt.

Werden solche Versuche bei Fütterung der Thiere mit Fleisch oder
anderen eisenreichen Nahrungsmitteln ausgeführt und wird nicht alles
Eisen von den Käfigen und von allem, was mit den Thieren in Berührung
kommt, sorgfältig ferngehalten, so gelangt man zuweilen zu scheinbar
ganz unmöglichen Resultaten.

So z. B. nahm in einem Versuche von Forster (1873) ein Hund mit
salzarmen Fleischrückständen während 38 Tagen 0,93 g Eisen auf. In den
Fäces von dieser Zeit wurden zusammen 3,59 g Eisen gefunden, also 2,66 g
mehr als mit dem Futter zugeführt war. Socin fütterte in drei Versuchen
Hunde bei „gewöhnlicher Kost", der noch Knochen hinzugefügt waren,
mit Eidotter, und fand in den Fäces in einem Versuche 0,1790 g, in einem
anderen 0,270 g Eisen mehr, als mit den Eidottern aufgenommen war.

Die Resultate der unter den erwähnten Vorsichtsmassregeln
ausgeführten Versuche über die Resorption des Eisens in Form
verschiedener Verbindungen sind in der nachstehenden Tabelle zusammengestellt.[1) In allen Fällen ist das künstlich dargestellte
Ferratin zur Anwendung gekommen.

---

1) Cloetta, Arch. f. exp. Path. u. Pharmak. 37. 73. 1895.

Präparat	Eingeführte Eisenmenge in mg	Im Magen- und Darminhalt u. den Fäces wiedergefunden in mg	Differenz in mg	Resorbirt in Proc.	Autor
Liquor ferri albuminati	115,2	121,6	+6,4	0	F. Voit 1892
Oxyhämoglobin	19,4	25,9	+6,5	0	
Ferrum citricum	231,6	213,2	—18,4	7,9	„ „
Ferratin	175,0	78,4	—96,6	55,2	P. Marfori 1892
Ferratin	65,0	28,0	—37,0	56,8	„ „
Ferratin	434,0	374,3	—59,7	13,7	P. Marfori 1894
Ferratin	249,6	168,1	—81,5	39,9	
Ferratin	204,0	120,0	—84,0	41,1	
Ferratin	226,2	147,9	—78,3	34,6	
Ferratin	215,0	125,0	—90,0	41,6	
Ferrum lacticum	200,0	219,0	+19,0	0	
Ferrum lacticum	220,0	229,0	+9,0	0	„ „
Ferratin	140,0	104,0	—36,0	25,0	P. Marfori 1895
Ferratin	91,0	81,0	—10,0	10,9	
Ferratin	135,0	94,0	—41,0	30,3	„ „
Ferratin	165,9	103,0	—62,9	37,9	Jaquet u. Kündig 1895
Salzsaures Hämin	49,5	50,0	+0,5	0	Cloetta 1895
Salzsaures Hämin	82,2	84,3	+2,1	0	
Salzsaures Hämin	83,0	79,5	—3,5	4,2	
Blut	168,0	169,3	+1,3	0	
Blut	120,0	123,5	+3,5	0	

Die vorstehenden Zahlen beweisen, dass von allen diesen Eisenverbindungen das Ferratin allein und zwar in reichlichen Mengen resorbirt wird. Namentlich bleibt auch das mit dem officinellen Liquor ferri albuminati sowie als Blut oder Hämatin in den Magen eingeführte Eisen vollständig im Verdauungskanal zurück. Man hat gegen dieses Resultat eingewendet, dass solche Verbindungen, insbesondere das Hämatin, erst resorbirt und dann wieder in den Darm ausgeschieden werden könnten. Nach den oben erwähnten Thatsachen ist eine so rasche Resorption und Wiederausscheidung ausgeschlossen. Nimmt man aber dennoch an, dass jener Einwand begründet sei, so folgt daraus mit Nothwendigkeit, dass die therapeutische Anwendung solcher Eisenpräparate nutzlos ist, weil sie den Organismus nur rasch passiren, ohne ihm zu gute zu kommen.

Wenn es sich um die **Anwendung für diätetische und therapeutische Zwecke** handelt, so ist gegen das in den Organen vorkommende Ferratin ein ernstlicher Einwand wohl kaum möglich, denn bei seiner oben angegebenen Darstellung ist die einzige eingreifendere Operation das Kochen, also das Erhitzen des Leberbreis. Da wir aber unsere Nahrungsmittel vorher kochen oder braten, also ebenfalls erhitzen, so ist das aus den Organen dargestellte Ferratin genau die Form, in der wir es mit den Nahrungsmitteln aufnehmen.

Aus den Organen, besonders aus der Leber, lässt sich das Ferratin zwar leicht gewinnen, aber wegen der geringen Ausbeute nicht ausreichend praktisch verwerthen. Dagegen kann es von derselben Beschaffenheit wie das natürliche in unbeschränkten Mengen aus Eiweiss und Eisen künstlich dargestellt werden. Die Vortheile, welche es gegenüber den Präparaten mit nicht organisch gebundenem Eisen, also auch gegenüber den gewöhnlichen Albuminaten, bietet, bestehen in seiner Bedeutung als fertiger Reservestoff, seiner Resorbirbarkeit und gänzlichen Unschädlichkeit für die Verdauungsorgane, für die es unter Umständen sogar nützlich werden kann, indem es einerseits mässig adstringirend wirkt, ohne eine Aetzung zu verursachen, und andererseits im Darm den schädlichen Schwefelwasserstoff bindet, durch den es bei Gegenwart von Alkalien allmälig zersetzt wird, was sich an der Dunkelfärbung der Faeces durch Schwefeleisen erkennen lässt. Es muss daher ein Ueberschuss von Ferratin gegeben werden, damit ein genügender Theil für die Resorption unzersetzt übrig bleibt.

Nach der Resorption vom Magen- und Darmkanal findet sich das Ferratin in verschiedenen Organen, am reichlichsten jedoch in der Milz und im Knochenmark, also in den blutbildenden Organen, und hier vorzugsweise in den Leukocyten; dagegen sind die Nieren ganz frei davon (De Filippi[1])).

Gegen das künstliche Ferratin ist der Einwand erhoben worden, dass es etwas Eisen enthält, welches nicht wie im Ferratin gebunden ist. Es handelt sich um eine äusserst geringe Menge von albuminsaurem oder ferrialbuminsaurem Eisen, das bei der technischen Darstellung des Ferratins ohne grosse Kosten nicht entfernt werden kann, dessen Anwesenheit für die praktische Anwendung des Ferratins aber völlig gleichgültig ist, weil

---

1) Beiträge zur path. Anat. und zur allgem. Patholog., herausg. von Ziegler **16**. 462. 1894.

es sich um so geringe Mengen handelt, dass sie durch Schwefelammonium nicht mehr nachgewiesen werden können, sondern dass dazu die äusserst empfindliche Reaction mit Hämatoxylin erforderlich ist. Es kann daher das künstliche Ferratin als durchaus gleichwerthig mit dem natürlichen bezeichnet werden, wofür auch alle Erfahrungen sprechen.

Das Ferratin kann sowohl unter normalen Verhältnissen, als auch in Krankheiten von Nutzen sein. Gewöhnlich wird dem Organismus mit der Nahrung weit mehr Eisen zugeführt, als derselbe unter allen Umständen, auch bei gesteigerter Blutbildung nach Blutverlusten und während des raschen Wachsthums im jugendlichen Alter braucht. Bei einem Kinde wurde von dem mit der Milch aufgenommenen Eisen kaum die Hälfte für den Körper verwendet (Hösslin, 1882). Ein erwachsener Mensch enthält in seinem ganzen Körper etwa 3 g Eisen, während ihm täglich mit der Nahrung 0,06—0,09 g (Boussingault), also ein sehr beträchtlicher Theil jener Menge zugeführt wird. Daher erholt sich ein im Uebrigen gesunder Mensch auch nach den stärksten nicht tödtlichen Blutverlusten ohne jeden Eisengebrauch, wenn nur die Ernährung eine ausreichende ist.

Indessen giebt es auch Fälle, in denen ohne ausgesprochene Erkrankung eine **Erhöhung des Eisengehalts der Nahrungsmittel** nützlich, ja sogar nothwendig ist. Eine wenig befriedigende Ernährung und Blutbildung bei sonst anscheinend gesunden Personen kann es zweckmässig erscheinen lassen, die Versorgung des Organismus mit dieser physiologischen Eisenverbindung nicht bloss dem Zufall anheim zu geben, sondern sie, wie die mit anderen Nährstoffen, methodisch durchzuführen. Die theilweise Zersetzung des in den Nahrungsmitteln enthaltenen Ferratins durch den Schwefelwasserstoff im Darm und durch die Magen- und Pankreasverdauung ist ohne andere Veranlassung allein im Stande, Eisenmangel und die entsprechenden Krankheitszustände zu verursachen. Die Gelegenheit zu einer unzureichenden Aufnahme von Eisen ist besonders bei Kindern gegeben. Die Milch enthält in einem Liter höchstens 0,003 g Eisen, von welcher Menge kaum die Hälfte zur Resorption gelangt. Dennoch genügt diese stetige geringe Zufuhr, um unter normalen Verhältnissen selbst den Bedarf des rasch wachsenden Säuglings zu decken, weil derselbe einen schon vor der Geburt in seinen Organen aufgespeicherten Eisenvorrath besitzt (Bunge, 1892). Ist dieser aber einmal in Folge eines zufälligen stärkeren Consums erschöpft, erleidet ausserdem die Aufnahme der geringen Menge aus der Milch durch die schon erwähnten Umstände eine Störung, so muss unfehlbar Eisenmangel eintreten.

An Thieren lassen sich die Folgen des Eisenhungers experimentell nachweisen. Ein kräftiger, lebhafter Hund, welcher nach einem mässigen Aderlass fünf Monate lang nur reine Milch als Nahrung erhielt, kam dabei allmälig so herunter, dass er die Milch nicht mehr zu sich nehmen wollte, stark an Körpergewicht verlor, beim Gehen hin- und herschwankte und schliesslich dem Verenden nahe war. Als aber der Milch täglich 1 g Ferratin zugesetzt wurde, frass der Hund dieselbe mit grossem Appetit und erholte sich binnen 14 Tagen unter Zunahme des Körpergewichts derartig, dass er so kräftig und lebhaft wurde, wie vor Beginn des Versuchs.

Bei der **Anwendung des Ferratins an Kranken** hat sich, abgesehen von der Versorgung des Organismus mit Eisen in chlorotischen und anämischen Zuständen, als regelmässige Folge der günstigen Wirkungen des Mittels auf die Verdauungsorgane eine **auffällige Besserung des Appetits** ergeben, gerade so wie bei dem eben erwähnten Hunde. Wahrscheinlich handelt es sich dabei nicht bloss um eine locale, z. B. adstringirende Wirkung, sondern um einen eigenartigen nutritiven Einfluss des Ferratins auf das Gewebe des Verdauungskanals.

Wenn **die gewöhnlichen Eisenpräparate**, mit Einschluss der beliebten Blaud'schen Pillen und des Liquor ferri albuminati, in manchen Fällen von Chlorose nicht ohne Einfluss auf die Blutbildung sind, so hängt das nicht von ihrer Resorption, sondern lediglich von ihrem localen Verhalten im Magen und Darmkanal ab. Zunächst ist die schon von Kletzinsky ausgesprochene und später von Bunge vertretene Ansicht durchaus nicht von der Hand zu weisen, dass die gewöhnlichen Eisenpräparate eine vollständigere Resorption des Nahrungsmitteleisens vermitteln, indem sie den Schwefelwasserstoff im Darm binden und jene vor der Zersetzung durch denselben schützen. Dafür spricht auch die Beobachtung von Bunge und Abderhalden[1]), dass das Eisen in „anorganischer" Form als Zusatz zu einer eisenreicheren Nahrung (Milch) eine grössere Wirkung entfaltet, als wenn dasselbe dem eisenärmeren Reis beigegeben wird.

---

1) Ztschr. f. Biolog. **39.** 518. 1900.

Auch die gelindesten Grade der Aetzung, Reizung und Adstringirung, welche diese Eisenpräparate an der Magenschleimhaut hervorrufen, können zuweilen indirect einen günstigen Einfluss auf die Ernährung ausüben, indem sie wie andere ähnlich wirkende Mittel, z. B. die Gewürze, zur Besserung von Verdauungsstörungen und anderer kleinerer Leiden der Magenschleimhaut beitragen. Darauf beruht es vielleicht, dass manche Praktiker gerade die am stärksten ätzenden Eisenpräparate, z. B. den Liquor ferri oxychlorati, vor den weniger ätzenden bevorzugen. Wenn aber die Stärke dieser localen Wirkung nicht richtig getroffen wird, was häufig genug vorkommt, oder wenn die Anwendung zu lange dauert, so ist die Schädigung der Magen- und häufig auch der Darmfunctionen die unausbleibliche Folge davon. Eine sichere Handhabung gestatten diese Mittel nicht.

Die **pharmakologischen Ionenwirkungen** des Eisens, die in physiologischer und therapeutischer Beziehung keine Bedeutung haben, kommen den vorstehend mitgetheilten Thatsachen entsprechend nur zu Stande, wenn dissociirbare Eisenverbindungen unter die Haut oder direct in das Blut eingespritzt werden. Dass unter diesen Bedingungen auch dieses Metall sehr giftig ist, so dass schon sehr kleine Gaben ausreichend sind, um die ersten Vergiftungserscheinungen eintreten zu lassen, ist oben (S. 435) bereits angegeben. Eine **tödtliche Vergiftung** bringt es in Gaben von 20—50 mg pro kg Körpergewicht hervor, wenn seine schwach alkalisch reagirenden Doppelverbindungen in das Blut eingespritzt werden (H. Meyer und Williams[1])).

Zuerst treten Erbrechen und einfache oder blutige Durchfälle auf, und es stellen sich Störungen der willkürlichen Bewegungen ein, die von einer Lähmung des Centralnervensystems abhängig sind. Den Darmerscheinungen geht starkes Sinken des Blutdrucks voraus, so dass sie wahrscheinlich die gleiche Genese haben, wie jene bei der Arsenik- und Antimonvergiftung. Unter zunehmender Schwäche gehen die Thiere schliesslich an allgemeiner Lähmung zu Grunde. Bei langsamem Verlauf einer solchen Vergiftung entwickelt sich ausserdem parenchymatöse Nephritis. Wie nach anderen Mitteln, welche einige Zeit vor dem Tode die Circulation unter starker Erniedrigung des Blutdrucks beeinträchtigen, ist auch bei der Eisenvergiftung die Menge der

---

1) Arch. f. exp. Path. u. Pharmak. 13. 70. 1880.

Blutkohlensäure zuletzt auf einen äusserst geringen Betrag herabgesetzt.

Alle diese Wirkungen bleiben, wie erwähnt, vollständig aus, wenn das Eisen statt in das Blut oder unter die Haut in den Magen eingeführt wird. Grössere Mengen verursachen an der Schleimhaut des letzteren und des Darms eine toxische Aetzung. An Menschen hat man den Tod unter den localen und allgemeinen Erscheinungen einer Gastroenteritis nach 4—8 g Eisenchlorid eintreten sehen (Béranger-Féraud und Porte, 1879).

Von dem in Form von Salzen in das Blut gelangten Eisen gehen nur 2—5 % in den Harn über (Jacobj [1]).

Reichlichere Mengen fanden Buchheim und Mayer [2] in den Fäces wieder, als sie Eisensalze in das Blut injicirten. Dass im Darm unter solchen Bedingungen Schwefeleisen auftritt, ist seitdem von verschiedenen Seiten bestätigt worden. Für die Ausscheidung in den Magen und Darmkanal spricht auch das analoge Verhalten des Mangans, welches an Kaninchen in dem Inhalt und den Wandungen dieser Organe in ansehnlichen Mengen enthalten ist, wenn es unter die Haut oder direct in das Blut gespritzt wird. Wenn dagegen unter Vermeidung jeglicher Aetzung die Manganverbindung innerlich gegeben wird, so lassen sich in der gut abgespülten Magen- und Darmwand kaum Spuren des Metalls nachweisen, während alle übrigen Organe völlig manganfrei sind (J. Cahn, 1884). Für das Eisen gilt wohl das gleiche Verhalten. Doch wird innerhalb der nächsten Stunden nach der Injection von Eisensalzen in das Blut nur ein kleiner Theil ausgeschieden, der grösste wahrscheinlich in der Leber abgelagert; in welcher Form das geschieht, lässt sich vorläufig noch nicht übersehen.

Die Angaben über die Ausscheidung des Eisens durch die Galle nach den hier in Rede stehenden Applicationsweisen sind noch sehr schwankende. Buchheim und Mayer fanden den Eisengehalt derselben vermehrt, Hamburger (1878), Novi (1889) und Jacobj (1891) unverändert.

Die angeblichen Veränderungen des Stoffwechsels, die beim Gebrauch der gewöhnlichen Eisensalze eintreten und in einer vermehrten Harnstoff- oder Stickstoffausscheidung bestehen sollen (Pokrowski, 1861;

[1] Arch. f. exp. Path. u. Pharmak. 28. 256. 1891.
[2] Mayer, De ratione qua ferrum mutetur in corpore. Diss. Dorpat 1850.

Rabuteau, 1878) sind auf alle anderen Ursachen zurückzuführen, nur nicht auf eine allgemeine Eisenwirkung. Aehnlich verhält es sich mit der beim Eisengebrauch gefürchteten „Aufregung des Gefässsystems" und der zuweilen, wie nach dem Missbrauch von Säuren, eintretenden Neigung zu Blutungen. Die Annahme, dass diesen Erscheinungen unter anderem eine Steigerung des Blutdrucks zu Grunde liegt, ist eine völlig willkürliche.

Dagegen können die localen Veränderungen, welche die Eisenverbindungen in Folge einer Aetzung und Adstringirung an der Magenschleimhaut hervorrufen, indirect auch einen erheblichen Einfluss auf die Ernährung ausüben, indem sie je nach der Stärke und Dauer der Einwirkung das eine Mal die Verdauungs- und Resorptionsvorgänge beeinträchtigen und die allgemeine Ernährung stören, das andere Mal, wie bereits oben erwähnt, auch für diese nützlich werden.

Als local wirkendes Eisenmittel kommt hauptsächlich das Eisenchlorid in Betracht. Es dient als ein energisches blutstillendes Mittel bei oberflächlichen Blutungen, bei denen eine Unterbindung der Gefässe nicht ausführbar ist. Es verdankt diese Anwendung seiner Eigenschaft, frisches, nicht defibrinirtes Blut mit Leichtigkeit zum Gerinnen zu bringen, wobei die Säure und das Metalloxyd gleichzeitig mitwirken. Man muss aber nicht glauben, weil es Magenblutungen zu stillen vermag, mit demselben auch Blutungen im unteren Theil des Darms mit Erfolg behandeln zu können; denn dahin gelangt es gar nicht, sondern wird schon vorher in Eisenoxydalbuminat und Schwefeleisen umgewandelt, die selbstverständlich in dieser Beziehung ganz unwirksam sind. In früherer Zeit hat man der Application des Eisenchlorids in den Magen sogar einen Einfluss auf die Blutungen innerer Organe, z. B. des Uterus, zugeschrieben.

a) Unorganische Eisensalze und metallisches Eisen.

1. **Liquor ferri sesquichlorati**, Eisenchloridlösung; mit 10% Eisen — 19% $FeCl_3$.

2. **Ferrum sesquichloratum**, Eisenchlorid; gelbe krystallinische, zerfliessliche Masse.

3. **Liquor ferri oxychlorati**, Eisenoxychloridlösung. Eisenoxydhydrad in wenig Salzsäure gelöst, 3,5% Eisen enthaltend; basischer als das Eisenchlorid.

4. **Tinctura Ferri chlorati aetherea.** Eisenchloridlösung 1, Aether 2, Weingeist 7; enthält 1% Eisen.

5. **Ammonium chloratum ferratum**, Eisensalmiak; rothgelbes, 2,5% Eisen enthaltendes Pulver.

6. **Liquor Ferri jodati**, Eisenjodürlösung; enthält 50% Eisenjodür.

7. **Sirupus Ferri jodati**, eisenjodürhaltiger Zuckersirup; enthält 5% Eisenjodür.

8. **Ferrum sulfuricum**, Ferrosulfat, schwefelsaures Eisenoxydul; in 1,8 Wasser löslich. Mit Kaliumcarbonat und Magnesia zur Herstellung der Bland'schen Pillen. Gaben 0,05—0,2.

9. **Ferrum sulfuricum siccum**, entwässertes Ferrosulfat.

10. **Pilulae Ferri carbonici Blaudii**, Blaud'sche Pillen. Aus trockenem Ferrosulfat, Kaliumcarbonat, Magnesia, Zucker und Glycerin dargestellt. Sie wirken wie Eisenchlorid, da ihr Ferrocarbonat im Magen in letzteres umgewandelt wird.

11. **Ferrum sulfuricum crudum**, Eisenvitriol. Desinfectionsmittel (vergl. S. 403).

12. **Ferrum pulveratum**, gepulvertes Eisen. Gaben 0,1—0,5.

13. **Ferrum reductum**, reducirtes Eisen. Gaben 0,05—0,3. Das feinvertheilte metallische Eisen ist im sauren Magensaft theilweise löslich und wirkt deshalb ätzend wie die Eisensalze.

b) Eisensalze mit organischen Säuren.

14. **Ferrum lacticum**, Ferrolactat, milchsaures Eisenoxydul. Grünlichweisse Krusten, in 40 Wasser löslich. Gaben 0,05—0,3.

15. **Ferrum citricum oxydatum**, Ferricitrat. Rubinrothe Blättchen, 19—20% Eisen enthaltend. Gaben 0,1—0,3.

16. **Extractum Ferri pomati**, Eisenhaltiges Aepfelextract. Aus gepulvertem Eisen und saueren Aepfeln durch Abpressen der Flüssigkeit und Eindampfen hergestellt. Gaben 0,2—0,5.

17. **Tinctura Ferri pomati**, Eisentinctur. Eisenhaltiges Aepfelextract 1, Zimmtwasser 9, filtrirt. Gaben 20—50 Tropfen.

c) Eisensaccharate.

18. **Ferrum oxydatum saccharatum**, Eisenzucker. Aus Eisenchlorid mit Hilfe von Natriumcarbonat, Natronlauge und Zucker dargestellt; enthält 3% Eisen. Gaben 1,5—3,0.

19. **Sirupus Ferri oxydati**, Eisenzucker-Sirup. Eisenzucker, Wasser und Sirup je 1 Theil. Gaben theelöffelweise.

20. **Ferrum carbonicum saccharatum**, Ferrocarbonatzucker. Aus Ferrosulfat mit Hilfe von Natriumcarbonat; mit 10% Eisen. Gaben 0,5—1,5.

d) Eisenalbuminsäure.

21. **Ferratinum**, Ferratin, Eisenalbuminsäure. In Wasser unlösliches, in Alkalien leicht lösliches, braunes Pulver. Die ammoniakalische Lösung soll auf Zusatz eines Tropfens verdünnter Schwefelammoniumlösung nicht sofort eine dunkle Färbung annehmen, sondern erst nach 3—5 Minuten. Gaben 0,5—1,0, 2—3 mal täglich; ohne jeden Zusatz in Pulverform.

22. **Natrium Ferratinicum**, Natrium-Ferratin; in Wasser theilweise lösliche Natriumverbindung des Ferratins. Rothbraunes Pulver. Eignet sich besonders als Zusatz zur Milch. Gaben 0,5, 2—3 mal täglich; bei Kindern 0,1—0,5.

e) Eisenalbuminat.

23. **Liquor Ferri albuminati, Eisenalbuminatlösung.** Bräunliche, alkalisch reagirende Flüssigkeit; 0,4% Eisen enthaltend. Gaben 10,0—15,0.

Hinsichtlich des Mangans lässt sich in therapeutischer Beziehung nur anführen, dass es gegen verschiedene, namentlich „dyskrasische" Krankheiten versucht worden ist. Es wirkt vom Unterhautzellgewebe aus sehr giftig, indem es insbesondere Nierenentzündung verursacht, wird aber vom Magen und Darmkanal kaum in Spuren resorbirt (vergl. Eisen).

12. Gruppe des Silbers.

Die Silberverbindungen sind bei ihrer Anwendung in der Therapie lediglich als local wirkende Mittel zu betrachten, obgleich sie in nicht ätzender Form, z. B. als Lösungen von Chlorsilber in unterschwefligsaurem Natrium, unter die Haut oder in das Blut gebracht sehr giftig sind.

Das salpetersaure Silber verursacht, wie oben (S. 401) bereits auseinandergesetzt ist, zunächst eine heftige, aber oberflächliche Aetzung und Zerstörung der Gewebe, auf die eine ebenso starke Adstringirung folgt. Die Indicationen für seine Anwendung ergeben sich auf Grund dieses Verhaltens von selbst. Das Mittel ist in allen Fällen am Platze, in denen bei oberflächlichen, chronischen Entzündungen die Gewebe bereits soweit verändert sind, dass eine Restitution derselben nicht mehr möglich erscheint. Hier kommt es darauf an, die kranken Theile durch Zerstörung zu entfernen und in den noch lebensfähigen Geweben die Ernährungsvorgänge entweder durch die Reizung anzuregen oder durch die Adstringirung zu mässigen.

Nach den Untersuchungen von Bogoslowski (1869), Ball (1865), Rouget (1873), Curci (1875), Jacobi[1] und Gaethgens[2] scheint die Wirkung nach der Einführung in das Blut vorwiegend in einer Lähmung des Centralnervensystems zu bestehen, von der in erster Linie die hintere Körperhälfte betroffen wird, so dass die Thiere die Hinterbeine nachschleppen

---

1) Arch. f. exp. Path. u. Pharmak. 8. 198. 1877. Literatur.
2) Ueb. d. Wirkungen des Silbers auf die Athmung und den Kreislauf. Giessen 1890.

(Ball). Auffallend ist das Auftreten einer profusen Secretion der Bronchialschleimhaut (Orfila; Ball; Rouget), besonders an Katzen (Gaehtgens). Die Thiere gehen, zuweilen unter Convulsionen, an Insufficienz der Athmung zu Grunde. Lösungen von Chlorsilber in Natriumhyposulfit in das Blut injicirt tödten bei einer Gabe von 0,02 Silber Kaninchen in wenigen Minuten. Aber schon nach 0,01 g Silber tritt Dyspnoe auf und die Respiration kommt durch Lähmung der Innervationscentren zum Stillstand (Gaehtgens). Der Blutdruck wird erst gesteigert und dann herabgesetzt in Folge einer anfänglichen Erregung und darauf folgenden Lähmung der centralen Ursprünge der Gefässnerven (Gaehtgens). An Fröschen stellen sich vor der allgemeinen Lähmung Krämpfe ein, es treten Muskelzuckungen auf, und das Herz kommt in Diastole zum Stillstand (Curci).

Dass die **Silberverbindungen** auch aus dem **Magen- und Darmkanal** wenigstens in kleinen Mengen resorbirt werden, beweisen die an Menschen nach längerem Gebrauch von Silbernitrat vielfach beobachteten und auch an Thieren unter ähnlichen Bedingungen experimentell erzeugten Ablagerungen von fein vertheiltem metallischem Silber in der Haut und in zahlreichen inneren Organen. In Folge dessen zeigen diese Theile die unter dem Namen Argyrie bekannte dunkle Färbung.

An der Haut finden sich die Silberkörnchen in der oberen Schicht des Coriums (Frommann[1]); Riemer[2])), in den Schweissdrüsen und den glatten Muskelfasern (Riemer). An Thieren, und zwar speciell an Ratten (Huet[3])) und an Hunden (Ball[4]) und Charcot), bleibt die Hautfärbung aus.

Im Darmkanal ist das Metall in dem Gewebe der Schleimhaut, besonders aber in den Zotten des Dünndarms abgelagert. Die Epithelien sind allenthalben, auch an der Haut, völlig frei. Unter den übrigen Organen zeichnen sich die folgenden Theile durch reichliche Ablagerungen aus: die Mesenterialdrüsen, die Plexus choroïdei des Gehirns (Frommann, Riemer), die Gelenkzotten (Riemer), an Ratten der Duodenaltheil des Mesenteriums (Huet), die Intima der Aorta (Riemer), die Leber und die Nieren. In der Leber durchsetzen reichliche Silberausscheidungen die Wandungen der feineren Pfortaderäste und der kleinen Lebervenen (Frommann), die Umgebung der Gallengänge und Arterien

———

1) Virch. Arch. **17.** 135. 1859.
2) Arch. d. Heilk. **16.** 296 u. 385. 1875; **17.** 330. 1876.
3) Journ. de l'Anat. et de la Physiol. **9.** 408. 1873.
4) Gaz. méd. de Paris. 1865. 620.

sowie auch die Grundsubstanz des Bindegewebes zwischen den Acini
(Riemer). In den Nieren sind die Glomeruli der hauptsächlichste Sitz
der Ablagerungen, auch an Ratten. Doch fehlen sie auch in den Pyrami-
den und besonders an den Papillen nicht und sind hier an und zwischen
den Wandungen der geraden Harnkanälchen eingebettet (Frommann,
Riemer, Huet). In der Substanz des Gehirns und Rückenmarks
fand sich keine Silberablagerung (Riemer). Bei der Injection von Silber-
lösungen in das Blut hat man auch eine Schwarzfärbung der Leukocyten
beobachtet (Kobert und Samojloff, 1893).

Die Resorption des Silbers vom Magen aus erfolgt
jedenfalls nur sehr langsam. Silberwirkungen, die bei dieser Applicationsweise entstehen, sind an Menschen nicht bekannt. Auch
zwei Ratten, die länger als ein Jahr täglich 5—6 mg Silbernitrat erhielten, zeigten keinerlei Störungen ihres Befindens und
die Nieren keine Zeichen von Nephritis (Huet). Dagegen traten
an Kaninchen nach 40—50 Tage lang fortgesetzter Fütterung
mit insgesammt 2—3 g unterschwefligsaurem Silbernatrium und
von 4 g Silberpepton Lähmungserscheinungen an den hinteren Extremitäten auf (Bogoslowski[1])). Bei der Anwendung
des salpetersauren Silbers unter ähnlichen Bedingungen gingen
die Kaninchen unter Abmagerung zu Grunde, anscheinend in
Folge verminderter Nahrungsaufnahme, und neben Verfettungen
in verschiedenen Organen fanden sich in den Nieren trübe Schwellung, Verfettung und Zerfall von Epithelien der Harnkanälchen
(v. Rózsahegzi[2])).

Ueber das Auftreten von Silber im Harn nach innerlichem
Gebrauch desselben sind die Angaben getheilt. Abgesehen von einigen
älteren positiven Resultaten wollen in neuerer Zeit Mayençon und Ber-
geret (1873) es auf elektrolytischem Wege nachgewiesen haben. Jacobi[3])
dagegen konnte das Metall im Harn von Kaninchen selbst nach längere
Zeit fortgesetzter subcutaner Application nicht finden.

Der Grund der geringen Wirksamkeit der Silberverbindungen bei arzneilichem Gebrauch oder bei Fütterung an
Thieren ist hauptsächlich darin zu suchen, dass das Metall sehr
bald nach dem Durchgang durch die Wandungen des Verdauungskanals zum grossen Theil reducirt und dann abgelagert wird
(Jacobi).

Wenn man an Menschen nach dem **innerlichen Gebrauch
des salpetersauren Silbers** niemals andere als locale Ver-

---

1) Virch. Arch. 46. 409. 1869.
2) Arch. f. exp. Path. u. Pharmak. 9. 289. 1878.
3) a. a. O. oben S. 449.

änderungen beobachtet hat, so darf man von vorne herein auch keine therapeutischen Erfolge erwarten, welche von einer Wirkung auf das Nervensystem abhängen. Die Erfahrung in der Praxis scheint diese Schlussfolgerung vollkommen zu bestätigen.

Man gebraucht das Silber wohl noch gegenwärtig in verschiedenen Nervenkrankheiten, insbesondere bei Epilepsie und progressiver Rückenmarksparalyse, früher häufig auch bei Epilepsie, Veitstanz, Manie und Hysterie. Dieser Gebrauch, aber in Form des metallischen Silbers, stammt nach Libavius aus den Zeiten der Kaballah, in denen man annahm, dass sich das Silber zum Morbus cerebri lunaticus wie die Luna zum Cerebrum verhalte[1].

Dieses Nervenmittel hat im Laufe der Zeiten wechselnde Schicksale durchzumachen gehabt. Während es von einzelnen Aerzten auf das wärmste empfohlen wurde, verwarfen es andere ebenso entschieden; zeitweilig gerieth es sogar ganz in Vergessenheit, um dann später wieder aufzutauchen. Gegenwärtig ist sein Gebrauch als Nervenmittel in Abnahme begriffen, wird aber voraussichtlich, wie es bisher immer geschehen ist, nach einiger Zeit wieder zunehmen.

Ein Theil des resorbirten Silbers wird schon in der Magen- und Darmwand reducirt und auf der Schleimhaut unmittelbar unter der Epithelialschicht in Form schwarzer Körnchen abgelagert. In dieser Weise entsteht eine ausgebreitete Argyrose des Verdauungskanals (Jacobi). Es kann wohl die Frage aufgeworfen werden, ob eine derartige „Versilberung" des Darms irgend eine Bedeutung in therapeutischer Beziehung hat. Das salpetersaure Silber, welches in so ausgezeichneter Weise zugleich ätzend und adstringirend wirkt (vergl. S. 449), findet nicht nur bei Magen-, sondern auch bei chronischen Darmkatarrhen mit gutem Erfolg eine ausgedehnte Anwendung. Es ist nicht anzunehmen, dass das Nitrat im unveränderten Zustande in den Darm gelangt und hier eine eigentliche Adstringirung bewirkt, weil es schon im Magen in ein Albuminat oder in Chlorsilber übergeführt werden muss. Indessen lässt sich die Frage nach der Bedeutung einer solchen Versilberung vorläufig noch nicht entscheiden.

Hinsichtlich des colloïdalen oder sogenannten löslichen Silbers, das unter dem Namen Collargol in Lösung oder in Salbenform als Antisepticum bei der Wundbehandlung empfohlen wird, gilt das gleiche, was oben (S. 429) über das colloïdale

— —

<hr>

1) Krahmer, Das Silber als Arzneimittel betrachtet. Halle 1845. S. 6.

Quecksilber gesagt ist.[1]) Ob das Silber überhaupt eine specifisch desinficirende Wirkung hat, ist noch nicht erwiesen.

1. **Argentum nitricum**, Silbernitrat, Höllenstein; in Stäbchenform. Löslich in 0,6 Wasser und 10 Weingeist. G a b e n 0,005—0,03!, täglich bis **0,1**!

2. **Argentum nitricum cum Kalio nitrico**, Lapis mitigatus. Silbernitrat 1, Kaliumnitrat 2, zusammengeschmolzen uud in Stäbchenform gegossen.

Da das **Gold** aus seinen Verbindungen noch leichter reducirt wird als das Silber, so ist von seiner innerlichen Anwendung keinerlei allgemeine Wirkung zu erwarten. Auch als locales Mittel ist es ohne Bedeutung. Früher war das Goldchloridnatrium gegen „dyskrasische“ Krankheiten im Gebrauch.

13. Gruppe des Kupfers und Zinks.

Die pharmakologische Zusammengehörigkeit des **Kupfers** und **Zinks** ergiebt sich nicht nur aus dem gleichartigen Verhalten ihrer leicht löslichen Salze an den Applicationsstellen, sondern beruht vor allen Dingen auf den ähnlichen Wirkungen, die sie nach der Injection ihrer neutralen oder schwach alkalischen Doppelverbindungen in das Blut oder unter die Haut hervorbringen.

Diese Wirkungen bestehen in einer **Lähmung der Muskeln** sowohl des Skeletts als auch des Herzens, und führen an Warmblütern durch Lähmung des letzteren zum Tode (**Harnack**[2])).

An **Fröschen** genügen 0,5—0,7 mg CuO, das zweckmässig als neutrale weinsaure Natriumdoppelverbindung angewendet wird, um in einigen Stunden die Muskellähmung herbeizuführen. Tödtliche Gaben sind bei der Einspritzung unter die Haut für Kaninchen 50 mg, für Hunde 0,5 g CuO, bei der Injection in das Blut für erstere 10—15 mg, für letztere 0,25 g CuO (Harnack).

Weit schwächer als die Kupfersalze wirkt die **Cuprialbuminsäure**, in welcher das Kupfer, wie das Eisen in dem Ferratin, in nicht dissociirbarer Bindung enthalten ist. Allmälig aber wird die Verbindung im Organismus zersetzt, und schliesslich erfolgt der Tod unter den Erscheinungen der Wirkung der Kupferionen (**Schwarz**[3])).

---

1) Die Literatur bei **Schill**, Therap. Monatsh. **13**. 162. 1899.
2) Arch. f. exp. Path. u. Pharmak. **3**. 44. 1874.
3) Arch. f. exp. Path. u. Pharmak. **35**. 437. 1895.

Kupfersalze sollen an Menschen durch Aetzung schwere Vergiftungen und selbst den Tod herbeigeführt haben. Eine Aetzung des Magens und Darmkanals durch diese Salze ist von vorne herein nicht ausgeschlossen. Sie wird aber nur dann zu Stande kommen, wenn das Erbrechen, welches der Aufnahme der Kupfersalze regelmässig folgt, erst eintritt, nachdem von den letzteren bereits eine reichliche Menge in den Darm übergegangen ist.

Das Kupfer wird ziemlich leicht gelöst, wenn es gleichzeitig mit Säuren und mit Luft in Berührung kommt. Speisen, die unter solchen Bedingungen in unverzinnten kupfernen Küchengeschirren zubereitet, namentlich aber aufbewahrt werden, können reichliche Mengen von dem Metall aufnehmen und zu derartigen Vergiftungen Veranlassung geben. In den meisten Fällen werden die Vergiftungserscheinungen auf Erbrechen und andere leichtere Magen- und Darmbeschwerden beschränkt bleiben. Von den in der Literatur verzeichneten Fällen von acuter Kupfervergiftung ist sicher ein Theil auf Rechnung verdorbener Nahrungsmittel zu setzen.

Eine der chronischen Bleivergiftung entsprechende **chronische Kupfervergiftung ist nicht bekannt.** Es ist seit dem 18. Jahrhundert durch zahlreiche übereinstimmende Beobachtungen sicher festgestellt, dass das Kupfer bei seiner hüttenmässigen Gewinnung und weiterer Verarbeitung zu Gesundheitsstörungen keinen Anlass giebt. Unter vielen Kupfer- und Messingarbeitern fand L. Lewin[1]) keinen, der irgend welche Allgemeinstörungen aufwies, geschweige denn an Kupfervergiftung litt. Es liegen auch zahlreiche Versuche vor, in denen von Gesunden und Kranken metallisches Kupfer, Kupferoxyd und verschiedene Kupfersalze längere Zeit hindurch in grösseren Gaben genommen wurden. Ausser gelegentlich auftretendem Erbrechen wurden dabei keinerlei Vergiftungserscheinungen beobachtet.[2]) Es ist daher in hohem Grade unwahrscheinlich, vielleicht ganz ausgeschlossen, dass die durch das bekannte Verfahren der Kupferung schön grün gefärbten Gemüse- und Obstconserven gesundheitschädlich wirken könnten.

---

1) Lewin, Unters. an Kupferarbeitern. Deutsche med. Wochenschr. 1900. Nr. 43.

2) Literatur bei Lewin, a. a. O. und bei Baum und Seeliger, Arch. f. wissensch. u. prakt. Thierheilk. 24. 1. u. 2. Hft. 1898.

Grünes Gemüse und Obst, hauptsächlich Erbsen, Bohnen, grüne Pflaumen, nehmen bei der Verarbeitung zu Conserven ein schmutzig gelbliches Aussehen an, bleiben aber lebhaft grün gefärbt, wenn sie Kupfer enthalten, dessen Menge in 1 kg solcher Conserven zwischen 0,01 und 0,27 g schwankt, in der Regel aber 0,01—0,02 g beträgt. Das Kupfer ist nach Tschirch[1]) an Chlorophyll und seine Zersetzungsproducte sowie an Eiweissstoffe gebunden.

Fast unübersehbar sind die **Fütterungsversuche mit Kupfersalzen an Thieren** und bilden namentlich beliebte Dissertationsthemata. Die Resultate sind im Grossen und Ganzen in allen Fällen die gleichen gewesen. Das Kupfer schadete nicht, bis schliesslich in Folge einer allmälig zu Stande kommenden chronischen Aetzung des Verdauungskanals Abmagerung eintrat und die Thiere schliesslich an allgemeiner Schwäche zu Grunde gingen.

Daletzki (1857) stellte unter Pelikan's Leitung mit verschiedenen Kupfersalzen 36 Versuche an Hunden, Katzen und Kaninchen an. Nach kleineren, längere Zeit fortgesetzten Gaben trat der Tod unter Abmagerung ein und an der Magen- und Darmschleimhaut fanden sich Erweichungen und hämorrhagische Erosionen. Zu dem Resultate, dass die Kupfersalze in dem hier in Rede stehenden Sinne nicht giftig seien, kamen zahlreiche Forscher, namentlich Danger und Flaudin (1844), Galippe (1875), Burcq und Ducom (1877).

Baum und Seeliger[2]) fütterten in 22 Versuchen Hunde, Katzen, zwei Ziegen und ein Schaf längere Zeit hindurch — in einem Versuche fast ein Jahr lang — hauptsächlich mit schwefelsaurem, essigsaurem und ölsaurem Kupfer. Die „chronische Kupfervergiftung“, die sie dabei erzielten, bestand in Abmagerung, Schwäche, Aufhören des Appetits, vereinzelt „Haarausfall“, Krämpfe, chronischem, mehr oder weniger heftigem Darmkatarrh; in Leber und Nieren fand sich parenchymatöse Trübung und fettige Degeneration der Epithelzellen. Aber auch diese Erscheinungen traten nicht in allen Versuchen ein.

Krankhafte Veränderungen in der Leber und den Nieren waren neben Abmagerung, Schwäche, Anämie und Darmerscheinungen auch in den Versuchen von Ellenberger und Hofmeister (1883), Filehne (1895) und Brandl[3]) vorhanden. Wenn Falck und Neebe (1857) nach grösseren innerlichen Gaben des Acetats und anderer Kupfersalze der Fettsäuren die Thiere unter Respirationsstörungen an Herzlähmung zu Grunde gehen sahen, so kann die letztere ebensogut eine Theilerscheinung allgemeiner Schwäche, wie eine Folge der Aetzung der Schleimhäute des Verdauungskanals sein, welche die Resorption begünstigt hatte. Feltz und Ritter

1) Tschirch, Das Kupfer vom Standpunkte der gerichtl. Chem., Toxikol. u. Hygiene. Stuttgart 1893.

2) a. a. O. oben S. 454.

3) Arbeiten a. d. Kaiserl. Gesundheitsamte **13**. 104. 1896.

(1877) fanden im Harn viel Kupfer, als sie durch das Sulfat und Acetat dieses Metalls an Hunden Magen- und Darmentzündung erzeugten. Hier besteht über den Zusammenhang der Resorption mit der Aetzung der Schleimhaut kein Zweifel.

Das **Zink** wirkt muskellähmend wie das Kupfer, nur schwächer. Ob es ausserdem eine directe Wirkung auf das Nervensystem ausübt, ist vorläufig noch unentschieden. Die einzigen Erscheinungen. die auf eine solche Wirkung hindeuten, sind Unruhe, Schreckhaftigkeit, Sucht zum Nagen. Sie treten auch bei längere Zeit fortgesetzter Fütterung verschiedener Säugethierarten mit Zinkoxyd neben Erbrechen und Durchfällen auf und sind von Zuckungen in den Gliedern und zuweilen von Krämpfen begleitet (Michaelis[1])).

Die Zinkverbindungen werden in ähnlichen Fällen wie das Silber gogen Nervenkrankheiten, besonders bei Epilepsie und neuralgischen Leiden, gebraucht. Obgleich nach den Versuchen an Thieren die Möglichkeit einer Wirkung dieses Metalls auf das Nervensystem selbst nach innerlicher Darreichung nicht ohne Weiteres in Abrede gestellt werden darf, so fehlt es doch sowohl an einer rationellen als auch an einer ausreichenden empirischen Grundlage für eine derartige Anwendung.

Der fortdauernde Widerspruch der Meinungen über den Nutzen des Zinks in den genannten Krankheiten und der Mangel einer kritischen Untersuchung gestatten es vorläufig nicht, zu einer erfahrungsgemässen, von der subjectiven Ueberzeugung freien Beurtheilung der Sachlage zu gelangen. Bei weiteren therapeutischen Versuchen wird es vor allen Dingen darauf ankommen, durch eine geeignete Applicationsweise eine sichere Resorption des Zinks zu erzielen. Doch ist dabei die Gefahr im Auge zu behalten, dass, z. B. auch nach der subcutanen Injection der nicht ätzenden Doppelverbindungen, Nierenentzündung entstehen könnte.

Eine chronische Zinkvergiftung ist ebensowenig bekannt wie eine chronische Kupfervergiftung. Auch an Thieren gehen vom Magen aus, falls eine Aetzung ausgeschlossen bleibt, erhebliche Mengen, die eine Vergiftung hervorrufen könnten, nicht in das Blut und die Gewebe über (vergl. Brandl und Scherpe[2]) und Jacobj[3])).

Die Kupfer- und Zinksalze rufen in derselben Weise wie die Antimonverbindungen (S. 417) Erbrechen hervor, das von einer localen Einwirkung auf die Magenschleimhaut abhängt,

1) Arch. f. physiol. Heilk. 12. 109. 1851.
2) Arbeiten a. d. Kaiserl. Gesundheitsamte 15. 185. 1899. 3) ibid 15. 204.

da es ausbleibt, wenn das Kupfer in Form der weinsauren Natriumdoppelverbindung in das Blut eingespritzt wird. Eine ausgedehnte praktische Anwendung findet in dieser Richtung nur das Kupfersulfat. Wenn das letztere in den Magen gelangt, so tritt das Erbrechen früher ein als die Aetzung und bewirkt zugleich die Entleerung des Salzes. Man darf daher grössere, den Erfolg sichernde Gaben anwenden, ohne befürchten zu müssen, dass eine schädliche Aetzung entsteht. Da ausserdem bei intacter Schleimhaut von der Resorption abhängige, unerwünschte Wirkungen nicht in Frage kommen, so wird das Kupfersulfat seinen Platz als Brechmittel neben dem Apomorphin behaupten.

Als Expectorans eignet sich dieses Salz dagegen nicht, weil durch dasselbe die ohnehin kurz dauernde Nausea und die übrigen zu ihr gehörenden Erscheinungen (vergl. S. 156 u. 418) ohne darauf folgendes Erbrechen nicht leicht hervorzurufen sind.

Verschiedene Verbindungen der beiden Metalle finden eine ausgedehnte Anwendung als locale Mittel. Das Zinkoxyd ist in Form einer Fettsalbe, in der es in geringer Menge an Fettsäuren gebunden vorkommt, ein gelindes Adstringens. Zweckmässiger wäre voraussichtlich ölsaures Zink mit Fett vermischt.

Das Zinkchlorid ist ein reines Aetzmittel (vergl. S. 399 u. 402) und bildet einen weichen Aetzschorf. Es eignet sich für chirurgische Zwecke daher in solchen Fällen, in denen ein fester Aetzschorf vermieden werden soll, welcher das tiefere Eindringen des Mittels verhindert und die Wirkung auf die Oberfläche beschränkt (vergl. S. 397). Auch bei der Anwendung der zerstörenden Aetzmittel zur Desinfection von Wunden darf eine scharfe Abgrenzung der Wirkung durch einen festen Schorf nicht eintreten, weil unter dem letzteren leicht Infectionsstoffe zurückbleiben könnten. Daher eignet sich das Zinkchlorid unter allen Metallsalzen am besten in derartigen Fällen als Desinfectionsmittel.

Die Sulfate der beiden Metalle dienen bei solchen äusserlichen Erkrankungen, in denen man zugleich eine oberflächliche zerstörende Aetzung und eine vorübergehende Reizung und dann eine Adstringirung hervorzubringen wünscht (vergl. S. 401 u. 402).

1. Zincum oxydatum, Zinkoxyd. Gaben 0,05—0,3, täglich bis 2,0, in Pulvern.

2. Zincum oxydatum crudum, rohes Zinkoxyd.

3. Unguentum Zinci, Zinksalbe. Rohes Zinkoxyd 1, Schweineschmalz 9.

4. **Zincum aceticum**, Zinkacetat; in 3 Wasser und 36 Weingeist löslich. Gaben 0,03—0,1, täglich bis 0,3, in Lösungen.

5. **Zincum sulfuricum**, Zinksulfat, $ZnSO_4 + 7H_2O$; in 0,6 Wasser löslich.

6. **Zincum chloratum**, Zinkchlorid. Zerfliessliches Pulver. Als Aetzmittel wird es mit dem gleichen Theile Stärkemehl vermischt (Canquoin's Paste).

7. **Cuprum sulfuricum**, Kupfersulfat, $CuSO_4 + 5H_2O$; in 3,5 Wasser löslich. Gaben als Brechmittel 1,0 in Wasser alle 5 Minuten 1 Theelöffel.

8. **Cuprum sulfuricum crudum**, Kupfervitriol. Kann als Desinfectionsmittel gebraucht werden (vergl. S. 403).

9. **Cuprum aluminatum**. Geschmolzenes Gemenge von gleichen Theilen Alaun, Kupfersulfat und Kaliumnitrat.

14. Gruppe des Bleis.

Die Wirkungen des Bleis nach seiner Resorption, die in der acutesten Form nur mit Hilfe der metallorganischen Verbindungen sicher hervorgerufen werden können, betreffen den Darm, die Muskeln und das centrale Nervensystem.

Das Blei ist in Form seiner Salze in allen alkalischen Flüssigkeiten unlöslich und kann daher in solchen Lösungen nicht in das Blut eingespritzt werden. Man gelangt aber auf einem Umwege leicht zum Ziele, wenn man geeignete metallorganische Bleiverbindungen anwendet. In den Versuchen von Harnack[1]) diente dazu das essigsaure Bleitriäthy das im Organismus zersetzt und in gewöhnliche dissociirbare Verbindungen übergeführt wird. Die unzersetzte Base bewirkt bei der Injection in das Blut Somnolenz und, ähnlich wie das Cholin (vergl. oben S. 75), Stocken der Respiration. Allmälig treten dann die Ionenwirkungen des Bleis ein.

An Fröschen werden die Muskeln durch das Blei in einen Zustand versetzt, in welchem sie bei andauernder Arbeitsleistung rasch ermüden, ohne eine Abnahme der Erregbarkeit zu zeigen. Allmälig geht auch die letztere verloren, und der Muskel stirbt in den stärksten Graden der Wirkung völlig ab und fällt dann einer nur mässigen Todtenstarre anheim. Schon vorher gelangt das Herz in Folge der Lähmung seines Muskels zum Stillstand.

An Kaninchen tritt ebenfalls die Muskellähmung in den Vordergrund und erstreckt sich auch auf das Herz. Die Thiere gehen an den Folgen dieser Wirkung zu Grunde. An Katzen stellen sich bei langsamer Vergiftung Lähmungserscheinungen

---

1) Arch. f. exp. Path. u. Pharmak. 9. 152. 1878.

ein, die vielleicht von einer Muskelaffection abhängen. An
Hunden ist von der letzteren nichts nachzuweisen.

Es darf wohl nicht bezweifelt werden, dass die Bleilähmung
beim Menschen als eine directe Bleiwirkung aufzufassen ist,
nur tritt zu der anfänglichen einfachen Giftwirkung allmälig die
Entartung der Muskeln hinzu. Die Erregbarkeit der letzteren
für den unterbrochenen Inductionsstrom erlischt oder ist wenigstens vermindert, während sie für den constanten Strom und
für mechanische Reize erhalten bleibt oder sogar zunimmt. Die
Anschauung, dass die Bleilähmung von einer „primären Rücken-
marksaffection" abhänge, steht weder mit den pharmakologischen
Thatsachen noch mit den Sectionsbefunden bei Menschen in
Einklang. An Kaninchen, welche nach täglicher, innerlicher
Verabreichung von 4 g Bleisulfat innerhalb 3—4 Wochen zu
Grunde gegangen waren, fand sich das Blei am überwiegendsten
und constantesten in den Muskeln, während es im Centralnervensystem fast nie oder nur spurenweise anzutreffen war (Gus-
serow, 1861).

Die Gehirnerscheinungen lassen sich experimentell leicht
an Hunden hervorrufen. Es sind eigenthümliche, choreaartige,
bis zu förmlichen Convulsionen sich steigernde Bewegungen, die
ohne Beeinträchtigung der Sensibilität und des Bewusstseins
auftreten. Die Thiere gehen schliesslich an den Folgen einer
Lähmung der motorischen Gebiete des Centralnervensystems zu
Grunde. Die genannten Erregungssymptome werden auch an
Katzen und Tauben beobachtet. Ein Theil der Erscheinungen,
welche die Encephalopathia saturnina bei Menschen bilden,
darunter die epileptiformen, mit Koma gepaarten Krämpfe, sind
unzweifelhaft directe Bleiwirkungen, während ein anderer Theil
derselben, namentlich die psychischen Exaltations- und Depressionszustände, der Kopfschmerz und die Amaurose, ähnlich wie
die Symptome der chronischen Alkoholvergiftung, als Folgen einer
längere Zeit anhaltenden primären Wirkung aufzufassen sind.

Die Arthralgia saturnina, welche an Menschen eine häufige
Erkrankungsform bei der chronischen Bleivergiftung bildet, ist
an Thieren nicht beobachtet worden. Heftige Schmerzen in den
Gelenken und den zunächst liegenden Muskeln, sowie krampfhafte Contractionen der letzteren, welche an den Extremitäten
häufig die Flexoren, am Rumpf die Extensoren des Rückens, am

Thorax alle Muskeln befallen, sind die Symptome der Arthralgie, über deren Genese sich nichts Sicheres angeben lässt.

Durch die acute **Bleiwirkung auf den Darm** werden an Hunden und Katzen verstärkte peristaltische Bewegungen und krampfartige Contractionen des Darmrohres mit heftigen Kolikschmerzen, an Kaninchen bloss einfache Durchfälle hervorgerufen. Da der Darm durch Atropin wieder in Ruhe versetzt wird, so hängen die Contractionen von einer Erregung der motorischen Darmganglien ab.

Bei der **Bleikolik,** welche an Menschen die häufigste Krankheitsform der chronischen Bleivergiftung ist, spielen die anfallsweise auftretenden Darmcontractionen die Hauptrolle. Indessen scheinen auch in anderen Unterleibsorganen direct von der Bleiwirkung abhängige krampfhafte Zustände vorzukommen. An benachbarten Organen können letztere auf reflectorischem Wege entstehen. Die **Beschaffenheit des Pulses,** welcher verlangsamt, voll und hart ist, hängt anscheinend von der durch die Compression der Darmgefässe bedingten Anhäufung des Blutes in den übrigen Organen ab.

Alle Bleipräparate, auch die in Wasser ganz unlöslichen, wie das schwefelsaure Blei, verursachen an Menschen und Thieren bei der Application in den Magen oder unter die Haut die chronische Vergiftung.

Die **Resorption des Bleis** erfolgt vom Verdauungskanal aus zwar langsam, aber in ziemlich bedeutenden Quantitäten (Annuschat[1])). Die **Ausscheidung** findet mit dem Harn und wohl auch in den Darm statt. Die Galle enthält das Metall nur bei reichlicher Zufuhr, obgleich es sich auch im entgegengesetzten Falle in der Leber findet (Annuschat). An Kaninchen lässt es sich schon am anderen Tage im Harn nachweisen, wenn es in einer Gabe von 3—4 mg in Form der löslichen Salze in den Magen gebracht wird (V. Lehmann[2]). Der Gebrauch von Jodkalium begünstigt den Uebergang des Bleis in den Harn (Melsens, 1849; Oettinger; Annuschat u. A.).

Die geschilderten Bleiwirkungen haben nur eine toxikologische Bedeutung; für therapeutische Zwecke werden sie nicht verwendet. Die Bleiverbindungen dienen gegenwärtig ledig-

---

1) Arch. f. exp. Path. u. Pharmak. **10.** 261. 1879.
2) Ztschr. f. physiol. Chem. **6.** 528. 1882.

lich als **local wirkende Adstringentien**, über deren Bedeutung oben (S. 399) das Nöthige gesagt ist. Doch muss noch bemerkt werden. dass sie bei Magen- und Darmerkrankungen zu vermeiden oder nur mit der grössten Vorsicht, namentlich nicht längere Zeit hindurch, zu gebrauchen sind, weil in Folge der Resorption die chronische Bleivergiftung entstehen kann.

Vor nicht sehr langer Zeit glaubte man bei innerlicher Darreichung von essigsaurem Blei auch auf entferntere Organe, z. B. auf die Lunge, bei Blutungen derselben blutstillend und bei Entzündungen adstringirend wirken zu können.

1. **Plumbum aceticum**, Bleiacetat, Bleizucker, $Pb(C_2H_3O_2)_2+3H_2O$; in 2,3 Wasser löslich. Gaben 0,05—0,1!, täglich bis **0,3!**

2. **Plumbum aceticum crudum**, rohes Bleiacetat.

3. **Liquor Plumbi subacetici**, Acetum Plumbi, Bleiessig. Bleiacetat 3, Bleiglätte 1, Wasser 10. Klare, durch die Kohlensäure der Luft sich trübende Flüssigkeit.

4. **Aqua Plumbi**, Bleiwasser. Bleiessig 1, destill. Wasser 49. Es darf etwas trübe sein!

5. **Unguentum Plumbi**, Bleisalbe. Bleiessig 1, Wollfett 1, Paraffinsalbe 8.

6. **Unguentum Plumbi tannici**, Tannin-Bleisalbe. Gerbsäure 1, Bleiessig 2, Schweineschmalz 17.

*7. **Plumbum jodatum**, Jodblei; in 200 Wasser löslich. Schwaches Aetzmittel.

Bleiglätte, **Mennige** und **Bleiweiss** dienen als Pflasterbestandtheile und sind als solche ganz indifferent.

15. Gruppe des Wismuths.

Als locale Mittel werden in Wasser unlösliche Wismuthpräparate bei Magen- und Darmerkrankungen, bei Hautkrankheiten und als Antiseptica bei der Wundbehandlung angewendet.

Das basisch salpetersaure Wismuth (Magisterium Bismuthi) ist in Wasser unlöslich und deshalb unter gewöhnlichen Verhältnissen unwirksam. Selbst in den Magen kann das völlig arsenfreie Präparat in grösseren Mengen gebracht werden, ohne Schaden zu verursachen. Doch wird dabei ein kleiner Theil in der sauren Magenflüssigkeit gelöst und wirkt dann adstringirend und antiseptisch.

Da die Lösung, d. h. die Umwandlung in die wirksame Verbindung, durch die Verdünnung der Magensäure beschränkt ist, so kann man dieses Präparat in solchen Fällen mit Vortheil anwenden, in denen es darauf ankommt, einen gleichmässigen gelinden Grad jener Wirkung längere Zeit, wochen- und selbst monatelang, zu unterhalten. Wismuthvergiftungen sind darnach nicht beobachtet worden, weil die Schleimhaut dabei nicht soweit verändert wird, dass eine Resorption eintreten kann. (vergl. S. 404).

Statt des basischen Wismuthnitrats werden in neuester Zeit für die gleichen Zwecke, innerlich namentlich bei Durchfällen und anderen Darmerkrankungen, krystallinische Verbindungen des Wismuths mit Gallussäure und Pyrogallol, das basische Wismuthgallat unter dem Namen Dermatol, besonders bei Hautkrankheiten empfohlen.

Allgemeine Wismuthwirkungen lassen sich an Thieren durch Einspritzen von weinsaurem Wismuthoxydnatrium unter die Haut oder in das Blut hervorrufen (vergl. H. Meyer und Steinfeld[1]). Bei der acuten Vergiftung bilden anfallsweise auftretende klonische und tonische Krämpfe das Hauptsymptom, und der Tod erfolgt während eines solchen Anfalls. An curarisirten Thieren sinkt der Blutdruck in Folge centraler Lähmung der Gefässnerven und gleichzeitiger Abschwächung der Herzthätigkeit, die durch einen lähmungsartigen Zustand der motorischen Herzganglien bedingt wird. Bei chronischem Verlauf der Vergiftung ist der Verdauungskanal in hervorragender Weise betheiligt. Es stellen sich Appetitsverlust, Erbrechen, Durchfälle mit Tenesmen und, ausser an Kaninchen, Stomatitis mit Schwellung und Geschwürsbildung an der Mundschleimhaut ein. Dazu kommen Unsicherheit der Bewegungen und mehr oder weniger starke, nur bei sehr langsamem Verlauf fehlende tetanische Krämpfe, Abmagerung, Albuminurie und schliesslich Tod unter zunehmender Lähmung.

Im Dickdarm, namentlich am Coecum und dem Wurmfortsatz, zeigt die Mucosa in ihrer ganzen Dicke eine von Schwefelwismuth herrührende Schwarzfärbung. Daneben finden sich Geschwürsbildungen. In den Nieren tritt parenchymatöse Nephritis auf.

Bei Menschen hat man nach der Anwendung des basischen Wismuthnitrats als Verbandmittel in Folge der Resorption des Metalloxyds von den Wundflächen ähnliche Erscheinungen auftreten sehen, und zwar: Stomatitis mit Schwellung und Bildung

---

1) Arch. f. exp. Path. u. Pharmak. 20. 40. 1885.

von Pseudomembranen in der Mundhöhle, Schwarzfärbung am
Rande des Zahnfleisches, Verdauungsstörungen, Uebelkeit, Erbrechen, Leibschmerzen, Durchfälle, Albuminurie mit körnigen
Cylindern im Harn. In einem tödtlich verlaufenen Falle fand
sich im Dickdarm die gleiche Schwarzfärbung (Kocher, 1882),
wie sie an Thieren experimentell hervorgerufen werden kann.

Die Schwarzfärbung und die Geschwürsbildungen
entstehen dadurch, dass das in den Blut- und Lymphcapillaren
circulirende Metall in diesen durch den an Thieren regelmässig
nur im Dickdarm, nicht aber im Magen und Dünndarm vorhandenen Schwefelwasserstoff niedergeschlagen wird. In Folge dessen
entsteht an der Schleimhaut neben der Schwarzfärbung Stase
des Blutes, nekrotischer Zerfall und Substanzverluste. Alle diese
Veränderungen treten bei Fütterung der Thiere mit faulem Fleisch,
in Folge der Zufuhr von Schwefelwasserstoff, in verstärktem Masse
auf, bleiben dagegen bei gleichzeitiger innerlicher Verabreichung
der Metallverbindung aus, weil dabei der Schwefelwasserstoff gebunden und an dem Eindringen in die Darmwand verhindert wird
(H. Meyer und Steinfeld).

Auch diese Thatsachen beweisen, dass der innerliche Gebrauch von Metallverbindungen ausser durch Aetzung und Adstringirung auch dadurch nützlich sein kann, dass durch sie
Schwefelwasserstoff gebunden und sein schädlicher Einfluss auf
die Darmwand verhindert wird. Zu diesen Metallverbindungen
können die meisten Eisenpräparate, der Kalomel und die folgende
Wismuthverbindung gerechnet werden.

1. **Bismuthum subnitricum**, Magisterium Bismuthi, basisches Wis-
muthnitrat. Weisses, sauer reagirendes, in Wasser unlösliches Pulver.
Gaben 0,2—1,0, täglich bis 4,0.

2. Bismuthum subgallicum, basisches Wismuthgallat, Dermatol.
In Wasser unlöslich.

16. Gruppe des Aluminiums.

Die sämmtlichen löslichen Aluminiumsalze verhalten sich in
Bezug auf ihre **locale Wirkung** wie die Salze der schweren Metalle. Sie bilden Thonerdealbuminate, deren Beschaffenheit sie
zu kräftigen Adstringentien macht, welche auch innerlich an
der Magen- und Darmschleimhaut Verwendung finden dürfen,
weil sie nicht, wie die Bleisalze, in Folge von Resorption zu Vergiftungen Veranlassung.geben.

Eine **Resorption** der **Thonerde** vom intacten und auch während der Zufuhr von Aluminiumverbindungen intact bleibenden Magen und Darmkanal scheint überhaupt nicht zu erfolgen, wie namentlich die auf Veranlassung des Preussischen Kriegsministeriums von **Plagge** und **Lebbin**[1]) ausgeführten Untersuchungen über die in gesundheitlicher Hinsicht zulässige Verwendung von Feldflaschen und Kochgeschirren aus Aluminium beim Militär ergeben haben. Zwei Laboratoriumsdiener, welche fast anderthalb Jahre lang täglich in Aluminiumgeschirren bereitete oder aufbewahrte Speisen und Getränke — Fleisch, Gemüse, Kaffee — verzehrten, blieben völlig gesund und verhielten sich normal. Im Harn wurde nur einmal Aluminium gefunden. In den Organen von 10 Kaninchen, welche 10 Tage bis $2\frac{1}{2}$ Monate lang täglich 0,1—0,4 g Thonerde in Form des Natrium-Aluminiumtartrats mit dem Futter erhalten hatten und völlig gesund geblieben waren, wurde mit Ausnahme von zwei Fällen keine Spur von Thonerde gefunden (**Plagge** und **Lebbin**).

Auch bei der subcutanen Application und selbst bei der Einspritzung in das Blut verbreitet sich das Aluminium nur sehr langsam durch die Gewebe. Wohl in Folge seiner Ausscheidung in den **Darmkanal** entwickeln sich Erscheinungen seitens des letzteren. Die Fresslust der Thiere hört auf, die Darmentleerungen sind unterdrückt, es kommt wohl auch zum Erbrechen. Die specifischen **Ionenwirkungen** bestehen in einer allmälig zunehmenden Lähmung des Centralnervensystems, wobei die frühzeitige und hochgradige Abnahme der Sensibilität bemerkenswerth ist. Von Krampferscheinungen stellten sich nur Zittern und Zuckungen am Kopf und beim Gehen auch Schleuderbewegungen der Extremitäten ein.

Siem[2]) wendete für die Versuche, die zu den vorstehenden Resultaten führten, das weinsaure Aluminium-Natrium an. Bei der Einspritzung verhältnissmässig grosser Gaben in das Blut trat der Tod erst nach 1—1½ Wochen ein. Die tägliche subcutane Injection kleiner Gaben an Hunden, Katzen und Kaninchen führte innerhalb 3—4 Wochen zum Tode, nachdem im Ganzen 0,25—0,30 g Al_2O_3 pro kg Thier verbraucht waren. Döllken[3])

—

1) Ueb. Feldflaschen und Kochgeschirre aus Aluminium. Veröffentl. a. d. Gebiete des Militärsanitätswesens. Berlin 1893.
2) Ueb. d. Wirknng des Aluminiums und des Berylliums a. d. thier. Organism. Diss. Dorpat 1886.
3) Arch. f. exp. Path. u. Pharmak. 40. 98. 1897.

fand an Thieren, die in dieser Weise zu Grunde gegangen waren, Degeneration verschiedener Nervenwurzeln und Veränderungen an Nervenzellen.

In der Praxis kommt unter den Aluminiumsalzen als universales **Adstringens** in den verschiedensten Fällen vorzugsweise der Kalialaun zur Anwendung. Derselbe reagirt wegen der schwach basischen Eigenschaften der Thonerde im Gegensatz zu den Doppelverbindungen der schweren Metalle in bedeutendem Grade sauer und verhält sich deshalb an den Applicationsstellen wie die einfachen Metallsalze. Dies gilt in gleicher Weise für alle Aluminiumsalze, also auch für das Sulfat und Acetat, sowie für das unter dem Namen Alumnol als Ersatz des Alauns empfohlene naphtolsulfonsaure Salz. Im Uebermass angewendet wirken der Alaun und die übrigen Thonerdeverbindungen nicht adstringirend (vergl. oben S. 398), sondern verursachen Entzündung, die sogar mit stärkerer Exsudation verbunden sein kann.

Da die Thonerde eiweissartige und viele andere organische Stoffe zu fällen vermag, so wirken ihre Salze in bedeutendem Masse fäulnisswidrig. Zur Desinfection von Latrinen, Abzugskanälen und dergl. hat man das Chloraluminium empfohlen und unter dem Namen Chloralum in den Handel gebracht. Es ist ein ganz zweckmässiges Präparat, falls der Preis die Anwendung ausreichender Mengen nicht verbietet.

1. **Alumen, Kali-Alaun,** $AlK(SO_4)_2 + 12H_2O$; in 10,5 Wasser löslich. Gaben 0,1—0,5, täglich bis 3,0; äusserlich für die verschiedensten Zwecke in Lösungen von 1—5%.

2. **Alumen ustum,** gebrannter Alaun; durch Erhitzen entwässert. Wirkt durch Wasserentziehung stärker ätzend und desinficirend als die übrigen Thonerdepräparate.

3. **Aluminium sulfuricum,** Aluminiumsulfat, $Al_2(SO_4)_3 + 18H_2O$; in 1,2 Wasser, nicht in Weingeist löslich.

4. **Liquor Aluminii acetici,** Aluminiumacetatlösung. Aus Aluminiumsulfat, Essigsäure und Calciumcarbonat dargestellte, filtrirte Flüssigkeit, 7—8% basisches Aluminiumacetat enthaltend.

Der Phosphor.

Der Phosphor ist fast ein reines Stoffwechselgift, während seine Wirkungen auf Nerven und Muskeln in den Hintergrund treten.

Auch die gewöhnliche Modification, der sogenannte gelbe Phosphor, ist nur nach Massgabe seiner Flüchtigkeit resorbirbar. Seine Dämpfe durchdringen die Gewebe, verbreiten sich im Organismus und wirken direct vergiftend auf die Organelemente, insbesondere auf die Stätten der Stoffwechselvorgänge. Bei der Resorption kommt allerdings auch als Lösungsmittel des Phosphors die Galle in Betracht. Während 100 g Wasser nur 0,22 mg Phosphor aufnehmen, lösen 100 g Galle im Mittel 17,7 mg (Buchheim und Hartmann[1])). Dennoch erfolgt die Aufnahme bei innerlicher Darreichung sehr langsam, und die Vergiftungserscheinungen entwickeln sich nur allmälig, meist erst im Verlaufe von mehreren Tagen nach der Einverleibung.

Die einzige bekannte localisirte directe Wirkung ist eine **Lähmung des Herzens**, die sich leicht an Fröschen zur Anschauung bringen lässt und an Säugethieren nach grösseren Gaben eine langsame aber stetige Herabsetzung des Blutdrucks bewirkt, aber auch oft plötzlich den Tod herbeiführt (H. Meier[2])).

Unabhängig von der lähmenden Wirkung auf das Herz treten im Verlaufe der Vergiftung **in den verschiedensten Organen Ernährungsstörungen** auf, unter denen die Verfettungen der Leber, der Nieren, des Herzmuskels und der übrigen quergestreiften Muskeln die Hauptrolle spielen. Die oft enorme Entwickelung der Fettleber ist dabei eine typische Erscheinung. Die Leber ist fettreicher geworden. Ob das Fett aus anderen Organgebieten einfach eingewandert oder neu gebildet ist oder ob beide Vorgänge dabei im Spiele sind, wie Leo[3]) auf Grund seiner Versuche an Meerschweinchen, Ratten und Fröschen annimmt, kann mit völliger Sicherheit noch nicht entschieden werden. Es handelt sich dabei nicht um eine Folge von Kreislaufsstörungen. Die Verfettung der Organe trat an Kaninchen bei der Phosphorvergiftung ein, ohne dass der Blutdruck erheblich unter die Norm gesunken war und ohne dass die Alkalescenz des Blutes eine Verminderung erfahren hatte (H. Meyer, 1881). An den Schleim- und serösen Häuten finden sich Ekchymosen, und die Magendrüsen weisen eine eigenartige Entzündung (Gastroadenitis) auf. Bei Thieren werden an den Knochen ähnliche Veränderungen

---

1) Hartmann, Zur acuten Phosphorvergiftung. Diss. Dorpat 1866.
2) Arch. f. exp. Path. u. Pharmak. 14. 313. 1881.
3) Ztschr. f. physiol. Chem. 9. 469. 1885.

wie durch den Arsenik herbeigeführt. Es tritt namentlich compacte Knochenmasse an die Stelle der spongiösen (Wegner[1])).

Tiefgreifend ist der **Einfluss des Phosphors auf den gesammten Stoffwechsel.** Er verursacht in Vergiftungsfällen an Menschen und in Versuchen an hungernden Hunden in Folge verstärkten Eiweisszerfalls eine hochgradige Vermehrung der Stickstoffausscheidung im Harn.

An Menschen ist nach den Untersuchungen von Mönzer[2]) die Stickstoffausscheidung an den ersten Tagen der Vergiftung in Folge der durch die Erkrankung, namentlich durch das Erbrechen, bedingten mangelnden Nahrungsaufnahme sehr gering. Sie steigt dann aber trotz des fortbestehenden Hungerzustandes rasch an und kann eine ganz ungewöhnliche Höhe erreichen. In einem der Vergiftungsfälle z. B. fanden sich im Harn an dem einen Tage nur 3,8 g Stickstoff, am darauf folgenden dagegen nicht weniger als 17 g.

Das gleiche Resultat hatten schon frühere Versuche an hungernden Hunden ergeben. In einem der Versuche von Storch[3]), 1865) betrug die Harnstoffausscheidung am 3. Tage der Vergiftung das Vierfache der Menge, die der Harn täglich im Durchschnitt an 6 Hungertagen vor der Vergiftung enthalten hatte. Auch in den Versuchen von Bauer[4]) und von Cazeneuve[5]) stieg bei hungernden Hunden die Stickstoffausscheidung nach der Vergiftung bis auf das 3—4fache der Menge vor der letzteren. Selbst bei stündlichen Harnstoffbestimmungen, die F. A. Falck[6]) während eines Tages vornahm, machte sich der vermehrte Umsatz bemerkbar. An Hühnern steigt die Ausscheidung der Harnsäure und des Gesammtstickstoffs unter dem Einfluss des Phosphors ebenfalls in hohem Masse 'Fränkel u. Röhman[7])).

Die Steigerung der Stickstoffausscheidung hängt nicht bloss von einer Vermehrung der Harnstoffmenge ab, die in manchen Fällen sogar relativ vermindert ist, sondern es betheiligen sich daran auch andere normale Harnbestandtheile sowie abnorme Producte. Zu den ersteren gehört das Ammoniak, zu den letzteren, abgesehen vom Eiweiss, das hier nicht in Betracht kommt, Leucin, Tyrosin und peptonartige Substanzen.

---

1) Virch. Arch. 55. 11. 1872.
2) Deutsch. Arch. f. klin. Med. 52. 199. 1894.
3) Arch. f. exp. Path. u. Pharmak. 7. 377. 1877. Uebersetzung a. d. Dänischen von Falck.
4) Ztschr. f. Biolog. 7. 63. 1871; 14. 527. 1878.
5) Gaz. méd. de Paris. 1879. 667.
6) Arch. f. exp. Path. u. Pharmak. 7. 402. 1877.
7) Ztschr. f. physiol. Chem. 4. 439. 1880.

Das Verhältniss des Ammoniaks zum Harnstoff stieg an Hunden von 3 auf 6—7 : 100 (Engelien[1]), bei Menschen betrug dasselbe nach den Bestimmungen von Münzer[2] für den Ammoniakstickstoff im Vergleich zum Gesammtstickstoff 5—18, im Mittel 10,6 : 100, gegen den normalen Durchschnitt von 5—6 : 100, wie er sich aus den von Coranda[3] an sich selbst gefundenen Zahlen berechnen lässt. Die vermehrte Ammoniakausscheidung hängt nach Münzer von einer vermehrten Bildung saurer Producte ab, denn sie hört bei Menschen nach der Aufnahme von Natriumcarbonat auf und bleibt bei Kaninchen überhaupt aus, weil diese Thiere an Säuren kein Ammoniak abgeben (vergl. oben S. 383).

Das Auftreten von Leucin, Tyrosin und peptonartigen Substanzen im Harn wiesen Schultzen und Ries[4] nach. Zuweilen ist der Harn reich an Pepton (Robitschek), in anderen Fällen wurde es vermisst (Münzer). Der Nachweis gründet sich auf die sogenannte Biuretreaction. Doch kommt bei Phosphorvergiftung, wenigstens im Hundeharn, ein peptonartiger Körper vor, der diese Reaction nicht giebt (Harnack[5]). Vielleicht handelt es sich dabei um eine Vermehrung der Uroprotsäure[6]), die schon unter normalen Verhältnissen in reichlichen Mengen im Hundeharn vorkommt.

Von stickstofffreien Substanzen, die bei der Phosphorvergiftung im Harn auftreten, ist das Vorkommen der Fleischmilchsäure bei Menschen und Thieren bemerkenswerth. Dieser Säure ist die Neutralisation der Alkalien im Blute mit Phosphor vergifteter Kaninchen zuzuschreiben (vergl. H. Meyer[7]).

Von den unorganischen Bestandtheilen des Harns tritt im letzteren die Phosphorsäure in vermehrter Menge auf (Münzer). Ob es sich dabei um eine verstärkte Zersetzung von Nucleïnsäure oder von Lecithin handelt, muss als unentschieden bezeichnet werden. Den Gehalt der Leber an Lecithin fand Heffter[8] um die Hälfte vermindert.

Zu Anfang der Phosphorvergiftung bei Hunden mit Gallenblasenfistel ist die Bildung und Absonderung der absoluten Menge des Gallenfarbstoffs vermehrt, was zu Icterus führt; dann

---

1) Ueb. d. Verhalten der Ammoniakausscheidung bei Phosphorvergiftung. Diss. Königsberg 1888.

2) a. a. O. oben S. 467.

3) Arch. f. exp. Path. u. Pharmak. 12. 86. 1879.

4) Annal. d. Charité-Krankenhauses. 15. 1. 1869.

5) Berlin. klin. Wochenschr. 1893. Nr. 47.

6) Vergl. Cloetta, Arch. f. exp. Path. u. Pharmak. 40. 29. 1897.

7) Arch. f. exp. Path. u. Pharmak. 14. 332. 1881; 17. 312. 1883.

8) Arch. f. exp. Path. u. Pharmak. 28. 97. 1890.

wird sie vermindert, und zuletzt tritt in Folge der Resorption des Gallenfarbstoffs aus den Geweben wieder eine gesteigerte Ausscheidung ein. Die Gallenmenge nimmt von Anfang an erst wenig, dann in stärkerem Masse ab (Stadelmann[1])).

Die Steigerung der Stickstoffausscheidung ist mit einer gleichzeitigen Verminderung der Sauerstoffaufnahme und der Kohlensäureausscheidung verbunden (Bauer, 1871).

Die Beschaffenheit der erwähnten, im Harn auftretenden Stoffwechselproducte führte zu der Annahme, dass das Wesen der durch den Phosphor bedingten Stoffwechselveränderungen einerseits in einer Steigerung der unter Wasseraufnahme verlaufenden Spaltungen, namentlich wohl der stickstoffhaltigen Gewebsbildner, und andererseits in einer Hemmung der unter Wasserbildung und Wasseraustritt zu Stande kommenden Synthesen besteht. Beim Durchleiten von phosphorhaltigem Blut wird die Hippursäurebildung in der Niere sehr stark gehemmt (Hauser[2])). Die durch Spaltung entstehenden, unter normalen Verhältnissen bloss intermediären Substanzen werden demnach nicht in ihre Endproducte umgewandelt und gehen in den Harn über.

Die therapeutische Anwendung des Phosphors erstreckte sich früher auf alle unheilbaren chronischen Krankheiten. Vor etwa zwei Decennien wurde er zuerst von englischen Aerzten gegen Neuralgien warm empfohlen. Gegenwärtig hat die erwähnte Bildung fester Knochensubstanz an Stelle der spongiösen zu seiner Anwendung bei Osteomalacie geführt (Wegner a. a. O., 1872; Sternberg[3])). Hinsichtlich der Erfolge müssen weitere Erfahrungen abgewartet werden. In noch ausgedehnterem Umfange hat man mit dem Phosphor seit der Empfehlung von Kassowitz (1883) therapeutische Versuche bei der Rachitis angestellt, deren Resultate von verschiedenen Seiten als günstige bezeichnet werden.

Die Gefahren, die mit dem Gebrauch des Phosphors verbunden sind, lassen es mindestens geboten erscheinen, dieses heftige und heimtückische Gift bei therapeutischen Versuchen nur mit der grössten Vorsicht zu gebrauchen.

---

1) Arch. f. exp. Path. u. Pharmak. **24**. 270. 1888.
2) Arch. f. exp. Path. u. Pharmak. **36**. 165. 1895.
3) Ztschr. f. klin. Med. **22**. H. 3. 1893. Literatur.

Die sogenannte **chronische Phosphorvergiftung**, bei der die Nekrose des Unterkiefers die Hauptrolle spielt, hängt nicht von dem Phosphor selbst, sondern von den durch Oxydation seiner Dämpfe an der Luft entstehenden Producten ab.

Phosphorus, Phosphor, P_4. Weisse oder gelbliche, cylindrische Stücke. Schmelzpunkt (unter Wasser) 44⁰. Gaben **0,001!**, täglich **0,003!**

Der rothe amorphe Phosphor ist weder flüchtig noch in irgend einer Flüssigkeit löslich und deshalb ganz ungiftig.

IV   Verdauungsfermente und Nahrungsstoffe.

Bei der Ernährung von Kranken, die an Störungen der Magen- und Darmfunctionen leiden, geht man darauf aus, entweder sehr leicht verdauliche oder bereits fertig verdaute Nährstoffe zuzuführen oder die Verdauung durch Darreichung der Verdauungsfermente zu befördern.

Die grössere oder geringere Verdaulichkeit der Nahrungsmittel hängt von ihrer Zusammensetzung und ihrer Zubereitung ab. Hinsichtlich der Zusammensetzung kommt es nicht nur auf die Beschaffenheit der einzelnen Bestandtheile, sondern oft auch auf die Art und Weise an, in der diese neben einander gelagert sind. Fett und Eiweiss sind an sich leicht verdaulich, fettes Fleisch dagegen ziemlich schwer, weil die von Fettkörnchen umhüllten Fleischfasern dem Verdauungsferment im Magen weniger zugänglich sind. Das Fleisch älterer Thiere mit festem Bindegewebe wird nicht so leicht verdaut, wie das von jüngeren Individuen. Im ersteren Falle muss bei der Zubereitung anders verfahren werden als im letzteren.

Mit der Kochkunst für therapeutische Zwecke hat es die Diätetik zu thun, die in manchen Ländern als besondere Disciplin gelehrt wird und den Arzt in den Stand setzt, die Auswahl und Zubereitung der Nahrungsmittel für die einzelnen Fälle nach rationellen Grundsätzen zu treffen.

Gegenwärtig hat sich in der Pharmakopöe als arzneiliches Nahrungsmittel nur noch der Leberthran erhalten, wenn man von der isländischen Flechte absicht.

Der Leberthran hat für die Ernährung keine andere Bedeutung als jedes verdauliche Fett. Die in ihm enthaltenen Verunreinigungen, z. B. die zweifelhaften Gallenbestandtheile, sind mindestens gleichgültig. Er ist aber sehr leicht verdaulich (Berthé, 1856; Naumann, 1865), weil in ihm ein Theil der Fette in Form freier Fettsäuren enthalten ist. Wenn diese in den Darm gelangen, so werden sie sogleich, ohne Mitwirkung des Pancreassecrets, in Seifen übergeführt, emulsioniren das übrige Fett und begünstigen die Resorption desselben (Buchheim[1])). Es wird daher beim Gebrauch des Leberthrans unter sonst gleichen Bedingungen weit mehr Fett resorbirt und für die Ernährung nutzbar gemacht, als bei Anwendung der gewöhnlichen, nur aus Glyceriden bestehenden Fette. Der Leberthran ist daher ein geeignetes Mittel, um Kranken mit schwacher Verdauung in ausreichendem Masse Fett für die Ernährung zuzuführen. Statt des Leberthrans lässt sich auch ein künstlich hergestelltes Gemenge von freier reiner Oelsäure und geeigneten Mengen von Glyceriden zweckmässig anwenden (Buchheim). Doch vermögen durch Verseifung hergestellte Fettsäuren den Leberthran nicht zu ersetzen.

Unter den Kohlenhydraten sind die Zuckerarten, namentlich der Traubenzucker, das Endproduct der Mund- und Darmverdauung. Man könnte daher von vorne herein Rohr- oder Traubenzucker als Nahrungsmittel anwenden, wenn man Grund hat, anzunehmen, dass in Folge krankhafter Zustände die Verdauung der Stärke beeinträchtigt ist. Allein es fragt sich, ob die Ernährung mit reinem Zucker zweckmässig ist. Denn grössere Mengen desselben könnten in ähnlicher Weise einwirken, wie die concentrirteren Salzlösungen (vergl. S. 330) und eine empfindliche Magenschleimhaut schädigen. Ferner ist zu berücksichtigen, dass der Zucker im Verdauungskanal zuweilen in Gährung und Zersetzung übergeht, wodurch schädliche Producte gebildet werden. Endlich wird bei der Ernährung mit Zucker die Aufnahme und Umsetzung desselben in Bezug auf die zeitlichen Verhältnisse eine andere sein, als bei der Anwendung von Stärke oder stärkemehlhaltigen Nahrungsmitteln. Die Verdauung der letzteren beansprucht eine gewisse Zeit, die gebildeten Zuckermengen werden dabei continuirlich resorbirt und im Organismus

---

1) Arch. f. exp. Path. u. Pharmak. 3. 118. 1874.

umgesetzt. Die Leistungen des letzteren vertheilen sich daher über einen grösseren Zeitraum, während bei der Zufuhr von Zucker die Resorption rasch erfolgt und grosse Mengen desselben gleichzeitig in das Blut gelangen. Wie weit dieser Umstand in gewissen Fällen für die Ernährung nachtheilig ist, lässt sich zwar nicht bestimmen, indessen sind diese Verhältnisse immerhin bei der Ernährung von Kranken mit Kohlenhydraten nicht ausser Acht zu lassen. Dazu kommt, das bei der Zufuhr von Stärke der gebildete Zucker fortdauernd aus dem Verdauungskanal verschwindet und dem entsprechend in dem oben erwähnten Sinne weniger leicht schädlich wird.

Wenn demnach angenommen werden darf, dass die Stärke für die Ernährung mit Kohlenhydraten in manchen Fällen zweckmässiger sein kann, als der Zucker, so fragt es sich weiter, ob alle Arten von Stärke für die Ernährung in Krankheiten gleich geeignet sind. Auch darüber lässt sich zur Zeit nichts Positives angeben. Doch liegt es immerhin im Bereich der Möglichkeit, dass die eine Sorte mehr als die andere bevorzugt zu werden verdient. Besonders wird es bei speciellen Untersuchungen über diese Frage darauf ankommen, ob eine Stärkesorte glatt verdaut wird, oder ob dabei in Folge der Gegenwart anderer Bestandtheile colloïdale, nicht resorbirbare Nebenproducte auftreten, welche in der (S. 258) angegebenen Weise die Resorption des gebildeten Zuckers zu beeinträchtigen geeignet sind. Bei der Ueberführung der Kartoffelstärke in Zucker scheinen in der That solche colloïdale Nebenbestandtheile in ansehnlichen Mengen aufzutreten. Sie sind es, welche die glatte Krystallisation des Kartoffelstärkezuckers verhindern und mehr als besondere giftige Substanzen die mit seiner Hilfe hergestellten Kunstweine schädlich machen (vergl. S. 258).

Früher wurde das unter dem Namen Arrowroot bekannte Stärkemehl verschiedener Aroïdeen und Cannaceen häufiger als gegenwärtig, namentlich bei der Ernährung von Kindern, gebraucht und gerühmt. Vielleicht ist auch in diesem Falle die Praxis der theoretischen Erkenntniss vorausgeeilt und hat in diesem Kohlenhydrat in dem obigen Sinne ein vollständiger verdauliches Stärkemehl gefunden, als es unsere gewöhnlichen Nahrungsmittel liefern.

Von den fertig verdauten Eiweissstoffen wendet man in

neuerer Zeit Albumosen und Peptone an. Sie werden in der Darmwand wieder in gewöhnliches Eiweiss zurückverwandelt. Unverändert resorbirte Peptone dagegen gehen in den Harn über. Sie können daher in Krankheiten nur dann von Nutzen sein, wenn ihre Bildung durch die Verdauung unterdrückt oder eingeschränkt, ihre Resorption und Umwandlung dagegen ungestört geblieben ist. In welchen Fällen diese Forderung zutrifft, wird schwer zu entscheiden sein.

Man führt dem Magen auch Pepsin zu, um die Verdauung der gewöhnlichen eiweisshaltigen Nahrungsmittel zu befördern, wenn man Grund zu der Annahme hat, dass der Magensaft in zu geringer Menge oder in wenig wirksamer Beschaffenheit abgesondert wird. Auch über dieses Mittel hat sich ein sicheres Urtheil noch nicht gebildet. Unzweckmässig ist der von der Pharmakopöe vorgeschriebene Pepsinwein, weil sich unter seinen Bestandtheilen Glycerin findet, welches auf den Magen keineswegs einen günstigen Einfluss ausübt. Uebrigens liegt eine begründete Veranlassung nicht vor, das Pepsin mit Wein anzuwenden. Man giebt beide Mittel ebensogut neben einander.

Statt des Pepsins wird seit einigen Jahren ein aus den melonenartigen Früchten von Carica Papaya in verschiedener Weise dargestelltes, unter dem Namen Papaïn oder Papayotin in den Handel gebrachtes Präparat empfohlen, welches Eiweiss sowohl in neutraler, als auch in sehr schwach saurer und alkalischer Flüssigkeit verdaut, jedoch eine sehr ungleiche Wirksamkeit hat. Man benutzt es auch zum Auflösen von croupösen und diphtheritischen Auflagerungen im Rachen, indem man diese während mehrerer Minuten mit einer Lösung von wirksamem Papaïn bepinselt.

Die eingedickte Ochsengalle, von der man sich als Beförderungsmittel der Fettverdauung grosse Erfolge versprach, hat diese Erwartungen nicht erfüllt und ist deshalb in die letzten Ausgaben der deutschen Pharmakopöe nicht wieder aufgenommen worden.

Zum Schluss verdienen als leicht verdauliche Nahrungsmittelformen das Nestle'sche Kindermehl und die Liebig'sche Kindersuppe genannt zu werden. Ersteres besteht aus Zucker, Milch und aus Weizenmehl, dessen Stärke durch überhitzten

Wasserdampf in Dextrin übergeführt ist; letztere wird aus Weizenmehl, Milch, Gerstenmalz und etwas Kaliumcarbonat bereitet.

1. **Pepsinum**, Pepsin. Die Darstellung ist in der Pharmakopöe nicht
angegeben. Eine Lösung von 0,1 Pepsin in 100 Wasser und 0,5 Salzsäure
soll 10,0 gekochtes und zerkleinertes Eiereiweiss in einer Stunde bei 45⁰
verdauen, ist jedoch meist unwirksam.

2. Vinum Pepsini, Pepsinwein. Pepsin 24, Salzsäure 3, Glycerin 20,
Wasser 20, Sirup 92, Pomeranzentinctur 2, Xereswein 839. Diese Mischung
hat keinen Sinn.

3. **Oleum Jecoris Aselli**, Leberthran; aus den frischen Lebern von
Gadus-Arten. Blassgelbes Oel.

Register.